芳香药物

在心血管疾病中的
应用撷英

主　编　朱明军　彭广操

全国百佳图书出版单位

中国中医药出版社

·北　京·

图书在版编目（CIP）数据

芳香药物在心血管疾病中的应用撷英 / 朱明军，彭
广操主编. --北京：中国中医药出版社，2025.7
ISBN 978-7-5132-9556-7

Ⅰ. R256.2
中国国家版本馆 CIP 数据核字第 20256XX826 号

中国中医药出版社出版

北京经济技术开发区科创十三街 31 号院二区 8 号楼
邮政编码　100176
传真　010-64405721
河北品睿印刷有限公司印刷
各地新华书店经销

开本 787×1092　1/16　印张 32　字数 644 千字
2025 年 7 月第 1 版　2025 年 7 月第 1 次印刷
书号　ISBN 978-7-5132-9556-7

定价　119.00 元
网址　www.cptcm.com

服 务 热 线　010-64405510
购 书 热 线　010-89535836
维 权 打 假　010-64405753

微信服务号　zgzyycbs
微商城网址　https://kdt.im/LIdUGr
官 方 微 博　http://e.weibo.com/cptcm
天猫旗舰店网址　https://zgzyycbs.tmall.com

如有印装质量问题请与本社出版部联系（010-64405510）
版权专有　侵权必究

《芳香药物在心血管疾病中的应用撷英》
编 委 会

前　言

　　我国心血管疾病的发病率和死亡率高，下降拐点尚未出现。据统计，我国心血管疾病现患病人数高达 3.3 亿，其中高血压患者 2.45 亿，冠心病患者 1139 万，心力衰竭患者 890 万，心房颤动患者 487 万……在城乡居民疾病死亡构成比中，心血管疾病居于首位，每 5 例死亡病例中就有 2 例死于心血管疾病。这一现状不仅严重损害了患者的健康寿命和生活质量，也给社会和家庭造成了沉重的经济负担。

　　芳香药物在我国的应用历史悠久，广泛应用于生活、文化、医疗、养生及宗教等领域，成为华夏文明独特的文化传承形式，并在人们日常生活中占据重要地位。现代研究发现，芳香药物含有较多的挥发油，能提炼出作用于人体的活性成分，发挥抗血栓、抑制血小板聚集、抗动脉硬化、抗氧化、改善心肌缺血、保护心肌细胞及血管内皮、抗心肌肥厚、抗心律失常、降低血压、调节血脂血糖等作用，因而广泛应用于心血管疾病的防治中。

　　那么，目前究竟有多少种芳香药物可用于心血管疾病治疗？其具体疗效如何？这些问题至今尚无答案。在深入探讨之前，我们需首先厘清什么是芳香药物，其药性和功效有哪些特别之处，该如何理解"芳香温通法"等问题。基于此，编者早在 4 年前便开始构思并查阅资料，着手准备本书的写作，力求全面系统梳理和总结可用于心血管疾病治疗的各类芳香药物，旨在为心血管专业的医师及科研工作者提供参考，并为后续研究提供思路与启发。

　　本书分为上、下两篇。上篇总论重点围绕芳香药物的定义、药性和功效特点、其在中医学中的历史沿革，以及芳香温通法在心血管疾病中的应用等问题进行了深入探讨。下篇各论重点包括 3 部分内容，分别是芳香性中药、芳香性方剂和芳香性中成药在心血管疾病中的现代研究进展。

　　本书共收录芳香性中药 138 种，均选自 2020 年版《中华人民共和国药典》（以下简称《中国药典》）。对于具有心血管药理作用但未收录在该版《中国药典》

中的芳香中药，本书暂未载入。在分类上，本书参考《中药学》的分类体系并冠以"芳香"之名，将芳香性中药分为芳香解表药、芳香化湿药、芳香祛风湿药、芳香温里药、芳香理气药、芳香活血药、芳香开窍药、芳香平肝息风药及其他类芳香药共9类。部分药物的归类并未完全依照《中药学》，而是根据其功效及本书分类原则归在相应类别，难以归类的则列入其他类。此外，本书收录了清代及以前古籍文献中治疗心系疾病的芳香性方剂109首，重点检索了《伤寒论》《金匮要略》《小品方》《肘后备急方》《备急千金要方》《外台秘要》《太平圣惠方》《太平惠民和剂局方》《圣济总录》《普济方》等20余部古籍文献，并参考了《方剂学》《温病学》等书籍。纳入标准：选取方名明确且组方完整的方剂；剔除现代临床很少使用或已禁止使用且无替代药物的方剂；对主治疾病或证候不同的"同名异方"分别予以收录；对主治疾病或证候相同的"同名异方"或"同方异名"者，则选取论述较详或最具代表性的方剂。尽管部分方剂并无有关治疗心血管疾病作用的研究，但为了能全面展现芳香性方剂治疗心系疾病的特点，仍予以收录，并按治疗法则分为芳香温通剂和芳香凉达剂两大类（注：古籍文献中涉及的计量单位，以尊重古文原文为原则，未进行单位换算）。关于芳香性中成药，本书收录了国家药品监督管理局网站公布的具有芳香通窍作用的54种上市中成药，所载药物均具有心血管方面的现代研究且无利益冲突，按剂型分为片剂、丸剂、胶囊剂、颗粒剂、滴丸剂、口服液、气雾剂、搽剂及注射液9类。

各类药物的现代研究是本书的重点。在编写过程中，我们将芳香性中药的现代研究分为化学成分、心血管药理研究和不良反应3部分；将芳香性方剂和芳香性中成药的研究分为心血管临床研究、实验研究和不良反应3部分。除中药化学成分为必备内容外，其余部分均要求至少有一个研究领域具备文献支撑（部分芳香性方剂除外）。为了便于读者阅读，本书采用以下编排方式：心血管药理研究采用"先概述后详述"的体例，心血管临床研究按疾病病种分类记录，实验研究则按作用机制进行阐述。其中，临床研究详细记载研究类型、研究对象、样本量、干预措施和研究结果等要素；实验研究则详细记录疾病模型、干预措施和研究结果等内容。在文献筛选方面，我们制定了严格的标准：首先，针对每种芳香药物，尽可能全面收录其治疗各类心血管疾病的中外文献；其次，注重文献质量，优先选择影响因子高和被引频次高的论文，临床研究以系统评价/Meta分析和随机对照试验为优选；最后，兼顾文献时效性，重点参考近5年发表的研究成果，经过多重考量最终确定纳入文献。

在本书的编写期间，编者翻阅了大量文献。我们时常伏案整天，以求思路连贯；反复推敲每一处表述，力求语言通顺、精练；也常常不拘时间、地点记录忽然出现、稍纵即逝的灵感。历经多次讨论修改和补调增删，力图能够全面呈现出一幅芳香药物治疗心血管疾病的历史画卷！

在此，我们要衷心感谢全体编委的辛勤付出和团结协作！同时，感谢所有为我们提供学术滋养的前辈学者！

需要说明的是，由于中医理论博大精深，历代文献卷帙浩繁，加之编者学识有限，书中难免存在理论认知不够深入、药物收录未尽全面等问题，在整理编校过程中也可能存在疏漏。我们仅以此书作为抛砖之作，恳请各位读者提出宝贵意见，以便再版时修订提高。

朱明军　彭广操
2025 年 1 月于河南郑州

目　录

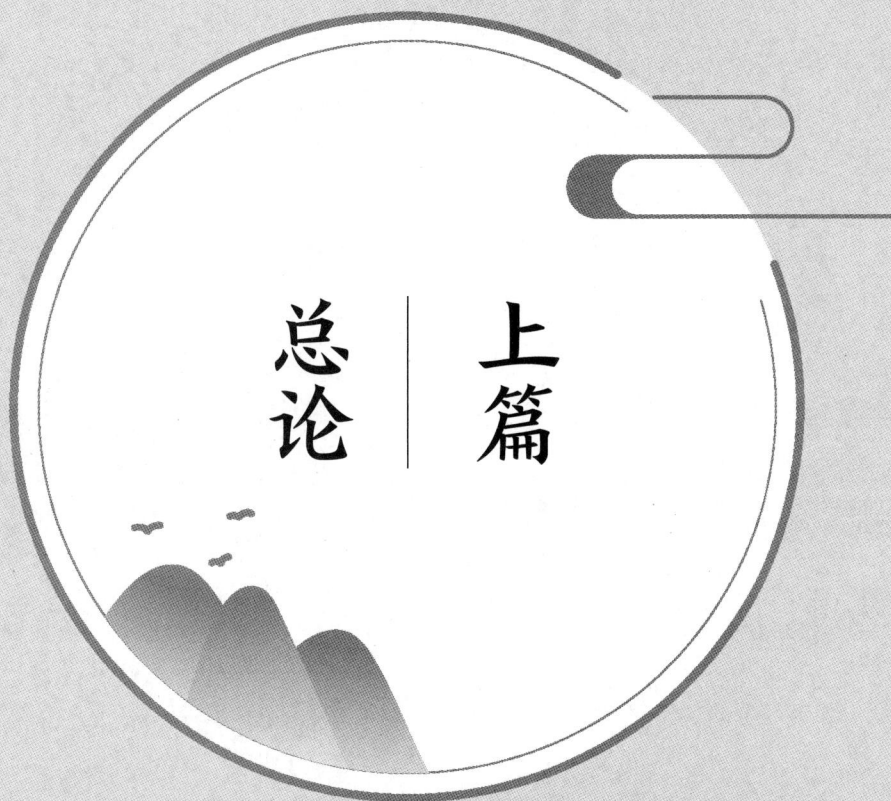

上篇 | 总论

第一章

芳香药物概述

第一节 芳香药物的定义

芳香药物在我国医疗养生领域有着悠久的应用历史，历代典籍文献中均有记载。其中，芳香温通法至今仍是治疗冠心病等心血管疾病的重要法则。此外，芳香药物还被制作成各种香品，广泛应用于生活、文化、宗教等领域。焚香等"四艺"不仅成为人们日常生活的重要组成部分，更体现了人们追求品质生活的积极态度，将寻常生活升华为艺术境界，构成了华夏文明独特的文化传承体系。

关于"芳香药物"的定义，目前尚未形成统一认识。东汉·许慎《说文解字》记载"芳，香艸也。从艸方声。""香，芳也。从黍从甘。《春秋传》曰：'黍稷馨香。'凡香之属皆从香"。由此可见，"芳"是有香气的草本植物，"香"是谷物的甜美气味。二者虽不是严格意义的互训，但意思大致相似，都代指植物的香气。不同的是，"香"除了嗅觉感受外，还有味觉的体验。从甲骨文到小篆"香"的字形演变可以看出，"香"字起初为"黍"与"口"的会意，意为口尝谷物感受到的甜美香气和味道，逐渐演变为"黍"与"甘"的会意（见图1）。清·段玉裁在《说文解字注》中说："五味之可口皆曰甘……所谓味道之腴也。"说明不只是香气，五味皆可为"香"。那些味道丰富、适宜入口、令人喜爱之品都属"香"的范畴。

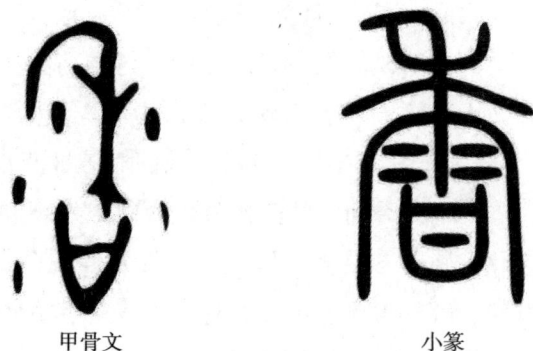

甲骨文   小篆

图1 香字的演变

宋·黄庭坚在《香之十德》中对香的特性和功用进行了高度概括：感格鬼神、清净心身、能除污秽、能觉睡眠、静中成友、尘里偷闲、多而不厌、寡而为足、久藏不朽、常用无碍，进一步揭示了芳香药物具有能令人心神宁静、精神愉悦、情志畅快的内在功效。关于其作用机制，主要存在心理学和药理学两种假说：心理学假说认为芳香气味能唤醒人们的情绪经验，进而对人体产生作用，这些情绪经验影响着我们对相应的气味做出情绪、行为、认知和生理各个方面的反应；药理学假说则认为香气分子能作用于人体自主神经、中枢神经或内分泌系统，进而对人的情绪、生理状态和行为产生影响。此外，从"多而不厌、寡而为足、常用无碍"的描述，可知芳香药物具有一定的安全性。

正所谓"入口知味，入腹知性"，芳香药物所产生的身心感受源于其内在的物质基础和作用于机体的效能，也就是其药性决定的。明·缪希雍在《神农本草经疏》中说："怀香子'辛香发散，甘平和胃'，肉豆蔻'其气芬芳，香气先入脾'，益智仁'其气芳香，性本温热'。"清·徐大椿在《神农本草经百种录》中也提到："大黄味苦寒……色正黄而气香……凡香者，无不燥而上升，大黄极滋润达下。"可见，芳香药性首先遵循"四气、五味、归经、升降浮沉"的药性理论。然而，芳香药性也有其自身特点。明·贾所学在《药品化义》中说："香能通气，能主散，能醒脾阴，能透心气，能和合五脏。"《神农本草经疏》论述龙脑香言："性善走窜开窍，无往不达。芳香之气能辟一切邪恶。"明·李梴在《医学入门》中论述麝香言："通关透窍，上达肌肤，内入骨髓。"从这些论述可知，芳香药物气味馨香，长于辟秽散邪、行窜透达，具体表现在辟秽、化湿、疏风、散寒、理气、活血、开窍等方面的功效，能够驱散外界秽浊疫毒，透散机体表里邪气，畅行脏腑经络壅滞闭阻的气血，通利诸窍，主治如清·刘若金《本草述》中所说的"为壅、为结、为闭"的病证。这些认识无疑是对"四气五味"等药性理论的发展与补充。（在本章第四节详述）

然而，有些药物气味淡薄并不为感官感知，但具备上述药性特征，能通过其内在芳香药性对机体发挥正向作用，这类药物亦应属于芳香药物范畴。正如《神农本草经疏》中所说："有形为味，无形为气。气为阳，味为阴。"这里的"气"即是不为感官所感知但却存在的"药性"。故而对芳香药物的判别不仅要结合气味，更要综合药性。

关于芳香药物的药性，现代研究发现和其含有萜类化合物、芳香族化合物、脂肪族化合物等容易被人体吸收的挥发性成分有关，这些成分具有抗炎、抗病原微生物、发汗、解热镇痛、调节血管、支气管、胃肠道平滑肌、促进消化液分泌、抗休克、降脂、抗抑郁、改善血流动力学、镇静、抗惊厥、脑保护等作用，能够达到祛邪扶正、调节脏腑功能、恢复机体健康的目的。

综上，芳香药物具有以下4个方面的特点：①散发芬芳的气嗅；②具有或醇厚或清芳的甘美味道；③具备芳香药性特征，遵循"四气五味"等药性理论，能通过辟秽散邪、通关透窍、畅行脏腑经络气血等作用产生令人舒适的身心感受，达到养生保健、治病疗疾的目的；④具有一定安全性。

李良松等曾在《香药本草》（修订版）中对芳香药物做了如下定义：能散发芳香气味，或经燃烧、煎煮、研粉、加热产生香气，以及虽无特殊芳香气味，但习惯上被当作香药使用的产品。这对认识和理解芳香药物意义重大。

在前人总结基础上，本书根据芳香药物的特点对其做如下定义：芳香药物是指本身具有或经炮制加工产生馨香气味（气嗅、味道），或虽无明显馨香气味但含有挥发性成分，具有辟秽散邪、通关透窍、畅行脏腑经络气血等作用，能够产生令人舒适的身心感受，用于疾病预防或治疗的天然药物或其制品。

第二节　芳香药物的源流与发展

关于芳香之品的起源，无确切年代可考。但可以肯定的是，它是在人类社会生产和生活实践中逐步发现并发展起来的。从文献记载来看，其萌生于先秦，发展于秦汉，丰富于隋唐，鼎盛于宋元，普及于明清，绵延至今。从最初的祭祀用香，逐渐过渡到生活、医疗、文化等各个方面。

一、先秦时期（萌芽阶段）

"香之为用从上古矣，所以奉神明，可以达蠲洁"，可见我国对香的认识和应用，可以追溯到上古时期。

上古有"神农尝百草，一日遇七十毒"的传说。神农氏等古代先民通过看、闻、尝的方法逐渐认识芳香植物的价值，开始用于生活实践和疾病治疗中。此后，还有黄帝之妻嫘祖因其父生病不愿服药，而把药磨粉制香，用香熏的方式给父亲治病的故事。这可能是芳香药物用于医疗能追溯到的最早传说了。

考古发现，早在六千多年前我们祖先就已通过燃烧柴木、香草等"燎祭"的方式祭祀上天。牛河梁女神庙遗址出土了一只陶熏炉盖（见图2），距今有五千多年历史；良渚文化遗址出土的一件泥质灰陶熏炉（见图3），距今有四千多年历史。这是迄今为止我国发现的最早与香熏有关的实物，在缺乏文字记载的上古时期，以上考古发现是芳香之品在我国早期应用的直接有力证据。

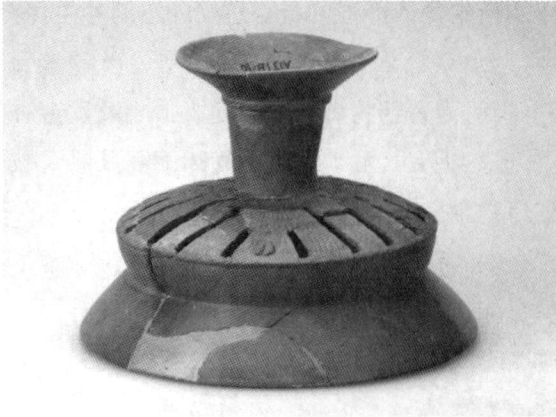

图 2　陶熏炉盖（牛河梁女神庙遗址）　　　　图 3　陶熏炉（良渚文化遗址出土）

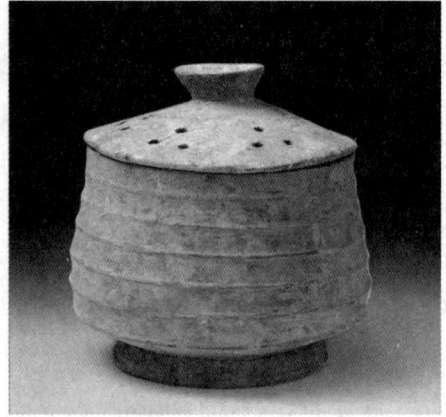

文字的出现是我国信史的开端。殷商甲骨文中出现了"香"字的写法，并有熏燎防疫的文字记载。西周时期祭祀焚烧"萧"（蒿）及使用"鬯"（香酒）标志我国"祭祀用香"的正式形成。《礼记》《周礼》有"蓄兰为沐浴""佩容臭（香囊）""莽草（驱蚊香草）熏之"的周代"生活用香"记载。春秋战国时期，《诗经》《楚辞》等著作有多处关于芳香植物的记载，用以抒发情感、歌颂高洁、以物明志，成为"香文化"的开端。此外，很多文献记载了芳香草木的医用价值，如《山海经·西山经》记载："薰草……佩之可以已疠。"《九歌·湘夫人》记载："苏壁兮紫坛，播芳椒兮成堂。桂栋兮兰橑，辛夷楣兮药房。罔薜荔兮为帷，擗蕙櫋兮既张。白玉兮为镇，疏石兰兮为芳。芷葺兮荷屋，缭之兮杜衡。合百草兮实庭，建芳馨兮庑门。"这些论述表明佩戴薰草可以驱散蚊虫、防止瘟疫，用苏草、椒泥、桂木、辛夷、薜荔、蕙草、芷草、杜衡等芳香草木布置门院厅房可以净化环境、预防疾病。可以看出，"医疗用香"大概也是从这个时期开始的。

二、秦汉（包括魏晋南北朝）时期（发展阶段）

秦汉时期，对外贸易特别是汉代丝绸之路的出现，国外芳香药物如苏合香、安息香、龙脑香、胡椒、檀香、郁金、沉香、乳香等西域香药陆续传入我国。随着香料品种的增多，人们利用多种香料的配伍调和出特有香气，出现了"香方"的概念。芳香药物也从单品香药向"和香"发展。在医学领域，医家开始研究各种香药的作用特点，加之中医理论的进步，具有芳香温通作用的方剂也在临床广泛应用。

《神农本草经》中有芳香温通作用的中药达 53 种，上品包括菖蒲、木香、细辛、肉桂、麝香等，中品包括干姜、川芎、麻黄、白芷、吴茱萸等，下品包括乌头、附子、半夏、蜀椒、蜈蚣等，记载了各种药物的性味归经和功效，为后世运用芳香药物提供了重要的参考依据。

长沙马王堆汉墓出土了茅香、辛夷、良姜、花椒、干姜等芳香药物，出土的《五十二病方》中有关于用"桂、姜、椒、茱萸、酒"等香药治疗疾病的记载。甘肃武威汉墓出土的《治病百方》有"川芎、当归、桂、蜀椒、淳酒、附子、白芷"等药物治疗心、胁、腹等诸痛的描述，是目前能找到的芳香温通方药治疗心痛类证的最早记载了。

东汉张仲景在《金匮要略·胸痹心痛短气病脉证治第九》中将胸痹心痛的病机归结为"阳微阴弦"，虽未立芳香温通之法，但所用方药多为芳香散寒温经止痛之品，从而在理法方药方面为芳香温通治疗胸痹心痛奠定了坚实的理论和实践基础。

《中藏经》记载了如安息香丸、明目丹、万应圆、通气阿魏圆、三生散、大圣通神乳香膏等多种芳香方剂。其中治疗卒心腹痛的安息香丸名称虽与后世名方苏合香丸有别，但在药物组成、用法、用量等方面与其记载一致，应是苏合香丸最早的记载了。明目丹中"如是传尸劳，肌瘦面黄，呕吐血，咳嗽不定者是也。先烧安息香令烟起，吸之不嗽者，非传尸也，不可用此药。若吸烟入口，咳嗽不能禁止者，乃传尸也，宜用此药"的记载很有意思，说的是华佗令患者吸入用安息香燃烧出的烟鉴别传尸劳的方法，说明当时医家对芳香药物的使用已达到较高的水平。

膏摩，是以中药膏外抹加经络按摩的一种推拿方法。晋·葛洪在《肘后备急方》中首次系统总结了膏摩疗法，代表性的八首方剂中基本上都有附子、花椒、乌头、细辛、当归、莽草、川芎等芳香药物，此外还记载了香身、香脂、涂发香泽和熏衣香等香疗处方。

南北朝时期，范晔编著了我国第一部芳香类方药专著《和香方》。此书虽已亡佚，但在其自序中载有关于部分香料特点、使用注意和外来芳香药的论述。如"麝本多忌，过分必害。沉实易和，盈斤无伤。零藿虚燥，詹唐黏湿。甘松、苏合、安息、郁金、奈多、和罗之属，并被珍于外国，无取于中道。又枣膏昏钝，甲煎浅俗，非唯无助于馨烈，乃当弥增于尤疾也"。陶弘景在《名医别录》和《本草经集注》中也收录了包括菖蒲、木香、细辛、兰草、杜蘅、麝香、沉香、薰草、苏合香、龙脑香等数十种海内外芳香药物。

三、隋唐时期（丰富阶段）

隋唐之前，芳香药物稀少而珍贵，很大程度上制约了芳香药物的使用。从隋唐时期开始，随着对外贸易及国内贸易的空前繁荣，西域和南洋香材大量进入中国，香药种类和数量与日俱增，应用范围也不主要局限于宫廷、宗教及士大夫阶层，而被广泛应用于各个领域，人们对各种香料的产地、性能、炮制、作用、配伍等进入了一个精细化、系统化的阶段。

《隋书·经籍志》收录有《香方》《龙树菩萨和香法》《杂香方》3部书籍，总结了南北朝以前宫廷、民间、寺院等使用芳香药物的经验。唐代国家药典《新修本草》中新增了安息香、龙脑、胡椒、诃子、郁金、茴香、阿魏等外来药物。陈藏器收集《新修本草》遗漏的药物，著成《本草拾遗》一书，增补了当时各地使用和外来的香药，如婆律香、郁金香、迷迭香、木蜜香、艾纳香、白茅香、甘松香等。郑虔搜集整理外来药物和应用经验写成的《胡本草》，是唐代第一部专门记载外来药物的本草类著作，里面有多种海外芳香药物。李珣《海药本草》收录了唐代及五代初期传入中国的外来药物近130种，较之前著作在外来药物记载方面更加完备，其中包含很多来自东南亚地区的芳香药物，拓展了人们对海外芳香药物的认识。此外，该时期代表性医书，如《备急千金要方》《千金翼方》《外台秘要》等，也记载了大量治疗各类疾病的芳香方剂。

四、宋元时期（鼎盛阶段）

宋代时期，由于海上丝绸之路空前发展，大量香药进入我国。当时与我国通商的国家达58国，主要进口的香药有檀香、沉香、丁香、砂仁、龙脑香、苏合香、乳香等。政府专门设立市舶司、香药库、御香局来管理香药事务。用香不再是皇室贵族、文人士大夫的专属，而成了普通百姓日常生活的一部分。集市有专门供香的店铺，居室厅堂、宴会庆典、佩戴悬挂、制作食品都离不开香。各类香方、香品、香器大行其道，可以说是"巷陌飘香"。医学领域，此时期也是芳香药物发展的鼎盛阶段，如《太平圣惠方》《经史证类备急本草》《圣济总录》《太平惠民和剂局方》等医学著作不仅载录了大量芳香药物，还记载了如安息香丸、川椒散、三圣散、沉香汤之类的芳香制剂，并为后世所沿用和发扬。北宋寇宗奭在《本草衍义》中认为："凡称气者，即是香臭之气，其寒、热、温、凉则是药之性……论其四气，则是香、臭、臊、腥，故不可以寒、热、温、凉配之。如蒜、阿魏、鲍鱼、汗袜，则其气臭；鸡、鱼、鸭、蛇，则其气腥；肾、狐狸、白马茎、近隐处、人中白，则其气臊；沉、檀、龙、麝，则其气香。如此则方可以气言之。"为了避免气味与药物性质的混淆，寇氏将其分开论述，反映了当时医家对芳香药物的关注，同时深化了后世对芳香中药的理论认识。

元代随着疆域扩大，与我国通商的国家和地区达到200多个，香药应用基本上延续了宋代的辉煌。许国祯等所撰《御药院方》中记载的芳香方药，不仅广泛应用于中风、脾胃、疮肿、折伤等内、外科疾病，在妇、儿、五官诸科疾病的治疗中也有显著疗效。

五、明清时期（普及阶段）

明清时期，用香进一步民间化，芳香药物研究和使用已臻成熟。明·周嘉胄所撰的《香乘》是内容最为丰富的一部香学专著，汇集了香史、香料、香具、香方、香文、香典、香异等内容。明·朱橚等主持编纂的中国历史上最大的方剂书籍《普济方》中有"诸汤香煎门"，记载了明代以前的香汤、香茶、熏香等90多种香疗良方。明·李时珍的《本草纲目》列芳香药物专篇，记载芳草类药物56种，香木类药物35种，首次将檰香、笃耨香、樟脑作为芳香药物载入中药著作，并介绍了涂法、擦法、敷法、扑法、吹法、含漱法、浴法等芳香药物的给药方式。《药品化义》认为"香气入脾""香能通气，能主散，能醒脾阴，能透心气，能和合五脏"，为芳香药性理论的完善奠定了坚实基础。清代随着温病学派的崛起，芳香治法理论进一步发展，具有辛凉作用的方剂大量应用于临床实践。《临证指南医案》《湿热病篇》《温病条辨》等著作中记载的辛凉方剂如银翘散、桑菊饮、清营汤、清宫汤、安宫牛黄丸、三仁汤等广泛应用于温热、湿温病的治疗。清·吴师机在《理瀹骈文》中提出"外治之理即内治之理，外治之药亦即内治之药，所异者法耳"，并在临床中使用如敷、熨、熏、浸洗、擦、坐、嚏、缚、刮痧、火罐、推拿、按摩等外治方法，丰富了芳香药物的诊疗范围和途径，对芳香疗法的研究与实践作出了重大贡献。

六、近现代时期（创新阶段）

近现代也有很多关于香文化和芳香药物的专著。《香药本草》是国内第一部全面论述香药发展史、香药文化、医疗养生及香药现代研究的专著。《芳香中药学》是国内首部全面系统论述芳香中药学理论和应用的专著。《中国药典》《中药大辞典》等著作也收录了很多芳香药物和芳香中成药制剂。

随着科技的进步，芳香药物的有效成分及作用机制研究取得了显著进展。现代研究发现，芳香药物含有较多的挥发油，能提炼出作用于人体的活性成分。芳香药物对心血管系统疾病的作用主要体现在抗血栓、抑制血小板聚集、抗动脉硬化、抗氧化、改善心肌缺血、保护心肌细胞、保护血管内皮、抗心肌肥厚、抗心律失常、降低血压、调节血脂血糖等方面；对神经系统疾病的作用主要体现在保护脑组织、抗缺氧、抗惊厥、抗癫痫、改善睡眠、改善认知功能、改善抑郁、缓解焦虑等方面；对呼吸系统疾病的作用主要体现在抗炎、抑制上皮下纤维化、抑制气道平滑肌细胞的增殖和迁移、抑制气道重塑等方面；对消化系统疾病的作用主要体现在调节胃肠道运动功能、调节消化液分泌、调节机体水电解质的平衡、抗溃疡、利胆等方面。此外，其还有抗炎、抗过敏、镇痛、止吐、催产、抗病原体、提高机体免疫力等作用，广泛应用于肿瘤、妇科、儿科、皮肤、耳鼻喉、急诊、重症、传染病等多个医学学科领域。

第三节　芳香药物的分类

一、按来源分类

根据来源不同，芳香药物分为天然香料和合成香料。

（一）天然香料

天然香料是以动植物的芳香部位为原料，经过简单加工制成的原态香材，或者是利用物理方法（水蒸气蒸馏、浸提、压榨等）从天然原料中分离出来的芳香物质，其形态常为精油、浸膏、净油、酊剂等，包括植物类、动物类、矿物类和发酵类。

1. 植物类根据其药用部分划分为叶、茎、根、花、果实、种子及树脂等类。叶类有苏叶、艾叶等；茎类地上部分可分为全草类（含枝叶）和树茎类（含树皮、枝皮），全草类有鱼腥草、藿香、薄荷、鹿衔草、灯盏细辛等，树茎类有沉香、檀香、厚朴、香加皮、肉桂等；根类（含根茎等地下茎）有甘松、香附、川芎、三七等；花类有红花、玫瑰花、金银花、槐花等；果实（含果皮）类有香橼、佛手、枳实、陈皮等；种子类有肉豆蔻、芫蔚子、菟丝子等；树脂类有乳香、没药、血竭、安息香、苏合香等。

2. 动物类有麝香、蟾酥、牛黄、九香虫等。

3. 矿物类有朱砂、滑石、硫黄等。矿物类药物本身很少具有芳香气味，只有经过香草熏洗、蒸煮与添加香粉等特殊处理后才具备芳香气息，如《雷公炮制论》就有"凡修事朱砂，静室焚香斋沐后，取砂以香水浴过"的记载。

4. 发酵类有神曲等药。

（二）合成香料

合成香料是人类通过自己所掌握的科学技术，模仿天然香料，运用不同的原料，经过化学或生物合成的途径制备或创造出的某一"单一体"香料，包括单离香料、半合成香料和全合成香料。

单离香料是用物理或化学方法从天然香料中分离提纯的单体香料化合物，如从薄荷油中分出的薄荷脑。半合成香料是以单离香料或植物性天然香料为反应原料制成其衍生物而得到的香料化合物，如用松香油合成冰片、樟脑。全合成香料是利用石油化工及煤化工为原料合成的香料化合物，如合成麝香（非医用人工麝香），作为香精的定香剂使用。

二、按剂型分类

根据胃肠道给药剂型分为片剂、丸剂、散剂、颗粒剂、胶囊剂、滴丸剂、口服液等；根据注射给药剂型分为静脉注射、肌内注射、穴位注射等；根据呼吸道给药剂型分为喷雾剂、气雾剂等；根据皮肤给药剂型分为洗剂、搽剂、油剂、膏剂、贴剂等。

三、按应用途径分类

按应用途径分类可分为服用、佩戴、涂抹、香熏、蒸洗等。

第四节　芳香药物的药性与功效特点

据统计，发现《中药学》教材所载芳香药物具有辛味、性属温热的占比最高，归经以胃、肺、脾、肝经居多，且多具有升浮之性。这些药物分散在化湿药、开窍药、解表药、清热解毒药、理气药、活血药、温里药等不同章节。由于四气五味理论难以全面阐释芳香药物的药性及作用机理，遂逐步发展形成了专门的芳香药性理论。芳香药性理论是阐释芳香药物作用性质的理论，是在"四气五味"等药性理论基础上的发展与补充，其显著的特征就是多数药物具有馨香气味，长于辟秽散邪、行窜透达，具体表现在辟秽、化湿、疏风、散寒、理气、活血、开窍等方面的功效，能够驱散外界秽浊疫毒，透散机体表里邪气，畅行脏腑经络壅滞闭阻的气血，通利诸窍，主治"为壅、为结、为闭"的病证。

一、药性特点

芳香药物多数气味馨香，具有辟秽散邪、行窜透达的药性特点。"辟秽散邪"指芳香药物具有辟除外界环境和机体内部秽浊邪气的特性。芳香药物能使机体正气旺盛，驱散外界秽浊疫毒和六淫邪气，正如《神农本草经百种录》言："香气盛，则秽气除。"芳香药物还能消散皮肤、肌腠、经络、脏腑等机体外感、内生的秽浊邪气，如《神农本草经疏》所言："辛香走窜，自内达外，则毫毛骨节俱开，邪从此而出。""行窜透达"指芳香药物具有迅猛的通行透散之性，"能通诸窍之不利，开经络之壅遏"，治疗"诸风、诸气、诸血、诸痛、惊痫、癥瘕诸病，经络壅闭，孔窍不利者"。芳香药物行窜之力强劲，能宣通气机、通利血脉、畅通脏腑经络壅闭的气血；芳香药物透窍启闭之力迅捷，不仅能"通关透窍"，还能"透心气"而深达病所，"使闭固之邪热，温毒深在厥阴之分者，一齐从内透出，而邪秽自消，神明可复也”。

二、功效特点

芳香药物的具体功效特点主要体现在以下 7 个方面。

（一）芳香辟秽，扶正防疫

芳香药物具有辟除秽浊疫戾之气、扶助正气、防病治病的作用。《山海经·西山经》有佩薰草可以防疫的记载。《神农本草经百种录》中说：“香者气之正，正气盛，则自能除邪辟秽也。”古人常用檀香、沉香、苏合香、青蒿、藿香、苍术、佩兰、白芷、菖蒲、艾叶等药制成熏香、佩香、浴香以防病祛邪，辟秽消毒。

（二）芳香化湿，去浊宣清

芳香药物多具有辛香温燥之性，主入脾胃二经，具有醒脾开胃、化湿去浊之效，兼能宣畅中焦气机。其主治证候常见脘腹痞满、纳呆呕恶、食少体倦、肢体沉重、大便溏黏、舌苔白腻等象。临床应用时，根据寒热运用祛湿之剂如藿香正气散、平胃散、三仁汤、甘露消毒丹等以达祛湿降浊、运脾和中之功。此外，湿邪弥漫，常致三焦不通，芳香药物尚能升宣清阳、通降浊阴，具有祛除上、下焦秽浊邪气的功效。

（三）芳香疏风，解表散邪

芳香药物辛香发散，可散邪祛风、解肌发表。《神农本草经百种录》中也有“凡芳香之物，皆能治头目肌表之疾”“凡药香者，皆能疏散风邪”的论述。解表药中辛温解表药如麻黄、桂枝、紫苏叶、香薷、白芷、细辛等，与辛凉解表药如薄荷、葛根、金银花、连翘等，皆能疏散在表之邪气、开宣腠理、解表散邪。

（四）芳香散寒，温经止痛

芳香药物多具辛温燥烈之性，能温振机体阳气，发挥散寒温经、缓急止痛的作用。《医学入门》载其可治“伤寒阴毒，内伤积聚及妇人子宫冷带疾”，并指出可以“俾关节通而冷气散，阳气自回”。这类药物常作用于寒邪内闭脏腑经络所致的疼痛，是治疗冠心病等心血管疾病的重要药物。代表方剂苏合香丸中就有大量芳香辛温药物，如麝香、苏合香、熏陆香、檀香、丁香、沉香等。

（五）芳香理气，除胀消壅

芳香药物行窜通达，能有效疏通气机，具有理气宽胸、疏肝解郁、行气散结、除胀止痛、消积化食等作用。在临床应用中，对于脾胃气滞所致的脘腹痞满胀痛、嗳气吞酸、呕恶食少、腹泻便秘等，肝气郁滞所致的胁肋胀痛、情志不舒、乳房胀痛、月经不调等，肺气壅滞所致的胸膈憋闷胀痛、气喘咳嗽等气机不利之症，均可应用陈皮、枳实、厚朴、香附、木香等芳香理气药来调畅气机。

（六）芳香活血，祛瘀通经

芳香药物辛散善行，能通经达络，既可入气分又能达血分，具有活血散瘀、消肿止痛等作用。宋·陈自明在《外科精要》中指出"得香味，则气血流行"，清·叶天士在《临证指南医案》中提及"初病在经，久病入络""经主气，络主血""初为气结在经，久则血伤入络"等理论观点。基于这些认识，兼具活血行气功效的芳香药物如川芎、延胡索、郁金、乳香等，对于治疗瘀血阻滞脏腑经络引起的头身、胸胁、心腹诸痛以及肢体痹痛等均具有很好的疗效。

（七）芳香开窍，醒神定惊

芳香药物辛香走窜，具有透窍启闭、苏醒神志、息风定惊等作用。清·唐宗海《本草问答》中说："香善走，故透达经络脏腑而无所不到。"因其走窜开窍能力较强，故多用于热毒内陷心包、痰热蒙蔽心窍、秽浊邪气扰乱神志所致的神昏、中风、惊厥、癫狂、抽搐、惊悸、心神不宁等症。临床常以安宫牛黄丸、紫雪、至宝丹、苏合香丸等凉开与温开之剂为代表方药。此外，此类药物还具有通达五官九窍之效，可治疗诸窍不利。

第二章

芳香药物在心血管疾病中的应用研究

第一节　心血管疾病的流行病学现状

我国在心血管疾病救治方面取得显著进展，多项诊疗技术已达到或接近国际领先水平，各类心血管疾病的住院死亡率下降。然而，伴随人口老龄化进程加速，以及不健康饮食、缺乏运动、吸烟等不良生活方式的持续存在，心血管疾病危险因素的潜在人群规模不断扩大，导致其发病率和死亡率仍呈上升趋势，疾病负担下降的拐点尚未出现。据统计，我国心血管疾病现患病人数高达3.3亿，其中高血压患者2.45亿，冠心病患者1139万，心力衰竭患者890万，心房颤动患者487万……在城乡居民疾病死亡构成比中，心血管疾病高居首位，每5例死亡病例中就有2例死于心血管疾病，严重损害患者的健康寿命及生活质量，同时也给社会与家庭造成沉重的经济负担。

第二节　芳香温通法在心血管疾病中的应用

芳香温通方药因其具有抗血小板聚集、抗血栓形成、改善血管内皮及平滑肌细胞功能、改善冠状动脉血流及心肌灌注等作用，被广泛应用于冠心病的治疗。此类药物还能通过调节血管内皮功能、改善心肌重构、促进血管新生等机制防治慢性心力衰竭，并通过干预蛋白质与氨基酸合成、调节能量代谢和脂质代谢等途径发挥降血脂作用。此外，其抗炎、稳斑、调节脂质代谢等功效可抗动脉粥样硬化，并能抗心律失常、降压、降糖，故广泛应用于多种心血管疾病的治疗中。然而，对于"芳香温通"这一临床常用术语的理解和定义，目前学术界尚未形成统一认识，甚至存在认识混乱的现象。

一、何谓"通"

《说文解字》释"通"为"达也",即"通"是流通,没有阻碍之意。《周易·系辞下》载"穷则变,变则通,通则久",解释了"通"是事物持续发展的前提。中医学认为"通"是维持人体气血津液及脏腑经络正常运行的基础。

二、何谓"通法"

"通"作为中药功效术语最早见于北齐徐之才提出的"药有宣、通、补、泄、轻、重、涩、滑、燥、湿十种"之说;而作为治法概念首见于宋代成无己《伤寒明理论》,成氏创立"十剂"用为方剂分类法。因方剂的功效与其体现的治法具有一致性,故"通剂"即等同于"通法"。诸如"温经通脉""宣通气机""通阳散结""通窍止痛""利水通淋""通腑泄浊"等都是"通法"的体现。这些针对特定证候的治疗方法,属于具体治法的层面。

明·李时珍《本草纲目》载"滞,留滞也",认为气血津液运行不畅、脏腑经络气机壅滞等都属于"滞"的范畴。一切疾病的发生发展都将影响气血津液运行和脏腑经络的功能,因此"滞"是普遍存在的病理因素和病理基础,是疾病发病的共同规律和实质。由于"通可去滞",故而针对"滞"这一共同规律和实质而确立的"通法",是一种治疗大法。正如清·高秉钧在《医学真传·心腹痛》中所说:"夫通则不通,理也,但通之之法,各有不同。调气以和血,调血以和气,通也;下逆者使之上行,中结者使之旁达,亦通也;虚者助之使通,寒者温之使通,无非通之之法也。若必以下泄为通,则妄矣。"从某种意义上说,通法比"十剂"中的其他治法以及程钟龄的"汗、和、下、消、吐、清、温、补"八法更具有深层的内涵和更广泛的适用性,正所谓"八法之内,通法存焉"。

芳香治法虽有"辟秽、开窍、化湿、祛寒、行气、活血、疏风"等不同,但究其病因均与"滞"有关。正如《本草纲目》所载"盖麝香走窜,能通诸窍之不利,开经络之壅遏,若诸风、诸气、诸血,诸痛、惊痫、癥瘕诸病,经络壅闭,孔窍不利者,安得不用为引导以开之、通之耶",说明各种芳香治法可以用"通法"一言以蔽之。

三、何谓"芳香温通法"

综上可知,"芳香温通"既是功效也是治法。在方药层面其属于功效,从病证层面其是治法。由于针对的是病机的共性问题,故而其不同于芳香开窍、芳香辟秽、芳香疏风等具体治法。"芳香温通"属于《素问·至真要大论》中所说的"寒者热之""结者散之""通因通用"的范畴，是寒邪内侵所致疾病总的治疗法则，是一种治疗大法。因此，以"芳香温通法"这种固定词语出现的时候更多是治疗大法而非具体治法的体现。周文泉等定义芳香温通法，是用芳香走窜、温通行气的中药治疗因寒邪内闭所致诸痛证的治疗法则，对深入理解"芳香温通法"帮助很大。

四、芳香温通法在心血管疾病中应用的历史沿革

关于芳香温通法的记载最早见于《黄帝内经》。《素问·痹论》曰："痛者，寒气多也，有寒故痛也。"《素问·举痛论》曰："寒气入经而稽迟，泣而不行，客于脉外则血少，客于脉中则气不通，故卒然而痛。"这首先从理论层面提出了寒邪是引起疼痛的主要原因。《素问·调经论》曰："血气者，喜温而恶寒，寒则泣不能流，温则消而去之。"《素问·举痛论》曰："寒气客于脉外则脉寒，脉寒则缩蜷，缩蜷则脉绌急，绌急则外引小络，故卒然而痛。得炅则痛立止。"这里又从治法层面提出"温通"是治疗因寒致痛的重要手段，为芳香温通方药应用于心血管病证奠定了理论基础，并确立了治疗法则。

马王堆汉墓出土的女尸，经证实生前患有陈旧性心肌梗死，随葬中有不少芳香温通的中药，如茅香、辛夷、良姜、花椒、干姜等。武威汉墓医简中的《治百病方》记载了将弓穷一升、白芷一升、附子三十颗切碎，猪肪三斤先煎，以及心腹痛吞之等方法。由此可以看出，至少在两千多年前，古人已经开始运用芳香温通法治疗心痛等病证。

张仲景在《金匮要略》中提出胸痹心痛的病机为"阳微阴弦"，认为上焦阳气亏虚，下焦阴寒太盛，寒邪、水湿、痰浊、瘀血等病邪上犯胸阳是胸痹心痛发生的主要机制，并从芳香温通、宣痹散结立法，创立了10首方剂，为后世从理法方药层面应用芳香温通方药提供了重要参考。《伤寒论》中的真武汤、五苓散、桂枝甘草汤等芳香温通方剂至今仍在心力衰竭、心律失常等心血管疾病中广泛应用。

东晋陈延之《小品方》和葛洪《肘后备急方》等方书内容精练，强调组方简便、实用，适合临急使用，记载了很多治疗胸痹、卒心痛、心疝、心痹心痛等心痛相关类证的方剂，也记载有治疗恍惚、惊悸、心忪等心神不宁疾病的方剂，如橘皮汤、瓜蒌子汤、治人心下虚悸方，这些芳香温通方剂与《伤寒杂病论》中的橘枳姜汤、瓜蒌薤白半夏汤、半夏麻黄丸组成基本相同，治亦相同。

唐宋时期是运用芳香温通方剂治疗心血管病证的集大成阶段。唐·孙思邈《备急千金要方》对疾病进行归类，其中卷十三是心脏疾病专篇，论述有"心中风、心中寒、心伤、心水、真心痛、心腹痛、心胀、心疝、心积、心劳、心虚寒、厥心痛、卒心痛、胸痹"等心系相关疾病，并有相关方剂治疗其中部分疾病及证候，卷十四"小肠腑"

中也有治疗心悸的方剂，这两部分的方剂大多数都是具有芳香温通作用的。汇集唐代及以前成果编纂而成的《外台秘要》以症状、疾病、病因进行分类，有关心系疾病主要集中在卷七多种原因所致心痛和卷十二胸痹相关证候中，其他章节如卷六霍乱心腹痛方、卷十三鬼疰心腹痛方等也有相关治疗方剂，应用频率较高的中药如肉桂、当归、干姜、白芍、陈皮、吴茱萸、附子、蜀椒等都属芳香温通类。此外，卷十五有较多治疗惊悸、头痛、头风等心系疾病的芳香温通方剂。

宋·王怀隐等所著的《太平圣惠方》汇集了汉代到宋代初期的历代名方，重视治疗神志、精神情志方面的心系病证，所收录的心脏相关疾病、证候和症状较《外台秘要》明显增加并均有用药与之对应。心脏有关疾病主要集中在卷四心脏论及其后章节，卷二十治风惊悸诸方、治风头痛诸方，卷二十二治风头旋诸方、治头风目眩诸方，卷二十六治心劳诸方、治脉极诸方，卷四十二治胸痹诸方及其后章节，卷四十三心痛论及其后章节，卷四十八治心积气诸方、治寒疝心痛诸方、治心疝诸方，卷五十一治支饮诸方等章节。《太平惠民和剂局方》是我国第一部关于中成药的专著，在其中较多方剂里记载了心系疾病的相应治法，对临证应用具有较大的指导意义。该著作治疗心气不足的方剂共23首，主要涉及惊悸恐怖、梦寐惊悸、神情恍惚、盗汗、健忘等病证；治疗心悸怔忡的方剂共18首；治疗与心痛有关的方剂共9首。《圣济总录》是宋徽宗时期由政府组织编写的医学典籍，其内容汇集历代医学文献精华，并征集当时民间验方及医家献方，疾病分类合理，所载方剂中成药数量明显增加，强调治神的重要性。相较于前代医籍，该书增加了对心痹、心掣、首风、脑风等心系疾病的论述与治疗。这一时期，不论官修医书还是个人医学著作，都收载了大量治疗心系疾病的芳香温通方剂，芳香温通中药更是成为各类方剂的必备组成。

明清时期，对心血管疾病的认识更加清晰，应用芳香温通治法更加普遍。明·《普济方》是我国古代最大的一部方书，有关心系疾病的论述集中在卷十六至卷十九。书中无专门的心痛章节，增加了怔忡惊悸、心狂章节，里面的芳香温通方药异常丰富。清·《医宗金鉴》认为"岐骨陷处痛，名心痛"，心痛由很多原因所致，然而真心痛是死证。清·沈金鳌在《杂病源流犀烛》论述真心痛说："卒然大痛无声，咬牙切齿，舌青气冷，汗出不休，手足青过节，冷如冰，是为真心痛，且发夕死，夕发旦死。若不忍坐视，或使心经寒散，亦可死中求活。宜用猪心煎汤去渣，煎麻黄、肉桂、附子、干姜。"治疗真心痛的这些芳香温通方药回阳救逆、散寒止痛之力强劲，为后世对真心痛的抢救提供了宝贵的临床实践。

新中国成立后，我国开展了一系列芳香温通方药在心血管疾病防治方面的研究，成功研发了多种有效方药，如治疗冠心病的宽胸气雾剂、麝香保心丸，治疗心力衰竭的芪苈强心胶囊，治疗心律失常的心宝丸，治疗高血压的二十味沉香丸，治疗高脂血症的降脂灵胶囊，极大地丰富了芳香温通药物在心血管疾病中的应用。

第三节　对芳香凉达法的认识

芳香凉达法是以辛凉宣透、清热化浊药物为主，治疗秽浊或温热邪气内扰脏腑经络所致气血不利、神昏窍闭等证的治疗法则。

该法在心系疾病治疗中的应用，主要见于古代医籍文献中"心实热、心脏风热、心气壅热、心烦热、心胸烦热、脉极、心疟、心黄、心烦、心狂、惊悸、谵语"等相关证候的论述。历代代表方剂如《外台秘要》的紫雪、《苏沈良方》的至宝丹、《太平圣惠方》的牛黄清心丸、《圣济总录》的羚犀汤、《温病条辨》的安宫牛黄丸，以及现代临床常用的速效救心丸、复方丹参滴丸、牛黄降压丸、醒脑静注射液、清开灵注射液等，均体现了芳香凉达法的临床应用特点。

第四节　芳香疗法在心血管疾病中的应用

芳香疗法由法国化学家 Rene Maurice Gatteffossé（雷奈摩里斯·加德佛塞）在 20 世纪上半叶首次提出。它是将气味芳香的植物制成适宜的剂型，使用恰当的方法作用于全身或局部以防治疾病的医疗方法。其主要作用途径包括吸入、透皮吸收和口服三种方式：吸入法常采用香熏、香佩、香枕等形式；透皮吸收法有按摩、局部涂抹、香浴等；口服法常以香汤、香丸、香茶、香饼等形式为主。

中医虽无"芳香疗法"这一特定称谓，但运用芳香药物治疗疾病的历史源远流长。古人常利用中药材的芳香性气味以熏香、佩香、浴香等多种形式作用于人体，达到调节脏腑气机、调和脏腑阴阳的目的，属中医外治疗法之一。到了近现代，这一疗法发展为精油、香剂、气雾剂、喷雾剂、露剂、贴敷剂、含漱剂、香膏剂、洗浴剂、香熨剂、药枕剂等多种剂型。其中，精油因其分子小、挥发性高、易被人体吸收的特点，成为目前芳香疗法的主要应用形式。

精油是从草本植物的花、叶、根、树皮、果实、种子或树脂中，通过蒸馏、压榨方式提炼出来的挥发性芳香物质，主要含有醇类、醛类、酸类、丙酮类、萜烯类等成分。研究表明，萜类化合物尤其是单萜类化合物在改善心血管功能和降低心血管疾病危险方面具有显著作用。罗晶等学者总结了 β-细辛醚、藁本内酯、人参炔醇、丹皮酚、丁香酚、莪术二酮、肉桂醛、香芹酚、柠檬醛、柏木醇、6-姜酚/6-姜烯酚、右旋龙脑12类芳香精油成分，在心血管疾病中的药理作用主要表现在降压、调脂、降糖、抗氧化、保护心肌细胞、抗动脉硬化、抗心肌肥厚、保护血管内皮、抗血栓、抗血小板聚集、抗心律失常等方面。

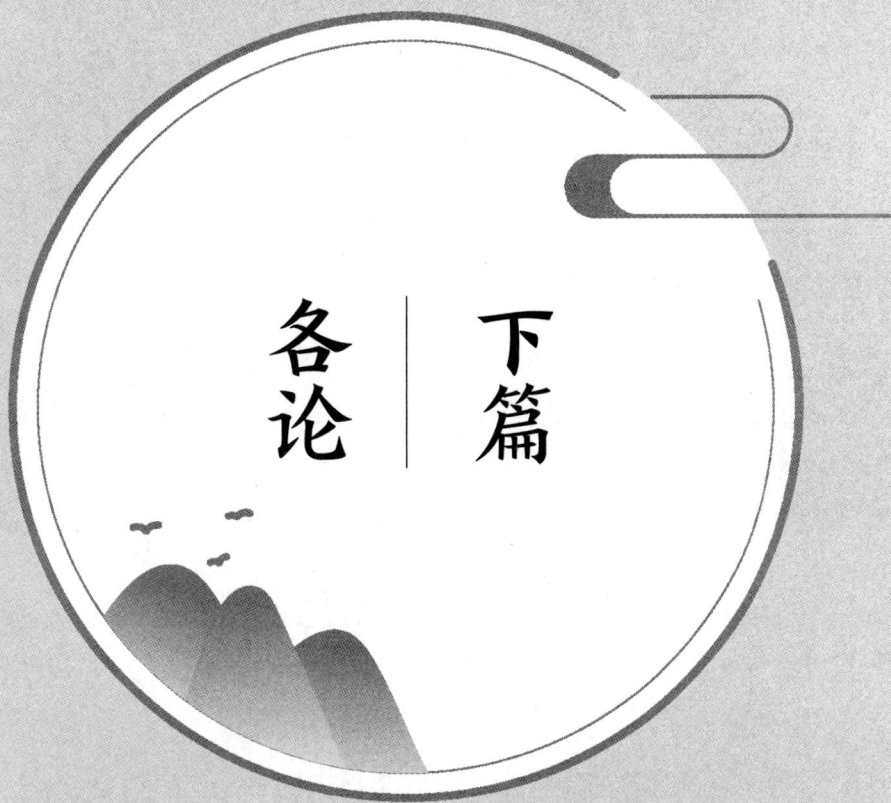

下篇 各论

第三章

芳香性中药

第一节 芳香解表药

生 姜

【概述】本品为姜科植物姜 *Zingiber officinale* Rosc. 的新鲜根茎。秋、冬二季采挖，除去须根及泥沙。气香特异。

【出处】《名医别录》。

【性味归经】辛，微温。归肺、脾、胃经。

【功效】解表散寒，温中止呕，化痰止咳，解鱼蟹毒。

【应用】

1. 风寒感冒 本品辛散温通，能发汗解表、祛风散寒，但作用较弱，故适用于风寒感冒轻证，可单煎，或配红糖、葱白煎服。本品更多是作为辅助之品，与桂枝、羌活等辛温解表药同用，以增强发汗解表之力。

2. 脾胃寒证 本品辛散温通，能温中散寒，对寒犯中焦或脾胃虚寒之胃脘冷痛、食少、呕吐者，可收祛寒开胃、止痛止呕之效，宜与高良姜、胡椒等温里药同用。若脾胃气虚者，宜与人参、白术等补脾益气药同用。

3. 胃寒呕吐 本品辛散温通，能温胃散寒、和中降逆，其止呕功良，素有"呕家圣药"之称，随证配伍可治疗多种呕吐。因其本为温胃之品，故对胃寒呕吐最为适合，可配伍高良姜、白豆蔻等温胃止呕药。若痰饮呕吐者，常配伍半夏，即小半夏汤（《金匮要略》）；若胃热呕吐者，可配黄连、竹茹、枇杷叶等清胃止呕药。某些止呕药用姜汁制过，能增强止呕作用，如姜半夏、姜竹茹等。

4. 寒痰咳嗽 本品辛温发散，能温肺散寒、化痰止咳，对于肺寒咳嗽，不论有无外感风寒，或痰多痰少，皆可选用。治疗风寒客肺，痰多咳嗽、恶寒头痛者，每与麻黄、杏仁同用，如三拗汤（《太平惠民和剂局方》）；外无表邪而咳嗽痰多色白者，常与陈皮、半夏等药同用，如二陈汤（《太平惠民和剂局方》）。

5. 鱼蟹中毒 本品能解鱼蟹毒及半夏、天南星的毒性，故对鱼蟹等食物中毒，以及生半夏、生天南星等药物之毒，均有一定的解毒作用。

【用量与用法】煎服，3~10g。

【使用注意】本品易助火伤阴，故热盛及阴虚内热者忌服。

【古籍论述】

1.《名医别录》：味辛，微温。主治伤寒头痛、鼻塞、咳逆上气，止呕吐。又，生姜，微温，辛，归五脏。去痰，下气，止呕吐，除风邪寒热。久服小志少智，伤心气。

2.《本草经集注》：味辛，温、大热，无毒。主治胸满，咳逆上气，温中，止血，出汗，逐风湿痹，肠澼下痢。寒冷腹痛，中恶，霍乱，胀满，风邪诸毒。皮肤间结气，止唾血，生者尤良。

3.《雷公炮制药性解》：味辛，性温，无毒，入肺、心、脾、胃四经。主通神明，去秽恶，散风寒，止呕吐，除泄泻，散郁结，畅脾胃，疗痰嗽，制半夏，和百药。要热去皮，要冷留皮。

4.《本草经解》：气微温，味辛，无毒。久服，去臭气，通神明。生姜气微温，禀天初春之木气，入足少阳胆经、足厥阴肝经；味辛无毒，得地西方之金味，入手太阴肺经。气味俱升，阳也。

5.《得配本草》：祛寒发表，解郁调中，开寒痰，止呕哕，姜为呕家圣药。去秽恶，通神明。

【现代研究】

1. 化学成分 主要含挥发油，油中主要为 α-姜烯、β-檀香萜醇、β-水芹烯、6-姜辣素、3-姜辣素、4-姜辣素、5-姜辣素、8-姜辣素、生姜酚、姜醇、姜烯酮、姜酮等。还含有天冬氨酸、谷氨酸、丝氨酸等氨基酸。

2. 心血管药理研究 生姜有效成分具有降脂、减少动脉粥样硬化性改变、抑制血小板聚集、抗氧化和降血糖的药理作用。

实验研究表明，生姜乙醇提取物能显著改善实验家兔的血脂质量，减少动脉粥样硬化性改变；生姜醇提取物亦能明显抑制由二磷酸腺苷诱导的血小板聚集，延缓血液凝固。实验表明，生姜可以增强心及肝组织中过氧化氢酶（CAT）活性，清除组织中过量的过氧化氢（H_2O_2），保护组织细胞免受损伤。研究证明，血糖正常的大鼠腹腔注射5-羟色胺（5-HT）（1mg/kg）可使血糖升高、血清胰岛素水平下降，这种作用会被生姜汁阻断。研究提示生姜汁可能通过阻断5-HT受体起到抗糖尿病作用。

白 芷

【概述】本品为伞形科植物白芷 *Angelica dahurica*（Fisch.exHoffm.）Benth.et Hook.f. 或杭白芷 *Angelica dahurica*（Fisch.ex Hoffm.）Benth.et Hook.f.var.*formosana*（Boiss.）Shan et Yuan 的干燥根。夏、秋间叶黄时采挖，除去须根及泥沙，晒干或低温干燥。气芳香。

【出处】《神农本草经》。

【性味归经】辛，温。归胃、大肠、肺经。

【功效】散风除湿，通窍止痛，消肿排脓。

【应用】

1. 风寒感冒 本品辛散温通，祛风解表散寒之力较温和，而以止痛、通鼻窍见长，宜用于外感风寒，头身疼痛、鼻塞流涕之症，常与防风、羌活、川芎等祛风散寒止痛药同用，如九味羌活汤（《此事难知》）。

2. 头痛，眉棱骨痛，牙痛，风湿痹痛 本品辛散温通，长于止痛，且善入足阳明胃经，故阳明经头额痛以及牙龈肿痛尤为多用。治疗阳明头痛、眉棱骨痛、头风痛等症，属外感风寒者，可单用，即都梁丸（《百一选方》）；或与防风、细辛、川芎等祛风止痛药同用，如川芎茶调散（《太平惠民和剂局方》）；属外感风热者，可配伍薄荷、菊花、蔓荆子等药。治疗风冷牙痛，可与细辛、全蝎、川芎等同用，如一捻金散（《御药院方》）；治疗风热牙痛，可配伍蔓荆子、荆芥穗等药。若风寒湿痹，关节疼痛、屈伸不利者，可与苍术、草乌、川芎等药同用。

3. 鼻衄，鼻渊，鼻塞流涕 本品祛风、散寒、燥湿，可宣利肺气，升阳明清气，通鼻窍而止疼痛，故可用治鼻衄、鼻渊等鼻科疾病之鼻塞不通、流涕不止、前额疼痛，每与苍耳子、辛夷等散风寒、通鼻窍药同用。

4. 带下 本品辛温香燥，善除阳明经湿邪而燥湿止带。治疗寒湿下注，白带过多者，可与鹿角霜、白术、山药等温阳散寒、健脾除湿药同用；若湿热下注，带下黄赤者，宜与车前子、黄柏等清热利湿、燥湿药同用。

5. 疮疡肿痛 本品辛散温通，对于疮疡初起，红肿热痛者，可收散结消肿止痛之功，每与金银花、当归、穿山甲（代）等药配伍，如仙方活命饮（《校注妇人良方》）；若脓成难溃者，常与人参、黄芪、当归等益气补血药同用，共奏托毒排脓之功，如托里透脓散（《医宗金鉴》）。

6. 皮肤风湿瘙痒 本品祛风止痒。

【用量与用法】3～9g。

【使用注意】本品辛香温燥，阴虚血热者忌服。

【古籍论述】

1.《神农本草经》：味辛，温。主女人漏下赤白，血闭，阴肿，寒热，风头侵目泪出，长肌肤润泽，可作面脂。

2.《本草经集注》：味辛，温，无毒。主治女人漏下赤白，血闭，阴肿，寒热，风头侵目泪出，长肌肤润泽，可作面脂。治风邪，久渴，吐呕，两胁满，风痛，头眩，目痒，可作膏药面脂，润颜色。

3.《雷公炮制药性解》：味辛，性温，无毒，入肺、脾、胃三经。去头面皮肤之风，除肌肉燥痒之痹，止阳明头痛之邪，为肺部引经之剂。主排脓托疮，生肌长肉，通经利窍，止漏除崩，明目散风，驱寒燥湿。

白芷味辛，为肺所喜，而温燥为脾胃所喜，宜其入矣。

4.《本草经解》：气温，味辛，无毒。主女人漏下赤白，血闭，阴肿寒热，头风侵目泪出，长肌肉，润泽颜色，可作面脂。

白芷气温，禀天春和之木气，入足厥阴肝经；味辛无毒而芳香，得西方燥金之味，入足阳明胃经、手阳明大肠经。气味俱升，阳也。

5.《玉楸药解》：味辛，微温，入手太阴肺、手阳明大肠经。发散皮毛，驱逐风湿。白芷辛温香燥，行经发表，散风泻湿，治头痛鼻渊、乳痈背疽、瘰疬痔瘘、疮痍疥癣、风痹瘙痒、肝疱疝瘕之证。兼能止血行瘀，疗崩漏便溺诸血，并医带淋之疾。刀伤蛇咬皆善，敷肿毒亦善。

【现代研究】

1. 化学成分　香豆素类成分主要有欧前胡素、异欧前胡素、别欧前胡素、别异欧前胡素、氧化前胡素、水合氧化前胡素；挥发油主要含有十二碳醇（24.96%）、棕榈酸（17.41%）、十五碳醇（15.29%）等。

2. 心血管药理研究　白芷有效成分具有降血糖、舒张血管、降血压、降脂和抑制血小板聚集的药理作用。

研究证明，白芷提取物的单次治疗可以改善正常小鼠葡萄糖耐量并增加胰岛素分泌，白芷提取物多剂量治疗能改善糖尿病 db/db 小鼠的葡萄糖耐量，白芷提取物及其活性成分珊瑚菜素具有成为新型抗糖尿病药物的潜力。白芷醇提取物具有舒张血管的作用，其机制是通过受体介导的 Ca^{2+} 通道和电压依赖性钙通道阻断细胞外钙内流。Cao 等从白芷提取出欧前胡素持续灌胃给药，发现可以抑制自发性高血压大鼠（SHR）肾脏 NADPH 氧化酶 mRNA 和蛋白表达，下调丝裂原活化蛋白激酶（MAPK）和蛋白激酶 B（Akt）通路，可用于预防高血压和高血压相关肾损伤的治疗。白芷可以调节脂肪相关基因，下调过氧化氢酶（CAT）和甾醇载体蛋白 2（SCP2）的表达，上调脂质代谢相关基因脂肪酶成员 C（LIPC）和过氧化物酶体增殖物激活受体 γ（PPAR γ）

的表达，白芷对脂质代谢的调节具有预防和治疗脂肪肝和肥胖的潜力。白芷的醇提物肠吸收液对血小板聚集的抑制率与空白对照组比较差异有统计学意义（$P < 0.01$），并呈剂量依赖性，与双嘧达莫组比较差异有统计学意义（$P < 0.01$）。

3. 不良反应 《中华本草》：欧前胡素乙每日给幼大鼠每 75g 体重 2.5mg 60 天未见对鼠生长有明显影响，但可引起肝损害等。小量白芷毒素对动物延髓血管运动中枢、呼吸中枢、迷走神经及脊髓等都有兴奋作用，能引起血压上升、脉搏变慢、呼吸加深、呕吐等，大量可产生强迫性间歇性惊厥，继之全身麻痹。

防 风

【概述】本品为伞形科植物防风 *Saposhnikovia divaricata*（Turcz.）Schischk. 的干燥根。春、秋二季采挖未抽花茎植株的根，除去须根及泥沙，晒干。气特异。

【出处】《神农本草经》。

【性味归经】辛、甘，温。归膀胱、肝、脾经。

【功效】解表祛风，胜湿，止痉。

【应用】

1. 感冒，头痛 本品辛温发散，气味俱升，以辛散祛风解表为主，虽不长于散寒，但又能胜湿、止痛，且甘缓微温不峻烈，故外感风寒、风湿、风热表证均可配伍使用。治风寒表证，头痛身痛、恶风寒者，常配以荆芥、羌活、独活等药同用，如荆防败毒散（《摄生众妙方》）；治外感风湿，头痛如裹、身重肢痛者，每与羌活、藁本、川芎等药同用，如羌活胜湿汤（《内外伤辨惑论》）；治风热感冒，发热恶风、头痛、咽痛口渴者，常配伍薄荷、蝉蜕、连翘等辛凉解表药。又因其发散作用温和，对卫气不足，肌表不固，而外感风邪者，本品与黄芪、白术等益卫固表药同用，相反相成，祛邪而不伤正，固表而不留邪，共奏扶正祛邪之效，如玉屏风散（《丹溪心法》）。

2. 风湿痹痛 本品辛温，功能祛风散寒、胜湿止痛，为较常用之祛风湿、止痹痛药。治疗风寒湿痹，肢节疼痛、筋脉挛急者，可配伍羌活、独活、姜黄等祛风湿、止痹痛药，如蠲痹汤（《医学心悟》）；若风寒湿邪郁而化热，关节红肿热痛，成为热痹者，可与地龙、薏苡仁、乌梢蛇等药同用。

3. 风疹瘙痒 本品辛温发散，能祛风止痒，可以治疗多种皮肤病，其中尤以风邪所致之隐疹瘙痒较为常用。本品以祛风见长，药性平和，风寒、风热所致之隐疹瘙痒皆可配伍使用。治疗风寒者，常与麻黄、白芷、苍耳子等配伍，如消风散（《太平惠民和剂局方》）；治疗风热者，常配伍薄荷、蝉蜕、僵蚕等药；治疗湿热者，可与土茯苓、白鲜皮、赤小豆等同用；若血虚风燥者，常与当归、地黄等配伍，如消风散（《外科正宗》）；若兼里实热结者，常配伍大黄、芒硝、黄芩等药，如防风通圣散（《宣明论方》)。

4.破伤风 本品既能辛散外风,又能息内风以止痉。用治风毒内侵,贯于经络,引动内风而致肌肉痉挛、四肢抽搐、项背强急、角弓反张的破伤风证,常与天麻、天南星、白附子等祛风止痉药同用,如玉真散(《外科正宗》)。

此外,以其升清燥湿之性,亦可用于脾虚湿盛、清阳不升所致的泄泻,可与人参、黄芪、白术等药配伍,如升阳益胃汤(《脾胃论》);若用于土虚木乘,肝郁侮脾,肝脾不和,腹泻而痛者,常与白术、白芍、陈皮同用,如痛泻要方(《景岳全书》引刘草窗方)。

【用量与用法】4.5~9g。

【使用注意】本品药性偏温,阴血亏虚及热盛动风者不宜使用。

【古籍论述】

1.《神农本草经》:味甘,温。主大风,头眩痛,恶风,风邪,目盲无所见,风行周身,骨节疼痹,烦满。久服轻身。

2.《本草新编》:防风,味甘、辛,气温,升也,阳也,无毒。系太阳本经之药,又通行脾、胃二经。古人曾分上、中、下以疗病,其实,治风则一。盖随所用而听令,从各引经之药,无所不达,治一身之痛,疗半身之风,散上下之湿,祛阴阳之火,皆能取效。但散而不收,攻而不补,可暂时少用以成功,而不可经年频用以助虚耳。

3.《本草经集注》:味甘、辛,温,无毒。主治大风,头眩痛,恶风,风邪,目盲无所见,风行周身,骨节疼痹,烦满,胁痛胁风,头面去来,四肢挛急,字乳金疮内痉。久服轻身。

4.《本草便读》:走太阳兼达肺通肝,表解风疏,甘辛温之力,得黄则寓宣于补,痹舒邪化,随所引俱宜,且为脾胃引经,风能胜湿,都道卑微卒伍,润可柔枯。(防风能通行一身,防御外风,故名,为散药中润剂,太阳主一身之表,风气通于肝,肺主皮毛,故皆入之,补脾胃药用之为引者,以疏风则木不郁,湿去则土自健耳,非防风能补也。防风本足太阳发汗疏风之药,而云能去经络留湿者,湿从汗出也。黄固表,防风泻表,黄畏防风,然得防风其功愈大。)

5.《雷公炮制药性解》:味辛甘,性温无毒,入肺经。泻肺金,疗诸风,开结气,理目痛。防风辛走肺,为升阳之剂,故通疗诸风。气之结者,肺之疾也;目之痛者,风之患也,宜并主之。

6.《本草经解》:气温,味甘,无毒。主大风,头眩痛,恶风,风邪,目盲无所见,风行周身,骨节疼痹,烦满。久服轻身。防风气温,禀天春和风木之气,入足厥阴肝经;味甘无毒,得地中正之土味,入足太阴脾经。气味俱升,阳也。肝为风木,其经与督脉会于颠顶,大风之邪入肝,则行于阳位,故头眩痛;其主之者,温以散之也。

伤风则恶风，恶风风邪，在表之风也；肝开窍于目，目盲无所见，在肝经之风也；风行周身，在经络之风也；骨节疼痛，风在关节而兼湿也，盖有湿则阳气滞而痛也。皆主之者，风气通肝，防风入肝，甘温发散也。脾主肌肉，湿则身重矣。久服轻身者，风剂散湿，且引清阳上达也。

7.《长沙药解》：味甘、辛，入足厥阴肝经。燥己土而泻湿，达乙木而息风。

8.《汤液本草》：防风，纯阳，性温，味甘、辛，无毒。足阳明胃经、足太阴脾经，乃二经行经之药，太阳经本经药。

9.《得配本草》：畏萆薢，恶干姜、藜芦、白蔹、芫花，制黄芪，杀附子毒。辛、甘，性温。太阳经本药，又入手足太阴、阳明经，又随诸经之药所引而入。治风去湿之要药，此为润剂。散风，治一身尽痛，目赤冷泪，肠风下血；去湿，除四肢挛痹，遍体湿疮。能解诸药毒。

10.《本草崇原》：防风茎、叶、花、实，兼备五色，其味甘，其质黄，其臭香，禀土运之专精，治周身之风证。盖土气浓，则风可屏，故名防风。风淫于头，则大风头眩痛。申明大风者，乃恶风之风邪，眩痛不已，必至目盲无见，而防风能治之。又风邪行于周身，甚至骨节疼痛，而防风亦能治之，久服则土气盛，故轻身。

【现代研究】

1. 化学成分　主要含色酮类成分：防风色酮醇、5-O-甲基维斯阿米醇苷、升麻素、升麻素苷；香豆素类成分：香柑内酯。还含酸性多糖、挥发油等。

2. 心血管药理研究　防风具有降低血浆黏度、延长凝血酶原时间和抗血小板聚集作用。

有实验采用乙酸致炎法、抗凝血和血液流变学方法研究防风对小鼠血液的影响，证明防风有效部位大剂量组能较明显抑制醋酸（HAc）所致小鼠腹腔毛细血管通透性亢进（$P < 0.05$），防风有效部位大剂量组有降低血浆黏度的作用，与对照组比较差异显著（$P < 0.05$）。防风有效部位中剂量组和大剂量组有延长大鼠凝血酶原时间作用（$P < 0.05$）。同时防风有效部位中剂量和大剂量组还能有效地抑制由二磷酸腺苷（ADP）诱导的血小板聚集。

苍耳子

【概述】本品为菊科植物苍耳 *Xanthium sibiricum* Patr. 的干燥成熟带总苞的果实。主产于山东、江苏、湖北。秋季果实成熟时采收，干燥，除去梗、叶等杂质。生用，或炒去刺用。

【出处】《神农本草经》。

【性味归经】辛、苦，温；有毒。归肺经。

【功效】散风寒，通鼻窍，祛风湿，止痛。

【应用】

1. 风寒感冒，头痛鼻塞 本品辛温宣散，既能外散风寒，又能通鼻窍、止痛，用治外感风寒，恶寒发热、头身疼痛、鼻塞流涕者，可与防风、白芷、羌活等其他发散风寒药同用。因其发汗解表之力甚弱，故一般风寒感冒少用。

2. 鼻渊，鼻鼽，鼻塞流涕 本品温和疏达，味辛散风，苦燥湿浊，善通鼻窍以除鼻塞、止前额及鼻内胀痛，用治鼻鼽、鼻渊等鼻科疾病之鼻塞流涕、不闻香臭、头痛者，一药数效，标本兼治，可内服亦宜外用，为治鼻渊、鼻鼽之良药。尤宜于鼻渊而有外感风寒者，常与辛夷、白芷等散风寒、通鼻窍药配伍，如苍耳子散（《济生方》）；若鼻渊证属风热外袭或湿热内蕴者，本品又常与薄荷、黄芩等疏散风热、清热药同用；其他鼻病，如伤风鼻塞（急性鼻炎）、鼻窒（慢性鼻炎）、鼻鼽（过敏性鼻炎）等，本品亦较常用。

3. 风疹瘙痒 本品能祛风止痒，治疗风疹瘙痒，可与地肤子、白鲜皮、白蒺藜等药同用。此外，本品研末，用大风子油为丸，可治疥癣麻风，皆取其散风除湿作用。

4. 湿痹拘挛 本品辛散苦燥，性温散寒，能祛风除湿、通络止痛，用治风湿痹证，关节疼痛、四肢拘挛，可单用，或与羌活、威灵仙、木瓜等药同用。

【用量与用法】煎服，3～10g。

【使用注意】血虚头痛不宜服用。过量服用易致中毒。

【古籍论述】

1.《神农本草经》：味甘，温。主风头寒痛，风湿周痹，四肢拘挛痛，恶肉死肌。久服益气，耳目聪明，强志，轻身。

2.《名医别录》：味苦。主治膝痛，溪毒。

3.《本草经集注》：味苦、甘，温，有小毒。主治风头寒痛，风湿周痹，四肢拘挛痛，恶肉死肌，膝痛，溪毒。久服益气，耳目聪明，强志，轻身。

4.《雷公炮制药性解》：味甘，性温，有小毒，入肺经。主风寒湿痹，头风脑漏，疔肿困重，疥癣瘙痒，血崩，大风，癫痫，善能发汗。炒令香，杵去刺用。

5.《本草便读》：上通脑顶，外达皮肤。因能发汗以祛风，故可宣痹而散湿。鼻渊头痛，均因苦降功能；疥疾痒疮，又赖疏辛温润。

6.《本草备要》：轻。发汗，散风湿。甘苦性温。善发汗，散风湿，上通脑顶，下行足膝，外达皮肤。治头痛目暗，齿痛鼻渊，肢挛痹痛，瘰疬疮疥（采根叶熬，名万应膏），遍身瘙痒（作浴汤佳）。去刺，酒拌蒸。忌猪肉。

【现代研究】

1. 化学成分 主要含脂肪酸类成分：棕榈酸、硬脂酸、油酸、亚油酸。还含苍术苷、绿原酸、蜡醇等。《中国药典》规定本品含羧基苍术苷（$C_{31}H_{46}O_{18}S_2$）不得过 0.35%，含绿原酸（$C_{16}H_{18}O_9$）不得少于 0.25%，饮片含苍术苷（$C_{30}H_{46}O_{16}S_2$）应为 0.10%～0.30%。

2. 心血管药理研究　苍耳子有效成分具有降低血糖、血脂的作用。它通过抑制核转录因子 – κ B 的活化，防止细胞因子诱导的胰岛 β 细胞损伤，修复并促进胰岛 β 细胞再生，从而降低血糖。在高脂饲料诱导的肝脂肪变性大鼠模型中，苍耳子可改善葡萄糖耐量和胰岛素敏感性，降低脂肪生成基因表达，增加脂肪分解基因表达，减轻脂质积累，降低肝脏甘油三酯含量，缓解肝脂肪变性。

3. 不良反应　苍耳子有一定毒性，中毒主要损害肾脏，引发氮质血症，导致肝脏充血和脂肪变性、肝功能急剧损害，还可能引发脑水肿，导致强直性痉挛，甚至死亡。早期症状包括头晕、头痛、全身不适、恶心、呕吐咖啡色物、轻度腹胀，伴腹泻或便秘；严重者会出现烦躁、倦怠、嗜睡、口渴、尿少、昏迷、全身强直性痉挛、黄疸、肝脾肿大、肝功能障碍，尿中出现蛋白、红细胞、管型，以及呼吸、循环和肾功能衰竭。苍耳子中毒的主要原因是用量过大（一次超过 30g 或 10 枚）和炮制不当。因此，必须严格控制剂量，入汤剂以 3～10g 为宜，并严格遵循炮制规范，去刺处理。

连　翘

【概述】本品为木犀科植物连翘 *Forsythia suspensa*（Thunb.）Vahl 的干燥果实。秋季果实初熟尚带绿色时采收，除去杂质，蒸熟，晒干，习称"青翘"；果实熟透时采收，晒干，除去杂质，习称"老翘"。气微香。

【出处】《神农本草经》。

【性味归经】苦，微寒。归肺、心、小肠经。

【功效】清热解毒，消肿散结，疏散风热。

【应用】

1. 痈疽，瘰疬，乳痈，丹毒　本品苦寒，功用与金银花相似，长于清心火，解疮毒，又能消散痈肿结聚，故前人有"疮家圣药"之称。治疮痈红肿未溃，常与穿山甲（代）、皂角刺等配伍；治疮疡脓出、红肿溃烂，常与牡丹皮、天花粉、白芷等同用；治痰火郁结，瘰疬痰核，常与夏枯草、浙贝母、玄参等同用，共奏清肝散结、化痰消肿之效；治乳痈肿痛，常与蒲公英、紫花地丁、漏芦等药同用；若血热毒盛，丹毒红肿者，可与大青叶、板蓝根、紫花地丁等配伍。

2. 风热感冒，温病初起，热入营血、高热烦渴、神昏发斑　本品苦寒，外可疏散风热，内可清热解毒，常与金银花相须为用治外感风热及温热病。治外感风热或温病初起，发热、咽痛口渴，配伍薄荷、牛蒡子等药，如银翘散（《温病条辨》）；若温病热入营分，可配伍生地黄、玄参等，如清营汤（《温病条辨》）；热入血分，可配伍连翘、生地黄等，如神犀丹（《温热经纬》）。本品轻宣疏散之力稍逊于金银花，但苦寒清降之性较强，尤长于清泻心火，故治热邪内陷心包，高热、烦躁、神昏等症较为多用，常与黄连、莲子心等药配伍。

3. 热淋涩痛　本品苦寒降泄，兼能清心利尿。治湿热壅滞所致之小便不利或淋沥涩痛，多配伍车前子、白茅根、竹叶等。

【用量与用法】煎服，6~15g。青翘清热解毒之力较强；老翘长于透热达表、疏散风热；连翘心长于清心泻火，常用治邪入心包之高热烦躁、神昏谵语等症。

【使用注意】脾胃虚弱，气虚发热，痈疽已溃、脓稀色淡者忌服。

【古籍论述】

1.《神农本草经》：主寒热，鼠瘘，瘰疬，痈肿，恶创，瘿瘤，结热，蛊毒。

2.《本草经集注》：主治寒热，鼠瘘，瘰疬，痈肿，恶疮，瘿瘤，结热，蛊毒，去白虫。

3.《本草新编》：连翘，味苦，气平、微寒，性轻而浮，升也，阳也，无毒。入少阴心经，手足少阳、阳明。泻心中客热、脾胃湿热殊效，去痈毒、寸白蛔虫，疮科攸赖。通月经，下五淋，散诸经血凝气聚。但可佐使，非君臣主药。可用之以攻邪，不可恃之以补正，亦可有可无之品。

4.《雷公炮制药性解》：泻六经之血热，散诸肿之疮疡，利小肠，杀白虫，通月经，疗五淋，破瘿瘤，解痘毒。连翘苦寒，虽泻六经，而心经为最，诸疮淋闭等证，俱属心火，故能疗之。《药性》曰：除六经热，与柴胡同功，然此治血热，柴胡治气热之别耳。

5.《医学衷中参西录》：味淡微苦，性凉。具升浮宣散之力，流通气血，治十二经血凝气聚，为疮家要药。能透表解肌，清热逐风，又为治风热要药。且性能托毒外出，又为发表疹瘾要药。为其性凉而升浮，故又善治头目之疾，凡头疼、目疼、齿疼、鼻渊或流浊涕成脑漏证，皆能主之。为其味淡能利小便，故又善治淋证，溺管生炎。

6.《本草经解》：气平，味苦，无毒。主寒热，鼠瘘瘰疬，痈肿恶疮，瘿瘤结热，蛊毒。（去心用）连翘气平，禀天秋平之金气，入手太阴肺经；味苦无毒，得地南方之火味，入手少阴心经、手厥阴心包络经。气味俱降，阴也。心包络者，臣使之官，喜乐出焉，其经别属三焦，出循喉咙，出耳后，合少阳，郁则包络之火上炎经络，而成寒热鼠瘘瘰疬矣；连翘轻清平苦，轻而扬之，因而越之，结者散而寒热愈也。痈肿恶疮，皆生于心火；连翘味苦清心，所以主之。瘿瘤结热，亦心包络之郁结火也；其主之者，轻扬有散结之功也。蛊毒因辛热而成，辛热则生虫也；连翘平能清而苦能泄，热解虫化而蛊自消也。

7.《本草崇原》：气味苦平，无毒。主治寒热鼠瘘，痈肿恶疮，瘿瘤结热，蛊毒。

8.《长沙药解》：清丁火而退热，利壬水而泻湿。

9.《证类本草》：味苦，平，无毒。主寒热鼠瘘，痈肿恶疮瘿瘤，结热蛊毒，去白虫。

10.《得配本草》：泻六经之血热，散诸疮之肿毒，利水通经，杀虫排脓。

【现代研究】

1. 化学成分　心血管相关：齐墩果酸、连翘酯苷 A、连翘水提物、连翘苷、苯乙醇苷类、木质素类。

2. 心血管药理研究　连翘苷具有较好的降血脂作用，对于预防动脉粥样硬化和冠心病等疾病有潜在功效。

实验发现，以体外高糖诱导脂质蓄积的人体肝细胞为模型，发现连翘苷对肝细胞的脂质蓄积具有显著抑制作用，其作用机理是通过激活肝激酶 B1（LKB1）/AMP 活化蛋白激酶（AMPK）信号通路从而抑制肥胖。有研究用高脂饲料建立小鼠肥胖模型，以小鼠体质量增长率、脂肪湿质量为指标，观察连翘苷的减肥作用，研究发现连翘苷还能使肥胖小鼠体质量增长率降低，脂肪湿质量减轻，脂肪系数变小，全视野内脂肪细胞数增加，脂肪细胞直径变小，显示了良好的降血脂作用。

羌　活

【概述】本品为伞形科植物羌活（背翅芹）*Notopterygium incisum* Ting ex H.T.Chang 或宽叶羌活 *Notopterygium franchetii* H.de Boiss. 的干燥根茎及根。春、秋二季采挖，除去须根及泥沙，晒干。气香。

【出处】《神农本草经》。

【性味归经】辛、苦，温。归膀胱、肾经。

【功效】散寒，祛风，除湿，止痛。

【应用】

1. 风寒感冒，头痛项强　本品辛温发散，气味雄烈，善于升散发表，有较强的解表散寒、祛风胜湿、止痛之功。故外感风寒夹湿，恶寒发热、肌表无汗、头痛项强、肢体酸痛较重者，尤为适宜，常与防风、细辛、川芎等祛风解表止痛药同用，如九味羌活汤（《此事难知》）；若风湿在表，头项强痛、腰背酸重、一身尽痛者，可配伍独活、藁本、防风等药，如羌活胜湿汤（《内外伤辨惑论》）。

2. 风寒湿痹，肩背酸痛　本品辛散祛风、味苦燥湿、性温散寒，有较强的祛风湿、止痛作用，常与其他祛风湿、止痛药配伍，主治风寒湿痹，肢节疼痛。因其善入足太阳膀胱经，以除头项肩背之痛见长，故上半身风寒湿痹，肩背酸痛者尤为多用，常与防风、姜黄、当归等药同用，如蠲痹汤（《百一选方》）。若风寒、风湿所致的头风痛，可与川芎、白芷、藁本等药配伍，如羌活芎藁汤（《审视瑶函》）。

【用量与用法】3～9g。

【使用注意】本品辛香温燥之性较烈，故阴血亏虚者慎用。用量过多，易致呕吐，脾胃虚弱者不宜服。

【古籍论述】

1.《神农本草经》：味苦，平。主风寒所击，金疮止痛，奔豚，痫痉，女子疝瘕。久服，轻身耐老。

2.《日华子本草》：治一切风并气，筋骨拳挛，四肢羸劣，头旋，明目，赤目痛及伏梁水气，五劳七伤，虚损冷气，骨节酸疼，通利五脏。独活即是羌活母类也。

3.《本草经集注》：味苦、甘，平、微温，无毒。主治风寒所击，金疮止痛，奔豚，痫痉，女子疝瘕。治诸贼风，百节痛风无久新者。久服轻身，耐老。此草得风不摇，无风自动。（即独活，一物二种，《本经》不分，后人乃别用。谓羌活气清属阳，善行气分，入足太阳；独活气浊属阴，善行血分，入足少阴。至逐风胜湿，透关利节，功用正同。羌活理游风，独活理伏风，但真气不足者忌之，惧虚虚也。羌活色紫，独活色黄。）

4.《雷公炮制药性解》：味苦甘平，性微温无毒，入小肠、膀胱二经。散入表风邪，利周身即痛，排巨阳腐肉之疽，除新旧风湿之证。紫色而节密者为羌活。羌活气清属阳，善行气分，舒而不敛，升而能沉，雄而善散，可发表邪，故入手太阳小肠、足太阳膀胱，以理游风。其功用与独活虽若不同，实互相表里，用者审之。

5.《本草经解》：气平，味苦甘，无毒。主风寒所击金疮止痛，奔豚痫痉，女子疝瘕。久服轻身耐老。（一名独活）羌活气平，禀天秋燥之金气，入手太阴肺经；味苦甘无毒，得地南方中央火土之味，入手少阴心经、足太阴脾经。气味降多于升，阴也。其主风寒所击金疮止痛者，金疮为风寒所击，则血气壅而不行，其痛更甚矣；羌活苦能泄，甘能和，入肺解风寒，所以风血行而痛止也。奔豚者，肾水之邪，如豚奔突而犯心也；苦可燥湿，甘可伐肾，所以主之。痫者风症也，痉者湿流关节之症也；羌活气平，可以治风，味苦可以燥湿，故止痫痉也。女子疝瘕，多经行后血假风湿而成；羌活平风燥湿，兼之气雄，可以散血也。久服则脾湿散，所以轻身；心血和，所以耐老，皆味甘苦之功也。

6.《玉楸药解》：味苦，气平，入足厥阴肝经。通关逐痹，发表驱风。

羌活泻湿除风，治中风痿痹㖞斜、关节挛痛、皮肤瘙痒、痈疽疥癞诸病。

独活，性同。

7.《得配本草》：辛、苦，性温。气雄而散。入足太阳经气分，以理游风。治风湿相搏，本经头痛，骨节酸疼，一身尽痛，失音不语，口眼歪斜，目赤肤痒，疽痈血癞。

8.《本草新编》：羌活，味苦、辛，气平而温，升也，阳也，无毒。入足太阳、足少阴二经，又入足厥阴。善散风邪，利周身骨节之痛，除新旧风湿，亦止头痛齿疼。古人谓羌活系君药，以其拨乱反正，有旋转之力也。而余独以为只可充使，而并不可为臣佐。

9.《本草便读》：辛温雄壮，散肌表八风之邪，独走太阳，利周身百节之痛，湿留于表，由汗能宣，病在于颠，唯风可到。（羌活一云产自西羌胡地，其形较独活为雄，其气较独活为猛，其主治虽与防风相似，而尤过之，以防风之散风，甘而润，羌活之散风，辛而燥为异耳，余详独活条，羌活入足太阳气分，雄而善散，以治游风，与独活之气香，入足少阴血分，以治伏风者，辛苦温燥则同，而主治不同也。）

【现代研究】

1.化学成分 主要含挥发油：α-侧柏烯、α-蒎烯、β-蒎烯等；香豆素类：紫花前胡苷、羌活醇、异欧前胡素、8-甲基异欧前胡素；酚性成分：花椒毒酚。还含脂肪酸、氨基酸、糖类等。

2.心血管药理研究 羌活有效成分有抗心律失常、抗血栓、抗心肌缺血、脑缺血等作用。

羌活水提物具有抗乌头碱诱导的心律失常的作用，且能延长由氯化钙（$CaCl_2$）诱导的大鼠室颤停搏发生时间，又鉴于羌活的作用温和、低毒性和镇静效果，即羌活有望成为抗心律失常药物。羌活水煎醇沉液质量浓度在 0.1g/mL 时对血小板聚集有显著影响，表明羌活对于改善血液高凝倾向，抑制血栓形成有一定作用。羌活水煎醇沉溶液浓度为 0.1g/mL 时可抑制离体兔血小板血栓形成、血小板聚集、纤维蛋白血栓形成和血栓增长速度，使体外血栓形成时间延长。羌活挥发油 0.3~0.6g/kg 灌胃，能对抗脑垂体后叶素引起的急性心肌缺血，可能是通过扩张冠脉，增加冠脉血流量的结果。羌活挥发油 0.75g/kg 灌胃，能明显增加小鼠营养血流，而营养血流对心肌起供血作用，从而改善心肌缺血的状况。羌活提取物（大、小分子成分）对乌头碱致大鼠心律失常有对抗作用，大、小分子溶液抗心律失常作用量效曲线均呈U字形，小分子溶液的最佳作用浓度为 12g/kg 体重，心律恢复正常时间为造模后 25 分钟，大分子溶液的最佳作用浓度为 22g/kg 体重，心律恢复正常时间为 35 分钟，羌活原液的量效曲线呈水平直线，心律恢复正常时间为 35 分钟。研究发现，羌活挥发油能治疗脑垂体后叶素导致的大白鼠急性心肌缺血，分析其原因可能为羌活挥发油具有扩张冠脉及提高冠脉血流量的作用。一项关于在饱和氯化镁溶液致小鼠急性脑缺血实验、常压耐缺氧实验和断头实验中各给药组小鼠的存活时间均显著延长（$P < 0.05$，$P < 0.01$）；尼莫地平和羌活水提取物均能显著延长亚硝酸钠（$NaNO_2$）所致小鼠中毒性缺氧的存活时间

（$P < 0.01$），羌活醇提取物有延长存活时间的趋势（$P > 0.05$）；各给药组脑指数和丙二醛（MDA）含量均显著降低（$P < 0.05$，$P < 0.01$），超氧化物歧化酶（SOD）活性显著增高（$P < 0.05$，$P < 0.01$）。结论：羌活水提取物和醇提取物对脑缺血缺氧损伤有一定的保护作用。

青　蒿

【概述】本品为菊科植物黄花蒿 Artemisia annua L. 的干燥地上部分。全国大部分地区均产。秋季花盛开时采割，除去老茎，阴干。切段。本品气香特异。

【出处】《神农本草经》。

【性味归经】苦、辛，寒。归肝、胆经。

【功效】清虚热，除骨蒸，解暑热，截疟，退黄。

【应用】

1. 温邪伤阴，夜热早凉　本品苦寒清热，辛香透散，善入阴分，长于清透阴分伏热。治疗温病后期，余热未清，阴液已伤，见夜热早凉、热退无汗，或低热不退等，常配伍鳖甲、知母、牡丹皮等，如青蒿鳖甲汤（《温病条辨》）。

2. 阴虚发热，骨蒸劳热　本品有退虚热、除骨蒸的作用，为清虚热要药。治疗阴虚发热，骨蒸劳热、五心烦热、舌红少苔者，常配伍银柴胡、胡黄连、鳖甲等，如清骨散（《证治准绳》）。

3. 外感暑热，发热烦渴　本品辛香发散，性寒，善于清解暑热。治疗外感暑热，头痛头昏、发热口渴等，常与西瓜翠衣、茯苓、滑石等同用，如清凉涤暑汤（《时病论》）。

4. 疟疾寒热　本品辛寒芳香，主入肝、胆经，善截疟，消除寒热，为治疟疾寒热之要药。治疗疟疾寒热往来，《肘后方》中记载："青蒿一握。以水二升浸，绞取汁，尽服之。"临床也可与柴胡、黄芩、草果等同用。本品芳香透散，长于清解肝胆之热邪，常配伍黄芩、竹茹、半夏等，治疗湿热郁遏少阳，三焦气机不畅，寒热如疟、胸膈胀闷，如蒿芩清胆汤（《重订通俗伤寒论》）。

5. 湿热黄疸　本品苦寒，主入肝、胆经，能利胆退黄。治疗湿热黄疸，见一身面目俱黄、黄色鲜明、舌苔黄腻者，常与茵陈、大黄、栀子等清热利湿退黄之品同用。

【用量与用法】煎服，6~12g，后下。或鲜用绞汁。

【使用注意】本品苦寒，脾胃虚弱，肠滑泄泻者忌用。

【古籍论述】

1.《神农本草经》：主疥瘙痂痒，恶疮，杀虱，留热在骨节间，明目。

2.《本草新编》：青蒿，味苦，气寒，无毒。入胃、肝、心、肾四经。专解骨蒸劳热，尤能泻暑热之火，愈风瘙痒，止虚烦盗汗，开胃，安心痛，明目辟邪，养脾气，此药最佳。盖青蒿泻火热，又不耗伤气血，用之以佐气血之药，大建奇功。可君可臣，而又可佐使，无往不宜也，但必须多用。因其体既轻，而性兼补阴，少用转不得力。夫人身最嫌火盛，泻火之药动必伤阴，欲其泻火不损阴者，原无多味，乌可置青蒿于无用之地耶。人身不离阴阳，火盛则阴不生，阳不长，阴阳既不生长，势必阴阳不交而身病矣。倘不平其火，而徒补其阳，则火盛而阳益旺；不平其火，徒补其阴，则水燥而阴愈衰。故无论补阴补阳，总以平火为先务。然火又宜养，而不宜平。火过旺，则阴阳不生；过衰，则阴阳又不长。必寓补于平之中，而后阳得之安，阴得之而泰也。青蒿平火而又补水，此阴阳所以两宜之也。

3.《本草便读》：青蒿，得春初少阳之气，味苦而香，行肝胆血分之经，气升且散。辛能解表，营中郁热叶相宜。寒可除蒸，尸疰痎瘭子可使。（青蒿禀春生之气，其气香，其味苦，其性寒，故能疏发肝胆血分热邪，由表而出。其子功用性味皆相似，但无解表之能，而有润降之用。至于治骨蒸尸疰虫痎等证，大抵亦皆由血分郁热所致耳。青蒿苦多辛少，虽寒不伤脾胃，以有芳香之气，故入肝胆血分，搜风逐热，邪去则血不郁，故又能治血中瘀郁也。）

4.《本草从新》：青蒿，泻热、理劳、清暑。苦寒。得春木少阳之令最早（二月生苗），故入少阳、厥阴血分（肝、胆）。治劳瘦骨蒸（能除骨髓之热，用童便浸，捣汁熬膏），蓐劳虚热，久疟久痢，虚烦盗汗（能除阴分伏热），风毒热黄，瘙疥恶疮，鬼气尸疰（身中鬼气，接引外邪，有游走皮肤，洞穿脏腑，每发刺痛，变动不常者为飞尸。附骨入肉，攻凿血脉，见尸闻哭便作者为遁尸。淫跃四末，不知痛之所在，每发恍惚，得风雪便作者为风尸。缠结脏腑，冲引心胁，每发绞切，遇寒冷便作者为沉尸。举身沉重，精神错杂，尝觉昏废，每节气大发者为尸疰。时珍曰：《月令通纂》言，伏内庚日，采青蒿悬门庭，可辟邪，冬至、元旦各服二钱亦良。则青蒿之治鬼疰，盖亦有所伏也）。明目，清暑辟秽。凡苦寒药，多与胃家不利，唯青蒿芬芳袭脾，宜于血虚有热之人，以其不犯冲和之气尔。寒而泄泻者仍当避之。使子勿使叶，使根勿使茎。熬膏良（《圣济总录》治鼻中息肉，青蒿灰、石灰等分，淋汁熬膏点之）。

5.《本草崇原》：青蒿，气味苦寒，无毒。主治疥瘙痂痒恶疮，杀虱，治留热在骨节间，明目。青蒿处处有之，春生苗叶极细可食。至夏高四五尺，秋后开细淡黄花，颇香，结实如麻子。凡蒿叶皆淡青，此蒿独深青，如松桧之色，深秋余蒿并黄，此蒿犹青，其气芬芳，其根白色，春夏用苗叶，秋冬用子根。寇氏曰：青蒿得春最早。青蒿春生苗叶，色青根白，气味苦寒，盖受金水之精，而得春生之气。主治疥瘙痂痒恶疮者，气味苦寒，苦杀虫而寒清热也。又曰：杀虱者，言不但治疥瘙，而且杀虱也。又曰：治留热在骨节间者，主不但治痂痒恶疮，且治留热在骨节间也。禀金水之精，得春生之气，故明目。

6.《本草害利》：青蒿，〔害〕苦寒之药，多与胃家不利。凡产后气虚内寒作泻及饮食停滞泄泻勿用。产后脾胃薄弱，忌与归地同用。雷公曰：使子勿使叶，使根勿使茎，子叶根茎四件若同使，翻然成痼疾。〔利〕苦寒入肝胆肾，治三焦，清暑，治骨蒸劳瘦，骨间伏热，杀鬼疰传尸。苦寒之药，多与胃家不和。唯青蒿芬芳袭脾，宜于血虚有热之人，取其不犯中和之气耳。〔修治〕四五月采茎叶，八九月采子，蒿梗功用相同，晒干入药，或熬膏，或蒸露。

7.《雷公炮制药性解》：青蒿，味苦，性寒无毒，入心经。主骨蒸劳热，虚烦盗汗，明目杀虫。童便浸七宿，晒干用。按：青蒿苦入心，故泻丙丁，以理诸疾。

8.《本经逢原》：苦寒，无毒。茎紫者真。根茎子叶不可并用，恐成痼疾。叶主湿热，子治骨蒸，俱宜童便制用。

【现代研究】

1. 化学成分　主要含萜类成分：青蒿素、青蒿酸等；挥发油：蒿酸甲酯、青蒿醇、蒿酮等。还含多糖。

2. 心血管药理研究　青蒿有效成分或其衍生物、代谢产物具有调节血脂、降压、抗血管内膜增生、抗炎、治疗心律不齐、改善心肌缺氧损伤、抗血栓等作用。

研究发现，青蒿水提取物具有良好的降脂活性，能显著降低血清甘油三酯和胆固醇的含量，提高高密度脂蛋白胆固醇与低密度脂蛋白胆固醇的比值（H/L），该衍生物与熊果酸联合用药的效果优于单用青蒿水提取物，且药物配比为 1∶1 时效果最佳，具有显著的协同作用。通过检测细胞内脂肪积累水平和脂肪细胞分化相关基因的表达，研究青蒿水提取物对 C3H10T1/2 细胞的影响。结果发现，青蒿水提取物降低了 C3H10T1/2 细胞过氧化物酶体增殖剂激活受体 - γ（PPAR-γ）和 CCAAT 增强子结合蛋白 α（C/EBPα）的表达水平，并且负责调节脂肪酸代谢的酶的表达。研究中还评估了青蒿对 Zucker 大鼠（遗传型肥胖病模型）和高脂饮食诱导肥胖的 SD 大鼠的抗肥胖作用。研究发现，青蒿水提取物显著减少了大鼠肩胛骨之间的脂肪分化和白色脂肪堆积，并能降低脂肪细胞分化和脂肪堆积，从而抑制肥胖和高脂饮食所致的脂肪肝的发生。青蒿素可通过调节巨噬细胞中的 AMP 活化蛋白激酶（AMPK）/核因子 κB/NOD 样受体蛋白 3（NLRP3）炎症信号转导通路保护高脂饮食喂养的载脂蛋白 E（Apo E）基因敲除小鼠的主动脉免受脂质代谢异常的影响，抑制脂质在动脉堆积。考察了双氢青蒿素（DHA）对 SD 大鼠皮腔内球囊血管成形术诱导的新生内膜形成的影响，结果发现 DHA 可以通过减少炎症反应和 VSMCs 表型转变，抑制自噬激活，防止颈动脉球囊损伤后新生内膜增生的进展。此外，青蒿素或 DHA 药物洗脱支架在动物冠状动脉再狭窄模型中也显示出抗内膜增生和炎症抑制作用。有实验研究了青蒿素对自发性高血压大鼠内皮依赖性血管舒张和动脉血压的影响，以及潜在的信号通路。结果发现，青蒿素治疗可降低高血压大鼠的心率和基础血管张力，改善内皮依赖性血管舒张，这可能与青蒿素能增加内皮型一氧化氮合酶活化和一氧化氮释放以及抑制还原型烟酰胺腺嘌呤二核苷酸磷酸氧化酶的衍生有关。有研究观察了青蒿素对心肌梗死大鼠心肌重构的作用及对 UTR-RhoA-ROCK 信号通路及平滑肌 22α（SM22α）、α-平滑肌肌动蛋白（α-SMA）表达的影响。发现青蒿素对心肌梗死大鼠心室重构具有一定的改善作用，可能与调控 UTR-RhoA-ROCK 信号通路，并降低 α-SMA，SM22α 的表达有关。有动物实验观察了青蒿素对心力衰竭（心衰）兔心功能及窦房结功能的影响。发现青蒿素可使左室收缩末及舒张末内径和容积缩小，左室射血分数和短轴缩短率升高，心率下降，窦房结传导时间（SACT）缩短（$P < 0.05$），窦房结恢复时间（SNRT）及矫正的 SNRT（c SNRT）无差异（$P > 0.05$）。结论：青蒿素能减慢心率，改善心衰兔心功能及窦房结传导功能。此外，研究发现双氢青蒿素（DHA）对心肌缺血再灌注（I/R）小鼠心肌氧化应激损伤具有保护作用。检测并记录小鼠心率（HR）、左心室射血分数（LVEF）和左室收缩末期容积（LVESV），测定心肌组织中超氧化物歧化酶（SOD）活性和丙二醛（MDA）含量，检测小鼠血清中肌红蛋白（Mb）、心肌肌钙蛋白 I（cTnI）和肌酸激酶同工酶（CK-MB）蛋白表达水平，观测心肌组织损伤，观测心肌细胞凋亡，检测心肌组织中 Bcl-2 相关 X 蛋白（Bax）和 B 细胞淋巴瘤-2（Bcl-2）蛋白表达水平及 Akt 和 NF-κBP65 磷酸化水平。结果心功能超声检测结果显示，与 I/R 模型组相比，I/R+DHA 25.0 和 50.0mg/kg 组小鼠 HR 和 LVEF 明显升高（$P < 0.05$，$P < 0.01$），LVESV 明显降低（$P < 0.05$，$P < 0.01$）。氧化应激检测结果显示，与 I/R 模型组比较，I/R+DHA 25.0 和 50.0mg/kg 组小鼠心肌细胞中 SOD 活性显著升高（P 均 < 0.05），MDA 含量显著降低（P 均 < 0.05）。ELISA 检测结果显示，与 I/R 模型组比较，I/R+DHA 25.0 和 50.0mg/kg 组小鼠血清中 Mb，cTnI 和 CK-MB 含量均显著降低（$P < 0.05$，$P < 0.01$）。HE 染色结果显示，I/R 模型组小鼠心肌组织结构紊乱，可见大量炎性浸润细胞；I/R+DHA 25.0 和 50.0mg/kg 组小鼠心肌组织形态正常，未见炎性浸润细胞。TUNEL 检测结果显示，I/R 模型组小鼠心肌组织中可见大量凋亡细胞，I/R+DHA 25.0 和 50.0mg/kg 组小鼠心肌组织中仅见极少凋亡细胞。Western 印迹结果显示，与 I/R 模型组相比，I/R+DHA 25.0 和 50.0mg/kg 组小鼠心肌组织中 Bax/Bcl-2 比值、Akt 和 NF-κB P65 磷酸化水平均显著降低（$P < 0.05$，$P < 0.01$）。结论：DHA 可缓解心肌 I/R 小鼠氧化应激和心肌损伤，其机制可能与抑制 Akt 和 NF-κB P65 磷酸化有关。U46619 是一种诱导血小板聚集的凝血酶 A2（TXA2）类似物，研究观察了青蒿琥酯对血小板的作用，结果发现，青蒿琥酯可通过影响 U46619 抑制 TXA2 的增加和血清素、

三磷酸腺苷的释放，抑制血小板聚集和血栓形成，其机制与调节环磷酸腺苷和磷脂酰肌醇 3 激酶 / 促分裂原活化的蛋白激酶通路有关。

金银花

【概述】本品为忍冬科植物忍冬 *Lonicera japonica* Thunb. 的干燥花蕾或带初开的花。主产于河南、山东。夏初花开放前采收，干燥。气清香者为佳。

【出处】《新修本草》。

【性味归经】甘，寒。归肺、心、胃经。

【功效】清热解毒，疏散风热。

【应用】

1. 痈肿疔疮，喉痹，丹毒 本品甘寒，清热解毒，消散痈肿力强，为治热毒疮痈之要药，适用于各种热毒壅盛之外疡内痈、喉痹、丹毒。治疮痈初起，红肿热痛者，可单用煎服，并用药渣外敷患处；亦可与当归、赤芍、白芷等配伍，如仙方活命饮（《校注妇人良方》）。治疔疮肿毒，坚硬根深者，常与野菊花、蒲公英等同用，如五味消毒饮（《医宗金鉴》）。治肠痈腹痛，常与红藤、败酱草、当归等配伍。治肺痈咳吐脓血，常与鱼腥草、芦根、薏苡仁等药配伍。治咽喉肿痛，可与板蓝根、山豆根、马勃等药同用。治血热毒盛，丹毒红肿者，可与大青叶、板蓝根、紫花地丁等配伍。

2. 风热感冒，温病发热 本品甘寒质轻，芳香疏透，既能清热解毒，又能疏散风热，适用于外感风热、温热病。治温病初起，身热头痛、咽痛口渴，常与连翘、薄荷、牛蒡子等同用，如银翘散（《温病条辨》）。治温病气分热盛，壮热烦渴，可与石膏、知母等药同用。本品与生地黄、玄参等药配伍，可治热入营分，身热夜甚、神烦少寐，有透营转气之功，如清营汤（《温病条辨》）。治热入血分，高热神昏、斑疹吐衄等，常与连翘、生地黄等配伍，如神犀丹（《温热经纬》）。且本品兼能清解暑热，煎汤代茶饮，或用金银花露，或与鲜扁豆花、鲜荷叶等同用，治外感暑热，如清络饮（《温病条辨》）。

3. 热毒血痢 本品性寒，有清热解毒、凉血止痢之效，故可用治热毒痢疾，下痢脓血，单用浓煎服，或与黄连、黄芩、白头翁等同用，以增强止痢效果。

【用量与用法】煎服，6~15g。疏散风热、清泄里热以生品为佳；炒炭宜用于热毒血痢；露剂多用于暑热烦渴。

【使用注意】脾胃虚寒及气虚疮疡脓清者忌用。

【古籍论述】

1.《名医别录》：味甘，温，无毒。主治寒热、身肿。

2.《雷公炮制药性解》：味苦、甘，性平，微寒，无毒，入肺经。主热毒血痢，消痛散毒，补虚疗风，久服延年。

3.《本草新编》：金银花，一名忍冬藤。味甘，温，无毒。入心、脾、肺、肝、肾五脏，无经不入。消毒之神品也。未成毒则散，已成毒则消，将死者可生，已坏者可转。故痈疽发背，必以此药为夺命之丹。但其味纯良，性又补阴，虽善消毒，而功用甚缓，必须大用之。

4.《本草便读》：气芳香入脾，其味甘寒解毒。通经入络，取用其藤。治疖消痈，还当使蕊。或传尸腹胀，各随成法以推求。或治痢祛风，宜合古方而运用。

5.《本草从新》：甘平。除热解毒，补虚，疗风养血止渴，除痢宽膨。治痈疽疥癣、杨梅恶疮、肠血痢。

【现代研究】

1. 化学成分 主要含有机酸类成分：绿原酸、异绿原酸、咖啡酸等；黄酮类成分：木犀草苷、忍冬苷、金丝桃苷、槲皮素等。还含挥发油、环烯醚萜苷、三萜皂苷等。《中国药典》规定本品含绿原酸（$C_{16}H_{18}O_9$）不得少于 1.5%，木犀草苷（$C_{21}H_{20}O_{11}$）不得少于 0.050%。

2. 心血管药理研究 金银花提取物具有降低血脂、血糖和抗凝的药理作用。

通过高脂血症和糖尿病动物模型实验证明，金银花提取物可使高脂血症小鼠、大鼠血清及肝组织甘油三酯（TG）水平明显降低，对血清胆固醇（TC）、低密度脂蛋白胆固醇（LDL-C）、高密度脂蛋白胆固醇（HDL-C）无明显影响；金银花提取物还可降低蔗糖性高血糖小鼠和四氧嘧啶糖尿病模型小鼠血糖。结论：金银花提取物有一定降血脂、血糖作用，其机制可能与抑制肠道 α - 葡萄糖苷酶活性或拮抗自由基、保护胰腺 β - 细胞有关。在金银花不同提取物体外抗凝血活性实验中，对于兔耳缘静脉血，金银花乙酸乙酯萃取部位与正丁醇萃取部位使体外血浆复钙时间延长，说明二者有较好的体外促凝作用；金银花水提物使体外血浆复钙时间缩短，说明金银花水提物有较好的体外抗凝血作用；金银花乙酸乙酯萃取部位主要成分为黄酮类，水部位主要为有机酸类成分，说明金银花中有机酸类有良好的体外抗凝血作用。

鱼腥草

【概述】本品为三白草科植物蕺菜 *Houttuynia cordata* Thunb. 的新鲜全草或干燥地上部分。主产于浙江、江苏、安徽、湖北。鲜品全年均可采割；干品夏季茎叶茂盛花穗多时采割，除去杂质，晒干。本品具鱼腥气。

【出处】《名医别录》。

【性味归经】辛，微寒。归肺经。

【功效】清热解毒，消痈排脓，利尿通淋。

【应用】

1. 肺痈吐脓，痰热喘咳　本品寒能泄降，辛以散结，主归肺经，以清解肺热见长，又具消痈排脓之效，故为治肺痈要药。治痰热壅肺、胸痛、咳吐脓血腥臭，常与桔梗、芦根、瓜蒌等药同用。治痰热咳喘、痰黄气急，常配伍黄芩、浙贝母、知母等药。

2. 疮痈肿毒　本品辛寒，既能清热解毒，又能消痈排脓，亦为外痈疮毒常用之品。治热毒疮疡，可单用鲜品捣敷，或与野菊花、蒲公英、金银花等同用。

3. 热淋，热痢　本品善清膀胱湿热，有清热除湿、利水通淋之效，兼能清热止痢。治热淋涩痛，常与车前草、白茅根、海金沙等药同用。治湿热泻痢，可与黄连、黄芩、苦参等药配伍。

【用量与用法】煎服，15～25g，不宜久煎。鲜品用量加倍，水煎或捣汁服。外用适量，捣敷或煎汤熏洗患处。

【使用注意】虚寒证及阴性疮疡忌服。

【古籍论述】

1.《名医别录》：味辛，微温。主治溺疮，多食令人气喘。

2.《新修本草》：俗传言食蕺不利人脚，恐由闭气故也。今小儿食之，便觉脚痛。

3.《滇南本草》：鱼腥草，味苦、辛，性寒平。治肺痈咳嗽成痨带脓血者，痰有腥臭。

4.《冯氏锦囊秘录》：蕺，俗名鱼腥草。生于下湿之地，得阴中之阳，故其味辛气温，入手太阴经，能治痰热壅肺，发为肺痈，吐脓血之要药，然肺主气，辛温能散气，故多食，令人气喘也。肺与大肠为表里，大肠湿热盛，则为痔疮，用此煎汤熏洗，仍以渣敷患处，则湿热之气散而自愈也，故又为痔疮必用之药。

【现代研究】

1. 化学成分　主要含挥发油、黄酮类、多糖、生物碱、酚类化合物、有机酸、蛋白质、氨基酸等。

2. 心血管药理研究　鱼腥草可抑制神经内分泌系统过度激活，防治心室重构的作用。

有研究采用大鼠腹主动脉缩窄法制备压力超负荷心室重构模型，灌胃给药干预3周，测量血压，称体重，测定左心室/体重及全心/体重作心室肥大的指标；放射免疫法测定心肌组织血管紧张素Ⅱ（AngⅡ）、血管内皮素含量，以及血浆醛固酮水平；病理切片观察心肌组织胶原容积分数和血管周围胶原面积；测定心肌间质Ⅰ、Ⅲ胶原含量；免疫组织化学方法测定蛋白激酶C表达。结果表明：鱼腥草能显著降低血压、心肌质量指数，降低心肌AngⅡ、血管内皮素、血浆醛固酮水平；明显减少心肌组织胶原容积分数和血管周围胶原面积，减少心肌间质Ⅰ、Ⅲ胶原含量，抑制心肌蛋白激酶C表达。

细 辛

【概述】本品为马兜铃科植物北细辛 *Asarum heterotropoides* Fr.Schmidt var. *mandshuricum*（Maxim.）Kitag.、汉城细辛 *Asarum sieboldii* Miq. var. *seoulense* Nakai 或华细辛 *Asarum sieboldii* Miq. 的干燥全草。前二种习称"辽细辛"。夏季果熟期或初秋采挖，除去泥沙，阴干。

【出处】《神农本草经》。

【性味归经】辛，温。归心、肺、肾经。

【功效】祛风散寒，通窍止痛，温肺化饮。

【应用】

1. 风寒感冒 本品辛温发散，芳香透达，入肺经长于解表散寒，祛风止痛，宜于外感风寒，头身疼痛较甚者，常与羌活、防风、白芷等祛风止痛药同用，如九味羌活汤（《此事难知》）。因其既能散风寒，又能通鼻窍，并宜于风寒感冒而见鼻塞流涕者，常配伍白芷、苍耳子等药。且细辛既入肺经散在表之风寒，又入肾经而除在里之寒邪，配麻黄、附子，可治阳虚外感，恶寒发热、无汗、脉反沉者，如麻黄附子细辛汤（《伤寒论》）。

2. 头痛，牙痛，风湿痹痛 本品辛香走窜，宣泄郁滞，上达巅顶，通利九窍，善于祛风散寒，且止痛之力颇强，尤宜于风寒头痛、牙痛、痹痛等多种寒痛证。治疗少阴头痛、足寒气逆、脉象沉细者，常配伍独活、川芎等药，如独活细辛汤（《症因脉治》）；用治外感风邪，偏正头痛，常与川芎、白芷、羌活同用，如川芎茶调散（《太平惠民和剂局方》）；若治痛则如破，脉微弦而紧的风冷头痛，可配伍川芎、麻黄、附子等药。治疗风冷牙痛，可单用细辛或与白芷、荜茇煎汤含漱；若胃火牙痛者，又当配伍生石膏、黄连、升麻等清胃泻火药；若龋齿牙痛者，可配杀虫止痛之蜂房煎汤含漱；细辛既散少阴肾经在里之寒邪以通阳散结，又搜筋骨间的风湿而蠲痹止痛，故常配伍独活、桑寄生、防风等，以治风寒湿痹，腰膝冷痛，如独活寄生汤（《千金要方》）。

3. 鼻鼽，鼻渊，鼻塞流涕 本品辛散温通，芳香透达，散风邪，化湿浊，通鼻窍，常用治鼻鼽、鼻渊等鼻科疾病之鼻塞、流涕、头痛者，为治鼻鼽、鼻渊之良药，宜与白芷、苍耳子、辛夷等散风寒、通鼻窍药配伍。

4. 寒痰停饮，气逆咳喘 本品辛散温通，外能发散风寒，内能温肺化饮，常与散寒宣肺、温化痰饮药同用，以主治风寒咳喘证，或寒饮咳喘证。治疗外感风寒，水饮内停之恶寒发热、无汗、喘咳、痰多清稀者，常与麻黄、桂枝、干姜等同用，如小青龙汤（《伤寒论》）；若纯系寒痰停饮射肺，咳嗽胸满、气逆喘急者，可配伍茯苓、干姜、五味子等药，如苓甘五味姜辛汤（《金匮要略》）。

5. 神昏窍闭 本品辛温行散，芳香透达，研末吹鼻取嚏，有通关开窍醒神之功，故可用治中恶或痰厥所致卒然口噤气塞、昏不知人、面色苍白、牙关紧闭之神昏窍闭证，常与皂荚共研末为散，如通关散（《丹溪心法附余》）。

【用量与用法】煎服，1~3g；散剂每次服 0.5~1g。外用适量。

【使用注意】本品辛香温散，故气虚多汗、阴虚阳亢头痛、阴虚燥咳或肺热咳嗽者忌用。不宜与藜芦同用。用量不宜过大，素有"细辛用量不过钱"之说，《本草别说》谓"细辛若单用末，不可过半钱匕，多则气闷塞，不通者死"。

【古籍论述】

1.《神农本草经》：味辛，温。主咳逆，头痛，脑动，百节拘挛，风湿，痹痛，死肌。久服明目，利九窍，轻身长年。

2.《名医别录》：无毒。主温中，下气，破痰，利水道，开胸中，除喉痹，齆鼻，风痫癫疾，下乳结，汗不出，血不行，安五脏，益肝胆，通精气。

3.《本草经集注》：味辛，温，无毒。主治咳逆，头痛，脑动，百节拘挛，风湿痹痛，死肌。温中，下气，破痰，利水道，开胸中，除喉痹，齆鼻，风痫，癫疾，下乳结，汗不出，血不行，安五脏，益肝胆，通精气。久服明目，利九窍，轻身，长年。

4.《证类本草》：味辛，温，无毒。主咳逆，头痛脑动，百节拘挛，风湿痹痛，死肌。温中下气，破痰，利水道，开胸中，除喉痹，齆鼻，风痫，癫疾，下乳结，汗不出，血不行，安五脏，益肝胆，通精气。久服明目，利九窍，轻身长年。

5.《雷公炮制药性解》：味辛，性温，无毒。入心、肝、胆、脾四经。止少阴合病之首痛，散三阳数病之风邪，主肢节拘挛，风寒湿痹，温中气，散死肌，破结气，消痰嗽，止目泪，疗牙疼，治口臭，利水道，除喉痹，通血闭。

细辛辛温，宜入心、肝等经，以疗在里之风邪，其气升阳，故上部多功。

6.《本草经解》：气温，味辛，无毒。主咳逆上气，头痛脑动，百节拘挛，风湿痹痛，死肌。久服明目，利九窍，轻身长年。

细辛气温，禀天春升之木气，入足厥阴肝经；味辛无毒，得地西方之金味，入手太阴肺经。气味俱升，阳也。

7.《得配本草》：辛、苦，温。温经发散，治风寒风湿，头痛脊强，咳逆上气，不停心下，痰结惊痫，喉痹咽闭，口疮齿，目泪倒睫，耳聋鼻齆，腰足痹痛，拘挛湿痒，豚癥疝，乳结便涩。

8.《本草便读》：性味辛温，能发少阴之汗。轻扬香烈，可宣肺部之邪，散心下之水停，蠲除呕咳，解肾经之热郁，从治咽疮。性属纯阳，用宜审慎。

【现代研究】

1. 化学成分　木脂类成分：细辛脂素；挥发油：α-蒎烯、莰烯、香叶烯、柠檬烯、细辛醚、甲基丁香酚、榄香素、黄樟醚等。

2. 心血管药理研究 细辛及其有效成分具有调节心脏泵血功能、抗心肌细胞凋亡、改善心肌梗死、保护心肌细胞、治疗慢性心律失常、调节血压、抗血小板和抗凝血的药理作用。

细辛及其有效成分去甲乌药碱在改善心脏泵功能的同时亦能降低心脏前后负荷，改善心肌收缩性。去甲乌药碱能抗心肌细胞凋亡、改善心肌梗死，其作用机制可能与调控甲基转移酶样蛋白 3/ 转录因子 EB（METTL3/TFEB）信号通路有关。细辛还能对缺糖缺氧损伤的心肌细胞膜起到保护作用，其治疗慢性心律失常机制可能与其改善膜功能、减轻线粒体肿胀、提高心肌细胞代谢有关。细辛挥发油可扩张蟾蜍内脏血管，静注于麻醉猫也有降压作用。细辛醇浸液静注可降低麻醉犬的血压。细辛中分离出的表芝麻素可抑制人脐静脉内皮细胞中活化因子 X 和凝血酶的产生，抑制血小板聚集发挥抗凝血作用。

3. 不良反应 大剂量细辛挥发油可使中枢神经系统先兴奋后抑制，使随意运动和呼吸减慢，反射消失，最后因呼吸麻痹而死亡。另外，细辛对于心肌有直接抑制作用，过量使用可引起心律失常。中毒时主要表现为头痛、呕吐、烦躁、出汗、颈项强直、口渴、体温及血压升高、瞳孔轻度散大、面色潮红等，如不及时治疗，可迅速转入痉挛状态，牙关紧闭、角弓反张、意识不清、四肢抽搐、尿闭，最后死于呼吸麻痹。细辛中毒的主要原因：一是直接吞服单方的散剂用量过大，二是较大剂量入汤剂煎煮时间过短。所以必须严格按照规定的用法用量使用，方能保证用药安全。

荆 芥

【概述】本品为唇形科植物荆芥 *Schizonepeta tenuifolia* Briq. 的干燥地上部分。夏、秋二季花开到顶、穗绿时采割，除去杂质，晒干。气芳香。

【出处】《神农本草经》。

【性味归经】辛，微温。归肺、肝经。

【功效】解表散风，透疹，消疮。

【应用】

1. 感冒，头痛 本品辛散气香，长于发表散风，且微温不烈，药性和缓，为发散风寒药中药性最为平和之品。对于外感表证，无论风寒、风热或寒热不明显者，均可广泛使用。用治风寒感冒，恶寒发热、头痛无汗者，常与防风、羌活、独活等药同用，如荆防败毒散（《摄生众妙方》）；治疗风热感冒，发热头痛者，每与银花、连翘、薄荷等辛凉解表药配伍，如银翘散（《温病条辨》）。

2. 麻疹不透，风疹瘙痒 本品质轻透散，祛风止痒，宣散疹毒。用治表邪外束，麻疹初起、疹出不畅，常与蝉蜕、薄荷、紫草等药同用；若配伍苦参、防风、白蒺藜等药，又治风疹瘙痒。

3. 疮疡初起 本品能祛风解表，透散邪气，宣通壅结而达消疮之功，可用于疮疡初起而有表证者。偏于风寒者，常配伍羌活、川芎、独活等药；偏于风热者，每与金银花、连翘、柴胡等药配伍。

【用量与用法】 煎服，5~10g，不宜久煎。

【古籍论述】

1.《神农本草经》：味辛，温。主寒热，鼠瘘，瘰疬，生疮，破结聚气，下瘀血，除湿痹。

2.《本草拾遗》：本功外，去邪，除劳渴，主疔肿，出汗，除风冷，煮汁服之。杵和醋傅丁肿。新注云：产后中风，身强直，取末酒和服差。

3.《本草经集注》：味辛，温，无毒。主治寒热，鼠瘘，瘰疬，生疮，结聚气破散之，下瘀血，除湿痹。

4.《雷公炮制药性解》：味辛苦，性微温，无毒，入肺、肝二经。主结气瘀血，酒伤食滞，能发汗，去皮毛诸风，凉血热，疗痛痒诸疮，其穗治产晕如神，陈久者良。

5.《本草经解》：气温，味辛，无毒。主寒热，鼠瘘，瘰疬，生疮，破积聚气，下瘀血，除湿疸。

6.《本草新编》：荆芥，味辛、苦，气温，浮而升，阳也，无毒。能引血归经，清头目之火，通血脉，逐邪气，化瘀血，除湿痹，破结聚，散疮痎。治产后血晕有神，中风强直，亦能见效。

7.《本草撮要》：味辛，入足厥阴经，功专治产后血晕。得石膏治风热头痛，得甘草洗烂。头旋目晕，荆芥穗微炒三钱，酒煎服神效。若用酒洗元参一钱、荆芥穗一钱，泡汤常饮亦可。治血炒黑用。反鱼蟹河豚驴肉。风在皮里膜外，荆芥主之。

【现代研究】

1. 化学成分 主要含挥发油：胡薄荷酮等；单萜类成分：荆芥苷、荆芥醇、荆芥二醇等。还含黄酮类等。《中国药典》规定本品含挥发油不得少于 0.60%（mL/g），饮片不得少于 0.30%（mL/g）；含胡薄荷酮（$C_{10}H_{16}O$）不得少于 0.020%。

2. 心血管药理研究 荆芥提取物具有抗血小板和抗血栓的药理作用。

研究证实荆芥提取物能显著抑制纤维蛋白原与整合素 $\alpha \mathbb{I} b\beta 3$ 的结合、MAPK 和蛋白激酶 B 的磷酸化，减少血小板聚集和颗粒分泌，减弱胶原介导的糖蛋白 Ⅵ 信号传导，表明荆芥提取物可作为抗血小板和抗血栓药物，具有良好的应用前景。

香 薷

【概述】 唇形科植物石香薷 *Mosla chinensis* Maxim. 或江香薷 *Mosla chinensis* jiangxiangru 的干燥地上部分。前者习称"青香薷"，后者习称"江香薷"。夏季茎叶茂盛，花盛时择晴天采割，除去杂质，阴干。

【出处】《名医别录》。

【性味归经】辛、微温。归肺、胃经。

【功效】发汗解表，化湿和中。

【应用】

1. 水肿，小便不利，脚气浮肿　本品辛散温通，外能发汗以散肌表之水湿，又能宣肺气启上源，通畅水道，以利尿退肿，多用于水肿而有表证者。治疗水肿、小便不利以及脚气浮肿者，可单用，或与健脾利水的白术、茯苓等药同用。

2. 外感风寒，内伤暑湿，恶寒发热，头痛无汗，腹痛吐泻　本品辛温发散，入肺经能发汗解表而散寒；其气芳香，入于脾胃又能化湿和中而祛暑。多用于暑天感受风寒而兼脾胃湿困，症见恶寒发热、头痛身重、无汗、脘满纳差、腹痛吐泻、苔腻者，可收外解风寒、内化湿浊之功。因该证多见于暑天贪凉饮冷之人，故前人称"香薷乃夏月解表之药"，常配伍厚朴、扁豆，如香薷散（《太平惠民和剂局方》）。

【用量与用法】3~10g。

【使用注意】本品辛温发汗之力较强，表虚有汗及暑热证当忌用。

【古籍论述】

1.《名医别录》：味辛，微温。主治霍乱腹痛吐下，散水肿。

2.《本草纲目》：世医治暑病，以香薷饮为首药。然暑有乘凉饮冷，致阳气为阴邪所遏，遂病头痛、发热恶寒、烦躁口渴，或吐或泻，或霍乱者，宜用此药，以发越阳气，散水和脾。若饮食不节、劳役作丧之人伤暑，大热大渴、汗泄如雨、烦躁喘促，或泻或吐者，乃劳倦内伤之证，必用东垣清暑益气汤、人参白虎汤之类，以泻火益元可也。若用香薷之药，是重虚其表，而又济之以热矣。盖香薷乃夏月解表之药，如冬月之用麻黄，气虚者尤不可多服。而今人不知暑伤元气，不拘有病无病，概用代茶，谓能辟暑，真痴前说梦也。且其性温，不可热饮，反致吐逆。饮者唯宜冷服，则无拒格之患。其治水之功果有奇效。

3.《雷公炮制药性解》：味辛，性微温，无毒，入肺、胃二经。主下气，除烦热，定霍乱，止呕吐，疗腹痛，散水肿，调中温胃，最解暑气。

香薷性温，其除热解暑之功，何若是其着也！不知炎威酷暑，则脏腑伏阴，胸腹有凝结之忧，而皮肤多蒸热之气，得香薷之辛以散之，温以行之，伤暑之证，从兹远矣。

4.《本草新编》：香薷，味辛，气微温，无毒。入脾、胃、心、肺四经。主霍乱，中脘绞痛，治伤暑如神，通小便，散水肿，去口臭，解热除烦，调中温胃，有彻上彻下之功，拨乱反正之妙，能使清气上升，浊气下降也。

5.《本草经解》：气微温，味辛，无毒。主霍乱，腹痛吐下，散水肿。

香薷气微温，禀天初春之木气，入足少阳胆经；味辛无毒，得地西方燥金之味，入手太阴肺经、手阳明大肠经。气味俱升，阳也。

夏月湿热之气，郁于太阴阳明，则挥霍扰乱而腹痛吐泻矣；其主之者，温能行气，辛可解湿热也。肺者相传之官，主通调水道，下输膀胱；香薷味辛润肺，所以主散水肿也。

6.《玉楸药解》：味辛，微温，入足阳明胃、足太阳膀胱经。利水泄湿，止呕断痢。温胃调中，治霍乱、腹痛、吐利之证，利小便，消水肿，止鼻衄，疗脚气。庸工用之治暑病。

7.《本经逢原》：香薷辛温，先升后降，故热服能发散暑邪，冷冻饮料则解热利小便，治水甚捷。世医治暑病以香薷饮为首药。然暑有乘凉饮冷，致阳气为阴邪所遏，遂病发热恶寒、头痛烦躁、口渴或吐或泻或霍乱者，宜用此发越阳气，散水和脾。若饮食不节，劳役力作之人，伤暑发热、大渴烦渴、喘促者，乃劳倦内伤之证，必用清暑益气。如大热大渴，又宜人参白虎之类，以泻火益元。更有汗出如雨、吐泻脱元、四肢清冷、脉微欲脱者，又须大顺浆水散等方救之。若用香薷饮，是重虚其表，顷刻脱亡矣。今人不知，概用沉冷代茶，若元气虚人服之，往往致病。盖香薷乃夏月解表之药，如冬月之用麻黄，气虚者岂可漫用。

8.《得配本草》：辛，温。入手太阴、足阳明经气分。发散暑邪，通利小便。治霍乱转筋，胸腹绞痛，呕逆泄泻，遍身水肿，脚气寒热，口中臭气。

9.《本草便读》：解夏月之表邪，入肺疏寒能达外，味辛温而无毒，和脾利水可行经。（香薷辛温气香，轻浮入肺，发表利水，辟口气，和中焦，为夏月解表之药。以长夏湿气蒸腾，用此芳香宣上彻下，开鬼门，洁净府，两得其宜。若阴虚而感受暑热者，不宜服之。其形似茵陈，功用亦相似，但性味各异。香薷长于解表，利水次之，茵陈反是。香薷温而茵陈寒耳。）

【现代研究】

1.化学成分　主要含挥发油：麝香草酚、香荆芥酚、百里香酚、聚伞花素、乙酸百里酯、乙醇香荆酯等；黄酮类成分：5-羟基-6、7-二甲氧基黄酮、5-羟基-7、8-二甲氧基黄酮、洋芹素等。

2.心血管药理研究　香薷有效成分可利尿、治疗水肿、调节血脂。

香薷能够对肾血管产生刺激作用而引起肾小管充血、滤过压增高，从而发挥利尿作用。有研究发现香薷油可调节血脂，连续灌胃 7 天时高剂量组对小鼠血清胆固醇有效（$P < 0.05$），到 14 天时高、中剂量组对小鼠血清胆固醇皆有效（$P < 0.05$）。

桂　枝

【概述】樟科植物肉桂 *Cinnamomum cassia* Presl 的干燥嫩枝。春、夏二季采收，除去叶，晒干，或切片晒干。有特异香气，皮部味较浓。

【出处】《名医别录》。

【性味归经】辛、甘，温。归心、肺、膀胱经。

【功效】发汗解肌，温经通脉，助阳化气，平冲降逆。

【应用】

1. 心悸、奔豚　本品辛甘温，又能助心阳，通血脉，止悸动，平冲逆。治心阳不振，心悸动、脉结代者，与炙甘草、人参、麦冬等同用，以补气养血、通阳复脉，如炙甘草汤；治阴寒内盛，引动冲气，上凌心胸的奔豚者，常重用本品，如桂枝加桂汤。

2. 痰饮、水肿　本品甘温，既可温脾阳，以助运水，又可温肾阳，以助膀胱气化。治心脾阳虚，水湿内停的痰饮眩晕、心悸、咳嗽，与茯苓、白术配伍，以补益心脾、化湿利水，如苓桂术甘汤；治膀胱气化失司的水肿、小便不利者，多与茯苓、猪苓、泽泻等同用，如五苓散。

3. 脘腹冷痛，血寒经闭，关节痹痛　本品辛散温通，有温经散寒之功，主要用于中焦虚寒，脘腹冷痛，常与白芍、饴糖等配伍，以缓急止痛，如小建中汤。治寒凝血瘀，月经不调，经闭痛经，产后腹痛，与当归、吴茱萸配伍，以暖肝活血、调经止痛，如温经汤；治风寒湿痹，肩臂关节疼痛，与附子配伍，以散寒通痹止痛，如桂枝附子汤；治营血不足的痹痛，每与补气养血药黄芪、白芍等配伍，如黄芪桂枝五物汤；治胸阳不振，心脉瘀阻，胸痹心痛，与枳实、薤白配伍，如枳实薤白桂枝汤。

4. 风寒表证　本品辛甘温煦，温可去寒，主入肺与膀胱经。其发汗之力较麻黄和缓，善于宣阳气，畅营血，有助卫实表、发汗解肌之功，对外感风寒，不论表实无汗，表虚有汗及阳虚外感，均可选用。治外感风寒，表虚有汗者，每与白芍配伍，如桂枝汤；治外感风寒，表实无汗者，常与麻黄配伍，如麻黄汤。

【用量与用法】3～10g。

【使用注意】本品辛温助热，易伤阴动血，凡外感热病、阴虚火旺、血热妄行等证，均当忌用。孕妇及月经过多者慎用。

【古籍论述】

1.《神农本草经》：味辛，温。主上气咳逆，结气喉痹，吐吸，利关节，补中益气。久服通神，轻身，不老。

2.《名医别录》：无毒。主治心痛，胁风，胁痛，温筋通脉，止烦，出汗。

3.《本草衍义》:《素问》云, 辛甘发散为阳。故汉张仲景桂枝汤, 治伤寒表虚皆须此药, 是专用辛甘之意也。

4.《本草经集注》: 味辛, 温, 无毒。主治上气咳逆, 结气, 喉痹, 吐吸, 心痛, 胁风, 胁痛, 温筋通脉, 止烦出汗, 利关节, 补中益气。久服通神, 轻身, 不老。

5.《雷公炮制药性解》: 专入肺经, 主解肌发表, 理有汗之伤寒。

桂枝四发, 有发散之义, 且气味俱轻, 宜入太阴而主表。丹溪曰: 仲景救表用桂枝, 非表有虚而用以补也, 卫有风寒, 故病自汗, 以此发其邪, 则卫和而表密, 汗自止尔。《衍义》乃谓仲景治表虚, 误也! 本草言桂发汗, 正合《素问》辛甘发散之义。后人用桂止汗, 失经旨矣。

6.《本草经解》: 气温, 味辛, 无毒。主上气咳逆, 结气喉痹吐吸, 利关节, 补中益气。久服通神, 轻身不老。桂枝气温, 禀天春和之木气, 入足厥阴肝经; 味辛无毒, 得地西方润泽之金味, 入手太阴肺经。气味俱升, 阳也。肺为金脏, 形寒饮冷则伤肺, 肺伤则气不下降, 而病上气咳逆矣; 桂枝性温温肺, 肺温则气下降, 而咳逆止矣。结气喉痹吐吸者, 痹者闭也, 气结于喉, 闭而不通, 但吐而不能吸也; 桂枝辛温散结行气, 则结者散而闭者通, 不吐而能吸也。辛则能润, 则筋脉和而关节利矣。

中者脾也, 辛温则畅达肝气, 而脾经受益。所以补中, 益气者肺主气, 肺温则真气流通而受益也。久服通神轻身不老者, 久服则心温助阳, 阳气常伸而灵明, 阳盛而身轻不老也。

7.《本草新编》: 桂枝, 味甘、辛, 气大热, 浮也, 阳中之阳, 有小毒。乃肉桂之梢也, 其条如柳, 故又曰柳桂。能治上焦头目, 兼行于臂, 调荣血, 和肌表, 止烦出汗, 疏邪散风。入足太阳之腑, 乃治伤寒之要药, 但其中有宜用不宜用之分, 辨之不明, 必至杀人矣。

8.《长沙药解》: 味甘、辛, 气香, 性温。入足厥阴肝、足太阳膀胱经。入肝家而行血分, 走经络而达营郁。善解风邪, 最调木气, 升清阳脱陷, 降浊阴冲逆, 舒筋脉之急挛, 利关节之壅阻。入肝胆而散遏抑, 极止痛楚, 通经络而开痹涩, 甚去湿寒, 能止奔豚, 更安惊悸。

9.《本经逢原》: 桂枝, 辛甘, 微温, 无毒。麻黄外发而祛寒, 遍彻皮毛, 故专于发汗。桂枝上行而散表, 透达营卫, 故能解肌。元素云: 伤风头痛, 开腠理, 解肌发汗, 去皮肤风湿, 此皆桂枝所治。时珍乃以列之牡桂之下, 误矣。

10.《本草从新》: 桂枝轻, 解肌, 调营卫。辛甘而温。气薄升浮, 入太阴肺、太阳膀胱经。温经通脉, 发汗解肌 (能利肺气。经曰: 辛甘发散为阳)。治伤风头痛 (无汗能发), 伤寒自汗 (有汗能止。桂枝为君, 芍药、甘草为佐, 加姜、枣名桂枝汤, 能和营实表), 调和营卫, 使邪从汗出而汗自止。

【现代研究】

1. 化学成分 主要含挥发油：桂皮醛、莰烯、苯甲醛、β-榄香烯、β-荜澄茄烯等。还含酚类、有机酸、多糖、苷类、香豆精及鞣质等。

2. 心血管药理研究 桂枝可以改善心血管功能，桂枝提取物其中包括桂皮醛具有促进血管舒张的药理作用可改善血液循环，用于降低血压。桂枝还有较强的利尿作用，是五苓散中利尿的主要成分，可用于减轻水肿。

研究发现，桂枝乙醇提取物可以促进血管的平滑肌舒张，认为其对大鼠主动脉舒张作用的机制是抑制大鼠主动脉钙离子流入和钙离子释放。另有研究证实，桂枝乙醇提取物促进血管舒张的作用机制可能是下调 rho 激酶信号分子。桂皮醛能够促进中枢和外周性血管扩张。此外，有研究发现给犬静脉注射 0.25g/kg 五苓散（含桂枝、猪苓、泽泻、白术、茯苓五味药材），发现犬的尿量显著增加，给犬单纯静脉注射 0.029g/kg 的桂枝，并与单纯静脉注射其他四味药材的效果进行对比，发现使用桂枝可以更显著提高尿量。

柴 胡

【概述】本品为伞形科植物柴胡 *Bupleurum chinense* DC. 或狭叶柴胡 *Bupleurum scorzonerifolium* Willd. 的干燥根。按性状不同，分别习称"北柴胡"和"南柴胡"。北柴胡主产于河北、河南、辽宁；南柴胡主产于湖北、江苏、四川。春、秋二季采挖，除去茎叶及泥沙，干燥。切段。本品气微香，味微苦。以外表皮黑褐，切面黄白色者为佳。生用或醋炙用。

【出处】《神农本草经》。

【性味归经】辛、苦，微寒。归肝、胆、肺经。

【功效】疏散退热，疏肝解郁，升举阳气。

【应用】

1. 感冒发热，寒热往来 本品辛散苦泄，微寒退热，善于祛邪解表退热和疏散少阳半表半里之邪，对于感冒发热，无论风热、风寒表证，皆可使用。治疗风寒感冒，恶寒发热、头身疼痛，常与防风、生姜等药配伍，如正柴胡饮（《景岳全书》）；若外感风寒，寒邪入里化热，恶寒渐轻、身热增盛者，柴胡多与葛根、黄芩、石膏等同用，以解表清里，如柴葛解肌汤（《伤寒六书》）；治疗风热感冒，发热、头痛等症，可与菊花、薄荷、升麻等辛凉解表药同用。现代用柴胡制成的单味或复方注射液，对于外感发热，有较好的解表退热作用。若伤寒邪在少阳，寒热往来、胸胁苦满、口苦咽干、目眩，本品用之最宜，为治少阳证之要药，常与黄芩同用，以清半表半里之热，共收和解少阳之功，如小柴胡汤（《伤寒论》）。

2. 肝郁气滞，胸胁胀痛，月经不调 本品辛行苦泄，性善条达肝气，疏肝解郁。治疗肝失疏泄，气机郁阻所致的胸胁或少腹胀痛、情志抑郁、妇女月经失调、痛经等症，常与香附、川芎、白芍等同用，如柴胡疏肝散（《景岳全书》）；若肝郁血虚，脾失健运，妇女月经不调、乳房胀痛、胁肋作痛、神疲食少、脉弦而虚者，常配伍当归、白芍、白术等，如逍遥散（《太平惠民和剂局方》）。

3. 气虚下陷，胃下垂，肾下垂，子宫脱垂，久泻脱肛 本品能升举脾胃清阳之气，可用治中气不足，气虚下陷所致的脘腹重坠作胀、食少倦怠、久泻脱肛、子宫脱垂、肾下垂等脏器脱垂，常与人参、黄芪、升麻等同用，以补气升阳，如补中益气汤（《脾胃论》）。

此外，本品还可退热截疟，又为治疗疟疾寒热的常用药，常与黄芩、常山、草果等同用。

【用量与用法】煎服，3~10g。疏散退热宜生用；疏肝解郁宜醋炙；升举阳气可生用或酒炙。

【使用注意】柴胡其性升散，古人有"柴胡劫肝阴"之说，阴虚阳亢、肝风内动、阴虚火旺及气机上逆者忌用或慎用。大叶柴胡 *Bupleurum longiradiatum Turcz.* 的干燥根茎，表面密生环节，有毒，不可当柴胡用。

【古籍论述】

1.《神农本草经》：味苦，平。主心腹，去肠胃中结气，饮食积聚，寒热邪气，推陈致新。久服轻身，明目，益精。

2.《本草经集注》：味苦，平、微寒，无毒。主治心腹，去肠胃中结气，饮食积聚，寒热邪气，推陈致新。除伤寒心下烦热，诸痰热结实，胸中邪逆，五脏间游气，大肠停积水胀及湿痹拘挛，亦可作浴汤。久服轻身，明目，益精。

3.《雷公炮制药性解》：味苦，性微寒，无毒，入肝、胆、心包络、三焦、胃、大肠六经。主伤寒心中烦热，痰实肠胃中，结气积聚，寒热邪气，两胁下痛，疏通肝木，推陈致新。柴胡气味升阳，能提下元清气上行，以泻三焦火，补中益气汤用之，亦以其能提肝气之陷者，由左而升也。凡胸腹肠胃之病因热所致者，得柴胡引清去浊而病谢矣，故入肝胆等经。

4.《本草经解》：气平，味苦，无毒。主心腹肠胃中结气，饮食积聚，寒热邪气，推陈致新。久服轻身，明目益精。柴胡气平，禀天中正之气；味苦无毒，得地炎上之火味。胆者中正之官，相火之腑，所以独入足少阳胆经。气味轻升，阴中之阳，乃少阳也。其主心腹肠胃中结气者，心腹肠胃，五脏六腑也，脏腑共十二经，凡十一脏皆取决于胆；柴胡轻清，升达胆气，胆气条达，则十一脏从之宣化，故心腹肠胃中，凡有结气，皆能散之也。其主饮食积聚者，盖饮食入胃散精于肝，肝之疏散，又借少阳胆为生发之主也；柴胡升达胆气，则肝能散精，而饮食积聚自下矣。少阳经行半表半里，少阳受邪，邪并于阴则寒，邪并于阳则热；柴胡和解少阳，故主寒热之邪气也。春气一至，万物俱新，柴胡得天地春升之性，入少阳以生气血，故主推陈致新也。久服清气上行，则阳气日强，所以身轻。五脏六腑之精华上奉，所以明目。清气上行，则阴气下降，所以益精，精者阴气之英华也。

5.《长沙药解》：味苦，微寒，入足少阳胆经。清胆经之郁火，泻心家之烦热，行经于表里阴阳之间，奏效于寒热往来之会，上头目而止眩晕，下胸胁而消硬满，口苦咽干最效，眼红耳热甚灵。降胆胃之逆，升肝脾之陷，胃口痞痛之良剂，血室郁热之神丹。

6.《得配本草》：苦、微辛，微寒。入足少阳、厥阴经，在经主气，在脏主血。宣畅气血，散郁调经，升阳气，平相火。

治伤寒疟疾，寒热往来，头角疼痛，心下烦热，呕吐胁疼，口苦耳聋，妇人热入血室，小儿痘证疳热，散十二经疮疽热痛。

7.《本草新编》：柴胡，味苦，气平，微寒。气味俱轻，升而不降，阳中阴也。无毒。入手足少阳、厥阴之四经。泻肝胆之邪，去心下痞闷，解痰结，除烦热，尤治疮疡，散诸经血凝气聚，止偏头风，胸胁刺痛，通达表里邪气，善解潮热。伤寒门中必须之药，不独疟症、郁症之要剂也。妇人胎产前后，亦宜用之。目病用之亦良，但可为佐使，而不可为君臣。盖柴胡入于表里之间，自能通达经络，故可为佐使，而性又轻清微寒，所到之处，春风和气，善于解纷，所以用之，无不宜也。然世人正因其用无不宜，无论可用不可用，动即用之。如阴虚痨瘵之类，亦终日煎服，耗散真元，内热更炽，全然不悟，不重可悲乎。夫柴胡只可解郁热之气，而不可释骨髓之炎也，能入于里以散邪，不能入于里以补正，能提气以升于阳。

8.《本草思辨录》：人身生发之气，全赖少阳，少阳属春，其时草木句萌以至蔸茂，不少停驻。然当阴尽生阳之后，未离乎阴，易为寒气所郁，寒气郁之，则阳不得伸而与阴争，寒热始作。柴胡乃从阴出阳之药，香气彻霄，轻清疏达，以治伤寒寒热往来，正为符合。邹氏所谓蔸郁阳以化滞阴也。凡证之涉少阳者，不独伤寒也。如呕而发热，呕属少阳也；热入血室，寒热有时，属少阳也（论凡三条唯此用小柴胡汤）；大柴胡汤下用柴胡，心下满痛，属少阳也。至治劳用柴胡，寇氏执定虚损而受邪热，有热者始可。濒湖驳之，则以劳在少阳与他经有热者悉宜之。邹氏又以二家之说，皆似劳非劳，如《金匮》所谓五脏虚热之热，其虚劳之宜柴胡与否，仍置不论。窃谓虚劳而用柴胡，仍当以少阳为断。少阳与厥阴，离合只在几微，热则为少阳，寒则为厥阴，有寒有热，则为少阳兼厥阴。虚劳有损及肝者，其脉必弦，弦脉亦属少阳。

9.《本草崇原》：气味苦平，无毒。主心腹肠胃中结气，饮食积聚，寒热邪气，推陈致新。久服轻身，明目益精。

【现代研究】

1. 化学成分 主要含皂苷类成分：柴胡皂苷 a、b、d、f 等；挥发油：2- 甲基环戊酮、柠檬烯、月桂烯、香芹酮、戊酸、己酸、庚酸、辛酸、2- 辛烯酸、壬酸、γ - 庚烯酸等。还含多糖、有机酸、植物甾醇及黄酮类等。

2. 心血管药理研究 柴胡中有效成分具有减少心肌纤维化、减少细胞凋亡、减缓心力衰竭、保护内皮功能、调节血脂等作用，可作为心血管疾病的潜在治疗药物。

研究发现，柴胡中成分芦丁可显著降低阿霉素（DOX）诱导的雄性 C57BL/6J 小鼠心肌细胞毒性模型的心脏重量与体重的比例，改善左心室射血分数以及左心室缩短分数，明显减少 DOX 诱发的心脏纤维化及小鼠心脏组织中的凋亡细胞的产生，降低 P62 及自噬标志物微管结合蛋白 1 轻链 3 Ⅱ（LC3 Ⅱ）、自噬相关蛋白 5（ATG5）的表达，提高 Bcl-2 的表达，降低半胱天冬酶（Caspase）-3 蛋白水平，以 Akt 依赖的方式抑制过度的自噬和细胞凋亡来减轻 DOX 诱导的心脏功能障碍、细胞凋亡和心肌细胞纤维化。有研究指出，柴胡中异鼠李素可显著抑制机械过载后的心脏重塑模型小鼠在血管紧张素 Ⅱ（Ang Ⅱ）存在下的心肌细胞大小的增加，降低由 Ang Ⅱ 诱导的心房利钠肽、B 型脑利钠肽和 β - 肌球蛋白重链的水平，另外，也显著降低了小鼠的心脏重量与体重、心脏重量与胫骨长度、肺脏重量与体重的比例。以上结果表明，异鼠李素通过抑制磷脂酰肌醇 3 激酶 - 蛋白激酶 B（PI3K-Akt）信号通路，减轻压力过载引起的心脏肥大和心脏纤维化，降低心脏肥大和心力衰竭的发生率，并且可以作为潜在的治疗药物。研究证明，柴胡中槲皮素对心脏具有显著的相关益处，其主要通过抑制低密度脂蛋白氧化及非内皮依赖性血管舒张作用，减少黏附分子和其他炎性标记，在氧化应激条件下对一氧化氮和内皮功能产生保护作用，起到预防神经元氧化和炎性损伤以及血小板抗凝集的作用。实验证明，柴胡可以显著降低小鼠血清总胆固醇、甘油三酯、低密度脂蛋白胆固醇的实验性升高，能抑制小鼠实验性高脂血症的形成。

桑　叶

【概述】本品为桑科植物桑 *Morus alba* L. 的干燥叶。全国大部分地区均产。初霜后采收，除去杂质，晒干。生用或蜜炙用。

【出处】《神农本草经》。

【性味归经】甘、苦，寒。归肺、肝经。

【功效】疏散风热，清肺润燥，平抑肝阳，清肝明目。

【应用】

1. 风热感冒，温病初起 本品甘寒质轻，轻清疏散，虽疏散风热作用较为缓和，但又能清肺热、润肺燥，故常用于风热感冒，或温病初起，温热犯肺，发热、咽痒、咳嗽等症，常与菊花相须为用，并配伍连翘、薄荷、桔梗等药，如桑菊饮（《温病条辨》）。

2. 肺热咳嗽，燥热咳嗽 本品苦寒清泄肺热，甘寒凉润肺燥，故可用于肺热或燥热伤肺，咳嗽痰少、色黄而质稠，或干咳少痰、咽痒等症。轻者可配苦杏仁、沙参、贝母等同用，如桑杏汤（《温病条辨》）；重者可配生石膏、麦冬、阿胶等同用，如清燥救肺汤（《医门法律》）。

3. 肝阳上亢，头痛眩晕 本品苦寒，兼入肝经，有平降肝阳之效，故可用治肝阳上亢，头痛眩晕、头重脚轻、烦躁易怒者，常与菊花、石决明、白芍等平抑肝阳药同用。

4. 目赤肿痛，目暗昏花 本品既能疏散风热，又苦寒入肝能清泄肝热，且甘润益阴以明目，故常用治风热上攻、肝火上炎所致的目赤、涩痛、多泪，可配伍菊花、蝉蜕、夏枯草等疏散风热、清肝明目之品。若肝肾精血不足，目失所养，眼目昏花、视物不清，常配伍滋补精血之黑芝麻，如扶桑至宝丹（《寿世保元》）。若肝热引起的头昏、头痛，本品亦可与菊花、石决明、夏枯草等清肝药同用。

此外，本品尚能凉血止血，还可用治血热妄行之咳血、吐血、衄血，宜与其他凉血止血药同用。

【**用量与用法**】煎服，5~10g。桑叶蜜炙能增强润肺止咳的作用，故肺燥咳嗽宜蜜炙用。

【**古籍论述**】

1.《神农本草经》：主除寒热，出汗。

2.《本草经解》：气寒，味苦甘，有小毒。主除寒热，出汗。桑叶气寒，禀天冬寒之水气，入足太阳寒水膀胱经。味苦甘有小毒，得地中南火土之味，而有燥湿之性，入手少阴心经、足太阴脾经。气味降多于升，阴也。太阳者行身之表，而为一身之外藩者也，太阳本寒标热，所以太阳病则发寒热，桑叶入太阳，苦能清，甘能和，故除寒热。汗者心之液，得膀胱气化而出者也，桑叶入膀胱而有燥湿之性，所以出汗也。

3.《本草崇原》：气味苦寒，主除寒热，出汗。

4.《本草从新》：凉血祛风。苦甘而凉（得金气而柔润不凋，故喻嘉言清燥救肺汤以之为君）。滋燥凉血止血（刀斧伤者，为末干掺妙），去风长发明目（采经霜者煎汤，洗眼去风泪，洗手足去风痹，桑叶、黑芝麻等分，蜜丸，名扶桑丸，除湿祛风，乌须明目）。代茶止消渴，末服止盗汗。

5.《本草便读》：得箕星之精气，能搜肝络风邪。禀青帝之权衡，善泄少阳气火。眵泪羞明等证，仗此甘寒。豆风目眩诸般，藉其疏利。（桑叶经霜者佳，凡叶皆散，其纹如络，故能入络。疏风通肝达肺，桑乃箕星之精，箕好风，故尤为入肝搜风之要药。肝胆相连，又能疏泄少阳气分之火。凡一切目疾头风等证，由于风热者，皆可用之。）

6.《本草撮要》：味甘，入手足阳明经，功专清风热。得麦冬治劳热，得生地、阿胶、石膏、枇杷叶治肺燥咳血。

【现代研究】

1. 化学成分 主要含黄酮类成分：芦丁、槲皮素、异槲皮苷、桑苷等；甾体类成分：牛膝甾酮、羟基促脱皮甾酮、油菜甾酮、豆甾酮等；香豆素类成分：伞形花内酯、东莨菪素、东莨菪苷等。还含挥发油、生物碱、萜类等。

2. 心血管药理研究 桑叶可调节血糖血脂代谢，抑制动脉粥样硬化发展。还具有保护心肌的潜在药用价值。

有研究者以桑叶多糖、多酚、生物碱、黄酮类为主要研究对象，通过测定糖尿病动物模型的血糖、低/极低/高密度脂蛋白、胰岛素、胆固醇和胰岛直径等指标，发现桑叶不同提取物治疗的糖尿病组血糖及其他指标均降至对照组水平。糖尿病组胰岛直径和细胞数减少，桑叶提取物治疗后均达到对照组水平，桑叶各提取物对糖尿病大鼠有一定的治疗作用，并能恢复细胞数量的减少。研究指出，桑叶提取物富含的多酚类物质，能有效抑制血管平滑肌细胞的增殖和迁移，上调 p53 肿瘤阻抑蛋白，抑制细胞周期蛋白依赖性激酶和小 GTPase 和蛋白激酶 B/ 核因子－κB（NF－κB）信号传导，从而抑制动脉粥样硬化的发展。此外，桑叶中脱氧野尻霉素（DNJ）、酚类化合物和黄酮类化合物可保护心脏结构和功能，对异丙肾上腺素所致心肌损伤有明显的改善作用。与未治疗组相比，治疗组心肌标志物升高水平较低，心肌炎和心肌坏死面积较小，同样，在肌球蛋白诱导的心肌炎模型中，桑叶治疗与心肌组织结构接近正常，没有大量炎性细胞因子和纤维组织浸润，此外，通过逆转心肌的收缩和舒张损伤来维持心脏血流动力学功能，表明桑叶对左心室重构发育的保护作用。

菊 花

【概述】本品为菊科植物菊 *Chrysanthemum morifolium* Ramat. 的干燥头状花序。主产于浙江、安徽、河南、四川。9～11 月花盛开时分批采收，阴干或焙干，或熏、蒸后晒干。药材按产地和加工方法的不同，分为"亳菊""滁菊""贡菊""杭菊"，以亳菊和滁菊品质最优。由于花的颜色不同，又有黄菊花和白菊花之分。本品气清香，味甘、微苦。以花朵完整、色鲜艳、香气浓郁者为佳。生用。

【出处】《神农本草经》。

【性味归经】辛、甘、苦，微寒。归肺、肝经。

【功效】疏散风热，平抑肝阳，清肝明目，清热解毒。

【应用】

1. 风热感冒，温病初起 本品味辛疏散，体轻达表，气清上浮，微寒清热，功能疏散肺经风热，但发散表邪之力不强，常用治风热感冒，或温病初起，温邪犯肺，发热、头痛、咳嗽等症，每与性能功用相似的桑叶相须为用，并常配伍连翘、薄荷、桔梗等，如桑菊饮（《温病条辨》）。

2. 肝阳上亢，头痛眩晕 本品性寒，入肝经，能清肝热、平肝阳，常用治肝阳上亢，头痛眩晕，每与石决明、珍珠母、白芍等平肝潜阳药同用。若肝火上攻而眩晕、头痛，以及肝经热盛、热极动风者，可与羚羊角、钩藤、桑叶等清肝热、息肝风药同用，如羚角钩藤汤（《通俗伤寒论》）。

3. 肝阳上亢，头痛眩晕 本品苦寒，兼入肝经，有平降肝阳之效，故可用治肝阳上亢、头痛眩晕、头重脚轻、烦躁易怒者，常与菊花、石决明、白芍等平抑肝阳药同用。

4. 目赤肿痛，眼目昏花 本品辛散苦泄，微寒清热，入肝经，既能疏散肝经风热，又能清泻肝热以明目，故可用治肝经风热，或肝火上攻所致目赤肿痛，治疗前者常与蝉蜕、木贼、白僵蚕等疏散风热明目药配伍，治疗后者可与石决明、决明子、夏枯草等清肝明目药同用。若肝肾精血不足，目失所养，眼目昏花、视物不清，又常配伍枸杞子、熟地黄、山茱萸等滋补肝肾、益阴明目药，如杞菊地黄丸（《医级》）。

4. 疮痈肿毒 本品味苦性微寒，能清热解毒，可用治疮痈肿毒，常与金银花、生甘草同用，如甘菊汤（《揣摩有得集》）。因其清热解毒、消散痈肿之力不及野菊花，故临床较野菊花少用。

【用量与用法】 煎服，5~10g。黄菊花偏于疏散风热，白菊花偏于平肝、清肝明目。

【古籍论述】

1.《神农本草经》：味苦，平。主风，头眩肿痛，目欲脱，泪出，皮肤死肌，恶风湿痹。久服，利血气，轻身，耐老延年。

2.《本草崇原》：气味苦平，无毒。主治诸风头眩肿痛，目欲脱，泪出，皮肤死肌，恶风湿痹。久服利血气，轻身，耐老延年。菊花处处有之，以南阳菊潭者为佳，菊之种类不一，培植而花球大者，只供玩赏。生于山野田泽，开花不起楼子，色只黄白二种，名茶菊者，方可入药，以味甘者为胜。古云：甘菊延令，苦菊泄人，不可不辨。《本经》气味主治，概茎叶花实而言，今时只用花矣。菊花《本经》名节华，以其应重阳节候而华也。《月令》云：九月菊有黄花，茎叶味苦，花味兼甘，色有黄白，禀阳明秋金之气化。主治诸风头眩肿痛，禀金气而制风也。目欲脱泪出，言风火上淫于目，痛极欲脱而泪出。菊禀秋金清肃之气，能治风木之火热也。皮肤死肌，恶风湿痹，言感恶风湿邪而成风湿之痹证，则为皮肤死肌。菊禀金气，而治皮肤之风，兼得阳明土气，而治肌肉之湿也。周身血气，生于阳明胃府，故久服利血气轻身，血气利而轻身，则耐老延年。

3.《本草新编》：甘菊花，味甘、微苦，性微寒，可升可降，阴中阳也，无毒。入胃、肝二经。能除大热，止头痛晕眩，收眼泪翳膜，明目有神，黑须鬓颇验，亦散湿去痹，除烦解燥。但气味轻清，功亦甚缓，必宜久服始效，不可责以近功。唯目痛骤用之，成功甚速，余则俱迂缓始能取效也。近人多种菊而不知滋补方，间有用之者，又只取作茶茗之需以为明目也。然而，甘菊花不但明目，可以大用之者，全在退阳明之胃火。盖阳明内热，必宜阴寒之药以泻之，如石膏、知母之类。然石膏过于太峻，未免太寒，以损胃气。不若用甘菊花至一二两，同元参、麦冬共济之，既能平胃中之火，而不伤胃中之气也。

4.《本草经集注》：味苦、甘，平，无毒。主治风头，头眩，肿痛，目欲脱，泪出，皮肤死肌，恶风，湿痹。治腰痛去来陶陶，除胸中烦热，安肠胃，利五脉，调四肢。久服利血气，轻身，耐老，延年。

5.《雷公炮制药性解》：味甘微苦，性平无毒，入肺、脾、肝、肾四经。能补阴气，明目聪耳，清头风及胸中烦热，肌肤湿痹。

丹溪曰：菊花属金，而有土于水，大能补阴。宜入肺肝等经，盖烦热诸证，皆由水不足而火炎，得此补阴，则水盛而火自息矣。须用味甘者佳。

6.《本草经解》：气平，味苦，无毒。主诸风，头眩肿痛，目欲脱，泪出，皮肤死肌，恶风湿痹。久服利血气，轻身耐老延年。甘菊气平，禀天秋平之金气，入手太阴肺经；味苦无毒，得地南方之火味，入手少阴心经。气味俱降，阴也。味苦清火，火抑金胜，发花于秋，其禀秋金之气独全，故为制风木之上药也。诸风皆属于肝，肝脉连目系上出额，与督脉会于颠，肝风炽则火炎上攻头脑而眩，火盛则肿而痛；其主之者，味苦可以清火，气平可以制木也。肝开窍于目，风炽火炎，则目胀欲脱；其主之者，制肝清火也。手少阴之正脉，上走喉咙，出于面，合目内，心为火，火甚则心系急而泪出；其主之者，苦平可以降火也。皮肤乃肺之合，肌肉乃脾之合，木火刑肺金脾土，则皮肤肌肉皆死；甘菊禀金气，具火味，故平木清火而主皮肤死肌也。其主恶风湿痹者，风湿成痹，风统于肝；甘菊气平，有平肝之功，味苦有燥湿之力也。久服利血气者，肺主气，气平益肺，所以有利于气；心主血，味苦清心，所以有利于血。利于气，气充身自轻；利于血，血旺自耐老。气血皆利，其延年也必矣。

7.《玉楸药解》：味甘，气平，入足厥阴肝经。清风止眩，明目去翳。

甘菊花清利头目，治头痛眩晕之证。

8.《得配本草》：甘平，入手太阴，兼足少阳经血分。清金气，平木火。一切胸中烦热，血中郁热，四肢游风，肌肤湿痹，头目眩晕者，俱无不治。

【现代研究】

1. 化学成分　主要含挥发油：龙脑、乙酸龙脑酯、樟脑、菊花酮、棉花皮素五甲醚等；黄酮类成分：木犀草苷、刺槐苷等；有机酸类成分：绿原酸、3,5-O-二咖啡酰基奎宁酸。此外，还含有菊苷、腺嘌呤、胆碱、黄酮、水苏碱、微量维生素 A、维生素 B_1、维生素 E、氨基酸及刺槐素等。

2. 心血管药理研究　菊花具有改善心功能、扩张血管、改善心律失常、降血压等药理作用。

有动物实验研究杭白菊的强心抗心衰作用。方法：利用离体蟾蜍心脏灌流方法，观察杭白菊醇提取物对正常心脏以及戊巴比妥钠和低钙所诱致衰竭心脏收缩活动的影响。结果：杭白菊（25100mg/L）能明显增加正常蟾蜍心脏以及戊巴比妥钠和低钙所致心衰模型的收缩力，并呈剂量依赖性，100mg/L 可使衰竭心脏收缩力完全恢复到正常水平。杭白菊对心率无明显影响。研究指出，菊花醋酸乙酯提取物能够延长心肌细胞的有效不应期动作电位产生，缓解大鼠心脏心律失常和易颤的作用，从而提高大鼠心脏电生理稳定性。菊花总黄酮通过调节一氧化氮的介导途径控制钙、钾离子通道，产生保护血管舒张反应性、扩张血管等作用。此外，有研究者指出杭白菊乙酸乙酯提取物（CME）对大鼠实验性心律失常、心肌易损性与动作电位有积极作用。方法：采用乌头碱诱发的整体大鼠心律失常模型研究 CME 对大鼠实验性心律失常的影响。采用 Langendorff 离体心脏灌流方法，结扎冠状动脉左前降支 30 分钟后复灌复制局部缺血／复灌模型，测定心肌缺血复灌前后的心室电生理学参数：舒张期兴奋阈（DET）、有效不应期（ERP）、室颤阈（VFT）。采用常规微电极技术记录大鼠右心室乳头肌动作电位，观测静息电位（RP）、动作电位幅度（APA）、有效不应期（ERP）、动作电位的时程（APD_{90}）、动作电位 0 期最大除极速率（Vmax）。结果：与对照组相比，CME 明显降低室性心动过速发生次数，缩短其持续时间，延迟室性期前收缩、室性心动过速出现时间，心律失常评分显著降低。与对照组相比，CME 明显延长离体大鼠心脏的 ERP，并对缺血／复灌所致的 ERP 缩短和 VFT 降低有明显的减弱作用。与对照组相比，CME 明显延长大鼠右室乳头肌动作电位 APD_{50} 和 APD_{90}，降低动作电位 Vmax，对动作电位的其他参数影响不显著。结论：CME 具有降低大鼠心室易颤性、抗心律失常的作用，其机制可能涉及延长心肌动作电位时程及有效不应期，提高大鼠心脏电生理稳定性。实验证明，菊花挥发油（0.8mL/kg）灌胃给药对 2,4-二硝基苯酚致热大鼠体温有明显降温效应；总黄酮（57mg/kg）静脉给药对大鼠血压值有显著降低作用。结论：菊花挥发油解热、总黄酮降压是其散风清热、平肝明目的药理学基础之一。

麻 黄

【概述】麻黄科植物草麻黄 *Ephedra sinica* Stapf、中麻黄 *Ephedra intermedia* Schrenk et C.A.Mey. 或木贼麻黄 *Ephedra equisetina* Bge. 的干燥草质茎。秋季采割绿色的草质茎，晒干。气微香。

【出处】《神农本草经》。

【性味归经】辛、微苦，温。归肺、膀胱经。

【功效】发汗散寒，宣肺平喘，利水消肿。

【应用】

1. 胸闷喘咳　本品主入肺经，外开皮毛之郁闭以宣畅肺气，内可泄肺气之壅塞，以复其肃降功能，故能平喘止咳。凡邪气继肺，胸闷喘咳，常以本品为主药。治风寒外束，肺气内壅之喘咳最为适宜，常与杏仁、甘草为伍，如三拗汤；治寒痰停饮，咳嗽气喘、痰多清稀者，常配伍细辛、干姜、半夏等温化寒痰寒饮药同用，如小青龙汤；治疗肺热壅盛，高热喘急者，须与石膏或黄芩等寒凉清肺药同用，如麻杏甘石汤。

2. 风水浮肿　本品开腠发汗，使肌肤之水湿从毛窍外散，又能宣散肺气，通调水道，下输膀胱，而有消肿利水之效，常用于水肿、小便不利兼有表证之风水水肿，每与甘草同用，如甘草麻黄汤。

3. 风寒表证　本品辛能发散，温可去寒，主入肺与膀胱经，达于开泄腠理，发汗散邪。凡风寒之邪在表者，皆可使之从汗而解。因其发汗力强，发表最速，故素有"发散第一药"之称，主要用于风寒表实证，症见恶寒发热、无汗、头身疼痛、脉浮紧等，每与桂枝相须为用，如麻黄汤。

此外，取麻黄散寒通滞之功，也可治风寒痹证、阴疽、痰核。

【用量与用法】2～10g。

【使用注意】表虚自汗、阴虚盗汗及肺肾虚喘者慎用。麻黄碱有兴奋中枢的作用，高血压、心衰患者禁用，运动员慎用，失眠者慎用。

【古籍论述】

1.《神农本草经》：味苦，温。主中风伤寒头痛温疟，发表，出汗，去邪热气，止咳逆上气，除寒热，破癥坚积聚。

2.《本草新编》：麻黄，味甘、辛，气寒，轻清而浮，升也，阳也，无毒。入手足太阳经，手太阴本经、阳明经。荣卫之药，而又入足太阳经、手少阴经也。发汗解表，祛风散邪，理春间温病，消黑斑赤痛，祛荣寒，除心热头痛，治夏秋寒疫。虽可为君，然未可多用。盖麻黄易于发汗，多用恐致亡阳也。

3.《本草易读》：辛，温，微苦，无毒。入足太阳膀胱、手太阴肺。解伤寒头痛身热，止咳嗽上气喘息，去营中之寒邪，泄卫中之风热。治风湿之身痛，疗寒湿之脚气。理温疟而破癥结，开毛孔而通九窍，平疹痹而去麻木，消斑毒而退痰哮。目赤肿痛之疾，水肿风肿之。有汗者勿用。生晋地及河东，立秋采。郑州、鹿台、关中沙苑等处皆有之。梢端有黄花，结实如百合瓣而小。凡煎宜去上沫再煎。

4.《本草经集注》：味苦，温、微温，无毒。主治中风伤寒头痛，温疟，发表出汗，去邪热气，止咳逆上气，除寒热，破癥坚积聚。五脏邪气缓急，风胁痛，治乳余疾，止好唾，通腠理，疏伤寒头疼，解肌，泄邪恶气，消赤黑斑毒。

5.《雷公炮制药性解》：味甘苦，性温无毒，入肺、心、大肠、膀胱四经。主散在表寒邪，通九窍，开毛孔，破癥结，除积聚。去根节者，大能发汗。陈久者良。麻黄专主发散，宜入肺部，出汗开气，宜入心与大肠膀胱，此骁悍之剂也。可治冬月春间伤寒瘟疫。

6.《本草经解》：气温，味苦，无毒。主中风伤寒头痛，温疟发表出汗，去邪热气，止咳逆上气，除寒热，破癥坚积聚。（去节，水煮去沫用）麻黄气温，禀天春和之木气，入足厥阴肝经；味苦无毒，得地南方之火味，入手少阴心经。气味轻升，阳也。心主汗，肝主疏泄，入肝入心，故为发汗之上药也。伤寒有五，中风伤寒者，风伤卫，寒伤营，营卫俱伤之伤寒也；麻黄温以散之，当汗出而解也。温疟，但热不寒之疟也，温疟而头痛，则阳邪在上，必发表出汗，乃可去温疟邪热之气，所以亦可主以麻黄也。肺主皮毛，皮毛受寒，则肺伤而咳逆上气之症生矣；麻黄温以散皮毛之寒，则咳逆上气自平。寒邪郁于身表，身表者，太阳经行之地，则太阳亦病而发热恶寒矣；麻黄温以散寒，寒去而寒热除矣。癥坚积聚者，寒气凝血而成之积也，寒为阴，阴性坚；麻黄苦入心，心主血，温散寒，寒散血活，积聚自破矣。

7.《医学衷中参西录》：麻黄味微苦，性温，为发汗之主药，于全身之脏腑经络，莫不透达，而又以逐发太阳风寒为其主治之大纲。故《神农本草经》谓其主中风、伤寒、头痛诸证，又谓其主咳逆上气者，以其善搜肺风，兼能泻肺定喘也。谓其破癥瘕积聚者，以其能透出皮肤毛孔之外，又能深入积痰凝血之中，而消坚化瘀之药可偕之以奏效也。且其性善利小便，不但走太阳之经，兼能入太阳之府，更能由太阳而及于少阴（是以伤寒少阴病用之），并能治疮疽白硬、阴毒结而不消。太阳为周身之外廓，外廓者皮毛也，肺亦主之。风寒袭人，不但入太阳，必兼入手太阴肺经，恒有咳嗽微喘之证。

8.《本经逢原》：苦温，无毒。去根节，汤泡去沫，晒干用。若连根节用，令人汗不绝，其根专能止汗。

9.《长沙药解》：味苦、辛，气温，入手太阴肺、足太阳膀胱经。入肺家而行气分，开毛孔而达皮部，善泄卫郁，专发寒邪。治风湿之身痛，疗寒湿之脚肿，风水可驱，溢饮能散。消咳逆肺胀，解惊悸心忡。

【现代研究】

1. 化学成分 主要含生物碱类成分：麻黄碱、伪麻黄碱、去甲基麻黄碱、去甲基伪麻黄碱挥发油、甲基麻黄碱、甲基伪麻黄碱等。还含鞣质、挥发油等。

2. 心血管药理研究 麻黄碱属于肾上腺素受体激动剂，应用此药物后，麻黄碱能够激动和 α、β 受体，进而产生以下药理作用：第一点，舒张支气管；第二点，增加心肌收缩力量，加大心脏血液输出量。麻黄碱，具有兴奋中枢神经系统、兴奋心脏、增强心肌收缩力、升高血压作用。

3. 不良反应 麻黄中成分麻黄碱及伪麻黄碱相关或疑似相关的不良反应包括高血压、中风、头痛、肢体血管收缩紊乱、抽搐、心律失常、心绞痛、心肌梗死、神经错乱和癫痫发作等。麻黄制剂、麻黄碱及伪麻黄碱用药禁忌包括冠状动脉栓塞、糖尿病、青光眼、心脏病、高血压、甲状腺疾病、大脑供血不足、嗜铬细胞瘤及前列腺肿大等患者。麻黄制剂与单胺氧化酶抑制剂一同使用时可导致严重的、致命的高血压。

淡豆豉

【概述】 本品为豆科植物大豆 *Glycine max*（L.）Merr. 的成熟种子的发酵加工品。全国大部分地区均产。本品气香。生用。

【出处】《名医别录》。

【性味归经】 苦、辛，凉。归肺、胃经。

【功效】 解表，除烦，宣发郁热。

【应用】

1. 感冒，寒热头痛 本品辛散轻浮，能疏散表邪，且发汗解表之力颇为平稳，无论风寒、风热表证，皆可配伍使用。用治风热感冒，或温病初起，发热、微恶风寒、头痛、口渴、咽痛等症，常与金银花、连翘、薄荷等药同用，如银翘散（《温病条辨》）；若风寒感冒初起，恶寒发热、无汗、头痛、鼻塞等症，常配葱白，如葱豉汤（《肘后方》）。

2. 热病烦躁胸闷，虚烦不眠 本品辛散苦泄性凉，既能透散外邪，又能宣散邪热、除烦，常与清热泻火除烦的栀子同用。治疗外感热病，邪热内郁胸中，心中懊恼、烦热不眠，如栀子豉汤（《伤寒论》）。

【用量与用法】 煎服，6~12g。传统认为，本品以桑叶、青蒿发酵者，多用治风热感冒，热病胸中烦闷之症；以麻黄、紫苏发酵者，多用治风寒感冒头痛。

【古籍论述】

1.《名医别录》：味苦，寒，无毒。主治伤寒、头痛、寒热、瘴气、恶毒、烦躁、满闷、虚劳、喘吸、两脚疼冷，又杀六畜胎子诸毒。

2.《雷公炮制药性解》：味苦，性寒，无毒，入肺经。主伤寒头痛寒热，恶毒瘴气，烦躁满闷，虚劳喘吸。豉之入肺，所谓"肺苦气上逆，急食苦以泄之"之意也。伤寒瘴气，肺先受之，喘吸烦闷，亦肺气有余耳，何弗治耶？

3.《本草经解》：气寒，味苦，无毒。主伤寒头痛寒热，瘴气恶毒，烦躁满闷，虚劳喘吸，两脚疼冷。

4.《本草撮要》：味苦寒，入手太阴经，功专泄肺清热，下气调中。得葱则发汗，得山栀则吐，得盐亦吐，得酒治风，得薤治痢，得蒜止血，炒熟又能止汗。若伤寒直中三阴与传入阴经及热结胸烦闷、宜下不宜汗者，均须忌服。

【现代研究】

1. 化学成分　主要含异黄酮类成分：大豆苷、黄豆苷、大豆素、黄豆素等。还含维生素、淡豆豉多糖及微量元素等。

2. 心血管药理研究　淡豆豉有效成分具有降低血压、抗动脉粥样硬化和降低血糖的药理作用。

通过研究发现淡豆豉中的活性成分异黄酮对血管平滑肌细胞的增殖起抑制作用。血管平滑肌细胞表面存在血管紧张素 Ⅱ 受体，血管紧张素 Ⅱ 受体 –1 拮抗剂可介导血管紧张素 Ⅱ 的促血管平滑肌细胞增殖作用，而异黄酮可阻断 Janus 激酶 2（JAK2）/ 信号传导及转录激活蛋白（STAT）这条途径的磷酸化，抑制血管平滑肌细胞的增殖，降低血压。采用大鼠去卵巢的方法建立脂代谢紊乱模型，观察血脂、脂蛋白、脂质过氧化物的变化。结果显示，淡豆豉治疗 12 周后，甘油三酯（TG）、氧化低密度脂蛋白（OX–LDL）和丙二醛（MDA）明显较去卵巢组降低，高密度脂蛋白（HDL–C）、载脂蛋白（apo–AI）和超氧化物歧化酶（SOD）活力明显较去卵巢组升高。表明淡豆豉抗动脉硬化机制与其调节血脂、抗氧化有关。通过研究发现，淡豆豉提取物中的正丁醇可以降低由葡萄糖引起的链脲佐菌素糖尿病大鼠的血糖，改善糖耐量。

葛　根

【概述】本品为豆科植物野葛 *Pueraria lobata*（Willd.）Ohwi. 或甘葛藤 *Pueraria thomsonii* Benth. 的干燥根。秋、冬二季采挖，野葛多趁鲜切成厚片或小块，干燥。甘葛藤习称"粉葛"，多除去外皮，用硫黄熏后，稍干，截段或再纵切两半，干燥。

【出处】《神农本草经》。

【性味归经】甘、辛，凉。归脾、胃经。

【功效】解肌退热，生津止渴，透疹，升阳止泻，通经活络，解酒毒，降血压。

【应用】

1. 外感发热头痛，项背强痛 本品甘辛性凉，轻扬升散，具有发汗解表、解肌退热之功。外感表证发热，无论风寒与风热，均可选用本品。治疗风热感冒，发热、头痛等症，可与薄荷、菊花、蔓荆子等辛凉解表药同用。若风寒感冒，邪郁化热，发热重、恶寒轻、头痛无汗、目疼鼻干、口微渴、苔薄黄等症，常配伍柴胡、黄芩、羌活等药，如柴葛解肌汤（《伤寒六书》）。本品既能辛散发表以退热，又长于缓解外邪郁阻、经气不利、筋脉失养所致的颈背强痛，故风寒感冒，表实无汗，恶寒、项背强痛者，常与麻黄、桂枝等同用，如葛根汤（《伤寒论》）；若表虚汗出，恶风、项背强痛者，常与桂枝、白芍等配伍，如桂枝加葛根汤（《伤寒论》）。

2. 热病口渴，消渴 本品甘凉，于清热之中，又能鼓舞脾胃清阳之气上升，而有生津止渴之功。用治热病津伤口渴，常与芦根、天花粉、知母等同用。治疗消渴证属阴津不足者，可与天花粉、鲜地黄、麦门冬等清热养阴生津药配伍；若内热消渴，口渴多饮、体瘦乏力、气阴不足者，又多配伍天花粉、麦冬、黄芪等药，如玉泉丸（《沈氏尊生书》）。

3. 麻疹不透 本品味辛性凉，有发表散邪、解肌退热、透发麻疹之功，故可用治麻疹初起，表邪外束，疹出不畅，常与升麻、芍药、甘草等同用，如升麻葛根汤（《阎氏小儿方论》）。若麻疹初起，已现麻疹，但疹出不畅，见发热咳嗽，或乍冷乍热者，可配伍牛蒡子、荆芥、前胡等药。

4. 热泻热痢，脾虚泄泻 本品味辛升发，能升发清阳，鼓舞脾胃清阳之气上升而奏止泻痢之效，故可用治表证未解，邪热入里，身热、下利臭秽、肛门有灼热感、苔黄脉数，或湿热泻痢、热重于湿者，常与黄芩、黄连、甘草同用，如葛根芩连汤（《伤寒论》）。若脾虚泄泻，常配伍人参、白术、木香等药，如七味白术散（《小儿药证直诀》）。

5. 中风偏瘫，胸痹心痛，眩晕头痛 葛根味辛能行，能通经活络，用治中风偏瘫、胸痹心痛、眩晕头痛，可与三七、丹参、川芎等活血化瘀药配伍。且葛根能直接扩张血管，使外周阻力下降，而有明显降压作用，能较好缓解高血压患者的"项紧"症状，故临床常用治高血压病颈项强痛，如北京同仁堂生产的愈风宁心片即由葛根一味药组成。

6. 酒毒伤中 葛根味甘能解酒毒，故可用治酒毒伤中，恶心呕吐、脘腹痞满，常与陈皮、白豆蔻、枳椇子等理气化湿、解酒毒药同用。

【用量与用法】 煎服，10～15g。解酒毒宜生用，升阳止泻宜煨用。

【使用注意】

1. 张元素：不可多服，恐损胃气。

2.《本草正》：其性凉，易于动呕，胃寒者所当慎用。

3.《本草从新》：夏日表虚汗多尤忌。

【古籍论述】

1.《神农本草经》：味甘，平。主消渴，身大热，呕吐，诸痹，起阴气，解诸毒。

2.《名医别录》：无毒。主治伤寒中风头痛，解肌发表出汗，开腠理，疗金疮，止痛，胁风痛。生根汁，大寒，治消渴，伤寒壮热。

3.《本草经集注》：味甘，平，无毒。主治消渴，身大热，呕吐，诸痹，起阴气，解诸毒。治伤寒中风头痛，解肌发表出汗，开腠理，治金疮，止痛，胁风痛。生根汁，大寒，治消渴，伤寒壮热。

4.《汤液本草》：气平，味甘，无毒。阳明经引经药，足阳明经行经的药。

《象》云：治脾虚而渴，除胃热，解酒毒，通行足阳明经之药，去皮用。

《心》云：止渴升阳。

5.《雷公炮制药性解》：味甘，性平无毒，入胃、大肠二经。发伤寒之表邪，止胃虚之消渴，解中酒之奇毒，治往来之温疟。

葛根疗热解表，故入手足阳明。

6.《本草经解》：气平，味甘辛，无毒。主消渴，身大热，呕吐，诸痹，起阴气，解诸毒。葛根气平，禀天秋平之金气，入手太阴肺经；味甘辛无毒，得地金土之味，入足阳明经燥金胃。气味轻清，阳也。其主消渴者，葛根辛甘，升腾胃气，气上则津液生也。其主身大热者，葛根气平，平为秋气，秋气能解大热也。脾有湿热，则壅而呕吐；葛根辛甘，升发胃阳，胃阳鼓动，则湿热下行而呕吐止矣。诸痹皆起于气血不流通；葛根辛甘和散，气血活，诸痹自愈也。阴者从阳者也，人生阴气，脾为之原，脾与胃合，辛甘入胃，鼓动胃阳，阳健则脾阴亦起也；甘者土之冲味，平者金之和气，所以解诸毒也。葛谷气平味甘，入足阳明胃、手阳明大肠，阴中阳也。阴中之阳为少阳，清轻上达，能引胃气上升，所以主下痢十岁以上，阳陷之症也。

7.《本草新编》：葛根，味甘，气平，体轻上行，浮而微降，阳中阴也，无毒。入胃足阴明，疗伤寒，发表肌热。又入脾，解燥，生津止渴。解酒毒卒中，却温疟往来寒热，散疮疹止疼，提气，除热蒸。

【现代研究】

1.化学成分 葛根素、大豆苷、大豆苷元、染料木素、鹰嘴豆芽素A、染料木苷、芒柄黄花素、芒柄花苷、3'-羟基葛根素、葛根素木糖苷、3'-甲氧基葛根素、葛根素芹菜糖苷、异甘草素、葛根皂醇A~C、槐二醇、大豆皂醇、苦葛皂苷D、苦葛皂苷E。

2.心血管药理研究 葛根有效成分具有降血压、改善内皮功能、减轻心脏和血管重构、保护心脏、缓解心律失常、改善心肌纤维化、降脂、抗动脉粥样硬化、降糖、抗炎和减轻心肌脂毒性的药理作用。

对于盐敏感高血压模型大鼠，葛根素可以增加大鼠血液中一氧化氮（NO）及内皮素 –1（ET–1）水平，抑制肿瘤坏死因子 – α（TNF-α）、核转录因子 – κB（NF-κB）表达，抑制血管炎症反应和丝裂原活化蛋白激酶（MAPK）活性，发挥降血压、改善内皮功能、减轻心脏和血管重构的功能。葛根素能够阻断 Ang Ⅱ 诱导的心脏细胞外调节蛋白激酶（ERK1/2）、p38 和 NF–κB 活性及活性氧（ROS）的产生，干扰 Ang Ⅱ 介导的 ROS 相关的下游信号通路葛根素在心肌肥厚大鼠模型中可以通过激活腺苷酸激活蛋白激酶 – 哺乳动物雷帕霉素靶蛋白（AMPK–mTOR）通路恢复心肌细胞自噬的作用，延缓心肌肥大的进展，抑制心肌细胞凋亡，稳定肥大心肌细胞的电生理特性，缓解心律失常。葛根素能够抑制 SHR 大鼠血浆中 Ang Ⅱ 含量，下调人巨噬细胞趋化蛋白 –1（MCP–1）和蛋白酶激活受体 2（PAR2）mRNA 表达。葛根素通过抑制心脏 TGF–1 和 Smad3 mRNA 的表达，增强心脏 Smad7 mRNA 的表达，从而改善心肌纤维化。对于高脂血症家兔模型，葛根素可降低其血脂，包括高密度脂蛋白胆固醇（HDL–C）、甘油三酯（TG）、胆固醇（TC），抑制主动脉内膜增厚，减轻内膜损伤，抑制 NF–κB 通路功能和黏附分子（AMs）水平的上调，延缓动脉粥样硬化（AS）斑块形成和炎症反应。葛根主要通过改善胰岛素抵抗和保护胰岛 β 细胞发挥降糖作用，葛根醇提物具有较强的蛋白酪氨酸磷酸酯酶 1B（PTP1B）活性抑制作用，可改善胰岛素抵抗人肝癌细胞 HepG2 的胰岛素敏感性并增强其葡萄糖摄取的能力。葛根素可以提高 Na^+–K^+–ATP 酶活性，降低 C– 反应蛋白（CRP）水平，从而抑制游离脂肪酸积累的关键因子白细胞分化抗原（CD）36 的表达和全身炎症反应，减轻心肌脂毒性。

葱 白

【概述】本品为百合科葱属植物葱 *Allium fistulosum* L.，以鳞茎或全草入药。全草四季可采，洗净鲜用；葱白（鳞茎）用时需剥去外膜，去须根及叶。

【出处】《神农本草经》。

【性味归经】辛，温。归肺、胃经。

【功效】发汗解表，通阳利尿。

【应用】

1. 阴盛格阳 本品辛散温通，能宣通阳气、温散寒凝，可使阳气上下顺接、内外通畅。治疗阴盛格阳，厥逆脉微、面赤、下利、腹痛，常与附子、干姜同用，以通阳回厥，如白通汤（《伤寒论》）；单用捣烂，外敷脐部，再施温熨，治阴寒腹痛及寒凝气阻，膀胱气化不行的小便不通，亦取其通阳散寒之功。

2. 风寒感冒　本品辛温不燥烈，发汗不峻猛，药力较弱，适用于风寒感冒，恶寒发热之轻症。可以单用，亦可与淡豆豉等其他较温和的解表药同用，如葱豉汤（《肘后方》）。风寒感冒较甚者，可作为麻黄、桂枝、羌活等的辅佐药，以增强发汗解表之功。

此外，葱白外敷有散结通络下乳之功，可治乳汁郁滞不下，乳房胀痛；治疮痈肿毒，兼有解毒散结之功。

【用量与用法】煎服，3~10g。外用适量。

【古籍论述】

1.《神农本草经》：可作汤，主伤寒寒热出汗，中风面目肿。

2.《滇南本草》：味辛，性温。入手太阴经，入足阳明经，引诸药游于四经，专主发散，以通上下阴阳之气。伤寒头疼用之良效（伤寒头疼用葱、姜拌酱生吃效。少阴下利，清谷气，表热里寒，古人白通汤主之，亦有葱白之名）。忌同蜜吃，吃之令腹疼、呕吐，多吃昏神，致伤性命，切忌相犯。葱，气味辛。叶，性温。根须，平。无毒。主治利五脏，达表和里，通关节，利二便，散风湿麻痹，脚气，安胎最良。亦能治跌打损伤。

3.《神农本草经读》：气味辛、平，无毒。作汤，治伤寒寒热，中风面目浮肿，能出汗。陈修园曰：葱白辛平发汗。太阳为寒水之经，寒伤于表则发热恶寒，得葱白之发汗而解矣。风为阳邪，多伤于上，风胜则面目浮肿，得葱白之发汗而消矣。

4.《本草思辨录》：葱之为物，茎则层层紧裹而色白气凉，叶则空中锐尖而色青气温。凡仲圣方用葱无不是白，其层层紧裹之中，即含有欲出未出之青叶，是为阳涵于阴，犹少阴寓有真阳，其生气上出，含有青叶，则又似厥阴，色白又似肺，信乎其为肝肾为肺药矣。通脉四逆汤证，面色赤者，阴格阳也，阴既格之，必当使阴仍向之。姜附能扶阳驱阴而不能联阴阳之睽隔，唯葱白升阴以为之招，阳乃飘然而返，阳返而面不赤。然则白通汤证无面赤，何为亦升其阴？夫阳在上宜降，阴在下宜升，少阴下利一往不返，失地道上行之德。姜附能扶阳而不能升阴以通阳，阳不通，则阴下溜而利不止，故以葱白冠首而名之曰白通，通非通脉之谓也。旋覆花汤治肝着，欲人蹈其胸上，有上下不交之象，以旋覆散结而降阳，葱白升阴而上济，新绛佐旋覆，并能通阴阳之路，俾上下交而成泰。至妇人半产漏下，肝肾之阴已下沉矣，非通其血中结滞之气，与挽之使上不可，旋覆、新绛所以通之，葱白所以挽之。玩此三方，葱白之用于肝肾者悉见矣。特是《本经》主出汗，后世亦多用于表剂，义又安在？盖心与肾，手足少阴相通者也。汗为心液，葱白升肾阴，即入心营，色白味辛，则又能开肺卫之郁，此汗之所以出也。

5.《日华子本草》：治天行时疾，头痛，热狂，通大小肠，霍乱转筋及奔豚气，脚气，心腹痛，目眩及止心迷闷。

6.《本草经集注》：其茎，可作汤，主伤寒寒热，出汗，中风面目肿。葱白，平，主治寒伤，骨肉痛，喉痹不通，安胎，归目，除肝邪气，安中，利五脏，益目睛，杀百药毒。

7.《雷公炮制药性解》：味辛，性温，无毒，入肺、胃、肝三经。善发汗，通骨节，逐肝邪，明眼目，去喉痹，愈金疮，安胎气，止鼻衄，治霍乱转筋，理伤寒头痛，杀鱼肉毒，通大小肠，散面目浮肿，止心腹急疼、脚气、奔豚气。连须煎可除蛇伤、蚯蚓伤。皮毛腠理，肺所司也；风淫木旺，肝所患也；邪传入里，胃所疾也。葱白功专发散，又主通中，三经之入，有由来矣。

8.《本草经解》：气平，味辛，无毒。作汤，治伤寒寒热，中风面目浮肿，能出汗。葱白气平，禀天秋凉之金气，入手太阴肺经；味辛无毒，得地西方燥金之味，入足阳明燥金胃经。气味升多于降，阳也。太阳寒水经，为人身外藩者也。寒水虚，则外邪伤，病名伤寒，伤寒有五，风寒湿热温也。当初伤太阳，太阳为病，必发寒热，故可从表散之；葱白入肺，肺合皮毛，味辛可散，所以主伤寒、寒热表邪也。风为阳邪，阳邪伤上，风胜则浮肿；辛平可以散风，所以主之。气平入肺，肺合皮毛；味辛发散，则胃气充而谷精化汗，故能出汗也。

9.《长沙药解》：味辛，气温，入手太阴肺经。回脏腑之利泄，起经脉之芤减，发达皮毛，宣扬郁遏。

10.《本草便读》：行肺胃以通阳，可温宣而发汗。味辛性热，散气昏神。（葱白即葱之近根处白茎也，味辛性温，升浮上达，入胃肺二经，其中空，故能外散风寒，内通阳气，又能行血散瘀，止腹痛，消肿毒，皆系行气之功，所谓三焦相通一气而已，但耗散昏目，损志伤神，虚人当审用也。）

11.《得配本草》：辛平，温，入手太阴、足阳明经气分。通阳气而达表，行经络而散寒。治面目浮肿，心腹急痛。其根发汗，无微不达。

【现代研究】

1. 化学成分　主要含挥发油，油中主要成分为蒜素。还含有二烯丙基硫醚、苹果酸、维生素 B_1、维生素 B_2、维生素 C、维生素 A 类物质、烟酸、黏液质、草酸钙、铁盐等成分。

2. 心血管药理研究　葱白有效成分有治疗血脂异常、抗炎、防止血栓形成、改善心肌缺血、改善机体抵抗缺血再灌注的作用。

有实验观察葱白的降血脂作用以及其可能机制：在实验过程观察葱白提取物对高脂血症大鼠血清总胆固醇（TC）、甘油三酯（TG）、高密度脂蛋白胆固醇（HDL-C）、低密度脂蛋白胆固醇（LDL-C）、肝功能、血清超氧化物歧化酶（SOD）的活力和产生过氧化脂质反应的影响。最终结果表明，葱白提取物能显著降低高脂血症大鼠血清

TC、TG 和 LDL-C 水平，同时能显著升高 HDL-C 水平，因而有显著的降血脂、保护肝功能的作用。实验证明，与模型组比较，葱白提取物组、葱白纳米乳组、葱白纳米乳凝胶组均能降低血清中 MDA、升高 SOD 水平（均 $P < 0.05$）；与模型组比较，葱白提取物及其两种纳米制剂均能显著降低血清中 CRP 水平（$P < 0.05$），说明葱白提取物具有明显的抑制炎症细胞因子介导肝脏合成 CRP 反应发生，从而缓解急性心肌缺血症状的作用。研究指出，葱白提取物能够降低血浆凝血酶调节蛋白（TM）和 D- 二聚体（D-D）的水平，进而可以有效地防止血栓形成，对于血液处于高凝状态时预防给药可以更好地改善凝血功能。其机制可能是因为葱白能减少 GP Ⅱ b/ Ⅲ a 及血小板蛋白酶接受体（PAR-1）、PAR-4 分泌，进而抑制血小板的释放、聚集。有研究表明，葱白提取物能显著降低急性心肌缺血大鼠 ST 段抬高幅度，缩小心肌缺血性梗死面积和减轻损伤程度，其作用与硝酸甘油相当，甚至优于硝酸甘油，说明葱白提取物对急性心肌缺血有明显保护作用。其作用机制可能与其通过促进冠状动脉侧支循环开放，舒张血管，增加缺血区的血流供应，抗氧化，改善心肌缺血时糖的有氧氧化受阻情况，抑制心肌酶的外漏等有关。葱白提取物能通过降低肌钙蛋白 I（cTnI）、肌酸激酶同工酶（CK-MB）、乳酸脱氢酶（LDH）水平的途径而起到抗心肌缺血的作用。此外葱白提取物还能降低血清中 MDA 水平，升高 SOD 水平，可以明显降低血清中 CRP 的水平，降低炎症损伤。葱白提取物（FOB）能明显改善机体抵抗缺血再灌注（I/R）损伤，与 I/R 组相比，当 FOB 浓度分别为 25g/L、50g/L、100g/L，左心室舒张压（LVDP）、左心室舒张末期压（LVEDP）、dp/dtmax、冠脉流量（CF）各值均明显逐渐增加，dp/dtmin 均明显逐渐减少。研究提示 FOB 浓度依赖性地增强心脏收缩功能，改善心脏舒展的顺应性。I/R 后细胞内 Ca^{2+} 荧光非常强烈，而经 FOB 各浓度处理后的心室肌细胞，尽管遭受 I/R 损伤，但随着 FOB 浓度增加，细胞内 Ca^{2+} 荧光强度却逐步减弱提示细胞内 Ca^{2+} 沉积逐步减少。I/R 组细胞内 Ca^{2+} 荧光强度最高，25g/L FOB 组 Ca^{2+} 荧光强度开始减小（$P < 0.05$）；50g/L FOB 组 Ca^{2+} 荧光强度显著减少，与 I/R 组及 25g/L FOB 组相比，均有统计学意义（$P < 0.05$ 或 $P < 0.01$）；100g/L FOB 组细胞内 Ca^{2+} 荧光强度最少（$P < 0.05$）。

紫苏叶

【概述】本品为唇形科植物紫苏 *Perilla frutescens*（L.）Britt. 的干燥叶（或带嫩枝）。夏季枝叶茂盛时采收，除去杂质，晒干。气清香。

【出处】《名医别录》。

【性味归经】辛，温。归肺、脾经。

【功效】解表散寒，行气和胃。

【应用】

1. 风寒感冒，咳嗽呕恶　本品辛散性温，发汗解表散寒之力较为缓和，轻证可以单用，重证须与其他发散风寒药合用。因其外能解表散寒，内能行气和胃，且略兼化痰止咳之功，故风寒表证而兼气滞、胸脘满闷、恶心呕逆，或咳嗽痰多者，较为适宜。治疗前者，常配伍香附、陈皮等药，如香苏散（《太平惠民和剂局方》）；治疗后者，每与杏仁、桔梗等药同用，如杏苏散（《温病条辨》）。

2. 脾胃气滞，妊娠呕吐　本品味辛能行，能行气以宽中除胀、和胃止呕，兼有理气安胎之功，可用治中焦气机郁滞之胸脘胀满、恶心呕吐。偏寒者，常与砂仁、丁香等温中止呕药同用；偏热者，常与黄连、芦根等清胃止呕药同用。若妊娠胎气上逆，胸闷呕吐、胎动不安者，常与砂仁、陈皮等理气安胎药配伍；用治七情郁结，痰凝气滞之梅核气证，常与半夏、厚朴、茯苓等同用，如半夏厚朴汤（《金匮要略》）。

3. 鱼蟹中毒　紫苏叶能解鱼蟹毒，对于进食鱼蟹中毒而致腹痛吐泻者，能和中解毒。可单用本品煎汤服，或配伍生姜、陈皮、藿香等药。

【用量与用法】　煎服，5～10g，不宜久煎。

【古籍论述】

1.《名医别录》：味辛，温。主下气，除寒中，其子尤良。

2.《雷公炮制药性解》：味甘辛，性温，无毒，入肺、脾二经。叶能发汗散表，温胃和中，除头痛、肢节痛。双面紫者佳。不敢用麻黄者，以此代之。

3.《本草蒙筌》：味辛，气微温，无毒。各园圃俱栽，叶背面并紫。气味香窜者甚美，五月端午日采干。发表解肌，疗伤风寒甚捷；开胃下食，治作胀满易差。脚气兼除，口臭亦辟。

4.《侣山堂类辩》：苏色紫赤，枝茎空通，其气朝出暮入，有如经脉之气，昼行于阳，夜行于阴，是以苏叶能发表汗者，血液之汗也。白走气分，亦走血分。枝茎能通血脉，故易思兰先生常用苏茎通十二经之关窍，治咽膈饱闷，通大小便，止下利赤白。予亦常用香苏细茎，不切断，治反胃膈食，吐血下血，多奏奇功。盖食气入胃，散精于肝，浊气归心，肝主血，而心主脉。血脉疏通，则食饮自化。

5.《本草经解》：气温，味辛，无毒。主下气，除寒中。紫苏气温，禀天春和之木气，入足厥阴肝经；味辛无毒，得地西方之金味，入手太阴肺经。气味俱升，阳也。肺主气而属金，金寒则不能行下降之令；紫苏辛温温肺，肺温则下降，所以下气。脾为中州太阴经也，肺亦太阴，肺温则脾寒亦除，故除寒中也。

6.《本草便读》：辛香快膈，宣脾肺以温中；紫赤和营，行经络而解表。子可消痰定喘，梗能顺气安胎。（紫苏叶辛温入脾肺，温中快膈，发表散寒，色赤气香，入血分，宣滞气，与陈皮合用最为相宜。梗则专主顺气，气顺则一身通泰；犹梗之一身皆达也；子则专主润降，故能治嗽化痰，因风寒在表而咳痰者最宜。）

7.《玉楸药解》：味辛，微温，入手太阴肺经。温肺降逆，定喘止嗽。

紫苏子辛温下气，治咳逆痰喘，呕吐饮食，利膈通肠，破结消癥。兼驱腰膝湿气。解鱼蟹毒人。

8.《本草述钩元》：味辛兼甘，气温而香，入手少阴太阴足阳明经。主治温中达表，行气和血，通心经，益脾胃，利肺下气，消痰定喘。治心腹胀满，止霍乱转筋，通大小肠，疗脚气安胎。方书治咳嗽水肿，中风疟，胁痛消瘅，大便不通，痔，伤暑伤饮食发热，郁积聚，痰饮鼻衄，痛痹，眩晕狂惊虚烦，小便不通，疝，耳蛊毒。若宣通风毒，则单用茎，去节尤良。

9.《得配本草》：辛，温，入手太阴经气分。温中发表，散寒去风，行气和血，止痛安胎。湿热滞而泻痢者，少佐三四分，疏解其气，亦颇有效。

【现代研究】

1. 化学成分　含挥发油：紫苏醛、紫苏酮、苏烯酮、矢车菊素、莰烯、薄荷醇、薄荷酮、紫苏醇、二氢紫苏醇、丁香油酚等。

2. 心血管药理研究　紫苏叶的提取物能抗炎，可以防治动脉粥样硬化，降低全血黏度、全血还原黏度及红细胞聚集性。

有实验通过对由致炎因子处理后得到的炎症小鼠灌胃给予紫苏有效成分——迷迭香酸，观察小鼠局部症状的改善状况，发现此药具有对炎症反应中的毛细血管通透性具有明显的抑制及降低作用，可改善局部的渗出状况。并且可以检测到迷迭香酸能有效降低血清中 TNF-α、白细胞介素（IL）-1β 和 CRP 的浓度，说明其抗炎作用可能与 TNF-α、IL-1β 和 CRP 有关。有研究利用高脂肪、高胆固醇饲料诱食建立家兔动脉粥样硬化动物模型，观察紫苏叶提取物对家兔动脉粥样硬化的影响，与空白对照组比较，高脂模型组与用药组血清中 TC、TG、LDL-C、HDL-C 的含量明显升高（$P < 0.01$）；与高脂模型组比较，用药组血清中 TC、TG、LDL-C 明显降低，具有统计学意义（$P < 0.01$），HDL-C 显著升高（$P < 0.01$）。脂质过氧化：与空白对照组比较高脂模型组与用药组 MDA 的含量明显升高，具有统计学意义（$P < 0.01$），SOD 活性显著性降低（$P < 0.01$）；与高脂模型组比较，用药组能明显降低 MDA 的含量，具有统计学意义（$P < 0.01$），同时 SOD 的活性显著升高（$P < 0.05$）。病理学结果：紫苏叶提取物（FPE）能抑制实验家兔 AS 病变的形成，表现为降低脂质斑块面积百分比（PA）、抑制主动脉内膜增生、减少冠状动脉堵塞程度。同时 FPE 能使实验动物由高脂高胆固醇饮食诱导的脂肪肝病变减轻，表现为降低肝脏系数、不同程度地抑制肝细胞的脂肪变性。表明，紫苏叶提取物具有一定的抗动脉粥样硬化与高脂性脂肪肝作用，其作用机制可能与其有效地调节血脂水平、抗脂质过氧化作用有关。此外，有实验证

明紫苏叶提取物对血液流变学参数存在影响，紫苏不同部位提取物都能显著降低低切时（10/s）的全血黏度、红细胞聚集指数和红细胞电泳指数（$P < 0.05$），并能极显著降低低切时的全血还原黏度（$P < 0.01$）；苏叶、苏梗提取物能显著降低红细胞变形指数（$P < 0.05$），而苏子提取物对红细胞变形指数无显著影响；苏子、苏梗提取物能显著降低血浆黏度（$P < 0.05$），而苏叶提取物则不能降低血浆黏度；阿司匹林对照组只能显著降低低切时（10/s）全血还原黏度和血浆黏度（$P < 0.05$）。紫苏不同部位提取物对中切和高切时（60/s，120/s）的全血黏度和全血还原黏度、红细胞压积、红细胞刚性指数、纤维蛋白原含量无显著影响（$P > 0.05$）。数据显示，紫苏叶的提取物均能显著降低全血黏度、全血还原黏度及红细胞聚集性。另外，本品能缩短血凝时间、血浆复钙时间和凝血活酶时间。

薄 荷

【概述】本品为唇形科薄荷属植物薄荷 Mentha haplocalyx Briq. 的干燥地上部分。夏、秋二季茎叶茂盛或花开至三轮时，选晴天，分次采割，晒干或阴干。揉搓后有特殊清凉香气。

【出处】《新修本草》。

【性味归经】辛，凉。归肺、肝经。

【功效】宣散风热，清利头目，利咽透疹，疏肝行气。

【应用】

1. 风热感冒，温病初起　本品辛以发散，凉以清热，清轻凉散，其辛散之性较强，是辛凉解表药中最能宣散表邪，且有一定发汗作用之药，为疏散风热常用之品，故风热感冒和温病卫分证十分常用。用治风热感冒或温病初起、邪在卫分，发热、微恶风寒、头痛等症，常与金银花、连翘、牛蒡子等配伍，如银翘散（《温病条辨》）。

2. 风热上攻，头痛眩晕，目赤多泪，喉痹，咽喉肿痛，口舌生疮　本品轻扬升浮、芳香通窍，功善疏散上焦风热，清头目、利咽喉。用治风热上攻，头痛眩晕，宜与川芎、石膏、白芷等祛风、清热、止痛药配伍；治疗风热上攻之目赤多泪，可与桑叶、菊花、蔓荆子等同用；用治风热壅盛，咽喉肿痛，常配伍桔梗、生甘草、僵蚕等药。

3. 麻疹不透，风疹瘙痒　本品质轻宣散，有疏散风热、宣毒透疹、祛风止痒之功，用治风热束表，麻疹不透，常配伍蝉蜕、牛蒡子、柽柳等药，如竹叶柳蒡汤（《医学广笔记》）；治疗风疹瘙痒，可与荆芥、防风、僵蚕等祛风止痒药同用。

4. 肝郁气滞，胸胁胀闷　本品兼入肝经，能疏肝行气，常配伍柴胡、白芍、当归等疏肝理气调经之品，治疗肝郁气滞，胸胁胀痛、月经不调，如逍遥散（《太平惠民和剂局方》）。

此外，本品芳香辟秽，兼能化湿和中，还可用治夏令感受暑湿秽浊之气，脘腹胀痛、呕吐泄泻，常与香薷、厚朴、金银花等同用。

【用量与用法】 煎服，3~6g，宜后下。薄荷叶长于发汗解表，薄荷梗偏于理气和中。

【使用注意】 本品芳香辛散，发汗耗气，故体虚多汗者不宜使用。

【古籍论述】

1.《雷公炮制药性解》：味辛，性微寒，无毒，入肺经。主中风失音，下胀气，去头风，通利关节，破血止痢，清风消肿，引诸药入营卫，能发毒汗，清利六阳之会首，祛除诸热之风邪。薄荷有走表之功，宜职太阴之部。中风诸患，固其专也，而血痢之证，病在凝滞，今得辛以畅气，而结凝为之自释矣。

2.《日华子本草》：治中风失音，吐痰，除贼风，疗心腹胀，下气，消宿食及头风等。

3.《本草经解》：气温，味辛，无毒。主贼风伤寒发汗，恶气心腹胀满，霍乱，宿食不消，下气。煮汁服，亦堪生食。薄荷气温，禀天春升之木气，入足厥阴肝经；味辛无毒，得地西方之金味，入手太阴肺经。气味俱升，阳也。伤寒有五，中风、伤寒、湿温、热病、温病是也，贼风伤寒者中风也，风伤于卫，所以宜辛温之味以发汗也。恶气心腹胀满，盖胀之恶气必从肝而来。薄荷入肝，温能行，辛能散，则恶气消而胀满平也。太阴不治，则挥霍扰乱；薄荷辛润肺，肺气调而霍乱愈矣。饮食入胃，散精于肝，肝不散精，则食不消；薄荷入肝辛散，宿食自消也。肺主气，薄荷味辛润肺，肺润则行下降之令，所以又能下气也。以气味芳香，故堪生食也。

4.《本草新编》：薄荷，味辛、苦，气温，浮而升，阳也，无毒。入肺与包络二经，又能入肝、胆。下气冷胀满，解风邪郁结，善引药入营卫，又能退热，但散邪而耗气，与柴胡同有解纷之妙。然世人只知用柴胡，不知薄荷者，以其入糕饼之中，轻其非药中所需也。不知古人用入糕饼中，正取其益肝而平胃，况薄荷功用又实奇乎。唯前人称其退骨蒸之热，解劳乏之困，乃未免虚张其辞。余尝遇人感伤外邪，又带气郁者，不肯服药，劝服薄橘茶立效。方用薄荷一钱、茶一钱、橘皮一钱，滚茶冲一大碗服。存之，以见薄荷之奇验也。或问薄荷实觉寻常，子誉之如此，未必其功之果效也？曰：余通薄荷之实耳。薄荷不特善解风邪，尤善解忧郁。用香附以解郁，不若用薄荷解郁更神也。或问薄荷解风邪郁结，古人之有用之否？昔仲景张夫子尝用之，以解热入血室之病，又用之以治胸腹胀满之症，子未知之耳。夫薄荷入肝、胆之经，善解半表半里之邪，较柴胡更为轻清。木得风乃条达，薄荷散风，性属风，乃春日之和风也。和风，为木之所喜，故得其气，肝中之热不知其何以消，胆中之气不知其何以化。世人轻薄荷，不识其功用，为可慨也。

5.《玉楸药解》：味辛，气凉，入手太阴肺经。发表散寒，退热清风。薄荷辛凉发散，善泄皮毛，治伤风头痛，疗瘰疬疥癞，瘾疹瘙痒。滴鼻止衄，涂敷消疮。

6.《证类本草》：味辛、苦，温，无毒。主贼风伤寒发汗，恶气，心腹胀满，霍乱，宿食不消，下气。煮汁服，亦堪生食。人家种之，饮汁发汗，大解劳乏。

7.《得配本草》：辛、微苦，微凉，入手太阴、足厥阴经气分。散风热，清头目，利咽喉、口齿耳鼻诸病。治心腹恶气，胀满霍乱，小儿惊热，风痰血痢，瘰疬疮疥，风瘙瘾疹，亦治蜂虿蛇蝎猫伤。薄荷，猫之酒也。

【现代研究】

1.化学成分 主要含挥发油：薄荷脑（薄荷醇）、薄荷酮、异薄荷酮、胡薄荷酮、α–蒎烯、柠檬烯、蒙花苷、迷迭香酸等。

2.心血管药理研究 薄荷具有一定的抗炎活性。

研究发现，薄荷酚类部位及其活性成分蒙花苷、迷迭香酸可以抑制脂多糖诱导的RAW264.7细胞炎症反应，主要通过抑制丝裂原活化蛋白激酶（MAPK）和核转录因子–κB（NF–κB）信号通路的活化，下调诱导型一氧化氮合酶（iNOS）、TNF–α、IL–1β和IL–6mRNA的表达水平，进一步抑制炎性介质一氧化氮（NO）和促炎性细胞因子TNF–α、IL–1β、IL–6的分泌，从而发挥抗炎作用。

藁 本

【概述】伞形科植物藁本 *Ligusticum sinense* Oliv. 或辽藁本 *Ligusticum jeholense* Nakai et Kitag. 的干燥根茎和根。秋季茎叶枯萎或次春出苗时采挖，除去泥沙，晒干或烘干。气浓香。

【出处】《神农本草经》。

【性味归经】辛，温。归膀胱经。

【功效】祛风，散寒，除湿，止痛。

【应用】

1.风寒感冒，颠顶疼痛 本品辛温香燥，性味俱升，善达颠顶，以发散太阳经风寒湿邪见长，并有较好的止痛作用。常用治太阳风寒，循经上犯，症见头痛、鼻塞、颠顶痛甚者，每与羌活、苍术、川芎等祛风湿、止痛药同用；若外感风寒夹湿，头身疼痛明显者，常配伍羌活、独活、防风等药，以祛风散寒、除湿止痛，如羌活胜湿汤（《内外伤辨惑论》）。

2.风寒湿痹 本品辛散温通香燥之性，又能入于肌肉、经络、筋骨之间，以祛除风寒湿邪，蠲痹止痛。治疗风湿相搏，一身尽痛，每与羌活、防风、苍术等祛风湿药同用。

【用量与用法】3～10g。

【使用注意】本品辛温香燥，凡阴血亏虚、肝阳上亢、火热内盛之头痛者忌服。

【古籍论述】

1.《神农本草经》：味辛，温。主妇人疝瘕，阴中寒肿痛，腹中急，除风头痛，长肌肤，悦颜色。

2.《名医别录》：味苦，微温、微寒，无毒。主辟雾露润泽，治风邪弹曳，金疮，可作沐药、面脂。

3.《本草经集注》：味辛、苦，温、微温、微寒，无毒。主治妇人疝瘕，阴中寒肿痛，腹中急，除风头痛，长肌肤，悦颜色。辟雾露润泽，治风邪弹曳，金疮，可作沐药、面脂。实主风流四肢。

4.《雷公炮制药性解》：味苦辛，性微温，无毒，入小肠、膀胱二经。主寒气客于巨阳之经，苦头痛流于颠顶之上，又主妇人疝瘕、阴中寒肿痛、腹中急疼。

藁本上行治风，故理太阳头痛，下行治湿，故妇人诸症，风湿俱治，功用虽匹，尤长于风耳。

5.《本草经解》：气温，味辛，无毒。主妇人疝瘕，阴中寒肿痛，腹中急，除头风痛，长肌肤，悦颜色。本气温，禀天春升之木气，入足厥阴肝经；味辛无毒，得地西方之金味，入手太阴肺经。气味俱升，阳也。妇人以血为主，血藏于肝，肝血少，则肝气滞而疝瘕之症生矣；本温辛，温行辛润，气不滞而血不少，疝瘕自平也。厥阴之脉络阴器，厥阴之筋结阴器，其主阴中寒肿痛者，入肝而辛温散寒也。厥阴之脉抵小腹，肝性急，腹中急，肝血不润也；味辛润血，所以主之。风气通肝，肝经与督脉会于颠顶，风邪行上，所以头痛；其主之者，辛以散之也。肺主皮毛，长肌肤；味辛益肺之力，悦颜色，辛能润血之功也。

6.《玉楸药解》：味辛，微温，入手太阴肺、足太阳膀胱经。行经发表，泄湿驱风。藁本辛温香燥，发散皮毛风湿，治头疱面䵟、酒齄粉刺、疥癣之疾。

7.《本草求真》：藁本，书言能治胃风泄泻，又治粉刺酒齄，亦是风干太阳连累而及，治则与之俱治，岂但治风头痛而已哉？或谓其性颇有类于芎䓖，皆能以治头痛。然一主于肝胆，虽行头目，而不及于颠顶；一主太阳及督，虽其上下皆通，而不兼及肝胆之为异耳。

8.《本草汇言》：藁本，升阳而发，散风湿，上通颠顶，下达肠胃之药也。其气辛香雄烈，能清上焦之邪，辟雾露之气，故治风头痛，寒气犯脑以连齿痛。又能利下焦之湿，消阴瘴之气，故兼治妇人阴中作痛、腹中急疾、疝瘕淋带及老人风客于胃，久利不止。大抵辛温升散，祛风寒湿气于巨阳之经为专功。若利下寒湿之证，必兼下行之药为善。

9.《得配本草》：辛、苦，温，入足太阳经气分。主寒气客于巨阳，止颠顶痛连齿颊。治腹中急痛，疗妇人肿疝。皆太阳风湿所致。

【现代研究】

1. 化学成分　主要含苯酞类成分：3- 丁基苯肽、蛇床肽内酯等；有机酸类成分：阿魏酸等。还含萜类、烯丙基苯类、香豆素、挥发油等。

2. 心血管药理研究　本品能扩张血管、改善脑部微循环、抗心肌缺血缺氧的活性，有较强的抑制血小板聚集的功能。藁本内酯可改善阿霉素所致心肌细胞损伤。此外，辽藁本能够通过调节血脂、降低 C 反应蛋白，发挥抗动脉粥样硬化作用。

藁本中性油能明显延长亚硝酸钠（$NaNO_2$）和氰化钾（KCN）中毒小鼠存活时间。藁本水或乙醇提取物可延长正常小鼠常压状态下缺氧存活时间。丁基苯酞、丁烯基苯酞是藁本扩张血管、改善脑部微循环、抗心肌缺血缺氧的活性成分。藁本乙醇提取物能明显延长电刺激麻醉大鼠颈动脉血栓形成时间，但对凝血时间的影响无统计学意义。丁基苯酞是藁本抗血栓的活性成分之一，其作用机制可能与其升高血小板内环磷酸腺苷水平、抑制 5- 羟色胺的释放有关，有较强的抑制血小板聚集的功能。有研究通过流式细胞术分析藁本内酯对阿霉素诱导的活性氧（ROS）水平及 H9c2 细胞焦亡的影响。与模型组比较，治疗组细胞存活率增加（$P < 0.05$）；细胞内 ROS 含量、核苷酸结合寡聚化结构域样受体蛋白 3（NLRP3）蛋白表达、Caspase-1 水解切割和 Caspase-1/7-AAD 双阳性心肌细胞率减少（$P < 0.05$）。而藁本内酯对 Caspase-1/7-AAD 双阳性心肌细胞率的作用可被过氧化氢所拮抗（$P < 0.05$）。与模型组比较，治疗组小鼠心功能和心肌损伤检测指标均得到有效改善（$P < 0.05$）；心肌组织 NLRP3 蛋白表达、Caspase-1 水解切割明显减少（$P < 0.05$）。此外另有研究证明辽藁本 2 倍临床等效剂量组、辽藁本临床 4 倍等效剂量组、血脂康组与空白组相比，高密度脂蛋白（HDL）、HDL2 显著升高，差异有统计学意义（$P < 0.05$）。辽藁本 2 倍临床等效剂量组、辽藁本 4 倍临床等效剂量组与模型组比较，C 反应蛋白含量显著性降低（$P < 0.05$）。本品能明显减慢耗氧速度，延长小鼠存活时间，增加组织耐缺氧能力，对抗由垂体后叶素所致的大鼠心肌缺血。藁本醇提取物有降压作用。

第二节　芳香化湿药

广藿香

【概述】本品为唇形科植物广藿香 *Pogostemoncablin*(Blanco)Benth. 的干燥地上部分。

按产地不同分为石牌广藿香及海南广藿香。枝叶茂盛时采割，日晒夜闷，反复至干。

【出处】《名医别录》。

【性味归经】 辛，微温。归脾、胃、肺经。

【功效】 芳香化浊，和中止呕，发表解暑。

【应用】

1. 湿浊中阻，脘腹痞闷 本品气味芳香，为芳香化湿浊要药。用治湿浊中阻所致的脘腹痞闷、少食作呕、神疲体倦等症，常与苍术、厚朴等同用，如不换金正气散（《太平惠民和剂局方》）。

2. 呕吐 本品既能芳香化湿浊，又能和中止呕，故以治湿浊中阻所致之呕吐最为捷要，常与半夏、丁香等同用。若偏湿热者，配黄连、竹茹等；偏寒湿者，配生姜、白豆蔻等药；妊娠呕吐，配砂仁、苏梗等；脾胃虚弱者，配党参、白术等。

3. 暑湿表证，湿温初起，发热倦怠，胸闷不舒；寒湿闭暑，腹痛吐泻 本品既能芳香化湿浊，又可发表解暑。治疗暑湿表证，或湿温初起，湿热并重，发热倦怠、胸闷不舒，多与黄芩、滑石、茵陈等同用，如甘露消毒丹（《温热经纬》）；治暑月外感风寒，内伤生冷而致恶寒发热、头痛脘闷、腹痛吐泻的寒湿闭暑证，常配伍紫苏、厚朴、半夏等，如藿香正气散（《太平惠民和剂局方》）。

【用量与用法】 3~9g。

【古籍论述】

1.《本草经集注》：微温。治风水毒肿，去恶气。藿香治霍乱、心痛。

2.《雷公炮制药性解》：味甘辛，性微温，无毒，入肺、脾、胃三经。开胃口，进饮食，止霍乱，除吐逆。

藿香辛温，入肺经以调气；甘温，入脾胃以和中。治节适宜，中州得令，则脏腑咸安，病将奚来？

3.《本草经解》：气微温，味辛甘，无毒。主风水毒肿，去恶气，止霍乱，心腹痛。

藿香气微温，禀天初春之木气，入足少阳胆经、足厥阴肝经。味辛甘无毒，得地金土之二味，入手太阴肺经、足太阴脾经。气味俱升，阳也。

4.《药性切用》：辛温芳香，入手足阳明、太阴二经。力能醒脾，祛暑快胃，辟秽，为吐泻腹痛专药主和胃化气，而少温散之力。土藿香：但能温胃，殊欠芳香之用。鲜藿滴露：气味清能达邪，暑症寒热最宜。

【现代研究】

1. 化学成分 主要含挥发油：百秋李醇、广藿香醇、α-广藿香烯、β-广藿香烯、广藿香酮及广藿香二醇等；黄酮类成分：5-羟基-3,7,4'三甲氧基黄烷酮、5-羟基-7,4'二甲氧基黄烷酮、藿香黄酮醇、商陆黄素、芹菜素、鼠李素等。

2. 心血管药理研究　广藿香有效成分具有降脂、降压、舒张血管的药理作用。

通过动物实验，研究广藿香的降脂作用，结果发现，广藿香对营养性肥胖大鼠的降脂作用可能是调控胰岛素信号通路中脂肪酸合酶、细胞因子信号传导抑制因子 2、蛋白磷酸酶 1 调节亚基 3B 相关基因和蛋白表达来发挥作用的。百秋李醇作为内皮非依赖性途径中的 Ca^{2+} 拮抗剂，可促进血管舒张，起到抗高血压的作用。在离体大鼠肺动脉上，广藿香醇作为钙离子拮抗剂，可以抑制致痉剂引起的收缩作用，该舒张作用为内皮依赖性的；其机制可能与抑制血管平滑肌细胞外的钙离子经过电压依赖型和配体门控钙通道进入细胞以及抑制细胞内的钙离子通过肌醇三磷酸受体和 ryanodine 受体释放有关。

白　术

【概述】本品为菊科植物白术 *Atractylodes macrocephala* Koidz. 的干燥根茎。冬季下部叶枯黄、上部叶变脆时采挖，除去泥沙，烘干或晒干，再除去须根。气清香。

【出处】《神农本草经》。

【性味归经】苦、甘，温。归脾、胃经。

【功效】健脾益气，燥湿利水，止汗，安胎。

【应用】

1. 脾气虚弱，食少倦怠，腹胀泄泻，痰饮眩悸，水肿，带下　本品甘温补虚，苦温燥湿，主归脾、胃经，既能补气以健脾，又能燥湿、利尿。临床可广泛用于脾气虚弱，运化失职，水湿内生的食少、便溏或泄泻、痰饮、水肿、带下诸症，对于脾虚湿滞证有标本兼顾之效，被前人誉为"脾脏补气健脾第一要药"。治脾虚有湿，食少便溏或泄泻者，常配伍人参、茯苓等药，如四君子汤（《太平惠民和剂局方》）；治脾虚中阳不振，痰饮内停者，常与桂枝、茯苓等药配伍，如苓桂术甘汤（《金匮要略》）；治脾虚水肿者，可与黄芪、茯苓、猪苓等药同用；治脾虚湿浊下注，带下清稀者，又可配伍山药、苍术、车前子等药，如完带汤（《傅青主女科》）。此外，取其健脾益气之功，通过配伍还常用于脾虚中气下陷、脾不统血及气血两虚等证。

2. 气虚自汗　本品能益气健脾、固表止汗，其作用与黄芪相似而力稍弱。《千金方》单用本品治汗出不止。若脾肺气虚，卫气不固，表虚自汗，易感风邪者，常与黄芪、防风等补益脾肺、祛风散邪药配伍，如玉屏风散（《丹溪心法》）。

3. 脾虚胎动不安　本品能益气健脾，脾健气旺，胎儿得养而自安，故有安胎之功，适用于妇女妊娠，脾虚气弱，生化无源，胎动不安之症。如气虚兼内热者，可配伍黄芩以清热安胎；兼有气滞胸腹胀满者，可配伍苏梗、砂仁等以理气安胎；若气血亏虚，胎动不安，或滑胎者，宜配伍人参、黄芪、当归等以益气养血安胎，如泰山磐石散

（《景岳全书》）；若肾虚胎元不固，可与杜仲、川断、阿胶等同用以补肾安胎。

【用量与用法】煎服，6~12g。燥湿利水宜生用，补气健脾宜炒用，健脾止泻宜炒焦用。

【使用注意】阴虚燥渴，气滞胀闷者忌服。

【古籍论述】

1.《神农本草经》：味苦，温。主风寒湿痹死肌，痉疸，止汗，除热，消食，作煎饵。久服轻身延年，不饥。

2.《名医别录》：味甘，无毒。主治大风在身面，风眩头痛，目泪出，消痰水，逐皮间风水结肿，除心下急满及霍乱，吐下不止，利腰脐间血，益津液，暖胃，消谷，嗜食。

3.《本草经集注》：味苦、甘，温，无毒。主治风寒湿痹，死肌，痉，疸，止汗，除热，消食。主大风在身面，风眩头痛，目泪出，消痰水，逐皮间风水结肿，除心下急满及霍乱，吐下不止，利腰脐间血，益津液，暖胃，消谷，嗜食。作煎饵。久服轻身，延年，不饥。

4.《雷公炮制药性解》：味苦甘，性温，无毒，入脾经。除湿利水道，进食强脾胃。佐黄芩以安胎，君枳实而消痞。止泄泻，定呕吐，有汗则止，无汗则发。土炒用。白术甘而除湿，所以为脾家要药。胎动痞满吐泻，皆脾弱也，用以助脾，诸疾自去。有汗因脾虚，故能止之；无汗因土不能生金，金受火克，皮毛焦热，既得其补脾，又藉其甘温，而汗可发矣。

5.《本草经解》：气温，味甘，无毒。主风寒湿痹，死肌痉疸，止汗除热，消食。作煎饵久服，轻身延年不饥。术性温，禀天阳明之燥气，入足阳明胃经；味甘无毒，禀地中正之土味，入足太阴脾经。气味俱升，阳也。

6.《得配本草》：甘、苦，性温，入足太阴、阳明经气分。补脾温胃，和中燥湿，益气生血，进饮食，治劳倦，化癥癖，除呕吐，消痰饮，疗黄疸，逐水肿，止泻痢，收自汗，长肌肉，理心下急满，利腰间血滞，去风寒湿痹，定痛安胎。

【现代研究】

1. 化学成分 主要含苍术酮、苍术醇、苍术醚、杜松脑、苍术内酯等挥发油，白术内酯Ⅰ~Ⅳ、双白术内酯等内酯类化合物，并含有果糖、菊糖、白术多糖、多种氨基酸、白术三醇及维生素A等多种成分。

2. 心血管药理研究 白术有效成分具有降血脂、抗动脉粥样硬化、降糖等药理作用。

白术对高脂血症模型小鼠具有降血脂作用，其提取物通过降低磷酸化Akt水平抑制脂肪形成，降低小鼠体质量和血清中甘油三酯（TG）水平，升高血清高密度脂蛋白胆固醇（HDL-C）/TG 水平。白术内酯 I 可抑制氧化修饰低密度脂蛋白诱导的血管平滑肌细胞的增殖和迁移，并降低炎症因子的产生和单核细胞趋化蛋白 -1 的表达，可用于治疗动脉粥样硬化。白术内酯 I、II 可以通过激活 AMPK 和 PI3K/Akt 信号通路，增加小鼠骨骼肌 C2C12 细胞的葡萄糖摄入，从而产生良好的降糖效果。

3. 不良反应　小鼠腹腔注射煎剂半数致死量为 13.3±0.7g/kg。麻醉狗静脉注射煎剂 0.25g/kg，多数血压急剧下降，平均降低至原水平的 52.8%，3~4 小时内未见恢复。大鼠每日灌服煎剂 0.5g/kg，共 1~2 个月，未见任何明显的毒性反应。但在用药 14 天后，有中等度白细胞减少，主要是淋巴细胞减少；服药 2 个月，有轻度贫血，脑、心肌及肝组织无任何变化。某些动物个别肾小管上皮细胞有轻度颗粒变性，肾小球则无任何改变。

半　夏

【概述】本品为天南星科植物半夏 *Pinellia ternata*（Thunb.）Breit. 的干燥块茎。夏、秋二季采挖，洗净，除去外皮和须根，晒干。

【出处】《神农本草经》。

【性味归经】辛，温；有毒。归脾、胃、肺经。

【功效】燥湿化痰，降逆止呕，消痞散结，消肿止痛。

【应用】

1. 痰饮眩悸，湿痰寒痰，咳喘痰多，风痰眩晕，痰厥头痛　本品辛温而燥，功善燥湿浊而化痰饮，为燥湿化痰、温化寒痰之要药，尤善治脏腑之湿痰。治痰饮眩悸，风痰眩晕，甚则呕吐痰涎，痰厥头痛，可配天麻、白术以化痰息风、健脾除湿，如半夏白术天麻汤（《医学心悟》）；治痰湿阻肺之咳嗽声重、痰白质稀者，常与陈皮、茯苓同用，以增强燥湿化痰之功，如二陈汤（《太平惠民和剂局方》）；治寒饮咳喘，痰多清稀、夹有泡沫、形寒背冷，常与温肺化饮之细辛、干姜等同用，如小青龙汤（《伤寒论》）。

2. 胃气上逆，呕吐反胃　本品入脾胃经，擅燥化中焦痰湿，以助脾胃运化；又能和胃降逆，有良好的止呕作用。对各种原因所致的呕吐，皆可随证配伍使用。因其性偏温燥，善除痰饮湿浊，故对痰饮或胃寒所致呕吐尤为适宜，常与生姜同用，如小半夏汤（《金匮要略》）；若配伍性寒清胃之黄连，亦可治胃热呕吐；配石斛、麦冬，可治胃阴虚呕吐；配人参、白蜜，用治胃气虚呕吐，如大半夏汤（《金匮要略》）。其化痰和胃之功，亦可用治痰饮内阻，胃气不和，夜寐不安者，可配秫米以化痰和胃安神，如半夏秫米汤（《灵枢·邪客》）。

3. 胸脘痞闷，梅核气　本品辛开散结，化痰消痞。治寒热互结所致心下痞满者，常配伍干姜、黄连、黄芩等，如半夏泻心汤（《伤寒论》）；若配伍瓜蒌、黄连，可治痰热结胸，症见胸脘痞闷、拒按、痰黄稠、苔黄腻、脉滑数等，如小陷胸汤（《伤寒论》）；治气滞痰凝之梅核气，咽中如有物阻，吐之不出，咽之不下，可与紫苏、厚朴、茯苓等同用，以行气解郁、化痰散结，如半夏厚朴汤（《金匮要略》）。

4. 痈疽肿毒，瘰疬痰核，毒蛇咬伤 本品内服能化痰消痞散结，外用能散结消肿止痛。治瘿瘤痰核，常与海藻、香附、青皮等同用，共奏行气化痰软坚之效。治痈疽发背或乳疮初起，《肘后方》单用本品研末，鸡子白调涂；或本品用水磨敷，有散结、消肿、止痛之效。治毒蛇咬伤，亦可用生品研末调敷或鲜品捣敷。

【用量与用法】 内服一般炮制后用，3~9g。外用适量，磨汁涂或研末以酒调敷患处。法半夏长于燥湿化痰，主治痰多咳喘，痰饮眩悸，风痰眩晕，痰厥头痛；姜半夏长于温中化痰，降逆止呕，主治痰饮呕吐，胃脘痞满；清半夏长于燥湿化痰，主治湿痰咳嗽，胃脘痞满，痰涎凝聚，咯吐不出。

【使用注意】 本品性温燥，阴虚燥咳、血证、热痰、燥痰应慎用。不宜与川乌、制川乌、草乌、制草乌、附子同用。生品内服宜慎。

【古籍论述】

1.《神农本草经》：味辛，平。主伤寒，寒热，心下坚，下气，喉咽肿痛，头眩，胸胀，咳逆，肠鸣，止汗。

2.《名医别录》：生微寒、熟温，有毒。主消心腹胸中膈痰热满结，咳嗽上气，心下急痛坚痞，时气呕逆，消痈肿，胎堕，治萎黄，悦泽面目。生令人吐，熟令人下。

3.《证类本草》：半夏，味辛，平，生微寒、熟温，有毒。主伤寒寒热，心下坚，下气，喉咽肿痛，头眩，胸胀咳逆，腹鸣，止汗，消心腹胸膈痰热满结，咳嗽上气，心下急有痛坚痞，时气呕逆，消痈肿，堕胎，疗萎黄，悦泽面目。生令人吐，熟令人下。用之汤洗令滑尽。一名守田，一名地文，一名水玉，一名示姑。生槐里川谷。五月、八月采根，曝干。（射干为之使，恶皂荚，畏雄黄、生姜、干姜、秦皮、龟甲，反乌头）

4.《本草经集注》：味辛，平，生微寒、熟温，有毒。主治伤寒寒热，心下坚，下气，喉咽肿痛，头眩，胸胀，咳逆，肠鸣，止汗。消心腹胸中膈痰热满结，咳嗽上气，心下急痛坚痞，时气呕逆，消痈肿，胎堕，治萎黄，悦泽面目。生令人吐，熟令人下。用之汤洗，令滑尽。

5.《雷公炮制药性解》：味辛平，性生寒熟温，有毒，入肺、脾、胃三经。下气止呕吐，开郁散表邪，除湿化痰涎，大和脾胃。须汤淋十遍，姜、矾、甘草制用。半夏味辛入肺，性燥入脾胃。

6.《本草经解》：气平，味辛，有毒。主伤寒寒热心下坚，胸胀咳逆头眩，咽喉肿痛，肠鸣，下气，止汗。（汤浸去涎净姜汁拌焙）半夏气平，禀天秋燥之金气，入手太阴肺经；味辛有毒，得地西方酷烈之金味，入足阳明胃经、手阳明大肠经。气平味升，阳也。主伤寒寒热心下坚者，心下脾肺之区，太阴经行之地也，病伤寒寒热而心下坚硬，湿痰在太阴也；半夏辛平，消痰去湿，所以主之。胸者肺之部也，胀者气逆也；半夏辛平，辛则能开，平则能降，所以主之也。咳逆头眩者，痰在肺，则气不下降，气逆而头眩晕也。东垣曰：太阴头痛，必有痰也；半夏辛平消痰，所以主之。咽喉太阴经行之地，火结则肿痛，其主之者，辛能散结，平可下气，气下则火降也。肠鸣者，大肠受湿，则肠中切痛，而鸣濯濯也；辛平燥湿，故主肠鸣。下气者，半夏入肺，肺平则气下也。阳明之气本下行，上逆则汗自出矣；平能降气，所以止汗也。

7.《长沙药解》：味辛，气平，入手太阴肺、足阳明胃经。下冲逆而除咳嗽，降浊阴而止呕吐，排决水饮，清涤涎沫，开胸膈胀塞，消咽喉肿痛，平头上之眩晕，泻心下之痞满，善调反胃，妙安惊悸。

8.《本草新编》：半夏，味辛、微苦，气平，生寒，熟温，沉而降，阴中阳也。入胆、脾、胃三经。研末，每一两，用入枯矾二钱、姜汁一合，捏饼，楮叶包裹，阴干，又名半夏曲也。片则力峻，曲则力柔，统治痰涎甚验。无论火痰、寒痰、湿痰、老痰与痰饮、痰核、痰涎、痰结、痰迷，俱可用，但不可治阴火之痰。孕妇勿用，恐坠胎元。然有不可不用之时，暂用亦无碍。吐血家亦不可用，恐性愈动火也。片半夏为末，吹鼻中，可救五绝，并产后血晕甚效。

9.《得配本草》：辛，温。有毒。入足太阴、阳明、少阳经气分。利窍和胃，而通阴阳，为除湿化痰，开郁止呕之圣药。发声音，救暴卒，治不眠，疗带浊，除瘿瘤，消痞结，治惊悸，止疟疾。

10.《本草述钩元》：半夏，二月生苗，夏至后即枯，五月采根，圆白，秋后则皮多黑。味辛微苦，气温性燥，有毒，气味俱薄。沉而降，阳中阴，阴中阳也，入足阳明、太阴、少阳，亦入手少阴经。射干为之。和胃气，燥脾湿下气，止时气呕逆。治伤寒寒热，心下坚，胸胀咳逆，消痰满，开痰结。（治寒痰更宜）并形寒饮冷伤肺而咳，疗痰厥头痛，痰饮胁痛，眉棱骨痛，并白浊梦遗带下。胃冷呕哕为最要。

【现代研究】

1. 化学成分 主要含挥发油；茴香脑、柠檬醛、1–辛烯、β–榄香烯等。还含有机酸等。

2. 心血管药理研究 半夏有效成分具有抗心律失常、调节血脂水平、抗血小板聚集的作用。

半夏水浸剂对实验性室性心律失常和室性期前收缩有明显的对抗作用。此外有研究指出半夏浸剂对室性期前收缩模型犬进行治疗可有效地缓解其病情，其治疗的有效率高达 97.5%。有研究使用半夏制剂对血脂异常模型大鼠进行治疗。研究结果表明，使用半夏制剂对血脂异常模型大鼠进行治疗可显著降低其血清 TC、LDL-C 的水平。研究证明半夏对血小板聚集均有较强的抑制作用，以胶原、ADP 为诱导剂时，清半夏对血小板的聚集具有延迟作用。

3. 不良反应 可引起黏膜肿胀、流涎、失音、痉挛、呼吸困难，甚至窒息而死。生半夏对口腔、喉头、消化道黏膜有强烈的刺激性，可导致失音、呕吐、水泻等不良反应，严重的喉头水肿可致呼吸困难，甚至窒息。生半夏超量服用或长期服用可导致慢性中毒，引起肾脏代偿性增大。半夏对胚胎有毒性，有可能致畸，并有一定致突变效应。半夏制剂长期口服或肌注，少数病例会出现肝功能异常和血尿。

虎 杖

【概述】本品为蓼科植物虎杖 *Polygonum cuspidatum* Sieb. et Zucc. 的干燥根茎和根。主产于华东、西南。春、秋二季采挖，除去须根，洗净，趁鲜切短段或厚片，晒干。本品气微，味微苦、涩。

【出处】《名医别录》。

【性味归经】苦，微寒。归肝、胆、肺经。

【功效】利湿退黄，清热解毒，散瘀止痛，化痰止咳。

【应用】

1. 湿热黄疸，淋浊，带下 本品苦寒，有清热利湿之功。治湿热黄疸，可单用本品煎服，亦可与茵陈、黄柏、栀子等配伍；治湿热蕴结膀胱之小便涩痛、淋浊带下等，《姚僧垣集验方》以此为末，米饮送下，也可与车前子、泽泻、猪苓等药同用。

2. 痈肿疮毒，水火烫伤，毒蛇咬伤 本品入血分，有凉血清热解毒作用。治疗热毒蕴结肌肤所致痈肿疮毒，以虎杖根烧灰贴，或煎汤洗患处；若烧烫伤而致肤腠灼痛或溃后流黄水者，单用研末，香油调敷，亦可与地榆、冰片共研末，调油敷患处；若治毒蛇咬伤，可取鲜品捣烂敷患处，亦可煎浓汤内服。

3. 经闭，癥瘕，风湿痹痛，跌打损伤 本品有活血散瘀止痛之功。治瘀阻经闭、痛经，常与桃仁、延胡索、红花等配伍；治癥瘕，《千金方》以本品与土瓜根、牛膝合用；治疗风湿痹痛，可与威灵仙、徐长卿、络石藤等药同用；治跌打损伤疼痛，可与当归、乳香、没药等配伍。

4. 肺热咳嗽 本品既能苦降泄热，又能化痰止咳，治肺热咳嗽，可单味煎服，也可与浙贝母、枇杷叶、苦杏仁等配伍。

此外，本品还有泻热通便作用，可用于热结便秘。

【用量与用法】煎服，9~15g。外用适量，制成煎液或油膏涂敷。

【使用注意】孕妇慎用。

【古籍论述】

1.《名医别录》：虎杖根，微温。主通利月水，破留血结。

2.《新修本草》：虎杖根，微温。主通利月水，破留血症结。田野甚多此，状如大马蓼，茎斑而叶圆。极主暴瘕，酒渍根服之也。

3.《雷公炮炙论》：虎杖，凡使，勿用天蓝并斑柚根，其二味根形、味相似，用之有误。凡采得后，细锉，却，用上虎杖叶一夜，出，晒干用。

4.《药性论》：虎杖，使。一名大虫杖也。味甘，平，无毒。主治大热烦躁，止渴，利小便，压一切热毒。暑月和甘草煎，色如琥珀，可爱堪看，尝之甘美。

5.《本草述钩元》：味甘微苦，气微温。主血瘀症结，破风毒结气，并风在骨节间，煮酒服之。治大热烦躁，利小便，压一切热毒，焙研，炼蜜为丸，陈米饮服。治肠痔下血，研末酒服。治产后瘀血痛及坠仆昏闷有效，同煎为饮，色如琥珀，甚甘美。虚胀雷鸣，四肢沉重，亦治丈夫积渣，入醇酒五升，煎如饧，每服一合，以水五合，煎一盏，去渣，入可忍，溺器中下沙石，剥剥有声。

【现代研究】

1. 化学成分　主要含游离蒽醌及蒽醌苷类成分：大黄素、大黄素甲醚、大黄酚、大黄素甲醚 –8–O– β –D– 葡萄糖苷、大黄素 –8–O– β –D– 葡萄糖苷、6– 羟基芦荟大黄素等；二苯乙烯苷类成分：虎杖苷等。还含多糖及氨基酸等。

2. 心血管药理研究　虎杖中有效成分具有降低血糖、增加心脏毛细血管密度、改善心肌供氧的药理作用。

研究表明，虎杖中提取物白藜芦醇与白藜芦醇 –4'–O– 葡萄糖苷均具有下调餐后血糖水平的功能，可有效预防并治疗糖尿病，但白藜芦醇 –4'–O– 葡萄糖苷较低浓度即可产生抑制 α – 葡萄糖苷酶活性的作用，作用强于白藜芦醇，此外，将化合物与酶的分子对接表明其主要催化位点为天冬氨酸 214 和谷氨酸 276，结构中间二苯酚的羟基可以与酶形成强氢键，并且具有可逆性。大黄素可以改善 2 型糖尿病大鼠血糖、血脂和葡萄糖代谢异常，通过 miR–20b/SMAD7 轴作用于 TGF–β /SMADs 途径来改善大鼠成肌细胞葡萄糖代谢。此外，研究指出虎杖中芦丁可以显著增加心脏毛细血管密度。

佩 兰

【概述】本品为菊科植物佩兰 *Eupatorium fortunei* Turcz. 的干燥地上部分。主产于江苏、浙江、河北。夏、秋二季分两次采割，除去杂质，晒干。气芳香。

【出处】《神农本草经》。

【性味归经】辛，平。归脾、胃、肺经。

【功效】芳香化湿，醒脾开胃，发表解暑。

【应用】

1. 湿浊中阻，脘痞呕恶 本品气味芳香，其化湿和中之功与藿香相似，治湿阻中焦证，常相须为用，并配苍术、厚朴、白豆蔻等，以增强芳香化湿之功。

2. 脾经湿热，口中甜腻，口臭，多涎 本品性平，芳香化湿浊，醒脾开胃，去陈腐，用治脾经湿热，口中甜腻、多涎、口臭等的脾瘅症，可单用煎汤服，如兰草汤（《素问》），或配伍黄芩、白芍、甘草等药。

3. 暑湿表证，湿温初起，发热倦怠，胸闷不舒 本品既能化湿，又能解暑，治暑湿表证，常与藿香、荷叶、青蒿等同用；若湿温初起，可与滑石、薏苡仁、藿香等同用。

【用量与用法】煎服，3~10g。

【古籍论述】

1.《神农本草经》：味辛，平。主利水道，杀蛊毒，辟不祥。久服，益气轻身，不老，通神明。

2.《本草经集注》：味辛，平，无毒。主利水道，杀蛊毒，辟不祥，除胸中痰癖。久服益气，轻身，不老，通神明。

3.《本草撮要》：味辛，入阳明太阴经。功专消渴，散结滞，清肺消痰，为妇科要药。产后水肿血虚浮肿，防己等分为末，每服二钱，醋酒下神效。防己为使。

4.《本草便读》：佩兰一名省头草，辛平气香，入肺、脾、肝三经。功用相似泽兰，而辛香之气过之，故能解郁散结，杀蛊毒，除陈腐，濯垢腻，辟邪气。

【现代研究】

1. 化学成分 主要含挥发油：对聚伞花素、乙酸橙醇酯、百里香酚甲醚等；生物碱类成分：宁德络菲碱、仰卧天芥菜碱等；甾醇及其酯类成分：蒲公英甾醇、蒲公英甾醇乙酸酯等；有机酸类成分：延胡索酸、琥珀酸等。

2. 心血管药理研究 佩兰具有钙拮抗、抗炎的药理作用。

佩兰正己烷提取物（3.0g/L）的电压钙通道（PDC）Ca^{2+}内流量为（141.32 ± 5.01）μmol/kg，钙拮抗作用最强。佩兰干品、鲜品挥发油间具有不同的抗炎效果。

草 果

【概述】本品为姜科植物草果 *Amomum tsao-ko* Crevost et Lemaire 的干燥成熟果实。主产于云南、广西、贵州。秋季果实成熟时采收，除去杂质，晒干或低温干燥。有特异香气。

【出处】《饮膳正要》。

【性味归经】辛，温。归脾、胃经。

【功效】燥湿温中，截疟除痰。

【应用】

1. 寒湿内阻，脘腹胀痛，痞满呕吐 本品辛温燥烈，气浓味厚，其燥湿、温中之力皆强于草豆蔻，故多用于寒湿偏盛之脘腹痞满胀痛，呕吐泄泻，舌苔浊腻，常与吴茱萸、干姜、砂仁等药同用。

2. 疟疾寒热，瘟疫发热 本品芳香辟浊，温脾燥湿，除痰截疟。治疗疟疾寒热往来，可与常山、知母、槟榔等同用；治疗瘟疫发热，可与青蒿、黄芩、贯众等配伍。

【用量与用法】煎服，3~6g。

【使用注意】阴虚血燥者慎用。

【古籍论述】

1.《饮膳正要》：味辛，温，无毒。治心腹痛，止呕，补胃，下气，消酒毒。

2.《本经逢原》：亦名豆蔻，辛温涩，无毒。去壳，生用。草果与草豆蔻总是一类，其草果治病，取其辛热浮散，能入太阴、阳明，除寒燥湿，开郁化食，利膈上痰，解面食鱼肉诸毒。与知母同用，治瘴疟寒热，取其一阴一阳，无偏胜之害。盖草果治太阴独胜之寒，知母治阳明独胜之火也。然疟亦有不由于山岚瘴气，而实邪不盛者忌服。凡湿热瘀滞，伤暑暴注，溲赤口干者禁用。

3.《本草蒙筌》：味辛，气温。升也，阳也。无毒。唯生闽广，八月采收。内子大粒成团，外壳紧厚黑皱。凡资入剂，取子锉成。气每熏人，因最辛烈。夏月造生鱼鲊，亦多用此酿成。故食馔大料方中，必仗以为君也。消宿食立除胀满，却邪气且却冷疼。同缩砂温中焦，佐常山截疫疟。辟山岚瘴气，止霍乱恶心。（谟）按：草果《本经》原未载名，今考方书，补其遗缺。但辛烈过甚，凡合诸药同煎，气独熏鼻，则可知矣。虽专消导，大耗元阳。老弱虚羸，切宜戒之。

4.《本草便读》：治太阴独胜之寒，辛温入胃，破瘴疠疟邪之积，刚猛宣中，质燥气雄，味多浊恶，利痰解郁，性却瞑眩。（草果，滇广所产，形如诃子，皮黑浓，其仁粗大，其气辛烈而臭，其性热，其所入所用虽与草豆蔻相仿，而刚猛恶浊之气不同，故能破瘴疠之气，发脾胃之寒，截疟除痰，用为劫药。然虚人服之，每易作吐耳。）

5.《雷公炮制药性解》：味辛，性温，无毒，入脾、胃二经。主疟疾、胸腹结滞、呕吐、胃经风邪。按：草果辛温发散，与草蔻同功，故经络亦同，多食亦损脾胃，虚弱及胃火者亦忌之。

6.《药性切用》：性味辛烈，入胃而破气除痰，消食化积。炒熟取仁用。按：草果、知母，一阴一阳，果治太阴独胜之寒，知母治阳明独胜之热。

7.《冯氏锦囊秘录》：味辛而热，气猛而浊，故善破瘴，消谷食及一切宿实停滞作胀闷及痛。佐常山截疟疾。草果，消宿食，立除胀满，去邪气，且却冷疼，同缩砂温中焦，佐常山截疫疟，辟山岚瘴气，止霍乱恶心，然气猛浊。若气不实，邪不甚者，不必用之。

8.《本草害利》：〔害〕辛热破气，若疟不由于岚瘴，气不实、邪不盛者，并忌。市医不审病源，用以截痰疟，则成气虚膨胀者，比比矣。〔利〕辛温，入脾、胃二经，破瘴厉之疟，消痰食之愆，气猛而浊，用宜慎之。〔修治〕形如诃子，皮黑浓而棱密，子粗而辛臭，面裹煨熟，取仁用，忌铁。

9.《本草分经》：辛热，破气除痰，消食化积，制太阴独胜之寒，佐常山截疟，煨熟用仁。

10.《药鉴》：气温，味辛。升也，阳也。辟山岚瘴气，止霍乱恶心。辛则散宿食，立除膨胀。温则去邪气，且却冷疼。同缩砂能温中焦，佐常山能截疫疟。大都中病即已，不可多服，盖此剂大耗元气，而老弱虚羸之人，尤宜戒之。

【现代研究】

1. 化学成分　主要含挥发油：桉油精、2- 癸烯醛、香叶醇、2- 异丙基苯甲醛、柠檬醛等。

2. 心血管药理研究　草果可调节脂代谢、糖代谢。研究显示，草果甲醇提取物可明显抑制脂肪酶和 α- 葡萄糖苷酶活性，改善小鼠葡萄糖耐量水平，抑制小鼠脂肪吸收，降低血糖。草果提取物可降低高脂高糖饲料和链脲佐菌素诱导的 2 型糖尿病大鼠的空腹血糖（FBG）水平，改善大鼠糖耐量受损及胰岛素抵抗状态，提高胰岛 β 细胞的敏感性，同时可改善脂质代谢紊乱和胰腺组织的病变。

茵　陈

【概述】本品为菊科植物滨蒿 *Artemisia scoparia* Waldst.et Kit. 或茵陈蒿 *Artemisia capillaris* Thunb. 的干燥地上部分。春季幼苗高 6~10cm 时采收或秋季花蕾长成时采割，除去杂质及老茎，晒干。春季采收的习称"绵茵陈"，秋季采割的称"花茵陈"。气芳香。

【出处】《神农本草经》。

【性味归经】苦、辛，微寒。归脾、胃、肝、胆经。

【功效】清湿热，退黄疸。

【应用】

1. 黄疸尿少　本品苦泄下降，微寒清热，善于清利脾胃肝胆湿热，使之从小便而出，为治黄疸之要药。若身目发黄，小便短赤之阳黄证，常与栀子、大黄同用，如茵陈蒿汤（《伤寒论》）；若黄疸湿重于热者，可与茯苓、猪苓等同用，如茵陈五苓散

（《金匮要略》）；若脾胃寒湿郁滞，阳气不得宣运之阴黄，多与附子、干姜等配伍，如茵陈四逆汤（《卫生宝鉴》）。

2. 湿温暑湿　本品其气清芬，清利湿热，治疗外感湿温或暑湿，身热倦怠、胸闷腹胀、小便不利，常与滑石、黄芩、木通等药同用，如甘露消毒丹（《医效秘传》）。

3. 湿疮瘙痒　本品苦而微寒，其清利湿热之功，可用于湿热内蕴之湿疮瘙痒、风痒瘾疹，可单味煎汤外洗，也可与黄柏、苦参、地肤子等同用。

【用量与用法】6～15g。外用适量，煎汤熏洗。

【使用注意】蓄血发黄者及血虚萎黄者慎用。

【古籍论述】

1.《神农本草经》：味苦，平。主风、湿、寒、热邪气，热结黄疸。久服轻身，益气，耐老。

2.《名医别录》：微寒，无毒。主治通身发黄，小便不利，除头热，去伏瘕。久服面白悦。

3.《本草经集注》：味苦，平、微寒，无毒。主治风湿寒热邪气，热结黄疸。通身发黄，小便不利，除头热，去伏瘕。久服轻身，益气，耐老，面白悦长年。

4.《雷公炮制药性解》：味苦，性微寒，无毒，入膀胱经。主伤寒大热，黄疸便赤。治眼目，行滞气，能发汗，去风湿。去根用，犯火无功。

茵陈专理溲便，本为膀胱之剂，又何以治疸？盖疸为病，脾受伤也，而脾之所恶，湿乘土也，得茵陈以利水，则湿去土安，而疸自愈矣！

5.《本草经解》：气平，微寒，味苦，无毒。主风湿寒热邪气，热结黄疸。久服轻身益气，耐老，面白悦，长年。

【现代研究】

1. 化学成分　香豆素类成分：滨蒿内酯、东莨菪素等；黄酮类成分：茵陈黄酮、异茵陈黄酮、蓟黄素等；有机酸类成分：绿原酸、水杨酸、香豆酸等。还含挥发油、烯炔、三萜、甾体等。

2. 心血管药理研究　茵陈有效成分具有降压的药理作用。研究证明，药物中的香豆素类化合物可扩张血管，降低血压水平。

栀子

【概述】本品为茜草科植物栀子 Gardenia jasminoides Ellis 的干燥成熟果实，其根也可入药。9～11月果实成熟呈红黄色时采收，除去果梗及杂质，蒸至上气或置沸水中略烫，取出，干燥。根夏秋采挖，洗净晒干。气微，味微酸而苦。

【出处】《神农本草经》。

【性味归经】苦，寒。归心、肺、三焦经。

【功效】泻火除烦，清热利湿，凉血解毒；外用消肿止痛。

【应用】

1. 热病烦闷　本品味苦性寒清降，能清泻三焦火邪，泻心火而除烦，为治热病心烦、躁扰不宁之要药，常与淡豆豉同用，如栀子豉汤（《伤寒论》）。治热病火毒炽盛，三焦俱热而见高热烦躁、神昏谵语者，常与黄芩、黄连、黄柏等同用，如黄连解毒汤（《外台秘要》引崔氏方）。

2. 湿热黄疸　本品苦能燥湿，寒能清热，善于清利下焦肝胆湿热，治肝胆湿热之黄疸，常与茵陈、大黄等同用，如茵陈蒿汤（《伤寒论》）。

3. 淋证涩痛　本品能清下焦湿热，清热凉血，利尿通淋，治血淋、热淋涩痛，常与滑石、车前子、木通等同用，如八正散（《太平惠民和剂局方》）。

4. 血热吐衄　本品性寒，入血分，能清热凉血以止血，故可用治血热妄行的多种出血。治血热妄行之吐血、衄血者，常与白茅根、大黄、侧柏叶等同用，如十灰散（《十药神书》）；治三焦火盛迫血妄行之吐血、衄血者，常与黄芩、黄连、黄柏等同用，如黄连解毒汤（《外台秘要》引崔氏方）。

5. 目赤肿痛　本品能泻火解毒，清肝胆火以明目，治肝胆火热上攻之目赤肿痛，常与黄连、龙胆草、夏枯草等药配伍。

6. 热毒疮疡　本品能清热泻火，凉血解毒，治热毒疮疡，红肿热痛者，常与金银花、连翘、蒲公英等同用。

7. 扭挫伤痛　本品外用消肿止痛，用治扭挫伤痛，可用生栀子粉与黄酒调成糊状，外敷患处。

【用量与用法】6~9g。外用生品适量，研末调敷。

【使用注意】脾虚便溏者忌服。

【古籍论述】

1.《神农本草经》：主五内邪气，胃中热气，面赤，酒疱齇鼻，白癞，赤癞，疮疡。

2.《本草经集注》：主治五内邪气，胃中热气，面赤酒齇鼻，白癞，赤癞，疮疡。治目热赤痛，胸中、心、大小肠大热，心中烦闷，胃中热气。

3.《雷公炮制药性解》：主五内邪热，亡血津枯，面红目赤，痈肿疮疡，五种黄病，开郁泻火，疗心中懊恼颠倒而不眠，治脐下血滞小便而不利。皮，主肌肤之热。仁，去心胸之热。解羊踯躅及䗋虫毒。

山栀味苦归心，轻飘象肺，大肠则供肺为传道者也，小肠则受盛与心应者也，胃亦上焦之腑也，膀胱亦肺部之络也，故咸入之，以理邪热诸证。洁古曰：轻清上行。丹溪又曰：屈曲下行。两家之说，似相左矣。不知唯其上行，最能清肺，肺气清而化，则小便从此气化而出。《经》曰：膀胱津液藏，气化则能出者，是也。虚火炎者，炒黑用；烦郁呕逆者，姜汁炒用；此外并宜生服。

4.《本草经解》：气寒，味苦，无毒。主五内邪气，胃中热气，面赤酒皶鼻，白癞赤癞，疮疡。（炒黑用）山栀气寒，禀天冬寒之水气，入足太阳寒水膀胱经；味苦无毒，得地南方之火味，入手少阴心经。气味俱降，阴也。五内者，五脏之内也，五脏为阴，其邪气乃阳邪也；山栀苦寒清阳，所以主之。胃为阳明，胃中热气，燥热之气也，气寒，禀冬寒之水气，所以除燥热也。心主血，其华在面，面赤色，心火盛也；苦味清心，所以主之。鼻属肺，肺为金，金色白，心火乘肺，火色赤，故鼻红，成酒皶鼻；其主之者，入心清火也。癞者麻皮风也；膀胱主表，心火郁于膀胱寒水经，则湿热成癞也，白者湿也，赤者火也，山栀入心与膀胱，苦寒可以燥湿热，所以主之也。疮疡皆属心火，苦寒清心，故主疮疡也。

5.《长沙药解》：清心火而除烦郁，泄脾土而驱湿热，吐胸膈之浊瘀，退皮肤之熏黄。

6.《得配本草》：主屈曲下行，泻三焦之郁火，导痞块中之伏邪，最清胃脘之血热。心烦懊忱，颠倒不眠，脐下血滞，小便不利，皆此治之。

7.《新修本草》：味苦，寒、大寒，无毒。主五内邪气，胃中热气，面赤酒疱，皶鼻白癞，赤癞疮疡。疗目热赤痛，胸心大小肠大热，心中烦闷，胃中热气。一名木丹，一名越桃。生南阳川谷。九月采实，曝干。

8.《本草崇原》：气味苦寒，无毒。主治五内邪气，胃中热气，面赤，酒疱皶鼻，白癞，赤癞，疮疡。

9.《本草择要纲目》：〔气味〕苦寒无毒，轻清上行，阳中阴也，入手太阴肺经。〔主治〕五内邪气，胃中热气，心中烦闷，除时疾热利五淋，通小便。治心烦懊忱不得眠，泻三焦火，清胃脘血。治热厥心痛，解热郁，行结气，祛肝胆屈曲之火使之下行。凡心痛稍久，若温散之，反助火邪。栀子泻三焦之火，清胃脘之血，使邪易伏而病易退也。

10.《神农本草经读》：栀子气寒，禀水气而入肾；味苦，得火味而入心。五内邪气，五脏受热邪之气也。胃中热气，胃经热烦，懊忱不眠也。心之华在面，赤则心火盛也。鼻属肺，酒疱皶鼻，金受火克而色赤也。白癞为湿，赤癞为热，疮疡为心火。栀子下禀寒水之精，上结君火之实，能起水阴之气上滋，复导火热之气下行，故统主之。以上诸症，唯生用之，气味尚存，若炒黑则为死灰，无用之物矣。

【现代研究】

1.化学成分　主要含栀子苷、羟异栀子苷、栀子素、西红花素、西红花酸、栀子花甲酸、栀子花乙酸、绿原酸。还含挥发油、多糖、胆碱及多种微量元素。

2. 心血管药理研究 栀子可抗动脉粥样硬化。

有实验比较栀子中栀子黄色素与栀子苷的降血脂和体内抗氧化作用。方法：饲喂小鼠高脂高胆固醇饲料 8 周，第 5~8 周分别每日灌胃（ig）给予栀子苷和栀子黄色素 [100mg/（kg·d）]，以辛伐他汀 [（10mg/（kg·d）] 为阳性对照；检测小鼠血清中的总胆固醇（TC）、甘油三酯（TG）、低密度蛋白胆固醇（LDL–C）、高密度蛋白胆固醇（HDL–C）和丙二醛（MDA）的水平，测定血清中超氧化物歧化酶（SOD）和过氧化氢酶（CAT）的活力。结果：栀子黄色素能显著降低高脂血症小鼠血清中 TC、TG、LDL–C 的水平，升高 HDL–C 的水平；同时增强 SOD 和 CAT 酶的活力，降低 MDA 的含量；栀子苷虽能显著降低各血脂指标，但对体内抗氧化作用无明显效果。结论：栀子中的栀子黄色素与栀子苷均有降血脂的功能，但栀子黄色素的体内抗氧化作用效果更强。此外，栀子乙醇提取物可抑制信使核糖核酸和蛋白质的基因表达，栀子中的西红花苷及代谢产物可对胰脂酶活性产生抑制作用，降低血清总胆固醇、低密度脂蛋白胆固醇含量，实现降血脂作用，可用于预防和治疗动脉粥样硬化等脉管系统疾病。藏红花酸等化合物可降低机体血清中乳酸盐脱氢酶和肌酸激酶的活性，可提升心肌组织中三磷酸腺苷含量，改善心肌血氧状态，预防心肌梗死。京尼平苷和京尼平可降低血液中血小板聚集度，抑制磷脂酸酶活性，表现抗血栓作用。体外实验研究发现栀子乙醇提取物能有效抑制肿瘤坏死因子 –α（TNF–α）诱导的核因子 κB（NF–kβ）活性和黏附因子（VCAM–1）的 mRNA 以及蛋白质的表达，从而可用于动脉粥样硬化等脉管疾病的治疗。

3. 不良反应 胃肠道不适、皮疹等，严重不良反应为过敏性休克。

厚 朴

【概述】本品为木兰科植物厚朴 *Magnolia officinalis* Rehd.et Wils. 或凹叶厚朴 *Magnolia officinalis* Rehd.et Wils.var.*biloba* Rehd.et Wils. 的干燥干皮、根皮及枝皮。4~6 月剥取，根皮及枝皮直接阴干；干皮置沸水中微煮后，堆置阴湿处，"发汗"至内表面变紫褐色或棕褐色时，蒸软，取出，卷成筒状，干燥。气香。

【出处】《神农本草经》。

【性味归经】苦、辛，温。归脾、胃、肺、大肠经。

【功效】燥湿消痰，下气除满。

【应用】

1. 痰饮喘咳 本品能燥湿消痰，下气平喘，与紫苏子、陈皮、半夏等同用，治疗痰饮阻肺，肺气不降，咳喘胸闷者，如苏子降气汤（《太平惠民和剂局方》）；若与麻黄、石膏、杏仁等同用，用于寒饮化热，胸闷气喘、喉间痰声辘辘、烦躁不安者，如厚朴麻黄汤（《金匮要略》）；若与桂枝、杏仁等同用，可治疗宿有喘病，因外感风寒而发者，如桂枝加厚朴杏子汤（《伤寒论》）。此外，七情郁结，痰气互阻，咽中如有物阻，咽之不下，吐之不出的梅核气证，亦可取本品燥湿消痰、下气宽中之效，配伍半夏、茯苓、苏叶、生姜等药，如半夏厚朴汤（《金匮要略》）。

2. 湿滞伤中，脘痞吐泻　本品苦燥辛散，既能燥湿，又能下气除胀满，为消除胀满的要药。治疗湿阻中焦，脘腹痞满、呕吐泄泻，常与苍术、陈皮等同用，如平胃散（《太平惠民和剂局方》）。

3. 食积气滞，腹胀便秘　本品可行气宽中，消积导滞。治疗积滞便秘，常与大黄、枳实同用，如厚朴三物汤（《金匮要略》）；若配大黄、芒硝、枳实，以达峻下热结、消积导滞之效，常用于热结便秘者，如大承气汤（《伤寒论》）。

【用量与用法】3～9g。

【使用注意】本品辛苦温燥，易耗气伤津，故气虚津亏者及孕妇当慎用。

【古籍论述】

1.《神农本草经》：味苦，温。主中风，伤寒，头痛，寒热，惊悸，气血痹，死肌，去三虫。

2.《长沙药解》：味苦、辛，微温，入足阳明胃经。降冲逆而止嗽，破壅阻而定喘，善止疼痛，最消胀满。

3.《本草经集注》：味苦，温、大温，无毒。主治中风，伤寒，头痛，寒热，惊悸，气血痹，死肌，去三虫，温中，益气，消痰下气，治霍乱及腹痛，胀满，胃中冷逆，胸中呕逆不止，泻痢，淋露，除惊，去留热，止烦满，厚肠胃。

4.《雷公炮制药性解》：味苦辛，性温，无毒，入脾、胃二经。去实满而治腹胀，除湿结而和胃气，止呕清痰，温中消食。厚朴辛则能发，温则能行，脾胃之所喜也，故人之以理诸症。丹溪曰：厚朴属土而有火，平胃散用之以佐苍术，正谓泻上焦之湿，平胃土不使太过，以致于和而已。

5.《本草经解》：气温，味苦，无毒。主中风伤寒头痛，寒热惊悸，血痹死肌，去三虫。（姜汁炒）厚朴气温，禀天春升之木气，入足厥阴肝经；味苦无毒，得地南方之火味，入手少阴心经。气味升多于降，阳也。《难经》云：伤寒有五，中风、伤寒、湿温、热病、温病是也。中风伤寒者，中风证也，风气通肝，肝脉与督脉会于颠，风为阳邪而伤上，所以头痛；其主之者，厚朴入肝温散也。寒热惊悸者，病寒热而惊悸也，心虚则悸，肝虚则惊；厚朴气温可以达肝，味苦可以清心也。肝藏血，心主血，血凝泣则成痹；苦可以泄，温可以行，故主血痹。死肌者，亦血泣而皮毛不仁麻木也；苦泄温行，故亦主之。三虫湿所化也，味苦燥湿，可以杀虫，所以去虫也。

6.《得配本草》：苦、辛，温，入足太阴、阳明经气分。除肠胃之浊邪，涤膜原之秽积。破郁血，去结水，消宿食，散沉寒。

7.《本草新编》：厚朴，味甘、辛，气大温，阴中之阳，可升可降，无毒。入脾、胃、大肠。主中风寒热，治霍乱转筋，止呕逆吐酸，禁泻利淋露，消痰下气。乃佐使之药，不可为君臣。盖攻而不补，有损无益之味也，然而善用之，收功正多，未可弃而不用。大约宜与诸药同用，同大黄、枳实，则泻实满矣；同人参、苍术、陈皮，则泻湿满矣；同桂枝，则伤寒之头痛可除；同槟榔、枳实，则痢疾之秽物可去。同苦药则泻，同温药则补，同和药则止痛，同攻药则除痞，亦在人善用之。倘错认为补益，虚人用之，脱元气矣。或问厚朴收功甚多，不补而能之乎？夫疑厚朴为补，固不可。然而，厚朴实攻药，能于攻处见补，此厚朴之奇也。若论其性，实非补剂也。或厚朴能升清降浊，有之乎？曰：厚朴可升可降，非自能升清而降浊也。用之补气之中，则清气能升；用之于补血之中，则浊气能降。升降全恃乎气血之药，与厚朴何所与哉。或问厚朴佐大黄以攻坚，仲景张公入于承气汤中，有奇义乎？曰：承气汤中用大黄者，以邪结于大肠也。大黄迅拂之速，何借于厚朴。不知大黄走而不守，而厚朴降中有升，留大黄而不骤降，则消导祛除，合而成功，自然根株务绝，无有少留。此厚朴入之大承气汤，佐大黄之义也。或问厚朴入于平胃散中，以平胃气，似厚朴乃益胃之品，而非损胃之药。然平胃散，非益胃之品也。彼其命名之意，谓胃之不平者而平之也，是泻胃气之有余，非补胃气之不足。胃气既无所补，又何所益乎。平胃散用厚朴，泻胃实而不补胃虚，人奈何错认为益胃之品哉。

8.《本草纲目》：朴树肤白肉紫，叶如槲叶。五、六月开细花，结实如冬青子，生青熟赤，有核。七、八月采之，味甘美。

【现代研究】

1. 化学成分 主要含酚性成分：厚朴酚、和厚朴酚等；木脂素类成分：木兰醇等。还含挥发油、生物碱等。

2. 心血管药理研究 厚朴有效成分具有降低高血压、减轻高血压肾损害、改善心肌肥大、糖尿病心肌损伤、保护心肌再灌注损伤、拮抗心律失常的药理作用。

厚朴作为传统常用的中药材，其主要化学成分厚朴酚也被证实能明显降低自发性实验动物高血压的作用，其机制主要与通过上调过氧化物酶体增殖物激活受体表达和减少同源蛋白表达，增强蛋白激酶 B（Akt）和内皮型 NOS 活性，有效激活沉默调节蛋白 3/ 样因子 15（SIRT3/KLF15）信号通路等有关。文献显示，和厚朴酚除了能降低高血压，还能明显改善肾脏功能，减轻高血压性肾损害。用厚朴酚干预后可显著延长力竭运动小鼠的运动力竭时间、降低心脏重量指数、减小心肌细胞横径、降低心肌组织中 TNF-α 和 IL-1 含量、降低 p65 的基因和蛋白表达，提高 PPARγ 的基因和蛋白表达（$P < 0.01$），但与空白组仍有一定差异（$P < 0.01$）。结论：厚朴酚能改善力竭

运动引起的小鼠心肌肥大，机制可能与其调节 PPARγ 和 NF-κB 的表达有关。厚朴酚能够改善高血糖诱导的小鼠心脏血清学指标异常及组织病理学损伤，降低小鼠心肌组织中 IL-6 和 TNF-α 表达水平（$P < 0.05$），缓解糖尿病引起的心肌组织炎症反应，抑制心肌组织中 MAPK 信号通路信号分子（ERK、JNK 和 p38）的磷酸化以及减少 NF-κB 信号通路中 IκB 降解，且厚朴酚 20mg/kg 组较 10mg/kg 组作用显著。结论：厚朴酚通过影响 MAPK/NF-κB 信号通路降低 1 型糖尿病小鼠心肌炎症反应并改善其心肌损伤。研究厚朴酚对心血管系统的保护作用及有效剂量与作用机制。检测乳酸脱氢酶（LDH）及肌酸激酶（CK）的活性，观察缺血再灌注后心室性心搏过速（VT）、心室纤维颤动（VF）的发生率及发生时间，计算心肌坏死区域面积。结果各组间大鼠 VT 发生率比较差异均无统计学意义（P 均 > 0.05）；厚朴酚 10μg/kg 组大鼠 VT 总发生时间明显短于模型组和厚朴酚 1μg/kg 组（P 均 < 0.05）；厚朴酚 10μg/kg 组大鼠 VF 发生率和总发生时间、大鼠死亡率均明显低于或短于模型组和厚朴酚 1μg/kg 组（P 均 < 0.05）。厚朴酚 1μg/kg 组和厚朴酚 10μg/kg 组大鼠心肌坏死区域比例明显低于模型组（P 均 < 0.05）。结论 10μg/kg 厚朴酚能减少冠状动脉缺血再灌流引起的 VF 并降低动物死亡率，1μg/kg 及 10μg/kg 厚朴酚能降低大鼠心肌缺血坏死区域比例。研究厚朴酚（HON）对大鼠急性心肌缺血再灌注损伤（I/R）的影响并初步探讨其可能机制。结果发现：①与对照组比较，I/R 组大鼠左心室收缩末压（LVSP）、左心室最大上升速率（+dp/dtmax）、左心室最大下降速率（-dp/dtmax）明显降低（$P < 0.05$），左心室舒张末压（LVEDP）明显升高（$P < 0.05$）；心律失常的发生率和血浆肌酸激酶（CK）明显升高（$P < 0.05$）。②与 I/R 组比较，HON 组 LVSP、+dp/dtmax、-dp/dtmax 明显升高（$P < 0.05$），LVEDP 明显降低（$P < 0.05$）；同时，再灌注时出现心律失常时间明显延迟（$P < 0.05$），再灌注后的前 3 分钟内发生心律失常的时间总和和频率明显下降（$P < 0.05$），室颤的发生率明显减少（$P < 0.05$）；血浆 CK 的活性显著降低（$P < 0.05$）。③3μmol/LHON 明显降低成年大鼠心肌细胞钙瞬变幅度。结论：HON 能改善心肌 I/R 时心功能降低，并拮抗再灌早期出现的心律失常，机制可能与减少细胞内游离钙、减轻 I/R 时钙超载有关。厚朴有降压作用，降压时反射性地引起呼吸兴奋，心率增加。

砂 仁

【概述】本品为姜科植物阳春砂 Amomum villosum Lour.、绿壳砂 Amomum villosum Lour. var. xanthioides T.L.Wu et Senjen 或海南砂 Amomum longiligulare T.L.Wu 的干燥成熟果实。夏、秋二季果实成熟时采收，晒干或低温干燥。气芳香而浓烈。

【出处】《药性论》。

【性味归经】辛，温。归脾、胃、肾经。

【功效】化湿开胃，温脾止泻，理气安胎。

【应用】

1. 湿浊中阻，脾胃气滞，脘痞不饥 本品辛散温通，气味芳香，其化湿醒脾开胃、行气温中之效均佳，古人谓其为醒脾调胃要药。故凡湿阻或气滞所致之脘腹胀痛等脾胃不和诸证常用，尤其是寒湿气滞者最为适宜，常与厚朴、陈皮、枳实等同用。若与木香、枳实同用，治疗脾胃气滞者，如香砂枳术丸（《景岳全书》）；若配健脾益气之党参、白术、茯苓等，可用于脾胃气虚、痰阻气滞之证，如香砂六君子汤（《太平惠民和剂局方》）。

2. 脾胃虚寒，呕吐泄泻 本品善于温中暖胃以达止呕止泻之功，但其重在温脾。治疗脾胃虚寒，呕吐泄泻，可单用研末吞服，或与干姜、附子等药同用。

3. 妊娠恶阻，胎动不安 本品能行气和中而止呕安胎。若妊娠呕逆不能食，可单用，或与紫苏梗、白术等配伍同用；若与人参、白术、熟地等配伍，以益气养血安胎，可用于气血不足，胎动不安者，如泰山磐石散（《古今医统》）。

【用量与用法】3～6g，入煎剂宜后下。

【使用注意】阴虚血燥者慎用。

【古籍论述】

1.《药性论》：砂仁，味辛，性温，无毒，入脾、胃、肺、大小肠、膀胱、肾七经。主虚寒泻痢、宿食不消、腹痛心疼、咳嗽胀满、奔豚、霍乱转筋，祛冷逐痰，安胎止吐，下气化酒食。

2.《雷公炮制药性解》：味辛，性温，无毒，入脾、胃、肺、大小肠、膀胱、肾七经。主虚寒泻痢、宿食不消、腹痛心疼、咳嗽胀满、奔豚、霍乱转筋，祛冷逐痰，安胎止吐，下气化酒食。炒去衣研用。按：砂仁为行散之剂，故入脾胃诸经，性温而不伤于热，行气而不伤于克，太阴经要剂也，宜常用之。

3.《本草经解》：气温，味辛涩，无毒。主虚劳冷泻，宿食不消，赤白泄利，腹中虚痛下气。（姜汁炒）砂仁气温，禀天春和之木气，入足厥阴肝经；味辛涩无毒，得地西方燥金之味，入手太阴肺经、足阳明胃经、手阳明大肠经。气味俱升，阳也。主虚劳冷泻者，阳虚而作劳，则真气愈耗，所以土冷而泄泻也。砂仁气温益气，味涩可以止泄也；辛温温胃，胃暖则宿食自消。赤白泻利，肠寒积滞也；辛温散寒，味涩止泄也。腹中虚痛，腹中阳气虚而寒痛也；温以益阳，辛以散寒，所以止之。肺主气，下气者，辛能益肺，肺平气自下也。

4.《本草便读》：启脾胃以宽中，辛温有效；逐寒凝而快气，香燥多功。治呕吐腹疼，结滞冷痰可解化，能导归肾部，附根缩密有收藏。（砂仁形似龙眼而小，色黄专入脾胃，以其附根而生，故又入肾。辛温香窜，和中散逆，醒胃强脾，止呕吐，辟口气，凡中焦一切寒凝气滞之证，皆可用之。虽无草蔻、白蔻之猛烈，而辛香燥散之性，阴不足者仍不宜用。砂仁密藏于根，能引诸气归束于下，故有缩砂密之名。今人用以制熟地，不特使之不腻，且有归束密藏之意，合于肾耳。)

5.《玉楸药解》：味辛，气香，入足太阴脾、足阳明胃经。和中调气，行郁消满，降胃阴而下食，达脾阳而化谷，呕吐与泄利皆良，咳嗽共痰饮俱妙，善疗噎膈，能安胎妊，调上焦之腐酸，理下气之秽浊，除咽喉口齿之热，化铜铁骨刺之鲠。清升浊降，全赖中气，中气非旺，则枢轴不转，脾陷胃逆。凡水胀肿满、痰饮咳嗽、噎膈泄利、霍乱转筋、胎坠肛脱、谷宿水停、泄秽吞酸诸证，皆升降反常，清陷浊逆故也。泻之则益损其虚，补之则愈增其满，清之则滋其下寒，温之则生其上热。缘其中气埋郁，清浊易位，水木下陷，不受宣泄，火金上逆，不受温补也。唯以养中之味，而加和中之品，调其滞气，使枢轴回旋运动，则升降复职，清浊得位。然后于补中扶土之内，温升其肝脾，清降其肺胃，无有忧矣。和中之品，莫妙如砂仁，冲和条达，不伤正气，调理脾胃之上品也。

6.《本草从新》：辛、温，香窜。和胃醒脾，快气调中，通行结滞。治腹痛痞胀（痞满有伤寒下早，里虚邪入而痞者，有食壅痰塞而痞者，有脾虚气弱而痞者，须分虚实治之，不宜专用利气药、恐变为鼓胀，鼓胀内胀而外有形，痞胀唯觉痞闷而已，皆太阴为病也），霍乱转筋，噎膈呕吐，上气咳嗽，奔豚崩带，赤白泻痢（湿热积滞客于大肠，砂仁亦入大、小肠经）。祛痰逐冷，消食醒酒，止痛安胎，散咽喉口齿浮热，化铜铁骨鲠（好古曰：得檀香、豆蔻入肺，得人参、益智入脾，得黄柏、茯苓入肾，得赤石脂入大、小肠。白飞霞《医通》曰：辛能润肾燥，引诸药归宿丹田。《经疏》曰：肾虚气不归元，用为向导，殆胜桂、附热药为害)，辛窜性燥，血虚火炎者，勿用。胎妇多服耗气，必致难产。出岭南。炒，去衣，研（《百一选方》治鱼骨入咽，砂仁、甘草等分为末，绵包含之，咽汁，当随痰出）。

7.《得配本草》：辛，温，入手足太阴阳明、足少阴经气分。醒脾胃，通行结滞，引诸药归宿丹田，消食安胎，除腥秽，祛寒痰，治呕吐泻痢，胀痞腹痛，霍乱转筋，奔豚骨鲠。

8.《本草备要》：宣，行气，调中。辛温香窜。补肺益肾，和胃醒脾，快气调中，通行结滞。治腹痛痞胀（痞满有伤寒下早，里虚邪入而痞者；有食壅痰塞而痞者；有脾虚气弱而痞者。须分虚实治之。不宜专用利气药，恐变为鼓胀。鼓胀，内胀而外有形；痞胀，唯觉痞闷而已，皆太阴为病也），噎膈呕吐，上气咳嗽，赤白泻痢（湿热积滞，客于大肠，砂仁亦入大、小肠经），霍乱转筋，奔豚崩带。祛痰逐冷，消食醒酒，止痛安胎（气行则痛止，气顺则胎安）。散咽喉口齿浮热，化铜铁骨鲠（王好古曰：得檀香、豆蔻入肺，得人参、益智入脾，得黄柏、茯苓入肾，得赤石脂入大、小肠）。

【现代研究】

1. 化学成分 主要含挥发油：乙酸龙脑酯、樟脑、樟烯、柠檬烯等。还含黄酮类等。

2. 心血管药理研究 砂仁提取物对实验性糖尿病大鼠具有降血糖作用。砂仁中的有效成分还有抗动脉粥样硬化、降血压的作用。

有实验指出，砂仁提取物糖尿病治疗组大鼠血糖明显降低，与糖尿病对照组比较有显著性差异；砂仁提取物对糖尿病大鼠胰岛 β 细胞具有明显的保护作用，并可改善胰岛 β 细胞超微结构变化。有研究探索乙酸龙脑酯（BA）对大鼠血压和主动脉收缩的影响，结果显示，高剂量的 BA 可以抑制苯肾上腺素诱导的收缩反应，中剂量 BA 可显著降低静脉注射去甲肾上腺素引起的升压反应，低剂量可抑制高钾引起的收缩反应。研究结果说明，通过静脉注射 BA，至少可部分地通过阻断肾上腺素能受体引起的主动脉的收缩作用，BA 还可通过阻断肾上腺素能受体引起大鼠离体主动脉条中的血管松弛，还可能通过未知机制直接引起血管舒张。此外，还有实验研究了 BA 对低密度脂蛋白（ox-LDL）诱导的白细胞黏附于内皮细胞（HUVECs）的药理作用，结果：BA 能改善 ox-LDL 诱导的 HUVECs 细胞活力降低；可能通过抑制 κBα/NF-κB 信号通路的激活机制改善 ICAM-1、VCAM-1 和 E-选择素的表达，从而抑制 ox-LDL 诱导的人脐静脉内皮细胞对 THP-1 单核细胞的黏附；同时，BA 具有减轻促炎细胞因子 TNF-α 和 IL-1β 表达的作用。实验结果说明 BA 在动脉粥样硬化患者中的治疗潜力。

蛇床子

【概述】 本品为伞形科植物蛇床 *Cnidium monnieri*（L.）Cuss. 的干燥成熟果实。全国大部分地区均产。夏、秋二季果实成熟时采收，除去杂质，晒干。气香，味辛凉，有麻舌感。

【出处】《神农本草经》。

【性味归经】 辛、苦，温；有小毒。归肾经。

【功效】 燥湿祛风，杀虫止痒，温肾壮阳。

【应用】

1. 阴痒，疥癣，湿疹瘙痒 本品辛苦温燥，有燥湿祛风、杀虫止痒之功，为皮肤病及妇科病常用药，常与苦参、黄柏、白矾等同用，且较多外用。治阴部湿疹瘙痒，《濒湖集简方》以之配白矾煎汤频洗；治疥癣瘙痒，《千金方》单用本品研粉，猪脂调之外涂。

2. 寒湿带下，湿痹腰痛　本品性温可助阳散寒，辛苦又具燥湿祛风之功。治带下、腰痛尤宜于寒湿兼肾虚所致者，常与山药、杜仲、牛膝等同用。

3. 肾虚阳痿，宫冷不孕　本品有温肾壮阳之功。如《千金方》30 首治肾虚阳痿精冷方中，用蛇床子方达半数以上。亦可配伍当归、枸杞子、淫羊藿等治疗阳痿无子，如赞育丹（《景岳全书》）。

【用量与用法】煎服，3~10g。外用适量，多煎汤熏洗，或研末调敷。

【使用注意】阴虚火旺或下焦有湿热者不宜内服。

【古籍论述】

1.《神农本草经》：蛇床子，味苦，平。主妇人阴中肿痛，男子阴痿湿痒，除痹气，利关节，癫痫恶疮。

2.《本草新编》：蛇床子，味苦、辛，气平，无毒。治阴户肿疼且痒，温暖子宫，疗男子阴囊湿痒，坚举尿茎，敛阴汗，却癫痫，拂疮疡，利关节，主腰膝胯痛，祛手足痹顽，治产后阴脱不起，妇人无娠，尤宜久服，则功用颇奇。内外俱可施治，而外治尤良。

3.《本草纲目》：蛇床乃右肾命门、少阳三焦气分之药，神农列之上品，不独辅助男子，而又有益妇人。

4.《证类本草》：味苦、辛、甘，平，无毒。主妇人阴中肿痛，男子阴痿，湿痒，除痹气，利关节，癫痫，恶疮，温中下气，令妇人子脏热，男子阴强。久服轻身，好颜色，令人有子。一名蛇粟，一名蛇米，一名虺床，一名思益，一名绳毒，一名枣棘，一名墙蘼。生临淄川谷及田野。五月采实，阴干。

5.《名医别录》：蛇床子，味辛、甘，无毒。主温中下气，令妇人子脏热，男子阴强。

6.《冯氏锦囊秘录》：味苦、辛、甘平，无毒，阳也。凡使须用浓蓝汁并百部自然汁二味同浸，三伏时漉出，晒干，却用生地汁拌蒸，从午至亥晒干用。蛇床子，治妇人阴户肿疼，温暖子脏，男子阴囊湿痒，坚举尿茎，扫疮癣，利关节，腰胯肿痛，手足痹顽，益阳气。治腰膝酸痛，敛阴汗，除湿疮疥癞，大风身痒难当，作汤洗愈。产后阴脱不起，绢袋熨收。妇人无娠，最宜久服。但性温燥，肾家有火，下部有热者忌投。

【现代研究】

1. 化学成分　果实含挥发油 1.3%，已从油中分得 27 个成分。还含香豆素类等成分，如蛇床子素、花椒毒素等。种子含香柑内酯、欧山芹素及食用白芷素。

2. 心血管药理研究　蛇床子中有效成分具有缓解心肌氧化损伤、降低血压、改善心室重构、改善血脂异常等药理作用。

蛇床子素可通过缓解心肌低氧损伤所致心肌细胞病理性凋亡以及氧化应激，对新生大鼠心脏起保护作用。减少心肌细胞凋亡诱导大鼠右心室重构、抗高血压、抗肺动脉高压和稳定血管 Ca（v）1.2 通道，从而降低血压的作用。蛇床子素作用于脂肪肝大鼠后，其血清总胆固醇、甘油三酯、低密度脂蛋白胆固醇、肝重系数及肝组织中血清总胆固醇、甘油三酯含量等指标均显著降低。

第三节　芳香祛风湿药

五加皮

【概述】五加科植物细柱五加 *Acanthopanax gracilistylus* W.W.Smith 的干燥根皮。夏、秋二季采挖根部，洗净，剥取根皮，晒干。气微香，味微辣而苦。

【出处】《神农本草经》。

【性味归经】辛、苦，温。归肝、肾经。

【功效】祛风除湿，补益肝肾，强筋壮骨，利水消肿。

【应用】

1. 水肿，脚气肿痛　本品能利水消肿。治水肿，小便不利，每与茯苓皮、大腹皮、生姜皮配伍，如五皮散（《太平惠民和剂局方》）；若治疗寒湿壅滞之脚气肿痛，可与木瓜、蚕沙、吴茱萸等同用。

2. 风湿痹病　本品辛能散风，苦能燥湿，温能祛寒，且兼补益之功，尤宜于老人及久病体虚者。治风湿痹证，腰膝疼痛、筋脉拘挛，可单用或配当归、牛膝等，如五加皮酒（《本草纲目》）；亦可与木瓜、松节等同用。

3. 筋骨痿软，小儿行迟，体虚乏力　本品有温补之效，能补肝肾，强筋骨。常用于肝肾不足，筋骨痿软者，常与牛膝、杜仲等配伍；治小儿发育不良，骨软行迟，则与龟甲、牛膝、木瓜等同用。

【用量与用法】煎服，5~10g；或酒浸、入丸散服。

【古籍论述】

1.《神农本草经》：味辛，温。主心腹疝气，腹痛，益气疗躄，小儿不能行，疽疮阴蚀。

2.《本草思辨录》：五加皮茎柔皮脆，用在于根，宜下焦风湿之缓证。若风湿搏于肌表，则非其所司，古方多浸酒、酿酒及酒调末服之，以行药势。心疝少腹有形为寒，肺热生痿为热，《本经》并主之。刘潜江云：肾肝气虚，故病于湿。湿者阴之淫气也，阴淫则阳不化而为风；风者阳之淫气也，阳淫则阴愈不化而更病于湿。至病湿，固已阴锢阳、阳蚀阴而成湿热矣。按此论甚精。五加皮辛苦而温，唯善化湿耳。化其阴淫之湿，即驱其阳淫之风。风去则热已，湿去则寒除。即《别录》之疗囊湿、阴痒、小便余沥、腰脚痛痹、风弱、五缓，皆可以是揆之。

3.《本草经集注》：味辛、苦，温、微寒，无毒。主治心腹疝气，腹痛，益气，治躄，小儿不能行，疽疮，阴蚀。男子阴痿，囊下湿，小便余沥，女人阴痒及腰脊痛，两脚疼痹风弱，五缓虚羸。补中益精，坚筋骨，强志意。久服轻身耐老。五叶者良。

4.《雷公炮制药性解》：味辛苦，性温，无毒，入肺、肾二经。主心腹腰膝痛，疝气，骨节拘挛多年，瘀血在皮肤，阴痿囊湿，小儿脚软，女子阴痒阴蚀，补劳伤，坚筋骨，益志气，添精髓，久服延年。五加皮辛能泻肺，苦能坚肾，宜并入之。心腹等件何非两经之证，而有不治者耶。

5.《玉楸药解》：味辛，微温，入足厥阴肝经。逐湿开痹，起痿伸挛。

五加皮通关泄湿，壮骨强筋，治腰痛膝软、足痿筋拘、男子阴痿囊湿、女子阴痒阴蚀、下部诸证。

6.《本草新编》：五加皮，味辛而苦，气温而寒，无毒。近人多取而酿酒，谓其有利益也，甚则夸大其辞，分青、黄、赤、白、黑，配五行立论，服三年可作神仙，真无稽之谈也。此物止利风湿，善消瘀血则真。若言其扶阳起痿，止小便遗沥，去妇人阴痒，绝无一验。而举世宗之，牢不可破，亦从前著书者之误也。余故辨之，使世人毋再惑耳。

7.《得配本草》：辛、苦，温。入足厥阴、少阴经气分。去风湿之在骨节，逐瘀血之在皮肤。除寒痛，止遗沥，杀阴虫，疗疝气。

8.《本草崇原》：气味辛温，无毒。主治心腹疝气、腹痛，益气，疗躄、小儿五岁不能行、疽疮阴蚀。

【现代研究】

1. 化学成分　主要含苯丙醇苷类成分：紫丁香苷、刺五加苷 B1、无梗五加苷 A~D、K2、K3；萜类成分：16- 羟基 -（-）- 贝壳松 -19- 酸，左旋对映贝壳松烯酸；还含多糖、脂肪酸及挥发油等。

2. 心血管药理研究　五加皮有降血糖、抗炎症损伤的作用。

细柱五加灌胃给药 100g/（kg·d），连续 4 天，可明显抑制四氧嘧啶所致大鼠高血糖，表明细柱五加具有潜在的降血糖作用。另外，细柱五加叶中主要的活性成分三萜类化合物，其中 Acankoreagenin 表现较好的体外降血糖活性，其对 α-glucosidase 的半数抑制值（IC50）为 13.01μmol/L，对 α-amylase 的 IC50 为 30.81μmol/L，对 PTP1B 的 IC50 为 16.39μmol/L。细柱五加根皮中部分二萜类化合物，在 LPS 刺激的外周血单核细胞的模型中，对白细胞介素–1β（IL–1β）、白细胞介素–8（IL–8）和肿瘤坏死因子–α（TNF–α）的释放，有一定的潜在抑制作用。

防 己

【概述】本品为防己科植物粉防己 *Stephania tetrandra* S.Moore 的干燥根。习称"汉防己"。主产于浙江、江西、安徽、湖北。秋季采挖，以粉性足、纤维少者为佳。生用。

【出处】《神农本草经》。

【性味归经】苦，寒。归膀胱、肺经。

【功效】祛风湿，止痛，利水消肿。

【应用】

1. 高血压 本品有降血压作用，可用于高血压病。

2. 风湿痹痛 本品辛能行散，苦寒降泄，既能祛风除湿止痛，又能清热。对风湿痹证湿热偏盛、肢体酸重、关节红肿疼痛及湿热身痛者，尤为要药，常与滑石、薏苡仁、蚕沙等配伍，如宣痹汤（《温病条辨》）；若与麻黄、肉桂、威灵仙等同用，亦可用于风寒湿痹，四肢挛急者。

3. 水肿，脚气肿痛，小便不利 本品苦寒降泄，能清热利水，善走下行而泄下焦膀胱湿热，尤宜于下肢水肿，小便不利者。常与黄芪、白术、甘草等配伍，用于风水脉浮，身重汗出恶风者，如防己黄芪汤（《金匮要略》）；若与茯苓、黄芪、桂枝等同用，可治一身悉肿，小便短少者，如防己茯苓汤（《金匮要略》）；与椒目、葶苈子、大黄合用，又治湿热腹胀水肿，如己椒苈黄丸（《金匮要略》）。治脚气足胫肿痛、重着、麻木，可与吴茱萸、槟榔、木瓜等同用；《本草切要》治脚气肿痛，则配伍木瓜、牛膝、桂枝等药。

4. 湿疹疮毒 本品苦以燥湿，寒以清热，治湿疹疮毒，可与苦参、金银花等配伍。

【用量与用法】煎服，5~10g。

【使用注意】本品苦寒易伤胃气，胃纳不佳及阴虚体弱者慎服。

【古籍论述】

1.《神农本草经》：味辛，平。主风寒，温疟，热气，诸痫，除邪，利大小便。

2.《名医别录》：味苦，温，无毒。主治水肿，风肿，去膀胱热，伤寒，寒热邪气，中风，手脚挛急，止泄，散痈肿、恶结，诸蜗疥癣，虫疮，通腠理，利九窍。

3.《本草经集注》：味辛、苦，平、温，无毒。主治风寒，温疟，热气，诸痫，除邪，利大小便。治水肿，风肿，去膀胱热，伤寒，寒热邪气，中风手脚挛急，止泄，散痈肿，恶结，诸蜗疥癣，虫疮，通腠理，利九窍。文如车辐理解者良。

4.《雷公炮制药性解》：味辛苦，性平温，无毒，入十二经。尤善腰以下至足湿热肿盛，疗中风手脚挛急，口眼㖞斜，疥癣虫疮，止嗽消痰，利大小便，去留热。

5.《本草经解》：气平，味辛，无毒。主风寒温疟热气诸痫，除邪，利大小便。

【现代研究】

1. 化学成分 主要含粉防己碱、防己诺林碱、轮环藤酚碱、氧防己碱、防己斯任碱等。《中国药典》规定本品含粉防己碱（$C_{38}H_{42}N_2O_6$）和防己诺林碱（$C_{37}H_{40}N_2O_6$）的总量不得少于1.6%，饮片不得少于1.4%。

2. 心血管药理研究 防己提取物具有保护心肌细胞、抑制血小板聚集、降压、抗心律失常的作用。

研究发现，一定浓度范围内的粉防己碱可改善缺氧/复氧心肌细胞损伤，减少细胞凋亡。研究表明粉防己碱浓度依赖性地抑制卡西霉素诱导血小板释放血小板活化因子（PAF），得出抑制血小板聚集作用与抑制内源性PAF生成有关。粉防己碱对大鼠门静脉、肺动脉高压模型均有明确疗效，其降压机制可能与直接扩张心血管、改善微循环、抑制血管胶原合成、降低钙调素活性等相关。证明碘化二甲基木防己碱对乌头碱、哇巴音、氯仿-肾上腺素诱发的心律失常均有对抗作用，通过使心肌细胞动作电位平台期延长，从而使心房肌有效不应期（ERP）延长。折返是心律失常产生的原因之一，ERP延长可打断折返，从而抗心律失常。

伸筋草

【概述】本品为石松科植物石松 *Lycopodium japonicum* Thunb. 的干燥全草。主产于湖北。夏、秋二季茎叶茂盛时采收，除去杂质，晒干。切段，生用。

【出处】《本草拾遗》。

【性味归经】微苦、辛，温。归肝、脾、肾经。

【功效】祛风除湿，舒筋活络。

【应用】

1. 风寒湿痹，关节酸痛，屈伸不利 本品辛散、苦燥、温通，能祛风湿，入肝尤善通经络。治风寒湿痹，关节酸痛，屈伸不利，可与独活、桂枝、白芍等配伍；若肢体软弱，肌肤麻木，可与油松节、威灵仙等同用。

2. 跌打损伤 本品辛能行散以舒筋活络，消肿止痛，治跌打损伤，瘀肿疼痛，多配苏木、土鳖虫、红花等活血通络药，内服外洗均可。

【用量与用法】煎服，3~12g。外用适量。

【使用注意】孕妇慎用。

【古籍论述】

1.《本草拾遗》：主久患风痹，脚膝疼冷，皮肤不仁，气力衰弱。

2.《生草药性备要》：消肿，除风湿。浸酒饮，舒筋活络。其根治气结疼痛，损伤，金疮内伤，去痰止咳。

【现代研究】

1. 化学成分 主要含石松碱、棒石松宁碱等生物碱，石松三醇、石松四醇酮等萜类化合物，β-谷甾醇等甾醇，以及香草酸、阿魏酸等。

2. 心血管药理研究 伸筋草提取物具有抗凝、抗血小板聚集的药理作用。通过豚鼠离体肠平滑肌实验，证明了伸筋草总提取物有兴奋作用，且与总生物碱的量相吻合，并进行了抗血小板凝聚实验，结果表明其具有抗凝作用。对其抗血小板凝聚作用进行进一步研究，采用 HPLC 法对伸筋草石油醚、氯仿、正丁醇、水 4 个提取部位中α-玉柏碱的量进行分析，并进行抗家兔血小板聚集活性研究，结果发现，α-玉柏碱与不同提取物均有抑制血小板聚集作用。

香加皮

【概述】本品为萝藦科植物杠柳 *Periploca sepium* Bge. 的干燥根皮。主产于山西、河北、河南。春、秋二季采挖，剥取根皮，切厚片，晒干。有特异香气，味苦。以皮厚、色灰棕、香味浓者为佳。生用。

【出处】《中药志》中国医学科学院药物研究所。

【性味归经】辛、苦，温；有毒。归肝、肾、心经。

【功效】利水消肿，祛风湿，强筋骨。

【应用】

1. 下肢浮肿，心悸气短 本品入心、肾二经，有温助心肾、利水消肿作用，临床常用治下肢浮肿，心悸气短，可与葶苈子、黄芪等药同用。

2. 风寒湿痹，腰膝酸软 本品辛散苦燥，具有祛风湿、强筋骨之功，为治风湿痹证常用药。用于风寒湿痹，腰膝酸软，常与当归、独活、淫羊藿等同用；若筋骨痿软行迟，则与怀牛膝、木瓜、巴戟天等同用。

【用量与用法】煎服，3~6g。

【使用注意】本品有毒，不宜长期或过量服用。

【古籍论述】

1.《中国药典》：利水消肿，祛风湿，强筋骨。用于下肢浮肿，心悸气短，风寒湿痹，腰膝酸软。

2.《中药大辞典》：辛苦，微温，有毒。

3.《四川中药志》四川中药志协作编写组：性微温，味甘，有毒。

4.《河北中药手册》河北省革命委员会商业局医药供应站等：性温，味辛。

5.《陕甘宁青中草药选》原兰州军区后勤部卫生部：味苦辛，性温，有毒。

6.《上海常用中草药》：治水肿，香加皮一钱五分至三钱。煎服。

【现代研究】

1. 化学成分　主要含十余种苷类化合物，其中最主要的是强心苷，有杠柳毒苷和香加皮苷 A、B、C、D、E、F、G、K 等。此外还有 4- 甲氧基水杨醛。

2. 心血管药理研究　香加皮具有强心、升压作用。

有研究表明，香加皮的关键化合物 5- 脱氨乌沙苷元、杠柳苷元、杠柳次苷 -qt、油酸、β - 谷甾醇等可通过血清白蛋白（ALB）、肌动蛋白 β（ACTB）、过氧化物酶体增殖物激活受体 γ（PPARG）、CAT、半胱天冬酶 3（CASP3）等关键靶蛋白介导 AGE-RAGE、HIF-1、cAMP、MAPK 等信号通路改善心力衰竭。通过文献计量学联合生物信息技术分析心脏效 - 毒双向作用中药的双向作用成分、机制，得到香加皮通过杠柳毒苷、杠柳次苷调节心肌受磷蛋白 /Ca^{2+}-ATP 酶比值发挥强心、改善心房纤颤、改善左室功能、抑制心室重构作用；香加皮毒性成分为杠柳毒苷，抑制 Na^+-K^+-ATPase 活性导致房室传导阻滞、心律失常、心包水肿等。实验证实杠柳毒苷对慢性心衰（CHF）大鼠左室结构和功能具有一定的改善作用，其抗心力衰竭可能是通过提高模型大鼠 Ca^{2+}- 三磷酸腺苷（ATP）mRNA 的表达，降低心肌受磷蛋白 mRNA 表达，进而调节心肌受磷蛋白 /Ca^{2+}-ATP 酶比值来实现的。香加皮中含有醛类化合物，包括 4- 甲基苯甲醛、4- 甲氧基水杨醛等，其中 4- 甲氧基水杨醛是香加皮产生香气的主要成分。香加皮具有明显的洋地黄类强心苷样作用，其有效成分杠柳苷的化学结构与药理作用与毒毛旋花苷 K 和 G 具有一定的相似性。

3. 不良反应　香加皮有较强的毒性，较小剂量注射即可引起蟾蜍、小鼠死亡；兔、犬静注可使血压先升后降，呼吸麻痹而于数分钟内死亡。

香加皮毒性反应主要为强心苷中毒，治疗剂量下可出现恶心、呕吐、腹泻、心动过缓，剂量过大可出现心室颤动、房室传导阻滞等。对豚鼠香加皮水提物腹腔注射给药后，观察其心电图，发现其心电图异常的发生率与所注射剂量呈正相关，且随着香加皮水提物剂量的增加，其主要变化依次表现为 T 波异常、P 波和 QRS 波群异常、QRS 波群脱落；并推测豚鼠腹腔注射香加皮水提物的半数中毒剂量在 93～285mg/kg，半数致死剂量（LD50）在 186～465mg/kg。实验结果表明，香加皮具有一定的心脏毒性，可通过观察心电图判断豚鼠香加皮中毒情况。通过分析代谢物谱图来解释香加皮导致心脏毒性的作用机制，发现其作用途径可能与"苯丙氨酸、酪氨酸和色氨酸生物合成""苯丙氨酸代谢""磷脂代谢"以及"泛酸盐和辅酶 A 生物合成"等过程有关。

将受精后 6 小时（6hpf）胚胎暴露在含有不同浓度香加皮水溶液的 24 孔板中，分别在不同阶段测定其自主抽动次数、心率、孵化率、死亡率等指标，并使用不同浓度的香加皮水溶液处理发育至 48、72、96hpf 的斑马鱼 24 小时，观察其死亡率。实验结果表明，香加皮能够抑制斑马鱼的孵化过程，具有明显的发育毒性。

独 活

【概述】本品为伞形科植物重齿毛当归 *Angelica pubescens* Maxim.f. *biserrata* Shan et Yuan 的干燥根。主产于四川、湖北。春初苗刚发芽或秋末茎叶枯萎时采挖，除去须根和泥沙，摊晾至表皮干燥，烘至半干，堆置 2~3 天，发软后再烘至全干，切片。有特异香气。以根条粗肥，香气浓郁者为佳。生用。

【出处】《神农本草经》。

【性味归经】辛、苦，微温。归肾、膀胱经。

【功效】祛风除湿，通痹止痛，解表。

【应用】

1. 风寒湿痹，腰膝疼痛 本品辛散苦燥，气香温通，功善祛风湿，止痹痛，为治风湿痹痛主药，凡风寒湿邪所致之痹证，无论新久，均可应用。因其主入肾经，性善下行，"宣肾经之寒湿"，故尤以下半身风寒湿痹为宜。治风寒湿痹，肌肉、腰背、手足疼痛，可与当归、白术、牛膝等同用；若与桑寄生、杜仲、人参等配伍，可治痹证日久正虚，腰膝酸软、关节屈伸不利者，如独活寄生汤（《千金要方》）。

2. 风寒夹湿头痛 本品辛散苦燥温通，能发散风寒湿邪而解表，治外感风寒夹湿所致的头痛头重、一身尽痛，多配羌活、藁本、防风等，如羌活胜湿汤（《内外伤辨惑论》）。

3. 少阴伏风头痛 本品善入肾经而搜伏风，与细辛、川芎等相配，可治风扰肾经，伏而不出之少阴头痛。

此外，其祛风湿之功，亦治皮肤瘙痒，内服或外洗皆可。

【用量与用法】煎服，3~10g。外用适量。

【古籍论述】

1.《神农本草经》：味苦，平。主风寒所击，金疮止痛，奔豚，痫痉，女子疝瘕。久服轻身耐老。

2.《名医别录》：味甘，微温，无毒。主治诸贼风，百节痛风无久新者。

3.《本草经集注》：味苦、甘，平、微温，无毒。主治风寒所击，金疮止痛，奔豚，痫痉，女子疝瘕。治诸贼风，百节痛风无久新者。久服轻身耐老。此草得风不摇，无风自动。

4.《证类本草》：味苦、甘，平、微温，无毒。主风寒所击，金疮止痛，奔豚，痫（音炽），女子疝瘕。疗诸贼风，百节痛风无久新者。

5.《雷公炮制药性解》：味苦甘辛，性微温，无毒，入肺、肾二经。主新旧诸风湿痹，颈项难伸，腰背酸疼，四肢挛痿，黄色而作块者为独活。

6.《本草经解》：气平，味苦甘，无毒。主风寒所击金疮止痛，奔豚，痫痓，女子疝瘕。久服轻身耐老。

7.《本草从新》：辛、苦，微温。气缓善搜，入足少阴气分（肾），以理伏风。治本经伤风头痛，头晕目眩（宜与细辛同用），风热齿痛（文潞公《药准》用独活、地黄等分，为末、每服三钱），痓痫湿痹（项背强直，手足反张曰痓，湿流关节，痛而烦，曰湿痹，风胜湿，故二活兼能去湿），奔豚疝瘕（肾积曰奔豚，风寒湿客于肾家所致，疝瘕亦然）。

【现代研究】

1. 化学成分　主要含蛇床子素、香柑内酯、花椒毒素、二氢欧山芹醇当归酸酯等。《中国药典》规定本品含蛇床子素（$C_{15}H_{16}O_3$）不得少于 0.50%，含二氢欧山芹醇当归酸酯（$C_{19}H_{20}O_5$）不得少于 0.080%。

2. 心血管药理研究　独活提取物具有降低患者的全血黏度、血浆黏度及红细胞聚集指数，明显改善患者的脑血管血流速度，具有很好的活血化瘀作用。

研究独活乙醇提取物对眩晕患者的作用效果，结果显示，给予独活乙醇提取物能够明显降低患者的全血黏度、血浆黏度及红细胞聚集指数，明显改善患者的脑血管血流速度，具有很好的活血化瘀作用，可治疗眩晕症。

洋金花

【概述】本品为茄科植物白花曼陀罗 *Datura metel* L. 的干燥花。全国大部分地区均产。4~11 月花初开时采收，晒干或低温干燥。

【出处】《本草纲目》。

【性味归经】辛，温；有毒。归肺、肝经。

【功效】平喘止咳，解痉定痛。

【应用】

1. 哮喘咳嗽　本品辛温有毒，平喘止咳力强，适用于喘咳无痰或痰少、它药乏效者，尤宜于寒性哮喘，可作散剂单用，或切丝制成卷烟燃吸，或配入复方中应用。

2. 小儿慢惊风，癫痫　本品有定惊解痉作用，治疗小儿慢惊风、癫痫之痉挛抽搐，常与天麻、全蝎、天南星等药同用。

3. 脘腹冷痛，风湿痹痛　本品辛散温通，有良好的麻醉止痛作用，可广泛用于各种疼痛。如治脘腹疼痛，可单味水煎或作散剂内服；治风湿痹痛，跌打伤痛，单用即可，也可与川芎、当归、姜黄等药同用，以加强活血止痛之效。

4.外科麻醉 古代以本品作麻醉剂，常与川乌、草乌、姜黄等同用，如整骨麻药方（《医宗金鉴》）。现代也作为外科麻醉使用。

【用法用量】内服，0.3~0.6g，宜入丸、散；亦可作卷烟分次燃吸（1日用量不超过1.5g）。外用适量。

【使用注意】孕妇、外感及痰热咳喘、青光眼、高血压、心动过速者禁用。

【古籍论述】

1.《本草纲目》：诸风及寒湿脚气，煎汤洗之。又主惊痫及脱肛，并入麻药。

2.《生草药性备要》：少服止痛，通关利窍，去头风。

3.《本草便读》：止疮疡疼痛，宣痹着寒哮。

4.《陆川本草》：治咳嗽，跌打疼痛。

【现代研究】

1.化学成分 主要含莨菪烷类生物碱成分：其中东莨菪碱含量占总生物碱的80%，其余为阿托品与莨菪碱等。还含有甾体类及黄酮类成分。

2.药理研究 洋金花有效成分具有防治心脑缺血再灌注损伤、调节心率的作用。

研究表明，洋金花对心脑缺血再灌注损伤有防治作用。洋金花生物碱在小剂量时兴奋迷走中枢，使心率减慢，剂量较大时则阻滞心脏M-胆碱受体，使心率加快。东莨菪碱能解除迷走神经对心脏的抑制，使交感神经作用占优势，故心率加快，其加速的程度随迷走神经对心脏控制的强弱而不同。

3.不良反应 误服本品或服用过量，易致中毒。中毒症状和体征可分两类：一类是副交感神经功能阻断症状，如口干、皮肤潮红、心率呼吸加快、散瞳等；另一类是以中枢神经系统症状为主，如步态不稳、烦躁、谵妄、幻听、幻视、惊厥，严重者嗜睡、昏迷，最后可致呼吸和循环衰竭而死亡。中毒的主要原因是洋金花所含生物碱有毒，引起抗M-胆碱反应，对周围神经表现为抑制副交感神经机能作用，对中枢神经系统则为兴奋作用，严重者转入中枢抑制，使呼吸中枢抑制或麻痹，呼吸和循环衰竭。

秦 艽

【概述】本品为龙胆科植物秦艽 *Gentiana macrophylla* Pall.、麻花秦艽 *Gentiana Straminea* Maxim.、粗茎秦艽 *Gentiana crassicaulis* Duthie ex Burk. 或小秦艽 *Gentiana dahurica* Fisch. 的干燥根。前三种按性状不同分别习称"秦艽"和"麻花艽"，后一种习称"小秦艽"。主产于甘肃、青海、内蒙古、陕西、山西。春、秋二季采挖，除去泥沙；秦艽及麻花艽晒软，堆置"发汗"至表面呈红黄色或灰黄色时，摊开晒干，或不经"发汗"直接晒干；小秦艽趁鲜时搓去黑皮，晒干，切厚片。气特异，以色棕黄、气味浓厚者为佳。生用。

【出处】《神农本草经》。

【性味归经】辛、苦，平。归胃、肝、胆经。

【功效】祛风湿，清湿热，舒筋络，止痹痛，退虚热。

【应用】

1. 风湿痹证，筋脉拘挛，骨节酸痛 本品辛散苦泄，质偏润而不燥，善于祛风湿，舒筋络，止痹痛，为"风药中之润剂"，能"通关节，流行脉络"，凡风湿痹痛，筋脉拘挛、骨节酸痛，无问寒热新久，均可配伍应用。因其性偏凉，兼有清热作用，故对热痹尤为适宜，多配防己、络石藤、忍冬藤等；若配天麻、羌活、川芎等，可治风寒湿痹。

2. 中风半身不遂 本品既能祛风邪，又善舒筋络，可用于中风半身不遂、口眼㖞斜、四肢拘急、舌强不语等，单用或配伍均可。若与升麻、葛根、防风等配伍，可治中风口眼㖞斜、言语不利、恶风恶寒者；与当归、熟地、白芍等同用，可治血虚中风者。

3. 湿热黄疸 本品苦以降泄，能清肝胆湿热而退黄。《海上集验方》即单用为末服；亦可与茵陈蒿、栀子、大黄等配伍。

4. 骨蒸潮热，小儿疳积发热 本品能退虚热，除骨蒸，为治虚热要药。治骨蒸日晡潮热，常与青蒿、地骨皮、知母等同用，如秦艽鳖甲散（《卫生宝鉴》）；若与人参、鳖甲、柴胡等配伍，可治肺痿骨蒸劳嗽；治小儿疳积发热，多与银柴胡、地骨皮等相伍。

【用量与用法】煎服，3~10g。

【古籍论述】

1.《神农本草经》：味苦，平。主寒热邪气，寒湿，风痹，肢节痛，下水，利小便。

2.《名医别录》：味辛，微温，无毒。治风无问久新，通身挛急。

3.《本草经集注》：味苦辛，平、微温，无毒。主治寒热邪气，寒湿风痹，肢节痛，下水，利小便。治风无问久新，通身挛急。

4.《雷公炮制药性解》：味苦辛，性微温，无毒，入胃、大小肠三经。主骨蒸，肠风泻血，活筋血，利大小便，除风湿，疗黄疸，解酒毒，去头风。罗纹者佳。

5.《本草经解》：气平，味苦，无毒。主寒热邪气，寒湿风痹，肢节痛，下水，利小便（便浸晒）。

【现代研究】

1. 化学成分 主要含秦艽碱甲、乙、丙，龙胆苦苷，当药苦苷，马钱苷酸等。《中国药典》规定本品含龙胆苦苷（$C_{16}H_{20}O_9$）和马钱苷酸（$C_{16}H_{24}O_{10}$）的总量不得少于2.5%。

2. 心血管药理研究　秦艽提取物具有降血压、抗凝血和抗血小板黏附、聚集的作用。

研究发现给家兔耳缘静脉注射（iv）2g/kg秦艽水煎醇沉液后，家兔血压下降，2～3分钟后恢复，再分别用1%阿托品、0.01%肾上腺素和5%氯化钙（均0.1mL/kg）后再给予秦艽，血压下降，2～3分钟后恢复。研究显示大秦艽汤可延长大鼠的凝血酶原时间、活化部分凝血活酶时间、凝血酶时间，减少纤维蛋白原水平，降低血小板黏附率和聚集率，表明大秦艽汤具有抗凝血和抗血小板黏附、聚集的作用。

徐长卿

【概述】 萝藦科植物徐长卿 *Cynanchum paniculatum*（Bge.）Kitag. 的干燥根和根茎。秋季采挖，除去杂质，阴干。气香。

【出处】《神农本草经》。

【性味归经】 辛，温。归肝、胃经。

【功效】 祛风，化湿，止痛，止痒。

【应用】

1. 风湿痹痛　本品味辛性温，具有祛风除湿、通络止痛之功，故常用于风湿痹证，腰膝酸痛等。治疗风寒湿痹，关节疼痛、筋脉拘挛者，可与防己、威灵仙、木瓜等配伍；肝肾亏虚，寒湿痹阻，腰膝酸软疼痛者，可与杜仲、续断、独活等同用。

2. 胃痛胀满，牙痛，腰痛，跌仆伤痛，痛经　本品具有较强的止痛作用，故常用于各种痛证。治疗寒凝气滞，脘腹疼痛者，可与高良姜、延胡索配伍；治疗龋齿牙痛者，可与细辛、花椒同用；治疗气滞血瘀，月经不调，经行腹痛者，可与川芎、当归、香附等配伍；若治疗跌打伤痛，瘀血内阻者，可与当归、乳香、没药等同用。

3. 风疹，湿疹　本品具有祛风、除湿、止痒之功。治疗风疹湿疹，瘙痒不止者，可单用内服与外洗；亦可与苦参、黄柏、白鲜皮等配伍。

【用量与用法】 3～12g，后下。

【使用注意】 孕妇慎用。

【古籍论述】

1.《神农本草经》：味辛，温。主鬼物百精，蛊毒之疫疾，邪恶气，温疟。久服强悍，轻身。

2.《本草蒙筌》：味辛，气温，无毒。淄齐淮间俱有，卑湿川泽皆生。春暖茂荣，冬寒枯槁。叶如柳叶两两相当，根类细辛扁扁短小。气嗅亦似，三月采收。粗枝以少蜜拌匀，磁甑蒸三伏曝用。去蛊毒疫疾，杀鬼物精邪。温疟祛，恶气逐。久服强悍，轻身延年。

3.《本草经集注》：味辛，温，无毒。主治鬼物百精，蛊毒，疫疾，邪恶气，温疟。久服强悍，轻身，益气，延年。

4.《证类本草》：味辛，温，无毒。主鬼物百精，蛊毒疫疾，邪恶气，温疟。久服强悍轻身，益气延年。一名鬼督邮。生泰山山谷及陇西。三月采。陶隐居云：鬼督邮之名甚多。今俗用徐长卿者，其根正如细辛，小短扁扁尔，气亦相似。今狗脊散用鬼督邮，当取其强悍宜腰脚，所以知是徐长卿，而非鬼箭、赤箭。

【现代研究】

1. 化学成分　主要含丹皮酚、异丹皮酚、β-谷甾醇、徐长卿苷等。

2. 心血管药理研究　徐长卿可以有效增加冠脉血流量，缓解心肌细胞功能损伤，改善心肌舒张能力，增强心肌收缩，防治心肌功能障碍，其有效成分还可抗血小板聚集。内关穴位注射徐长卿合针、穴、药之功能对心肌缺血再灌注损伤有很好的保护作用。

有研究证明徐长卿中有效成分丹皮酚，对电压依赖性和受体操纵型钙通道以及细胞内钙释放均有抑制作用，并通过调节细胞内钙离子浓度，产生血管舒张作用。中药徐长卿配合内关穴位注射，对大鼠冠状动脉结扎造成的心肌缺血再灌注损伤所导致的心功能低下，疗效优于单独使用，表现为能提高心肌的收缩力、提升左室内压与动脉血压、改善心脏的舒张功能（$P < 0.05$）。徐长卿的水或醇提物给小鼠灌胃后，静脉注射ET-1后其死亡时间明显地较对照组延长（$P < 0.05$），表明徐长卿成分对于ET-1有一定的拮抗作用。丹皮酚（Pae）可呈浓度依赖性地抑制平滑肌细胞的增殖并对高脂血清刺激的平滑肌细胞异常增生有显著的抑制作用。Pae对不同种属的血管平滑肌细胞（VSMC）均有抑制作用，提示Pae的抗动脉粥样硬化（AS）作用的部分机理是由于抑制平滑肌细胞异常增殖的结果。徐长卿具有抗血小板聚集作用与阿司匹林无差异（$P > 0.05$），对红细胞变形、松弛、取向指数均无有意义的影响（$P > 0.05$）。丹皮酚作为徐长卿有效成分，具有降低血小板和红细胞聚集的特性，可全方面提升降低血液流变学指标，优于阿司匹林的作用。

3. 不良反应　小鼠腹腔注射徐长卿去牡丹酚制剂的半数致死量为32.9±1.0g/kg。兔静脉注射5g/kg时，可出现惊厥，持续30~60秒，1~2分钟后始可站立，逐渐恢复正常，48小时内动物情况良好。

鹿衔草

【概述】本品为鹿蹄草科植物鹿蹄草 *Pyrola calliantha* H. Andres 或普通鹿蹄草

Pyrola decorata H.Andres 的干燥全草。

【出处】《滇南本草》。

【性味归经】甘、苦，性温；入肝、肾经。

【功效】祛风除湿，补肾，止血。

【应用】

1.治风湿痹痛，肾虚腰痛，淋浊，肺结核咯血，衄血，月经过多，神经衰弱，肠炎，痢疾。煎服。

2.鹿衔草治过敏性皮炎，煎水洗；痈疮肿毒，虫蛇咬伤，外伤出血，捣敷或研末撒。

【用量与用法】煎服，9~15g。

【使用注意】孕妇忌服。

【古籍论述】

1.《滇南本草》：味辛、凉，性温、平，无毒。走足少阴，添精补髓，延年益寿。治筋骨疼痛，痰火之症。煎点水酒服。

2.《新修本草》：味苦，平、微寒，无毒。主风湿痹历节痛，惊痫吐舌，悸气，贼风，鼠，痈肿，暴症，逐水，疗痿蹶。久服轻身明目。一名麋衔，一名承膏，一名承肌，一名无心，一名无颠。生汉中川泽及宛朐、邯郸。七月采茎、叶，阴干。得秦皮良。俗用亦少。此草丛生，似芜蔚及白头翁。其叶有毛，茎赤，疗贼风大效，南人谓之吴风草。一名鹿衔草，言鹿有疾，衔此草，瘥。

3.《本草品汇精要》：妇人服之绝产无子。

4.《本草纲目》：三月开花，五月结实，六、七月采根苗，阴干用。性温，无毒。主积血，逐气块，益筋节，补虚损，润颜色，疗泄腹痛。时珍曰：麋衔一名无心草，此草功用与之相近，其图形亦相近，恐即一物也，故附之俟访考焉。鼠耳草，亦名无心，与此不同。

5.《得配本草》：薇衔即鹿衔草。得秦皮良。苦，微寒，入足阳明、厥阴、少阴经。治风湿痹痛，痈肿。配泽泻、白术，治酒风自汗。（身热懈惰，汗出如浴，恶风少气，病名酒风。）配白附子末，薄荷汤下，疗破伤风。妇人服之，绝产无子。

6.《本经逢原》：陕人名为鹿胞草，言鹿食此，即能成胎。其性温，补下元可知。今吴兴山中间亦产此。每于初夏，群鹿引子衔食乃去，洵为确真无疑。采得晒干，一味浸酒最为有益。但性专助阳，力能走散阴精，故藏器云：妇人服之绝产无子，良有见乎此也。其子名延寿果，味微涩而甘，唯秦地有之，不特有益于老人，而婴儿先天不足者尤为上药。惜乎，南方罕得也。

7.《药性切用》：薇衔，一名鹿衔，南人名吴风草。味性苦平，理血中之湿，善治酒风湿痹，历节诸痛。

【现代研究】

1. 化学成分　鹿衔草叶含有效抗菌成分鹿蹄草素，即甲基氢醌。还含熊果酚苷、高熊果酚苷、异高熊果酚苷、伞形梅笠草素（Chimaphilin）、鞣质等。

2. 心血管药理研究　鹿衔草有效成分具有增加心肌营养性血流量、扩张血管、降血压的药理作用。

鹿衔草水提液可明显增加血管灌注液流量，尤其对抗心脏血流量收缩，其血管扩张作用和毛冬青呈协同作用。鹿衔草中的没食子酰基金丝桃苷对心肌缺血再灌注损伤具有保护作用，可使大鼠缺血再灌注心肌组织中超氧化物歧化酶（SOD）水平显著增加，脂质过氧化物（LPO）显著降低，心肌线粒体损伤得到明显改善。鹿衔草总黄酮能够降低垂体后叶素诱发的缺血性心律失常的发生率；减少冠脉结扎后心肌梗死面积，降低血清肌酸激酶（CK）和乳酸脱氢酶（LDH）活性，提高血清超氧化物歧化酶（SOD）活性，减少丙二醛（MDA）含量，从而发挥对急性心肌缺血的保护作用，其机制与抗脂质过氧化作用有关。鹿衔草总黄酮还能抑制病理性动脉内膜增生和管腔狭窄，可能与抑制血管平滑肌细胞（VSMCs）增殖有关。

续　断

【概述】 本品为川续断科植物川续断 *Dipsacus asper* Wall. ex Henry 的干燥根。主产于湖北、四川、湖南、贵州。秋季采挖，除去根和须根，用微火烘至半干，堆置"发汗"至内部变绿色时，再烘干。气微香，味苦、微甜而后涩。

【出处】《神农本草经》。

【性味归经】 苦、辛，微温。归肝、肾经。

【功效】 补肝肾，强筋骨，续折伤，止崩漏。

【应用】

1. 肝肾不足，腰膝酸软，风湿痹痛　本品能补肝肾，强筋骨。治肝肾亏虚，筋骨不健，可达标本兼治之功，可与杜仲、牛膝、五加皮等同用；治肝肾不足兼风湿痹痛，可与桑寄生、狗脊、杜仲等配伍。

2. 跌仆损伤，筋伤骨折　本品辛散温通，能活血祛瘀，续筋疗伤，为伤科常用药。治跌打损伤，瘀血肿痛，筋伤骨折，与桃仁、穿山甲、苏木等同用；治疗脚膝折损愈后失补，筋缩疼痛，可与当归、木瓜、白芍等配伍。

3. 肝肾不足，崩漏经多，胎漏下血，胎动不安　本品补益肝肾，调理冲任，有固本安胎之功，可用于肝肾不足，崩漏，月经过多，胎漏下血，胎动不安。治疗崩漏，月经过多，可与黄芪、地榆、艾叶等同用；用治胎漏下血，胎动不安，滑胎证，以本品与桑寄生、阿胶等配伍，如寿胎丸（《医学衷中参西录》）。

【用量与用法】煎服，9~15g。止崩漏宜炒用。

【古籍论述】

1.《神农本草经》：味苦，微温。主伤寒，补不足，金创痈伤，折跌，续筋骨，妇人乳难。久服，益气力。一名龙豆，一名属折。

2.《本草经集注》：续断，味苦、辛，微温，无毒。主治伤寒，补不足，金疮，痈伤，折跌，续筋骨，妇人乳难，崩中漏血，金疮血内漏，止痛，生肌肉及伤，恶血，腰痛，关节缓急。

3.《滇南本草》：续断，一名鼓槌草，又名和尚头。味苦、微酸，性温。入肝补肝，强筋骨，走经络，止经中酸痛，安胎，治妇人白带，生新血，破瘀血，落死胎，止咳嗽，咳血，治赤白便浊。

4.《雷公炮制药性解》：续断，味苦辛，性温，无毒，入肝肾二经。主伤寒不足、折伤金疮、诸痈肿、治漏尿血，益气力，续筋骨，散诸血，暖子宫，疗腰痛，缩小便，止梦泄，利关节，调血和血，生肌止痛。酒浸一宿，焙干用。地黄为使，恶雷丸。按：肾主骨而藏精，肝主筋而藏血，续断补精血而理筋骨，宜入此二经矣。胎产之证，尤为要药。雷公云：凡使，勿用草茅根，真似续断，若误服之，令人筋软。采得后，横切锉之，又去向里硬筋了，用酒浸一伏时，焙干用。

5.《本草崇原》：续断，气味苦，微温，无毒。主治伤寒，补不足，金疮痈疡，折跌，续筋骨，妇人乳难。久服益气力。

6.《证类本草》：继断，味苦、辛，微温，无毒。主伤寒，补不足，金疮，痈伤，折跌，续筋骨，妇人乳难，崩中漏血，金疮血内漏，止痛生肌肉及伤，恶血，腰痛，关节缓急。久服益气力。一名龙豆，一名属折，一名接骨，一名南草，一名槐。生常山山谷。七月、八月采，阴干。

7.《本草新编》：续断，味辛，气微温，无毒。善续筋骨，使断者复续得名。亦调血脉，疗折伤最神，治血症亦效。固精滑梦遗，暖子宫，补多于续，但不可多用耳。盖续断气温，多用则生热，热生则火炽矣。少用则温而不热，肾水反得之而渐生。

【现代研究】

1. 化学成分　主要含三萜皂苷类成分：常春藤苷、川续断皂苷Ⅵ等；生物碱类成分：喜树次碱、川续断碱等；萜类成分：熊果酸、番木鳖苷等。还含黄酮类、甾醇等。

2. 心血管药理研究　续断中的有效成分具有保护心肌细胞、抑制心肌细胞凋亡的药理作用。

研究指出，长期口服川续断皂苷Ⅵ能明显改善心肌缺血损伤后的心功能和心肌纤维化，其作用机制可能与减少氧化应激和调节炎性介质有关。此外，川续断皂苷Ⅵ

通过激活转录激活因子 6（ATF6）通路，减轻 H_2O_2 诱导的大鼠心肌细胞（H9c2）氧化应激和抑制细胞凋亡，发挥心肌保护作用。研究发现，川续断皂苷 Ⅵ 对心肌细胞凋亡、心肌梗死（MI）等心脏疾病的保护机制多与其抗心肌细胞凋亡，抑制氧化应激等相关。近年的研究显示，细胞凋亡参与 MI 心肌细胞的死亡。磷脂酰肌醇 3- 激酶（PI3K）在心肌细胞的生长分化以及细胞程序性凋亡过程起关键作用。PI3K 激活后可激活其下游底物 Akt。Akt 能直接磷酸化多种转录因子如环磷酸腺苷反应结合蛋白（CREB），通过调控这些转录因子可抑制促凋亡基因的表达和增强抗凋亡基因的表达，从而促进细胞的存活。研究发现川续断皂苷 Ⅵ 预保护可使缺氧诱导的心肌细胞 Akt 和 CREB 信号通路激活，显著抑制促凋亡蛋白 Bax 的表达，促进抗凋亡蛋白 Bcl-2 的表达，明显抑制心肌细胞的凋亡。

第四节　芳香温里药

丁　香

【概述】本品为桃金娘科植物丁香 *Eugenia caryophyllata* Thunb. 的干燥花蕾。当花蕾由绿色转红时采摘，晒干。气芳香浓烈。

【出处】《雷公炮炙论》。

【性味归经】辛，温。归脾、胃、肺、肾经。

【功效】温中降逆，补肾助阳。

【应用】

1. 心腹冷痛　本品辛散温通，功能温中散寒止痛，可用治心腹冷痛。治疗胸痹心冷痛，可与附子、薤白、川芎等药配伍；若胃寒脘腹冷痛，可与干姜、高良姜、延胡索等同用。

2. 脾胃虚寒，呃逆呕吐，食少吐泻　本品辛温芳香，暖脾胃而行气滞，尤善降逆，故有温中散寒、降逆止呕、止呃之功，为治胃寒呕吐呃逆之要药。正如《本草正》谓其"温中快气，治上焦呃逆"。治虚寒呕逆，常与柿蒂、人参、生姜等同用，如丁香柿蒂汤（《症因脉治》）；治脾胃虚寒之吐泻、食少，常与白术、砂仁等同用；治妊娠恶阻，《证治准绳》以之与藿香配伍。

3. 肾虚阳痿，宫冷　本品性味辛温，入肾经，有温肾助阳起痿之功。治疗肾虚阳痿、宫冷不孕，可与附子、肉桂、淫羊藿等同用。

【用量与用法】1~3g。

【使用注意】不宜与郁金同用。

【古籍论述】

1.《雷公炮制药性解》：味甘辛，性温，无毒，入肺、脾、胃、肾四经。主口气腹痛，霍乱反胃，鬼疰蛊毒及肾气奔豚气，壮阳暖腰膝，疗冷气，杀酒毒，消痃癖，除冷劳。有大如山茱萸者，名母丁香，气味尤佳。丁香辛温走肺部，甘温走脾胃。肾者，土所制而金所生也，宜咸入之。果犯寒疴，投之辄应。

2.《本草经解》：气温，味辛，无毒。主温脾胃，止霍乱壅胀，风毒诸肿，齿疳，能发诸香。丁香气温，禀天春和之木气，入足厥阴肝经；味辛无毒，得地西方之金味，入手太阴肺经。气味俱升，阳也。丁香味辛入肺，芳香而温，肺太阴也，脾亦太阴，肺暖则太阴暖，而脾亦温，肺与大肠为表里，大肠属胃，所以主温脾胃也。霍乱，太阴寒湿证也，气壅而胀，肝邪乘土也；丁香辛温，故能散太阴寒湿，平厥阴胀气，所以主之也。风气通肝，风毒诸肿，风兼湿，湿胜而肿也；丁香气温，可以散肝风，味辛可以消湿肿也。齿疳虫，阳明湿热生虫也，太阴与阳明为一合；丁香辛温太阴，则太阴为阳明行湿热，而齿疳虫愈也。能发诸香者，丁香气味辛温，而有起发之力也。

3.《玉楸药解》：味辛，气温，入足太阴脾、足阳明胃经。温燥脾胃，驱逐胀满，治心腹疼痛，除腰腿湿寒，最止呕哕，善回滑溏，杀虫解蛊，化块磨坚，起丈夫阳弱，愈女子阴冷。丁香辛烈温燥，驱寒泄湿，暖中扶土，降逆升陷，善治胃反肠滑、寒结腹痛之证。用母丁香。雄者为鸡舌香。

4.《得配本草》：辛，热，入足阳明经气分。泄肺邪，温胃气，杀酒毒，除冷泻。

5.《证类本草》：味辛，温，无毒。主温脾胃，止霍乱拥胀，风毒诸肿，齿疳。能发诸香。其根部风毒肿。生交、广、南蕃。二月、八月采。今注按广州送丁香图，树高丈余，叶似栎叶。花圆细，黄色，凌冬不凋。医家所用，唯用根子如钉，长三、四分，紫色。中有粗大如山茱萸者，俗呼为母丁香。可入心腹之药尔。以旧本丁香根注中，有不入心腹之用六字，恐其根必是有毒，故云不入心腹也。又按陈藏器本草云：丁香于其母丁香，主变白，以生姜汁研，拔去白须涂孔中，即异常黑也。

6.《本草简要方》：温脾胃，暖腰膝，壮阳，逐冷，杀虫。治霍乱，风毒诸肿，蛊毒酒毒，呕逆，虚哕，反胃，胃虚，胃寒，壅胀奔豚，癖，心气暴痛，五色痢，妇人乳头破裂（研末敷），阴痛，阴冷，骨槽风，齿疳，小儿吐泻。

7.《本草新编》：丁香，有雌、雄之分，其实治病无分彼此。味辛，气温，纯阳，无毒。入肾、胃二经，又走太阴肺脏。善祛口舌溃烂，伐逆气殊功。止噫呃气逆、翻胃呕吐、霍乱，除心腹冷疼，暖腰膝，壮阳。杀疳蟨，坚齿。治奶头绽裂，消虫毒膨胀。亦有旋转天地之功，直中阴经之病，尤宜可用之，但不可用之于传经之伤寒也。世人重母丁香，而轻公丁香，不知何故？谓母丁香能兴阳道也。夫丁香而曰母，其属阴，可知阴不能助阳，亦明矣。丁香公者易得，而母者难求，此世所以重母丁香也。舍易而求难，世人类如是夫。

8.《本草从新》：燥，暖胃，温肾。辛，温，纯阳。泄肺温胃，大能疗肾，壮阳事，暖阴户。治胃冷壅胀，呕哕，呃逆（呃逆，有痰阻气滞，食塞不得升降者，有火郁下焦者，有伤寒汗、吐、下后中气大虚者，有阳明内热失下者，有痢疾大下，胃虚而阴火上冲者。丹溪曰：人之阴气依胃为养。土伤则木夹相火直冲清道而上，古人以为胃寒，用丁香、柿蒂，不能清痰利气，唯助火而已。时珍曰：当视虚实阴阳，或泄热，或降气，或温或补，或吐或下可也。古方单用柿蒂，取其苦温降气。《济生》加丁香、生姜以取其开郁散痰，亦尝收效。朱氏但执以寒治热，矫枉之过矣），疝癖奔豚，腹痛口臭（丹溪曰：脾有郁火，溢入肺中，浊气上行，发为口气，治以丁香，是扬汤止沸耳，唯香薷最捷），脑疳齿䘌，痘疮灰白不发。辛热而燥，非属虚寒，概勿施用。雄者颗小，为公丁香；雌者颗大，为母丁香，即鸡舌香。畏郁金。忌火（《证治要诀》治食蟹致伤，丁香末，姜汤服五分）。

9.《冯氏锦囊秘录》：禀纯阳之气以生，故味辛，气温，无毒。气厚味薄，升也，阳也。入足太阴、足阳明经，辛温而升，所以温脾胃而散中宫之结滞也。若呕吐由于火热者，切忌误用。丁香治亡阳诸症，一切气逆，翻胃奔豚，霍乱呕哕，心腹冷痛，暖腰膝壮阳，治乳头绽裂，纳阴户作冷能温，祛寒开胃，善治呃逆，寒中阴经，痘疮灰白，雄者颗小为丁香，雌者颗大为母丁香，入药最胜。主治（痘疹合参）脾胃受寒，吐泻腹胀，不食厥冷，痘白者宜之，丁香温能救里，官桂温能发表，故并用以治表里沉寒之症。按：丁香，祛寒开胃之剂，同柿蒂止呃，同黄连乳汁点目，此得辛散苦降之妙，有火者忌服。

【现代研究】

1. 化学成分　主要含挥发油：丁香酚、乙酰丁香酚、β-丁香烯、甲基正戊基酮、水杨酸甲酯等。还含齐墩果酸、鼠李素、山柰素等。

2. 心血管药理研究　丁香具有抗血栓、改善糖尿病代谢等作用。

有研究对比了丁香酚、阿司匹林、阿司匹林丁香酚酯对大鼠血液生化的影响，发现与空白组比较，各给药组血液中谷丙转氨酶（ALT）、碱性磷酸酶（ALP）、谷草转氨酶（AST）明显升高，差异显著；肌酐（CREA）、乳酸脱氢酶（LDH）有一定的升高，差异不显著；葡萄糖（GLU）、甘油三酯（TG）、总胆固醇（TC）、血钙（Ca）明显减少，与空白组比较差异显著；另外阿司匹林组和丁香酚组与阿司匹林丁香酚酯组比较发现，给予阿司匹林丁香酚酯（AEE）的大鼠血液中谷丙转氨酶（ALT）、碱性磷酸酶（ALP）、谷草转氨酶（AST）含量增幅明显低于阿司匹林组，与空白组比较差异显著；总胆固醇（TC）与甘油三酯（TG）含量降幅明显高于丁香酚组与阿司匹林组，与阿司匹林比较差异显著，与丁香酚比较差异不显著。有研究采用小剂量链脲佐菌素静脉注射并通过喂饲高热量饮食建立类似人类 2 型糖尿病的大鼠模型，用丁香、桂皮液干预治疗，检测干预前后血糖、血胰岛素、肝糖原、肌糖原及肝葡萄糖激酶水平。结果：丁香对 2 型糖尿病大鼠的糖耐量异常无显著性影响（$P > 0.05$），相反可使大鼠肝糖原、肌糖原储量显著降低；而桂皮则可显著改善 2 型糖尿病大鼠的糖耐量异常，显著增加大鼠肝糖原、肌糖原储量，增强其葡萄糖激酶活性（$P < 0.05$）。结论：丁香可使 2 型糖尿病大鼠肝糖原、肌糖原储量减少。桂皮增强 2 型糖尿病大鼠肝葡萄糖激酶活性、增加其肝糖原、肌糖原储存量，可能是改善其糖代谢的重要环节。

八角茴香

【**概述**】本品为木兰科植物八角茴香 *Illicium verum* Hook.f. 的干燥成熟果实。又名大茴香、八角。主产于亚热带地区。生用或盐水炒用。

【**出处**】《本草品汇精要》。

【**性味归经**】辛，温。归肝、肾、脾、胃经。

【**功效**】温阳散寒，理气止痛。

【**应用**】

用于寒疝腹痛，肾虚腰痛，胃寒呕吐，脘腹冷痛。

【**用量与用法**】煎服，3~6g。

【**古籍论述**】

1.《本草品汇精要》：主一切冷气及诸疝疼痛。

2.《本草蒙筌》：主肾劳疝气，小肠吊气挛疼。理干热脚气，膀胱冷气肿痛。开胃止呕下食，调馔止臭生香。为诸瘘霍乱捷方，补命门不足要药。

3.《医学入门》：专主腰痛。

4.《本草正》：除齿牙口疾，下气，解毒。

5.《医林纂要》：润肾补肾，舒肝木，达阴郁，舒筋，下除脚气。

【**现代研究**】

1. 化学成分 果实含挥发油 4%~9%，一般约为 5%（果皮中较多）、脂肪油约 22%（主存于种子中）及蛋白质、树胶、树脂等。挥发油中主要成分为茴香醚（anethole）80%~90%，冷时常自油中析出，其余为 d-蒎烯、l-水芹烯、α-萜品醇及少量黄樟醚、甲基胡椒酚（methyl chavicol）。叶含挥发油，油中含茴香醚、茴香醛等。

2. 心血管药理研究 八角茴香提取物具有减少主动脉粥样硬化斑块损伤、抗凝血和抗血栓的作用。

研究发现，八角茴香减少了主动脉粥样硬化斑块损伤及诱导性一氧化氮合酶（iNOS）在活化免疫中的反应概率，抵消了高脂饮食小鼠模型的体重、血压和血脂水平的特征性变化。实验发现，以八角茴香甲醇提取物（250mg/kg）饲喂家兔 3 天后，家兔体内凝血酶原时间和活化部分凝血活酶时间显著增加。进一步分析其活性成分及机理发现，三乙酰莽草酸和 3,4-oxo-isopropylidene shickimic 表现出抗凝血、抗血栓形成活性；monopalmityloxy shikmic acid 可增加凝血时间；莽草酸则能减少二磷酸腺苷和胶原诱导的血小板聚集。各成分协同作用，共同发挥抗凝血生物活性。

干 姜

【概述】姜科植物姜 *Zingiber offinale* Rosc. 的干燥根茎。冬季采挖，除去须根和泥沙，晒干或低温干燥。鲜切片晒干或低温干燥者称"干姜片"。气香、特异，味辛辣。

【出处】《神农本草经》。

【性味归经】辛，热。归脾、胃、肾、心、肺经。

【功效】温中散寒，回阳通脉，温肺化饮。

【应用】

1. 亡阳证　本品又归心经，可回阳通脉。治阳气衰微，阴寒内盛之四肢厥冷、脉微欲绝，常与附子相配，既助附子回阳救逆，又可降低其毒性，如四逆汤。

2. 脾胃寒证　本品主归脾胃经，善温中散寒，除脾胃寒证。治脾胃虚寒证之脘腹冷痛，呕吐泄泻，常与党参、白术等同用，以温中散寒、补气健脾，如理中丸；治外寒直中脾胃之实寒证，可单用本品，或高良姜同用，以温中散寒止痛，如二姜丸。

3. 寒饮喘咳　本品归肺经，善于温肺化饮。治寒饮伏肺之咳喘、痰多清稀、形寒背冷，常与细辛、麻黄、五味子等同用，以温肺化饮、止咳平喘，如小青龙汤。

【用量与用法】3～10g。

【使用注意】血热妄行、阴虚内热者忌用。孕妇慎用。

【古籍论述】

1.《神农本草经》：味辛，温。主胸满咳逆上气，温中止血，出汗，逐风，湿痹，肠澼，下利。生者尤良，久服去臭气，通神明。

2.《证类本草》：味辛，温、大热，无毒。主胸满，咳逆上气，温中，止血，出汗，逐风湿痹，肠下痢，寒冷腹痛，中恶，霍乱，胀满，风邪诸毒，皮肤间结气，止唾血。生者尤良。

3.《本草经集注》：味辛，温、大热，无毒。主治胸满，咳逆上气，温中，止血，出汗，逐风湿痹，肠澼下痢，寒冷腹痛，中恶，霍乱，胀满，风邪诸毒，皮肤间结气，止唾血。生者尤良。

4.《雷公炮制药性解》：味辛，性大热，有毒，入肺、大肠、脾、胃、肾五经。生者味辛，能行血，逐寒邪而发表。熟者味苦，能止血，除胃冷而守中。沉寒痼冷，肾中无阳，脉气欲绝者，用黑附为引。按：干姜之辛，本职肺家；其以性热，故又入脾胃大肠；至于少阴之入，黑附为之引耳。夫血遇热则走，生者行之，固其宜也；而吐衄下血崩漏淋产证，熟者反能止之，何也？盖物极则反，血去多而阴不复，则阳无所附，得此以助阳之生而阴复矣，且见火则味苦色黑，守而不走，血安得不止耶。然必病久气虚，亡阳而多盗汗及手足冷者宜用，若初病火炽，遽尔投之，是抱薪救火，危亡立至矣，可不谨乎！丹溪曰：干姜散肺气，同五味能止嗽，治血虚发热，该与补阴药同用，入肺中利肺气，入肾中燥下湿，入气分引血药入血也。东垣云：多用能耗元气，壮火食气故也。干姜辛热，皆言补脾，海藏独言泄脾，何也？泄之一字，非泄脾之正气，是泄脾中寒湿之邪，盖以辛热之剂燥之，故曰泄脾也。生者能堕胎。

5.《本草经解》：气温，味辛，无毒。主胸满咳逆上气，温中，止血出汗，逐风湿痹，肠澼下痢，生者尤良。（炮）干姜气温，禀天春升之木气，入足厥阴肝经；味辛无毒，得地西方之金味，入手太阴肺经；炮灰色黑，入足少阴肾经。气味俱升，阳也。胸中者肺之分也，肺寒则金失下降之性，气壅于胸而满也；满则气上，所以咳逆上气之症生焉。其主之者辛散温行也。中者脾与胃也，脾胃为土，土赖火生；炮姜入肾助火，火在下谓之少火，少火生气，气充则中自温也。血随气行，气逆火动，则血上溢；炮姜入肾，肾温则浮逆之火气皆下，火平气降，其血自止矣。出汗者，辛温能发散也。逐风湿痹者，辛温能散风湿而通血闭也。肠澼下痢，大肠之症，盖大肠寒则下痢腥秽；肺与大肠为表里，辛温温肺，故大肠亦温而下痢止也。生者其性尤烈，所以尤良。

6.《长沙药解》：味辛，性温。入足阳明胃、足太阴脾、足厥阴肝、手太阴肺经。燥湿温中，行郁降浊，补益火土，消纳饮食，暖脾胃而温手足，调阴阳而定呕吐，下冲逆而平咳嗽，提脱陷而止滑泄。真武汤加减：下利者，去芍药，加干姜。

7.《本草崇原》：气味辛温，无毒。主治胸满咳逆上气，温中，止血，出汗，逐风湿痹，肠下痢，生者尤良。干姜用母姜晒干，以肉厚而白净，结实明亮如天麻者为良，故又名白姜。临海、章安、汉温、池州诸处皆能作之，今江西、浙江皆有，而三衢开化者佳。太阴为阴中之至阴，足太阴主湿土，手太阴主清金。干姜气味辛温，其色黄白，乃手足太阴之温品也。胸满者，肺居胸上，肺寒则满也。咳逆上气者，手足太阴之气不相通贯，致肺气上逆也。温中者，言干姜主治胸满咳逆上气，以其能温中也。脾络虚寒，则血外溢。干姜性温，故止血也。出汗者，辛以润之，开腠理，致津液通气也。逐风湿痹者，辛能发散也。肠澼下痢，乃脾脏虚寒。

8.《得配本草》：辛，热。入手少阴、足太阴经气分。生则逐寒邪而发散，熟则除胃冷而守中。开脏腑，通肢节，逐沉寒，散结气。治停痰宿食，呕吐泻痢，霍乱转筋，寒湿诸痛，痞满癥积，阴寒诸毒，扑损瘀血。母姜去皮晒干者为干姜，白净结实又曰白姜。凡入药并宜炮用。入止泻药煨用；入温中药泡用；入止血药炒炭用。

9.《本草思辨录》：干姜以母姜去皮依法造之，色黄白而气味辛温，体质坚结，为温中土之专药，理中汤用之，正如其本量。其性散不如守，故能由胃达肺而无泄邪、出汗、止呕、行水之长。炮黑亦入肾，而无附子乌头之大力。

【现代研究】

1. 化学成分 主要含挥发油：6-姜辣素、α-姜烯、牻牛儿醇、β-甜没药烯等，6-姜辣素是其辛辣成分；姜炭中还含姜酮等。

2. 心血管药理研究 干姜有效成分具有抗血栓作用，可减轻炎症反应、减轻心衰症状。此外干姜提取物还可以改善血脂，治疗血脂异常，延缓肥胖症。

干姜甲醇或醚提取物有短暂升高血压的作用；水提取物或挥发油能明显延长大鼠实验性血栓形成时间。黑干姜能够抑制57.5%的白三烯（LTS）、64.9%的白三烯B4（LTB4）产生，从而减轻炎症的发生，发挥抗炎作用。有研究表明姜中的6-姜烯酚可以通过阻止抗氧化蛋白1-p35轴的上调表达抑制氧化应激诱导的大鼠血管平滑肌细胞凋亡。干姜提取物对兔急性心衰模型具有一定的保护和治疗作用，可使心力衰竭兔的心肌舒缩性能得以改善，减轻心衰症状，保护心功能。干姜提取物对兔急性心衰模型造模所需时间和戊巴比妥钠用量的影响，观察组造模所需时间延长，造模所需戊巴比妥钠用量增加，与对照组和空白组比较，差异均有显著性意义（$P < 0.01$）。干姜提取物对兔急性心衰模型的实验性治疗作用表示，观察组和对照组均在造模成功时灌服干姜提取物2.8mL/kg，药后各时点lvdp/dtmax、lv+dp/dtmax、lv-dp/dtx呈逐渐上升趋势，于45分钟至90分钟与空白组比较，差异有显著性意义（$P < 0.05$或$P < 0.01$）；观察组与对照组之间，lv±dp/dtmax和lv+dp/dtmx在药后60分钟至90分钟差异有显著性意义（$P < 0.05$）；观察组的LVSP呈逐渐上升趋势，于60分钟至90分钟，与对照组和空白组比较，差异有显著性意义（$P < 0.05$或$P < 0.01$）；观察组的t-dp/dtmax呈逐渐缩短趋势，于90分钟与对照组和空白组比较，差异有显著性意义（$P < 0.05$）。姜酚可通过对胆固醇代谢相关酶的调节来预防高脂饮食（HFD）诱导的高脂血症。通过研究发现，6-姜酚可通过下调过氧化物酶增殖物激活受体γ（PPARγ）、增强子结合蛋白（C/EBP）及甘油三酯合成酶系中的胆固醇调节元件结合蛋白-1、脂肪酸合成酶、脂酰CoA合成酶，以及二酰基甘油酰基转移酶1的表达，抑制脂肪细胞的分化，进而延缓肥胖症发生的进程。

3. 不良反应 干姜能显著使幼年小鼠胸腺萎缩，仅为对照组的50.7%（$P < 0.01$）。

大　蒜

【概述】本品为百合科植物大蒜 *Allium sativum* L. 的鳞茎。6 月叶枯时采挖，除去泥沙，通风晾干或烘烤至外皮干燥。有浓烈的蒜臭。

【出处】《名医别录》。

【性味归经】辛，温。入脾、胃、肺经。

【功效】行滞气，暖脾胃，消癥积，解毒杀虫，消肿止痢。

【应用】

1. 痈肿疮疡，疥癣　大蒜外用或内服，均有解毒、杀虫、消肿作用。治背疽漫肿无头者，《外科精要》以本品配伍淡豆豉、乳香研烂置疮上，铺艾灸之。民间亦有用大蒜切片外擦或捣烂外敷，治疗皮肤或头癣瘙痒。

2. 肺痨，顿咳，痢疾，泄泻　本品解毒，杀虫，可单独或配伍入复方中使用。如验方以大蒜煮粥送服白及粉治肺痨咳血、顿咳。治泻痢，可单用或以 10% 大蒜浸液保留灌肠。大蒜还可用于防治流感、流脑、乙脑等流行性传染病。

3. 蛲虫病，钩虫病　本品有杀虫作用。治蛲虫病可将大蒜捣烂，加茶油少许，睡前涂于肛门周围。如将大蒜捣烂，在下田前涂抹四肢，有预防钩虫感染的作用。

此外，大蒜还能健脾温胃，增强食欲，用治脘腹冷痛、食欲减退或饮食不消。

【用量与用法】煎服，9~15g。外用适量，捣烂外敷，或切片外擦，或隔蒜灸。

【使用注意】阴虚火旺者，以及目疾、口齿、喉、舌诸患和时行病后均忌食。

【古籍论述】

1.《滇南本草》：味辛，性温，有小毒。祛寒痰。久吃生痰动火，兴阳道，泄精。少用健脾胃，消谷食，化肉食，解水毒。疼、咳嗽忌食。有背寒、面寒者忌食。久食令人昏神，昏眼目，动肝气。多食伤脾。

2.《本草便读》：辛，温，气臭。脾胃功多，能破积以散寒，可辟邪而杀鬼，阴疽癣，火灸有功。捣贴外敷，随宜施用。虽有解暑治蛊之功，不无耗阴损目之害。

3.《本草从新》：辛，热，有毒。开胃健脾，消谷化食（肉食尤验），辟秽驱邪，通五脏，达诸窍（凡极臭极香之物皆能通窍）。去寒滞，解暑气，辟瘟疫，消痈肿（捣烂，麻油调敷），破癥积（捣贴亦妙），杀蛇虫蛊毒。治中暑不醒（捣和地浆温服）。捣贴足心，能引热下行，治鼻衄不止。捣纳肛门，能通幽门，治关格不通。敷脐能达下焦，消水，利大小便。切片灼艾，灸一切痈疽恶疮肿核。

4.《本草备要》：宣，通窍，辟恶。辛，温。开胃健脾，通五脏，达诸窍（凡极臭极香之物，皆能通窍），去寒湿，解暑气，辟瘟疫，消痈肿（捣烂，麻油调敷），破癥积，化肉食，杀蛇虫蛊毒。

5.《本草撮要》：味辛，温，入手足太阴、阳明经。功专开胃健脾，通五脏，达诸窍。捣烂麻油调敷，消痈肿，破癥积。捣和地浆温服，治中暑不醒。捣贴足心，治鼻衄。捣纳肛门，治关格不通。敷脐消水利大小便。切片灼艾，炙一切外疡邪癖肿毒。得黄丹止疟。然性热气臭，生痰动火，散气耗血，昏目，损神伐性，有热者，切勿沾唇。忌蜜。

【现代研究】

1. 化学成分 蒜氨酸、蒜酶、大蒜辣素、蒜氨酸酶。

2. 心血管药理研究 大蒜有效成分具有降血脂、降血压、抗心肌缺血、抗氧化、清除自由基的药理作用。

蒜氨酸 + 蒜氨酸酶具有良好的降低高血脂小鼠丙二醛（MDA）、TC、LDL-C 水平，提高超氧化物歧化酶（SOD）活性和 HDL-C 水平的作用，并与给药剂量呈正相关性，且高剂量组（0.2mg/g）降低 TC 有效率及提高 SOD 活力接近于阳性对照药血脂康（0.04mg/g）。其降血脂机制可能与阻断脂质过氧化、抑制胆固醇合成途径中的 3- 羟基 -3- 甲基戊二酸单酰辅酶 A 还原酶（HMG-CoA 还原酶）活性具有密切的关系。大蒜辣素（0.08mg/g）能明显降低原发性高血压大鼠血压水平和血浆中的甘油三酯水平。同时，在临床观察中，大蒜辣素的分解产物二烯丙基二硫醚（DADS）能抑制高脂血症大鼠胆固醇的合成，降低血脂、胆固醇水平，有助于预防和治疗高血压、高脂血症、高胆固醇血症，从而可进一步预防和治疗由此类病证诱发的冠心病等。番茄红素联合大蒜素联合使用，可以改善大鼠的左心功能，并提高大鼠的抗氧化能力，从而促进血压恢复正常，且安全性较好。对蒜氨酸（0.04、0.08mg/g）对异丙肾上腺素诱导引起的大鼠心肌损伤药理作用及其机制进行了研究，通过对组织病理学、血清 CK、CK-MB、胆固醇（TC）、甘油三酯（TG）、游离脂肪酸水平，以及心肌组织中异柠檬酸脱氢酶（ICDH）、琥珀酸脱氢酶（SDH）、α - 酮戊二酸脱氢酶（α-KG-DH）、NADH 脱氢酶、细胞色素 C 氧化酶、Na^+、K^+-ATP 酶、Ca^{2+}，Mg^{2+}-ATP 酶活性等指标的检测，发现蒜氨酸可以通过改善心肌细胞线粒体功能及抗氧化作用，有效减轻异丙肾上腺素诱导引起的大鼠心肌损伤。用蒜氨酸（10mg/L）预处理人脐静脉内皮细胞 30 分钟，观察其对 TNF-α 刺激内皮细胞的保护作用，发现蒜氨酸具有很强的抗氧化作用，能明显降低单核细胞和内皮细胞的黏附性，抑制 TNF-α 引起的血管细胞黏附分子 VCAM-1 中 mRNA 和蛋白表达量的增高；抑制细胞超氧阴离子产物的增加和 NADH 氧化酶亚基 NOX4 上调；同时抑制激活的 JNK、EKR1/2、IKBα 的活性及细胞线粒体膜电位的衰减，表明蒜氨酸对 TNF-α 介导的炎症损伤和心血管疾病有良好的控制作用。

3. 不良反应 刺激性呛咳。

小茴香

【概述】本品为伞形科植物茴香 *Foeniculum vulgare* Mill. 的干燥成熟果实；其根、叶和全草也可药用。秋季果实初熟时采割植株，晒干，打下果实，除去杂质。全草和叶夏秋可采，根四季可采，洗去泥土，晒干。有特异香气，味微甜、辛。

【出处】《新修本草》。

【性味归经】辛，温。归肝、肾、脾、胃经。

【功效】散寒止痛，理气和胃。

【应用】

1. 寒疝腹痛，睾丸偏坠胀痛，痛经，少腹冷痛 本品辛温，能温肾暖肝，散寒止痛。用治寒疝腹痛，常与乌药、青皮、高良姜等配伍，如天台乌药散（《医学发明》）；亦可用本品炒热，布裹温熨腹部。治肝气郁滞，睾丸偏坠胀痛，可与橘核、山楂等同用；治肝经受寒之少腹冷痛，或冲任虚寒之痛经，可与当归、川芎、肉桂等同用。

2. 脾胃虚寒气滞，脘腹胀痛，食少吐泻 本品辛温，能温中散寒止痛，并善理脾胃之气而开胃、止呕。《本草汇言》称其为"温中快气之药也"。治胃寒气滞之脘腹胀痛，可与高良姜、香附、乌药等同用；治脾胃虚寒，脘腹胀痛、呕吐食少，可与白术、陈皮、生姜等同用。

【用量与用法】3~6g。

【使用注意】阴虚火旺者慎用。

【古籍论述】

1.《新修本草》：叶似老胡荽极细，茎粗，高五六尺，丛生。

2.《雷公炮制药性解》：气味稍薄，然治膀胱冷痛疝气尤奇。

3.《本草经解》：气温，味辛，无毒。主小儿气胀，霍乱呕逆，腹冷不下食，两肋痞满。小茴气温，禀天春升之木气，入足厥阴肝经；味辛无毒，得地西方之金味，入手太阴肺经。气味俱升，阳也。小儿皆肝气有余，肝滞则气胀；小茴辛温益肝，兼通三焦之真气，所以主胀也。肺为百脉之宗，司清浊之运化，肺寒则清浊乱于胸中，挥霍变乱而呕逆矣；小茴辛入肺，温散寒，故主霍乱呕逆也。腹属太阴脾经，冷则火不生土，不能化腐水谷，而食不下矣；小茴辛温益肺，肺亦太阴，芳香温暖，而脾亦暖，食自下也。肋属厥阴肝经，痞满者，肝寒而气滞也；小茴辛可散痞，温可祛寒，所以主两肋痞满也。

4.《得配本草》：辛，平，入足少阴经。运脾开胃，理气消食。治霍乱呕逆，腹冷气胀，闪挫腰疼。炒研用。

5.《本草从新》：辛，平。理气开胃，亦治寒疝。食料宜之（煮臭肉，下少许即无臭气，臭酱入末亦香，大茴尤捷，故名茴香）。小如粟米，炒黄，得酒良。得盐则入肾，发肾邪，故治阴疝（受病于肝，见证于肾，大、小茴各一两，为末，猪胞一个，连尿入药，酒煮烂为丸，每服五十丸）。八角茴香（又名舶茴香），辛、甘，平。功用略同。自番舶来，实大如柏实，裂成八瓣，一瓣一核，黄褐色。

6.《本草撮要》：味辛，温，入足阳明、少阴经。功专理气开胃，寒疝食料宜之。治阴疝以大、小茴香各一两，为末，猪胞一个，连尿入药，酒煮烂为丸，每服五十丸。一名时萝，一名八角茴香，一名舶茴香，功用略同。自番舶来，实大如柏实，裂成八瓣，一瓣一核，黄褐色者佳。

7.《本草分经》：辛，平。理气开胃，得盐则入肾，亦治寒疝。八角茴香又名舶茴香，辛、甘，平，功用略同。

8.《神农本草经读》：气味辛、温，无毒。主小儿气胀，霍乱呕逆，腹冷，不下食，两胁痞满。(《拾遗》)

9.《药性切用》：一名蒔萝。味辛微温，醒脾，治疝，殊胜大茴。盐水炒用。

【现代研究】

1.化学成分　主要含挥发油3%~6%，主要成分为反式茴香脑、柠檬烯、葑酮、爱草脑、γ-松油烯、α-蒎烯、月桂烯等。另含脂肪油约18%，其脂肪酸中主要为岩芹酸等。

2.心血管药理研究　小茴香具有降血脂、抗动脉粥样硬化、抗炎的作用。

小茴香水提物具有显著的降血脂和抗动脉粥样硬化作用，使高脂血症小鼠的胆固醇、甘油三酯、低密度脂蛋白和载脂蛋白B等血脂水平降低，高密度脂蛋白和载脂蛋白A1升高，认为可作为高脂血症、糖尿病的辅助治疗药物。有一项研究关于小茴香治疗实验性肝纤维化大鼠对肿瘤坏死因子-α（TNF-α）的影响。结果：经小茴香治疗后肝细胞脂肪变性程度减轻，纤维化程度好转。ELISPOT检测显示，正常对照组和模型组、模型组和治疗组分泌TNF-α的细胞计数差异均有统计学意义（$P < 0.05$）；小茴香高剂量治疗组降低细胞分泌TNF-α的作用高于中、低剂量治疗组（$P < 0.05$）。结论：小茴香低、中、高剂量治疗组均有减少TNF-α的分泌，抑制大鼠肝脏炎症，改善肝脏纤维化的作用。

川　乌

【概述】本品为毛茛科植物乌头 *Aconitum carmichaelii* Debx. 的干燥母根。6月下旬至8月上旬采挖，除去子根、须根及泥沙，晒干。

【出处】《神农本草经》。

【性味归经】辛、苦，热；有大毒。归心、肝、肾、脾经。

【功效】祛风除湿，温经止痛。

【应用】

1. 心腹冷痛，寒疝作痛 本品辛散温通，散寒止痛之功显著，故又常用于阴寒内盛之心腹冷痛。治心痛彻背，背痛彻心者，常配赤石脂、干姜、花椒等，如乌头赤石脂丸（《金匮要略》）；治寒疝，绕脐腹痛、手足厥冷者，多与蜂蜜同煎，如大乌头煎（《金匮要略》）。

2. 风寒湿痹，关节疼痛 本品辛热苦燥，善于驱逐寒湿、温经止痛，为治寒湿痹痛之佳品，"一切沉寒痼冷之症，用此无不奏效"，尤宜于寒邪偏盛之痹痛。治寒湿侵袭，历节疼痛，不可屈伸者，常与麻黄、芍药、甘草等配伍，如乌头汤（《金匮要略》）；若与草乌、地龙、乳香等同用，可治寒湿瘀血留滞经络，肢体筋脉挛痛，关节屈伸不利，日久不愈者，如小活络丹（《太平惠民和剂局方》）。

3. 跌仆伤痛，麻醉止痛 本品有止痛作用，可治跌打损伤，骨折瘀肿疼痛，多与自然铜、乳香、地龙等同用。古方又常以本品作为麻醉止痛药，多以生品与生草乌并用，配伍羊踯躅、姜黄等，如整骨麻药方（《医宗金鉴》）；或配生南星、蟾酥等外用以达局部麻醉之效，如外敷麻药方（《医宗金鉴》）。

【用量与用法】制川乌煎服，1.5~3g，宜先煎、久煎。生品宜外用，适量。

【使用注意】孕妇慎用；不宜与半夏、瓜蒌、瓜蒌子、瓜蒌皮、天花粉、川贝母、浙贝母、平贝母、伊贝母、湖北贝母、白蔹、白及同用。

【古籍论述】

1.《神农本草经》：味辛，温。主中风，恶风洗洗，出汗，除寒湿痹，咳逆上气，破积聚，寒热。

2.《名医别录》：味甘，大热，有毒。消胸上淡冷，食不下，心腹冷疾，脐间痛，肩胛痛不可俯仰，目中痛不可力视，又堕胎。

3.《珍珠囊补遗药性赋》：川乌，味辛性热，有毒。浮也，阳中之阳也。其用有二：散诸风之寒邪；破诸积之冷痛。

4.《本草经集注》：味辛、甘，温、大热，有大毒。主治中风，恶风洗洗，出汗，除寒湿痹，咳逆上气，破积聚，寒热。消胸上痰冷，食不下，心腹冷疾，脐间痛，肩胛痛不可俯仰，目中痛不可力视，又堕胎。

5.《雷公炮制药性解》：性味、经络、功用亦同附子。主中风，恶风洗洗，出汗。莽草为使，恶藜芦，反半夏、瓜蒌、贝母、白蔹、白及。乌头即春间采附子之嫩小者。一云原生苗脑。

6.《长沙药解》：味辛、苦，温，入足厥阴肝、足少阴肾经。开关节而去湿寒，通经络而逐冷痹，消腿膝肿疼，除心腹痞痛。治寒疝最良，疗脚气绝佳。

7.《本经逢原》：乌头得春生之气，故治风为向导。主中风，恶风，半身不遂，风寒湿痹，心腹冷痛，肩髀痛不可俯仰及阴疽久不溃者，溃久疮寒歹肉不敛者，并宜少加以通血脉，唯在用之得宜。小儿慢惊搐搦，涎壅厥逆，生川乌、全蝎加生姜煎服效。其乌头之尖为末，茶清服半钱吐癫痫风痰，取其锐气从下焦直达病所，借茶清涌之而出也。夫药之相反者，以乌头、半夏为最。

8.《药性切用》：川乌头，即附子之母。气味轻疏，善祛风寒湿痹；不能如附子有顷刻回阳之功，痹症气实者姜汁炒或生用。寒疾宜附子，风疾宜乌头。乌附尖：性专达利，用以涌吐湿痰最捷。

9.《得配本草》：辛，热，有大毒。除寒湿，行经散风，助阳退阴，功同黑附子而稍缓。黑附子回阳逐寒，川乌头温脾去风。

【现代研究】

1. 化学成分 含多种生物碱，主要为乌头碱、次乌头碱、新乌头碱等，以及乌头多糖 A、B、C、D 等。制川乌主含苯甲酰乌头原碱、苯甲酰次乌头原碱、苯甲酰新乌头原碱等。

2. 心血管药理研究 川乌具有强心作用，还可通过抑制血管内皮细胞凋亡和心肌肥大因子来保护心血管。乌头有效成分在一定浓度下可改善心肌细胞的生存活力。

川乌有明显的强心作用，但剂量加大则引起心律失常，终致心脏抑制；乌头多糖有显著降低正常血糖作用。有研究发现次乌头碱能抑制氧化型低密度脂蛋白（oxLDL）诱导内的皮细胞凋亡，其机制可能是在剂量 24~90μmol/L 下可促进组蛋白去乙酰化酶 3（HDAC3）表达，减少高迁移率族蛋白 B1（HMGB1）胞质迁移和胞外释放。此外，乌头碱能通过抑制血管紧张素 Ⅱ 所引起的心肌肥大因子心房利钠肽（ANP）、B 型利钠肽（BNP）、β-肌球蛋白重链（β-MHC）和纤维状肌动蛋白（F-actin）上调来缓解心肌肥大和保护心血管。有研究使用次乌头碱预处理心肌细胞后可明显改善心肌细胞的生存活力与过氧化氢单独处理组有显著性差异且显著降低了凋亡率。250ng/mL 次乌头碱单独处理组细胞的增殖活力及凋亡率未见明显变化，说明较低浓度的次乌头碱对心肌细胞并没有毒性作用。

3. 不良反应 乌头碱可引起心律不齐和血压升高，还可增强毒毛花苷 G 对心肌的毒性作用。川乌服用不当可引起中毒，其症状为口舌、四肢及全身麻木，流涎，恶心，呕吐，腹泻，头昏，眼花，口干，脉搏减缓，呼吸困难，手足搐搦，神志不清，大小便失禁，血压及体温下降，心律失常，室性期前收缩和窦房停搏等。严重者，可致循环、呼吸衰竭及严重心律失常而死亡。川乌引起心脏毒性的主要症状为心律失常、心肌损伤、室上性心动过速、心肌细胞死亡等。有研究表明，乌头碱引起心脏毒性的机制可能为使迷走神经兴奋以及提高心肌细胞内钙离子浓度。

巴戟天

【概述】本品为茜草科植物巴戟天 *Morinda officinalis* How 的干燥根。全年均可采挖，洗净，除去须根，晒至六七成干，轻轻捶扁，晒干。

【出处】《神农本草经》。

【性味归经】甘、辛、微温。归肾、肝经。

【功效】补肾阳，强筋骨，祛风湿。

【应用】

1. 肾阳不足，阳痿遗精，宫冷不孕，月经不调，少腹冷痛　本品甘温，入下焦，壮元阳，用治肾阳不足之证。治肾阳虚弱，命门火衰之阳痿不育，可与淫羊藿、仙茅、枸杞子等配伍，以补肾阳、益精血，如赞育丹；治阳虚宫冷不孕，月经不调，少腹冷痛，常与肉桂、吴茱萸、高良姜等配伍，以补肾暖宫、温经散寒，如巴戟丸。

2. 风湿痹痛，筋骨痿软　本品味辛散寒，甘温助阳，入肾、肝经，能温补肾阳，强健筋骨，祛风除湿。治风寒湿痹，筋骨痿软、腰膝冷痛、步履艰难，常与杜仲、肉苁蓉、菟丝子等配伍，以补肝肾、强筋骨、填精血、祛风湿，如金刚丸；治风冷腰胯疼痛、起动不利，可与羌活、杜仲、五加皮配伍，如巴戟丸。

【用量与用法】3～10g。

【使用注意】阴虚火旺或有湿热者忌用。

【古籍论述】

1.《神农本草经》：味辛，微温。主大风邪气，阴痿不起，强筋骨，安五脏，补中，增志，益气。

2.《证类本草》：味辛、甘，微温，无毒。主大风邪气，阴痿不起，强筋骨，安五脏，补中，增志，益气，疗头面游风，小腹及阴中相引痛，下气，补五劳，益精，利男子。

3.《神农本草经读》：巴戟天气微温，禀天春升之木气而入足厥阴肝；味辛甘无毒，得地金土二味，入足阳明燥金胃。虽气味有木土之分，而其用则统归于温肝之内。

4.《本经逢原》：巴戟天严冬不凋，肾经血分及冲脉药也。故守真地黄饮子用之，即《本经》治大风邪气之谓，以其性补元阳而兼散邪，真元得补，邪安所留，是以可愈大风邪气也。主阴痿不起，强筋骨，安五脏，补中、增志、益气者，脾胃二经得所养，而诸虚自瘳矣。又治脚气，补血海，病人虚寒加用之。有人嗜酒患脚气甚危，或教以巴戟半两、糯米同炒，去米，大黄一两炒为末，熟蜜丸，温水下七十丸，仍禁酒遂愈。唯阴虚相火炽盛者禁用。

5.《本草经集注》：味辛、甘，微温，无毒。主治大风邪气，阴痿不起，强筋骨，安五脏，补中，增志，益气。治头面游风，小腹及阴中相引痛，下气，补五劳，益精，利男子。

6.《雷公炮制药性解》：味辛、甘，性微温，无毒，入脾、肾二经。主助肾添精，除一切风及邪气。酒浸用。按：巴戟之温，本专补肾，而肺乃肾之母也，且其味辛，故兼入之以疗风。

7.《本草经解》：气微温，味辛甘，无毒。主大风邪气，阴痿不起，强筋骨，安五脏补中，增志，益气。（酒焙）巴戟天气微温，禀天春升之木气，入足厥阴肝经；味辛甘无毒，得地金土二味，入足阳明燥金胃经。气味俱升，阳也。风气通肝，巴戟入肝，辛甘发散，主大风邪气，散而泻之也。阴者宗筋也，宗筋属肝，痿而不起，则肝已全无鼓动之阳矣；巴戟气温益阳，所以主之。盖巴戟治阳虚之痿，淫羊藿治阴虚之痿也。肝主筋，肾主骨；辛温益肝肾，故能强筋骨也。胃者五脏之原，十二经之长；辛甘入胃，温助胃阳，则五脏皆安也。胃为中央土，土温则中自补矣，肾统气而藏志；巴戟气温益肝，肝者敢也，肝气不馁，则不耗肾，而志气增益也。

8.《本草崇原》：其性微温，经冬不凋，又禀太阳标阳之气化。主治大风邪气者，得太阴之金气，金能制风也。治阴痿不起，强筋骨者，得太阳之标阳，阳能益阴也。安五脏，补中者，得太阴之土气，土气盛，则安五脏而补中。增志者，肾藏志而属水，太阳天气，下连于水也。益气者，肺主气而属金，太阴天气，外合于肺也。

9.《玉楸药解》：味辛、甘，微温，入足少阴肾、足厥阴肝经。强筋健骨，秘精壮阳。巴戟天温补精血，滋益宗筋，治阳痿精滑，鬼交梦遗。驱逐脉风，消除痂癞。

10.《本草蒙筌》：恶丹参雷丸，宜覆盆为使。禁梦遗精滑，补虚损劳伤。治头面游风及大风浸淫血癞；主阳痿不起，并小腹牵引绞疼。安五脏健骨强筋，安心气利水消肿。益精增志，唯利男人。

11.《得配本草》：辛、甘、温，入足少阴经血分。助阳起阴。治一切风湿水肿，少腹引阴冷痛，夜梦鬼交精泄。

【现代研究】

1. 化学成分　主要含蒽醌类成分：甲基异茜草素、甲基异茜草素–1–甲醚、大黄素甲醚等；环烯醚萜类成分：水晶兰苷、四乙酰车叶草苷；低聚糖类成分：耐斯糖、1F–果呋喃糖基耐斯糖等。

2. 心血管药理研究　巴戟天有效成分对大鼠心脑肌缺血再灌注模型有保护作用，巴戟天醇提物（RMOEE）可通过减少肿瘤坏死因子–α（TNF–α）、白介素–6（IL–6）的表达而减轻大鼠脑缺血再灌注损伤，巴戟天寡糖（MOO）可预防心肌缺血再灌注损伤（IRI），主要机制可能与防止 Ca^{2+} 超载有关。

研究证明，巴戟天可明显改善大鼠血流动力学参数、心肌缺血、心肌梗死范围和心肌组织内源性抗氧化水平，降低心律失常评分。巴戟天醇提水溶物体外对心肌细胞缺氧复氧损伤有保护作用，可明显提高心肌的抗氧化能力，改善心肌细胞的超微结构，减少心肌细胞凋亡。一项关于巴戟天醇提物（RMOEE）对大鼠脑缺血再灌注损伤组织肿瘤坏死因子 $-\alpha$（TNF-α）、白介素 -6（IL-6）表达水平的影响的研究指出，RMOEE 3.0g/（kg·d）组、RMOEE 1.5g/（kg·d）组脑组织 TNF-α、IL-6 表达水平较脑缺血再灌注损伤模型组低（$P < 0.05$）。RMOEE 3.0g/（kg·d）组、RMOEE 1.5g/（kg·d）组 TNF-α、IL-6 表达水平比较差异有统计学意义（$P < 0.05$）。有实验证明，模型组大鼠心肌组织 Na^+-K^+-ATP 酶、Ca^{2+}-ATP 酶、Mg^{2+}-ATP 酶活性及肌酸激酶（CK）含量均降低，而巴戟天寡糖（MOO）各组上述指标均较模型组升高。说明 MOO 对心肌 IRI 的保护作用可能与改善缺血后心肌细胞的能量代谢障碍有关。

肉豆蔻

【概述】本品为肉豆蔻科植物肉豆蔻 *Myristica fragrans* Houtt. 的干燥种仁。气香浓烈。

【出处】《药性论》。

【性味归经】辛，温。归脾、胃、大肠经。

【功效】温中行气，涩肠止泻。

【应用】

1. 脾胃虚寒，久泻不止　本品辛温而涩，入中焦，能暖脾胃，固大肠，止泻痢，为治疗虚寒性泻痢之要药。治脾胃虚寒之久泻、久痢者，常与人参、白术、诃子等药同用；若配补骨脂、五味子、吴茱萸，可治脾肾阳虚，五更泄泻者，如四神丸（《证治准绳》）。

2. 胃寒气滞，脘腹胀痛，食少呕吐　本品辛香温燥，能温中理脾、行气止痛。治胃寒气滞，脘腹胀痛、食少呕吐者，可与木香、干姜、半夏等药同用。

【用量与用法】煎服，3～10g。内服须煨制去油用。

【使用注意】湿热泻痢者忌用。

【古籍论述】

1.《证类本草》：味辛，温，无毒。主鬼气，温中治积冷，心腹胀痛，霍乱中恶，冷痃，呕沫冷气，消食止泄，小儿乳霍。其形圆小，皮紫紧薄，中肉辛辣。生胡国，胡名迦拘勒。

2.《本草图经》：出胡国，今唯岭南人家种之。春生苗，花实似豆蔻而圆小，皮紫紧薄，中肉辛辣，六月、七月采。《续传信方》：治脾泄气痢等，以豆蔻二颗，米醋调面裹之，置灰火中煨令黄焦，和面碾末，更以炒了檽子末一两，相和，又焦炒陈廪米为末，每用二钱匕煎作饮，调前二物三钱匕，旦暮各一，便瘥。

3.《雷公炮制药性解》：味苦辛涩，性温，无毒，入肺、胃二经。疗心腹胀痛，卒成霍乱，脾胃寒弱，宿食不消，虚冷泻痢，小儿伤乳吐泻，尤为要药。糯米粉裹煨。忌见铁器。

4.《本草经解》：气温，味辛，无毒。主温中，消食止泄，治积冷心腹胀痛，霍乱，中恶鬼气冷疰，呕沫冷气，小儿乳霍。（面包煨）

肉蔻气温，禀天春和之木气，入足厥阴肝经；味辛无毒，得地西方燥金之味，入足阳明燥金胃经、手阳明大肠经。气味俱升，阳也。

5.《本草新编》：肉豆蔻，味苦、辛，气温，无毒。一名肉果。入心、脾、大肠经。疗心腹胀疼，止霍乱，理脾胃虚寒，能消宿食，专温补心包之火，故又入膻中与胃经也。

【现代研究】

1. 化学成分　去氢二异丁香酚、香桧烯、α-蒎烯、β-蒎烯、松油-4-烯醇、γ-松油烯、肉豆蔻醚、肉豆蔻素 B、肉豆蔻醇 A 等。

2. 心血管药理研究　肉豆蔻活性成分具有抑制血小板聚集、降低血糖和血脂、保护心脏和改善心律失常的作用。

肉豆蔻中 erythro-（7S,8R）-7-acetoxy-3,4,3',5'-tetramethoxy-8-O-4'-neolignan（55）可通过降低 5-HT、三磷酸腺苷（ATP）的释放，抑制血栓素 B2 的形成，增加环磷酸腺苷水平，减弱细胞内 Ca^{2+} 交换，从整体上抑制凝血酶和血小板活化因子诱导的血小板聚集，从而预防心血管疾病和脑卒中。肉豆蔻可通过提高抗氧化酶及其受体的活性来调节血脂水平。不含黄樟醚的肉豆蔻醇提物可提高 PPARα 和 PPARγ 活性，降低血糖和甘油三酯水平，从而对 2 型糖尿病大鼠的高脂血症起治疗作用。肉豆蔻挥发油可通过提高心肌组织超氧化物歧化酶（SOD）含量，减少丙二醛（MDA）含量，抗脂质过氧化保护大鼠缺血再灌注离体心脏；也可通过增加冠脉流量和负性传导等改善心律失常。

3. 不良反应　肉豆蔻所含挥发油中有效成分肉豆蔻醚具有一定的毒性，动物试验可引起肝变性；肉豆蔻醚对正常人有致幻作用。对人的大脑有中度兴奋作用。在中毒时，轻者出现幻觉，或恶心、眩晕；重者则谵语、昏迷、瞳孔散大、呼吸变慢、反射消失，甚至死亡。

肉　桂

【概述】本品为樟科植物肉桂 *Cinnamomum cassia* Presl 的干燥树皮。多于秋季剥取，阴干。

【出处】《神农本草经》。

【性味归经】辛、甘,大热。归肾、脾、心、肝经。

【功效】补火助阳,引火归原,散寒止痛,温经通脉。

【应用】

1. 胸痹心痛　治胸阳不振,寒邪内侵之胸痹心痛,常与附子、干姜、荜茇等同用,以温通胸阳、散寒止痛。

2. 肾阳虚证　本品辛甘大热,能补火助阳,益阳消阴,引火归原,为治命门火衰之要药。治肾阳不足,命门火衰之腰膝冷痛、阳痿宫寒、夜尿频多等,常与鹿角胶、杜仲、附子等同用,以温肾补阳,如右归丸;治肾阳亏虚,虚阳上浮之面赤、虚喘、汗出、心悸,常与吴茱萸、人参、五味子等药相配,以益阳,引火归原;治脾肾阳虚之脘腰冷痛、食少便溏,常与附子、人参、干姜等相配,以温补脾肾,如桂附理中丸。

3. 寒凝诸痛　本品辛散温通,可散寒止痛。治寒邪直中脾胃或脾胃虚寒之脘腹冷痛、呕吐、泄泻等,轻者可单用,重者常与干姜、高良姜等同用,以温中散寒止痛;治寒疝腹痛,常与小茴香、吴茱萸、乌药等同用,以温里散寒、行气止痛;治风寒湿痹,尤宜于寒痹腰痛,常与独活、桑寄生、杜仲等同用,以祛风湿、补肾强腰膝,如独活寄生汤。

4. 寒凝血瘀证　本品辛散温通,能温通经脉,散寒止痛。治冲任虚寒,寒凝血瘀之月经不调、痛经、闭经,或产后恶露不尽、腹痛不止,常与川芎、桃仁、益母草等同用,以活血祛瘀、温通经脉;治阳虚寒凝之阴疽,常与鹿角胶、麻黄、白芥子等同用,以温经通阳、散寒行滞,如阳和汤。

此外,久病体弱,气血不足者,在补益气血方中加入少量肉桂,有宣导百药,鼓舞气血生长之效。

【用量与用法】1~5g。

【使用注意】有出血倾向者及孕妇慎用。不宜与赤石脂同用。

【古籍论述】

1.《神农本草经》:味辛,温。主百病,养精神,和颜色,为诸药先聘通使。久服轻身不老,面生光华,媚好,常如童子。

2.《本草经集注》:〔肉桂〕味辛,温,无毒。主治百疾,养精神,和颜色,为诸药先聘通使。久服轻身不老,面生光华,媚好,常如童子。〔桂〕味甘、辛,大热,有小毒。主温中,利肝肺气。心腹寒热,冷疾,霍乱,转筋,头痛,腰痛,出汗,止烦,止唾,咳嗽,鼻衄,堕胎,温中,坚筋骨,通血脉,理疏不足,宣导百药,无所畏。久服神仙不老。

3.《雷公炮制药性解》:味辛、甘,性大热,有毒。其在下最厚者,曰肉桂,去其粗皮为桂心，入心、脾、肺、肾四经，主九种心疼，补劳伤，通九窍，暖水脏，续筋骨，杀三虫，散积气，破瘀血，下胎衣，除咳逆，疗腹痛，止泻痢，善发汗。其在中次厚者，曰官桂，入肝、脾二经，主中焦虚寒，结聚作痛。其在上薄者，曰薄桂，入肺、胃二经，主上焦有寒，走肩臂而行肢节。按：肉桂在下，有入肾之理；属火，有入心之义；而辛散之性，与肺部相投；甘温之性，与脾家相悦，故均入焉。官桂在中，而肝脾皆在中之脏也。且《经》曰：肝欲散，急食辛以散之，以辛补之；又曰：脾欲缓，急食甘以缓之，以甘补之。桂味辛甘，二经之所由入也。薄桂在上，而肺胃亦居上，故宜入之。

4.《本草经解》：气大热，味甘辛，有小毒。利肝肺气，心腹寒热冷疾，霍乱转筋，头痛腰痛，出汗，止烦，止唾，咳嗽，鼻衄，堕胎，温中，坚筋骨，通血脉，理疏不足，宣导百药无所畏，久服神仙不老。

肉桂气大热，禀天真阳之火气，入足少阴肾经；补益真阳，味甘辛，得地中西土金之味，入足太阴脾经、手太阴肺经；有小毒，则有燥烈之性，入足阳明燥金胃、手阳明燥金大肠。气味俱升，阳也。肉桂味辛得金味，金则能制肝木，气大热，禀火气，火能制肺金，制则生化，故利肝肺气。心腹太阴经行之地，寒热冷疾者，有心腹冷疾而发寒热也，气热能消太阴之冷，所以愈寒热也。霍乱转筋，太阴脾经寒湿证也，热可祛寒，辛可散湿，所以主之。《经》云，头痛巅疾，过在足少阴肾经，腰者肾之腑，肾虚则火升于头，故头痛腰痛也；肉桂入肾，能导火归原，所以主之。辛热则发散，故能汗出。虚火上炎则烦，肉桂导火，所以主止烦也。肾主五液，寒则上泛；肉桂温肾，所以止唾。辛甘发散，疏理肺气，故主咳嗽鼻衄。血热则行，所以堕胎。肉桂助火，火能生土，所以温中。中者脾胃也，筋者肝之合也，骨者肾之合也；甘辛之味，补益脾肺，制则生化，所以充肝肾而坚筋骨也。其通血脉理疏不足者，热则阳气流行，所以血脉通而理疏密也，宣导百药无所畏者，借其通行流走之性也。久服神仙不老者，辛热助阳，阳明故神，纯阳则仙而不老也。

5.《玉楸药解》：味甘、辛，气香，性温，入足厥阴肝经。温肝暖血，破瘀消癥，逐腰腿湿寒，驱腹胁疼痛。肝属木而藏血，血秉木气，其性温暖。温气上升，阳和舒布，积而成热，则化心火。木之温者，阳之半升，火之热者，阳之全浮也。人知气之为阳，而不知其实含阴精，知血之为阴，而不知其实抱阳气。血中之温，化火为热之原也，温气充足，则阳旺而人康，温气衰弱，则阴盛而人病。阳复则生，阴胜则死，生之与死，美恶不同，阳之与阴，贵贱自殊。蠢飞蠕动，尚知死生之美恶，下士庸工，不解阴阳之贵贱，千古祸源，积成于贵阴贱阳之家矣。欲求长生，必扶阳气，扶阳之法，当于气血之中培其根本。阳根微弱，方胎水木之中，止有不足，万无有余，世无温气太旺而生病者。其肝家痛热，缘生意不足，温气抑郁而生风燥，非阳旺而阴虚也。肉桂温暖条畅，大补血中温气。香甘入土，辛甘入木，辛香之气，善行滞结，是以最解肝脾之郁。金之味辛，木之味酸，辛酸者，金木之郁，肺肝之病也。盖金之性收，木之性散，金曰从革，从则收而革则不收，于是作辛。木曰曲直，直则散而曲不散，于是作酸。辛则肺病，酸则肝病，以其郁也，故肺宜酸收而肝宜辛散。肺得酸收，则革者从降而辛味收，肝得辛散，则曲者宜升而酸味散矣。事有相反而相成者，此类是也。肝脾发舒，温气升达，而化阳神。阳神司令，阴邪无权，却病延年之道，不外乎此。凡经络堙瘀、脏腑癥结、关节闭塞、心腹疼痛等证，无非温气微弱，血分寒冱之故。以至上下脱泄，九窍不守，紫黑成块，腐败不鲜者，皆其证也。女子月期产后，种种诸病，总不出此。悉宜肉桂，余药不能。肉桂本系树皮，亦主走表，但重厚内行，所走者表中之里。究其力量所至，直达脏腑，与桂枝专走经络者不同。

6.《本草新编》：肉桂，味辛、甘、香、辣，气大热，沉也，阳中之阴也，有小毒。肉桂数种，卷筒者第一，平坦者次之，俱可用也。入肾、脾、膀胱、心胞、肝经。养精神，和颜色，兴阳耐老，坚骨节，通血脉，疗下焦虚寒，治秋冬腹痛、泄泻、奔豚，利水道，温筋暖脏，破血通经，调中益气，实卫护营，安吐逆疼痛。此肉桂之功用也，近人亦知用之，然而肉桂之妙，不止如斯。其妙全在引龙雷之火，下安肾脏。

7.《本草便读》：辛、甘，大热。补命门助火消阴，紫赤多香，益肝肾通经行血。腹痛疝瘕等疾，可导可温；风寒痹湿诸邪，能宣能散。（肉桂产南方粤西安南等处，种类甚多，大抵以色紫肉厚味甜有油者佳，然甜中带辛，自有一股香窜温暖之气，入心、肝、脾、肾四经血分，温散血分寒邪，破血结，除癥瘕。同补肾药用，能补命门元阳不足，如格阳戴阳等证。又能引火归原，如欲补心阳，益脾阳，均可各随佐使。桂水炒白芍，大能平肝。肉桂皮也，观其性味，察其主治，无论内寒外寒，在于营分者，皆可治之。）

8.《得配本草》：甘、辛，热，有小毒。入足少阴经，兼入足厥阴经血分。补命门之相火，通上下之阴结。升阳气以交中焦，开诸窍而出阴浊。从少阳纳气归肝，平肝邪扶益脾土。一切虚寒致病，并宜治之。专温营分之里，与躯壳经络之病无涉。

9.《医学衷中参西录》：肉桂，味辛而甘，气香而窜，性大热纯阳。为其为树身近下之皮，故性能下达，暖丹田，壮元阳，补相火。其色紫赤，又善补助君火，温通血脉，治周身血脉因寒而痹，故治关节腰肢疼痛及疮家白疽。木得桂则枯，且又味辛属金，故善平肝木，治肝气横恣多怒。若肝有热者，可以龙胆草、芍药诸药佐之。

【现代研究】

1. 化学成分　肉桂中含挥发油（桂皮油）1.98%~2.06%，主要成分为桂皮醛，占52.92%~61.20%。还含有肉桂醇、肉桂醇醋酸酯、肉桂酸、醋酸苯丙酯、香豆素等。

2. 心血管药理研究　肉桂能明显降低模型动物升高的血压，还具有抗凝、降低胆固醇作用。此外，肉桂酸预处理能减少大鼠心肌缺血再灌注损伤，其机制可能为诱导ERK1/2 磷酸化，从而降低 Bax 蛋白表达，抑制细胞凋亡，发挥心肌保护作用。

大鼠肾上腺再生高血压模型中，用单味肉桂连续灌胃 3 周，从第 1 周起血压即有明显下降。动物实验表明，桂皮醛对平滑肌有罂粟样作用可使外周血管扩张血压下降。肉桂能扩张血管，缓解肢体疼痛。肉桂水煎剂、甲醇提取物水溶液或单体桂皮酸、香豆素有预防静脉或动脉血栓形成的作用也能增加离体心脏冠脉流量，表明肉桂对外周血管有直接扩张作用。肉桂提取物在试管内或静脉注射，均能明显抑制二磷酸腺苷二钠诱导的大白鼠血小板聚集。肉桂有增强冠脉及脑血流量的作用；其甲醇提取物及桂皮醛有抗血小板凝集、抗凝血酶作用。研究发现肉桂提取物粉 4μg/kg 的剂量给药 30天后使高胆固醇成年雄性大鼠最终体质量下降 4.4%，摄食量下降 1.7%，食物利用率下降 22.38%，血清总胆固醇下降 31.22%，甘油三酯下降 24.05%，低密度脂蛋白胆固醇下降 43.49%，血清总胆固醇、甘油三酯和低密度脂蛋白胆固醇（LDL-C）水平在第 30 天显著降低。这一发现为肉桂治疗高脂血症提供了依据。研究指出，肉桂酸药物预处理组心肌梗死面积（0.18±0.05）与缺血再灌注组（0.34±0.04）比较，明显减小，差异有统计学意义（$P < 0.01$）。假手术组肌丝走行规整，无溶解破坏，线粒体密集，线粒体嵴排列整齐，核膜规整，染色体分布均匀。缺血再灌注组可见肌纤维紊乱、挛缩，线粒体嵴不同程度破坏，遗留较多空泡，核染色体边集，核皱缩，核膜表面凹凸不平，并可见凋亡小体。而肉桂酸药物预处理组，与缺血再灌注组比较，线粒体肿胀程度轻，核膜尚规整，无染色体边集，无明显凋亡现象。肉桂酸预处理诱导ERK1/2 蛋白磷酸化，药物预处理组 p-ERK1/2 表达明显高于缺血再灌注组，差异具有统计学意义（$P < 0.01$）。Bax 为 ERK1/2 信号通路的下游蛋白，与缺血再灌注组比较，药物预处理组 Bax 表达下降，差异具有统计学意义（$P < 0.01$）。肉桂酸预处理对于总ERK1/2（非磷酸化 ERK1/2）蛋白表达没有明显影响。

3. 不良反应　肉桂为辛热药，本草有"小毒"之记载，用量不宜过大。曾有报道，顿服肉桂末 1.2 两后，发生头晕、眼花、眼胀、眼涩、咳嗽、尿少、干渴、脉数大等毒性反应，经换服寒凉药后 1~2 周才逐渐消除。

花　椒

【概述】本品为芸香科植物青椒 Zanthoxylum schinifolium Sieb.et Zuce. 或花椒 Zanthoxylum bungeanum Maxim. 的干燥成熟果皮。秋季采收成熟果实，晒干，除去种子和杂质。气香。

【出处】《神农本草经》。

【性味归经】辛，温。归脾、胃、肾经。

【功效】温中止痛，杀虫止痒。

【应用】

1.中寒脘腹冷痛，呕吐泄泻　本品辛散温燥，入脾胃经，长于温中燥湿，散寒止痛，止呕止泻。治疗外寒内侵，胃寒冷痛、呕吐，常与生姜、白豆蔻等同用；治疗脾胃虚寒，脘腹冷痛、呕吐、不思饮食，常与干姜、人参等配伍，如大建中汤（《金匮要略》）；治夏伤湿冷，泄泻不止，可与砂仁、肉豆蔻等同用。

2.虫积腹痛　本品有驱蛔杀虫之功。治疗虫积腹痛，手足厥逆，烦闷吐蛔等，常与乌梅、干姜、黄柏等同用，如乌梅丸（《伤寒论》）；用治小儿蛲虫病，肛周瘙痒，单用煎液作保留灌肠。

3.湿疹，阴痒　本品外用有杀虫止痒之功。治妇人阴痒不可忍，非以热汤泡洗不能已者，可与吴茱萸、蛇床子、陈茶等同用，水煎熏洗；治湿疹瘙痒，可单用，或与苦参、蛇床子、地肤子等，煎汤外洗。

此外，本品与茯苓配伍，可用于肾虚痰喘、腰痛足冷等症，如椒苓丸（《本经逢源》）。

【用量与用法】3～6g。外用适量，煎汤熏洗。

【古籍论述】

1.《神农本草经》：〔蜀椒〕味辛，温。主邪气咳逆，温中，逐骨节皮肤死肌，寒湿痹痛，下气，久服之，头不白，轻身增年。〔秦椒〕味辛，温。主风邪气，温中，除寒痹，坚齿发，明目。久服轻身，好颜色，耐老，增年，通神。

2.《本草分经》：花椒，辛苦温，散寒燥湿，温中下气，利五脏去老血，杀虫。

3.《本草经集注》：〔蜀椒〕味辛，温、大热，有毒。主治邪气咳逆，温中，逐骨节皮肤死肌，寒湿痹痛，下气。除五脏六腑寒冷，伤寒，温疟，大风，汗不出，心腹留饮宿食，止肠澼下痢，泄精，女子字乳余疾，散风邪，瘕结，水肿，黄疸，鬼疰，蛊毒，杀虫鱼毒。久服之头不白，轻身，增年。开腠理，通血脉，坚齿发，调关节，耐寒暑，可作膏药。〔秦椒〕味辛，温，生温熟寒，有毒。主治风邪气，温中，除寒痹，坚齿长发，明目。治喉痹，吐逆，疝瘕，去老血，产后余疾，腹痛，出汗，利五脏。久服轻身，好颜色，耐老，增年，通神。

4.《雷公炮制药性解》：味辛，性热，有毒，入肺、脾二经。主冷气咳逆，心腹邪气，风寒湿痹，癥瘕积聚，霍乱转筋，留饮宿食，开腠理，通血脉，坚齿发，调关节，堪辟瘟疫，可洗漆疮。微炒能出汗。去目及黄壳用。按：蜀椒辛宜肺部，热宜脾家，故并入之。证属寒凝，诚为要剂。

5.《本草经解》：气温，味辛，有毒。主邪气咳逆，温中，逐骨节皮肤死肌寒湿痹痛，下气。久服头不白，轻身增年。蜀椒气温，禀天春暖之木气，入足厥阴肝经；味辛有毒，得地西方酷烈之金味，入手太阴肺经。气味俱升，阳也。其主邪气咳逆者，气温入肝，可以散邪；味辛入肺降气，可以止咳逆也。中者太阴脾也，蜀椒入肺，肺亦太阴，肺温脾亦温也。骨节皮肤，肝肺之合也；蜀椒气温，可以散寒，味辛可以祛湿，所以主死肌痹痛也。肺主气，肺温则下降之令行，所以下气。久服辛温活血，发者血之余，所以头不白也。辛温益阳，阳气充盛，所以身轻增年也。

6.《长沙药解》：味辛，性温，入足阳明胃、足厥阴肝、足少阴肾、足太阴脾经。暖中宫而温命门，驱寒湿而止疼痛，最治呕吐，善医泄利。

蜀椒辛温下行，降冲逆而驱寒湿，暖水土而温中下。消宿食停饮，化石水坚癥，开胸膈痹结，除心腹寒疼，止呕吐泄利，疗黄疸水肿。坚齿发，暖腰膝，开腠理，通关节，行血脉，除肿痛，缩小便，下乳汁，破瘀血，杀蛔虫。

7.《得配本草》：辛，热。有毒。入手足太阴经，兼入命门气分。通上焦君火之阳，达下焦命门之气。开腠理，行血脉，散寒湿，化癥癖，止泄泻，杀蛔虫，疗温疟，去痰饮。

【现代研究】

1. 化学成分 主要含挥发油，挥发油中的主要成分为柠檬烯，占总油量的25.10%，1,8-桉叶素占21.98%，月桂烯占11.99%，还含 α-蒎烯、β-蒎烯等。还含香草木宁碱、茵芋碱等。

2. 心血管药理研究 花椒挥发油具有抗豚鼠实验性动脉粥样硬化形成的作用。花椒有效成分可发挥血小板聚集的抑制作用，促进细胞对葡萄糖的吸收和利用。

有实验指出，使用高脂饲料喂养14周后，模型组和花椒挥发油组动物血脂水平均升高，且伴有主动脉粥样硬化斑块的形成；与模型组相比，花椒挥发油组动物血中低密度脂蛋白、低密度脂蛋白/高密度脂蛋白的比值、载脂蛋白B以及丙二醛水平降低，差异有统计学意义（$P < 0.05$），而且肝脏和主动脉组织中总胆固醇和甘油三酯含量以及主动脉粥样斑块面积比均小于模型组，差异有统计学意义（$P < 0.05$）。这种作用与它降低血清过氧化脂质水平、抗脂质过氧化损伤有关。中剂量组（0.10mL/10g·d）和高剂量组（0.15mL/10g·d）均有显著降低小白鼠血清总胆固醇的作用，高脂模型对照组血清总胆固醇与中剂量组差异显著（$P < 0.05$），与高剂量组差异极显著（$P < 0.01$），表明花椒籽油能有效降低高血脂小白鼠血清中的总胆固醇水平。中剂量组和高剂量组降低小白鼠甘油三酯作用明显，二者的甘油三酯均与高脂模型对照组差异极显著（$P < 0.01$），表明花椒籽油能有效降低高血脂小白鼠血清中甘油三酯的水平。中剂量组、高剂量组均能显著增高小白鼠高密度脂蛋白胆固醇水平，二者的高密度脂蛋白胆固醇水平与高脂模型对照组差异显著（$P < 0.05$），表明花椒籽油能有效增高高血脂小白鼠血清中高密度脂蛋白胆固醇水平。中剂量组、高剂量组的低密度

脂蛋白胆固醇水平显著低于高脂模型组，二者的低密度脂蛋白胆固醇水平与高脂模型对照组差异极显著（$P < 0.01$），表明花椒籽油能降低小白鼠血清中低密度脂蛋白胆固醇水平。作为间接衡量低密度脂蛋白（LDL）颗粒大小指标的血浆致动脉硬化指数，各剂量组均低于高脂模型组，且与高脂模型组差异极显著（$P < 0.01$）。这一结论表明，LDL颗粒由小变大，由致密变疏松，导致LDL较高脂组不易被氧化或糖基化，使动脉硬化的危险性降低。三个剂量组小鼠动脉硬化指数显著低于高脂模型组，高脂模型对照组与低剂量组差异显著（$P < 0.05$），与中剂量组、高剂量组差异极显著（$P < 0.01$），表明花椒籽油能有效抑制小白鼠动脉硬化发生的危险性。另有研究用比浊法测定花椒油素（XT）对二磷酸腺苷（ADP）、花生四烯酸（AA）和凝血酶诱导的兔血小板聚集的抑制作用，发现花椒油素能显著抑制ADP、AA和凝血酶诱导的兔血小板聚集，它们的抑制率分别是22.4%~70.1%、15.3%~68.2%、25.8%~74.6%。体内实验结果：XT5mg/kg给兔灌胃，灌胃后15分钟、30分钟、60分钟和90分钟对ADP、AA和凝血酶诱导的兔血小板聚集也有显著抑制作用，不同时间的抑制率分别为21.0%、35.7%、50.9%和32.7%（ADP诱导组）；23.2%、46.3%、52.4%和41.6%（AA诱导组）；26.7%、44.5%、61.6%和54.2%（凝血酶诱导组）。此外，有实验采用链脲佐菌素诱导建立1型糖尿病模型，观察花椒精油的作用效果。空白组和糖尿病模型组灌胃等剂量的大豆油，给药28天后，检测血清胰岛素、糖化血清蛋白（GSP）及糖化血红蛋白（GHb）、肌糖原和肝糖原水平；应用实时荧光定量聚合酶链式反应测定肝脏磷酸肌醇3激酶（PI3K）、蛋白激酶B（PKB）、葡萄糖转运子2（GLUT2）和骨骼肌葡萄糖转运子4（GLUT4）mRNA相对表达量；Western blot检测肝脏PI3K（p110）、PKB和p-PKB（Ser473）的蛋白表达量。实验期间每周测定其空腹血糖浓度及体质量，给药28天后进行葡萄糖耐量测定。发现，与模型组相比，花椒精油剂量组的摄食量、饮水量、空腹血糖浓度、GHb质量浓度、GSP质量浓度最高分别下降38.91%、35.93%、28.60%、30.76%和37.29%；胰岛素、肝糖原与肌糖原水平最高分别提高22.56%、23.61%和149.75%；PI3K、PKB、GLUT2和GLUT4 mRNA相对表达量最高分别上调87.5%、53.4%、77.05%、133.3%；花椒精油高、中、低剂量组PI3K（p110）蛋白表达量分别上调了3.20、2.51倍和1.67倍，p-PKB（Ser473）蛋白表达量分别上调了7.64倍、6.12倍和2.73倍。结论：花椒精油对1型糖尿病小鼠具有降糖效果，其可能机制是激活PI3K/PKB途径，使GLUT2/4移位，促进细胞对葡萄糖的吸收和利用。

吴茱萸

【**概述**】本品为芸香科植物吴茱萸 *Evodia rutaecarpa*（Juss.）Benth.、石虎 *Evodia rutaecarpa*（Juss.）Benth. var. *officinalis*（Dode）Huang 或疏毛吴茱萸 *Evodia rutaecarpa*

（Juss.）Benth.var.*bodinieri*（Dode）Huang 的干燥近成熟果实。8～11月果实尚未开裂时，剪下果枝，晒干或低温干燥，除去枝、叶、果梗等杂质。气芳香浓郁，味辛辣而苦。

【出处】《神农本草经》。

【性味归经】辛、苦，热；有小毒。归肝、脾、胃、肾经。

【功效】散寒止痛，降逆止呕，助阳止泻。

【应用】

1. 寒滞肝脉，厥阴头痛，经行腹痛，寒疝腹痛，寒湿脚气肿痛 本品辛散苦泄，性热祛寒，主入肝经，既散肝经之寒邪，又疏肝气之郁滞，为治肝寒气滞诸痛之主药。每与生姜、人参等同用，治厥阴颠顶头痛、干呕吐涎沫、苔白脉迟等，如吴茱萸汤（《伤寒论》），李时珍称其"开郁化滞，治吞酸，厥阴痰涎头痛"；治寒疝腹痛，常与小茴香、川楝子、木香等配伍，如异气汤（《医方简义》）；治冲任虚寒，瘀血阻滞之痛经，可与桂枝、当归、川芎等同用，如温经汤（《金匮要略》）；治寒湿脚气肿痛，或上冲入腹，可与木瓜、苏叶、槟榔等配伍，如鸡鸣散（《类编朱氏集验医方》）。

2. 脘腹胀痛，呕吐吞酸 本品辛散苦泄，性热祛寒，善于散寒止痛，还能疏肝解郁，降逆止呕，兼能制酸止痛。治疗寒凝气滞，脘腹胀痛，可与小茴香、丁香、檀香等散寒理气药同用；治霍乱心腹痛，呕吐不止，可与干姜、丁香、甘草等同用；治外寒内侵、胃失和降之呕吐，可与半夏、生姜等同用；治肝郁化火，肝胃不和，胁痛口苦、呕吐吞酸，常与黄连配伍，如左金丸（《丹溪心法》）。

3. 脾肾阳虚，五更泄泻 本品性味辛热，能温脾益肾，助阳止泻，为治脾肾阳虚，五更泄泻之常用药，多与补骨脂、肉豆蔻、五味子等同用，如四神丸（《校注妇人良方》）。

此外，以本品为末醋调敷足心（涌泉穴），可治口疮，现代临床并用以治疗高血压病。

【用量与用法】2～5g。外用适量。

【使用注意】本品辛热燥烈，易耗气动火，故不宜多用、久服。阴虚有热者忌用。孕妇慎用。

【古籍论述】

1.《神农本草经》：味辛，温。主温中，下气，止痛，咳逆，寒热，除湿血痹，逐风邪，开腠理。

2.《本经逢原》：辛、苦，温，小毒。拣去闭口者，否则令人躁闷。拣净以滚汤泡七次，去其浊气则清香扶胃，而无辛燥之患也。

3.《本草经集注》：味辛，温、大热，有小毒。主温中下气，止痛，咳逆，寒热，除湿血痹，逐风邪，开腠理，去淡冷，腹内绞痛，诸冷实不消，中恶，心腹痛，逆气，利五脏。

4.《雷公炮制药性解》：味苦、辛，性热，有小毒，入肝、脾、胃、大肠、肾五经。主下气消痰，寒气噎塞，心腹刺痛，霍乱转筋，脚气攻心，止咳逆，逐风邪，消宿食，除血痹，盐汤炮去毒用。按：吴茱萸辛热之剂，宜入五经，以理寒证。

5.《本草经解》：气温，味辛，有小毒。主温中下气，止痛，除湿血痹，逐风邪，开腠理，咳逆寒热。（泡焙用）吴萸气温，禀天春和之木气，入足厥阴肝经；味辛有小毒，得地西方燥烈之金味，入手太阴肺经。气味俱升，阳也。

中者脾也，太阴经也，肺主气，亦太阴也，气温则肺令下行，而太阴亦暖，所以温中下气也。寒邪客于胸腹，则真气不通而痛矣；辛温则流行和散，所以止痛也。辛温暖肺，肺气通行，则水道通调，故又除湿。血泣则成痹。肝藏血，血温则活，故主血痹，辛温为阳，则能发散，故逐风邪。肺主皮毛而司腠理，辛温疏散，腠理自开，形寒饮冷则伤肺，肺伤则气不下降，而火反上逆，咳逆寒热之症生焉；吴萸辛温暖肺，肺气下降，而寒热咳逆之症自平也。

6.《本草新编》：吴茱萸，味辛、苦，气温，大热，可升可降，阳中阴也，有小毒。入肝、脾、肾之经。主咽塞气不通，散气膈冷气窒塞，驱脾胃停寒，脐腹成阵绞痛，逐膀胱受湿，阴囊作疝剜痛，开腠理，解风邪，止呕逆，除霍乱。因顺折肝木之性，治吞吐酸水如神。厥阴头疼，引经必用。气猛，不宜多食，令人目瞪口开。久服亦损元气，肠虚泄者尤忌。可逆用之以祛寒，复可顺用之以解热。大约祛寒可以多用，而解热难以多投也。按：吴萸入四神丸中，以治肾泄，非用之以祛寒耶。然而，四神丸中用吴茱萸者，非尽去寒也，亦借其性燥以去湿耳。夫肾恶燥，而泻久则肾正苦湿也。吴茱萸正喜其燥，以投肾之欢，入诸肾脏之逐其水而外走于膀胱，不走于大肠也。或疑吴茱萸性热祛寒，恐不可用之以解热。不知从治之道，宜顺而不宜逆。逆其性，致有相格之忧；顺其性，始有相投之庆也。

7.《长沙药解》：味辛、苦，性温，入足阳明胃、足太阴脾、足厥阴肝经。温中泻湿，开郁破凝，降浊阴而止呕吐，升清阳而断泄利。

8.《本草思辨录》：吴茱萸树高丈余，皮青绿色，实结梢头，其气燥，故得木气多而用在于肝。叶紫花紫实紫，紫乃水火相乱之色。实熟于秋季，气味苦辛而温，性且烈，是于水火相乱之中，操转旋拨反之权，故能入肝伸阳戡阴而辟寒邪。味辛则升，苦则降；辛能散，苦能坚；亦升亦降，亦散亦坚；故上不至极上，下不至极下，第为辟肝中之寒邪而已。

9.《神农本草经百种录》：味辛，温。主温中下气，风寒上逆。止痛，散寒湿之痛。咳逆寒热，寒邪入肺。除湿血痹，辛能燥湿，温能行血也。逐风邪，开腠理，辛香散风通窍。吴茱萸味极辛，辛属金，金平木，故为驱逐肝风之要药。但肝风有二，一为夹寒之风，一为夹火之风。吴茱萸性温，于夹寒之风为宜，此又不可不审也。

10.《本草便读》：散厥阴之寒，辛苦疏肝降冷浊。燥脾家之湿，芳香治呕愈寒疼。故疝瘕脚气相宜，而郁结饮邪亦效。吞酸胸满，能导以下行。癖奔豚，可用其温散。（吴茱萸辛苦而温，芳香而燥，本为肝之主药，而兼入脾胃者，以脾喜香燥，胃喜降下也，其性下气最速，极能宣散郁结，故治肝气郁滞，寒浊下踞，以致腹痛疝瘕等疾，或病邪下行极而上，乃为呕吐吞酸胸满诸病，均可治之。即其辛苦香燥之性，概可想见其功，然则治肝治胃以及中下寒湿滞浊，无不相宜耳。）

【现代研究】

1.化学成分　含挥发油，油中主要为吴茱萸烯、罗勒烯、月桂烯、吴茱萸内酯、吴茱萸内酯醇等。还含吴茱萸酸、吴茱萸碱、吴茱萸次碱、异吴茱萸碱、吴茱萸啶酮、吴茱萸精、吴茱萸苦素等。

2.心血管药理研究　吴茱萸次碱可通过抑制大鼠体内表皮生长因子受体的活化和抑制大鼠心肌炎症反应的发生，来改善高血压所致大鼠的心肌肥大，此外具有降低心肌梗死时对心肌造成的损伤的作用。Sirtuin-1（Sirt1）是依赖于 NAD^+ 的组蛋白去乙酰化酶，属于 Sirtuin 蛋白家族成员，吴茱萸可通过调节 Sirt1 改善血管平滑肌细胞钙化。吴茱萸碱可通过降低血脂含量和减少编码前蛋白转化酶（NARC-1）/人类前蛋白转化酶枯草溶菌素 9（PCSK9）表达途径抗动脉粥样硬化（AS）。吴茱萸或吴茱萸汤具有保护心肌缺血、抗血栓、降血压的作用。

研究发现，吴茱萸次碱能显著改善腹主动脉缩窄（AAC）介导的高血压大鼠心肌肥大、心肌炎症反应，能抑制表皮生长因子受体（EGFR）、细胞外调节蛋白激酶 1/2（ERK1/2）的活化。并且，EGFR 抑制剂 AG1478 能改善 AAC 介导的高血压心肌肥大和心肌炎症反应，抑制 ERK1/2 活化。另一项动物实验研究指出，吴茱萸次碱（100、300μg/kg）能明显降低心肌梗死面积和血清肌酸激酶活性，增加血浆 CGRP 浓度（$P < 0.05$），与 I/R 组比较，预先给予吴茱萸次碱也能明显降低 TLR4mRNA 和蛋白表达以及 NF-κB 蛋白表达（$P < 0.05$）。这些作用可被预先给予选择性辣椒素受体拮抗剂 capsazepine（1.5mg/kg）所取消。吴茱萸次碱通过抑制 TLR4/NF-κB 信号通路保护心肌 I/R 损伤，此作用与促进 CGRP 释放有关。此外，研究显示不同浓度的吴茱萸次碱可明显地改善高磷高钙诱导的大鼠血管平滑肌细胞的钙化程度（$P < 0.05$）。使用吴茱萸次碱明显降低血管平滑肌细胞成骨样分化的分子标志物 ALP 活性，下调 Runx2（$P < 0.05$）、BMP2（$P < 0.05$）和 Osterix（$P < 0.05$）的表达水平，说明吴茱萸次碱可抑制血管平滑肌细胞成骨样分化过程。吴茱萸次碱可明显地上调 Sirt1mRNA（$P < 0.05$）和 Sirt1 的蛋白（$P < 0.05$）的表达水平。钙定量结果显示 Sirt1 抑制剂

EX-527 能阻断吴茱萸次碱改善血管平滑肌细胞钙化的作用（$P < 0.05$）。在一项关于动脉粥样硬化研究中，模型组较正常组兔主动脉弓动脉增厚，管腔狭窄，炎性细胞浸润明显；与模型组相比，吴茱萸碱 50mg/kg 有改善明显 AS 作用。模型组血脂明显高于正常组，吴茱萸碱 50mg、16.4mg/kg 组较模型组兔血清 TC、TG、LDL 含量均明显下降，HDL 水平升高显著。模型组兔肝脏 NARC-1/PCSK9 表达较正常组蛋白颗粒数目明显增多，而吴茱萸碱 50mg/kg 组较模型组和吴茱萸 16.4mg/kg 组蛋白表达明显减少。本品煎剂、蒸馏液和冲剂过滤后，分别给正常兔、犬和实验性肾型高血压犬进行静注，均有明显的降压作用；煎剂给犬灌胃，也呈明显降压作用；能抑制血小板聚集，抑制血小板血栓及纤维蛋白血栓形成；在猫心肌缺血后，吴茱萸及吴茱萸汤具有一定的保护心肌缺血的作用。

3. 不良反应　吴茱萸含有多种生物碱，如吴茱萸碱、吴茱萸次碱、异吴茱萸碱等，对中枢神经有兴奋作用，用量过大可致神经错觉、视力障碍等。中毒后主要表现为强烈的腹痛、腹泻、视力模糊、错觉、脱发、胸闷、头疼、眩晕或猩红热样药疹。吴茱萸中毒原因主要是用量过大或使用生品，有一定肝毒性。

补骨脂

【概述】 本品为豆科植物补骨脂 *Psoralea corylifolia* L. 的干燥成熟果实。秋季果实成熟时采收果序，晒干，搓出果实，除去杂质。气香。

【出处】《药性论》。

【性味归经】 辛、苦，温。归肾、脾经。

【功效】 补肾壮阳，固精缩尿，纳气平喘，温脾止泻；外用消风祛斑。

【应用】

1. 肾阳不足，阳痿不孕，腰膝冷痛　本品苦辛温燥，能温肾助阳。治肾虚阳痿，常与菟丝子、胡桃肉、沉香等同用；治肾阳虚衰，风冷侵袭之腰膝冷痛等，可与杜仲、胡桃肉同用，如青娥丸（《太平惠民和剂局方》）。

2. 肾虚遗精滑精，遗尿尿频　本品补而兼涩，善于补肾助阳，固精缩尿，可单用，亦可随症配伍他药。如治滑精，以补骨脂、青盐等分同炒为末服；治小儿遗尿，《补要袖珍小儿方论》单用本品炒，为末服；治肾气虚冷，小便无度，《魏氏家藏方》用本品与小茴香等分为丸服。

3. 肾虚作喘　本品补肾助阳，纳气平喘，对肾阳虚衰，肾不纳气之虚喘，可奏标本兼顾之效，可与附子、肉桂、沉香等同用，如黑锡丹（《太平惠民和剂局方》）。

4. 脾肾阳虚，五更泄泻　本品入脾、肾二经，能温补脾肾、收涩止泻，治脾肾虚寒所致五更泄泻，常与吴茱萸、五味子、肉豆蔻等配伍，如四神丸（《证治准绳》）。

5. 白癜风，斑秃 本品外用能消风祛斑，用治白癜风、斑秃，将本品研末用酒浸制成酊剂，外涂患处。

【用量与用法】煎服，6~10g。外用20%~30%酊剂涂患处。

【使用注意】本品性质温燥，能伤阴助火，故阴虚火旺、大便秘结者忌服。

【古籍论述】

1.《太平圣惠方》：治脏腑久冷，腰膝疼痛，脾胃虚弱，荣卫不调，四肢无力，补中强志，助力充肌。

2.《证类本草》：味辛，大温，无毒。主五劳七伤，风虚冷，骨髓伤败，肾冷精流及妇人血气堕胎。一名破故纸。生广南诸州及波斯国。树高三、四尺，叶小似薄荷。其舶上来者最佳。

3.《本草新编》：补骨脂，即破故纸也。味苦、辛，气温，无毒。入脾、肾二经。治男子劳伤，疗妇人血气，止腰膝酸疼，补髓添精，除囊涩而缩小便，固精滑而兴阳事，去手足冷疼，能定诸逆气。但必下焦寒虚者，始可久服。倘虚火太旺，只可暂用，以引火归原，否则，日日服之，反助其浮游之火上升矣。

4.《得配本草》：辛、苦，大温。入命门、手厥阴经。暖肾脏以壮元阳，补相火以通君火。治肾冷精滑，带浊遗尿，腹冷溏泄，腰膝酸疼，阴冷囊湿。

5.《本经逢原》：补骨脂属火，收敛神明，能使心胞之火与命门之火相通，使元阳坚固，骨髓充实，涩以固脱也。

6.《本草便读》：兴阳事，止肾泄，甘温辛苦之功。固精气，愈腰疼，益火消阴之力。虚寒咳嗽，补纳有权。滑数便遗，摄虚可赖。梦遗湿火当须禁，便约津枯切勿投。

7.《本草经解》：补骨脂气大温。禀天阳明之火气，入足阳明胃经；味辛无毒，得地西方之金味，入手太阴肺经；色黑而形如肾，入足少阴肾经。气味俱升，阳也。其主五劳七伤者，五脏之劳，食忧饮房室饥劳经络营卫七者之伤，莫不伤损先天后天真气而成也。

【现代研究】

1. 化学成分 新补骨脂异黄酮、补骨脂甲素、补骨脂乙素、查耳酮、异补骨脂素、补骨脂素、补骨脂二氢黄酮甲醚、补骨脂酚。

2. 心血管药理研究 补骨脂有舒张血管、扩张冠状动脉、强心、降低血栓形成和抗炎的药理作用。

补骨脂素能够上调内皮细胞中一氧化氮合酶的蛋白表达，通过作用于内皮细胞依赖的一氧化氮途径发挥舒张血管的药理作用。补骨脂乙素具有强心和扩张冠状动脉的作用。10^5~10^8mol/L的补骨脂乙素就能明显扩张大鼠、豚鼠、兔、猫等动物的离体心脏和冠状动脉，其作用强度是凯林（Khellin）的4倍，能对抗脑垂体后叶素对冠状动脉的收缩，但对总外周血管阻力影响不大；能加强豚鼠、大白鼠的心肌收缩力；能兴奋蛙心，并对抗乳酸引起的蛙心心力衰竭。补骨脂素能够抑制 TNF-α 诱导的人脐静脉内皮细胞中内皮因子的释放，减缓因内皮因子聚集引起的凝血状态的产生，降低血栓的形成。新补骨脂异黄酮能够显著抑制被脂多糖（LPS）和干扰素 γ（IFN-γ）激活 RAW264.7 巨噬细胞后产生的 ROS，活性氮（RNS）和细胞因子 IL-6、IL-β、TNF-a、IL-12p40、IL-12p70 表达，且呈剂量依赖性；新补骨脂异黄酮还可通过抑制 IL-6 诱导的 Hep3B 细胞 STAT3 启动子活性及抑制 IL-6 诱导 Hep3B 细胞 STAT3 磷酸化发挥抗炎活性，抗炎作用较强且对细胞毒性较小。

3. 不良反应 补骨脂具有肝毒性、心脏毒性和肾毒性，补骨脂过敏可出现全身瘙痒、荨麻疹。

附 子

【概述】本品为毛茛科植物乌头 *Aconitum carmichaelii* Debx. 的子根的加工品。6 月下旬至 8 月上旬采挖，除去母根、须根及泥沙。

【出处】《神农本草经》。

【性味归经】辛、甘，大热；有毒。归心、肾、脾经。

【功效】回阳救逆，补火助阳，散寒止痛。

【应用】

1. 心阳不足、胸痹冷痛 本品辛甘温煦，有峻补元阳、益火消阴之效，《本草汇言》称其"乃命门主药"，凡肾、脾、心诸脏阳气衰弱、阴寒内盛者，均可应用。治心阳衰弱，心悸气短、胸痹心痛者，可与人参、桂枝等同用。

2. 肾阳虚衰、阳痿宫冷，虚寒吐泻、脘腹冷痛，阴寒水肿，阳虚外感 本品用治肾阳不足，命门火衰所致阳痿滑精、宫冷不孕、腰膝冷痛、夜尿频多者，常配伍肉桂、山茱萸、熟地黄等药，如右归丸（《景岳全书》）；治脾肾阳虚，寒湿内盛所致脘腹冷痛、呕吐、大便溏泄，常与人参、白术、干姜等同用，如附子理中汤（《太平惠民和剂局方》）；治脾肾阳虚，水气内停所致小便不利、肢体浮肿者，常与茯苓、白术等同用，如真武汤（《伤寒论》）；治阳虚外感风寒者，常与麻黄、细辛同用，如麻黄附子细辛汤（《伤寒论》）。

3. 亡阳虚脱，肢冷脉微 本品能上助心阳、中温脾阳、下补肾阳，为"回阳救逆第一品药"。《本草汇言》称"凡属阳虚阴极之候，肺肾无热证者，服之有起死之殊功"。治疗久病体虚，阳气衰微，阴寒内盛，或大汗、大吐、大泻所致亡阳证，四肢厥逆、脉微欲绝者，常与干姜、甘草同用，如四逆汤（《伤寒论》）；本品能回阳救逆，与大补元气之人参同用，可治亡阳兼气脱者，如参附汤（《正体类要》）；若寒邪入里，直中三阴而见四肢厥冷、恶寒蜷卧、吐泻腹痛、脉沉迟无力或无脉者，可与干姜、肉桂、人参同用，如回阳急救汤（《伤寒六书》）。

4. 寒湿痹痛　本品气雄性悍，走而不守，能温经通络，逐经络中风寒湿邪，故有较强的散寒止痛作用。《本草汇言》谓"通关节之猛药也"，《本草正义》称其"为通十二经纯阳之要药"。凡风寒湿痹周身骨节疼痛者均可用之，尤善治寒痹痛剧者，常与桂枝、白术、甘草同用，如甘草附子汤（《伤寒论》）。

【用量与用法】　煎服，3~15g；先煎，久煎，口尝至无麻辣感为度。

【使用注意】　孕妇慎用；不宜与半夏、瓜蒌、瓜蒌子、瓜蒌皮、天花粉、川贝母、浙贝母、平贝母、伊贝母、湖北贝母、白蔹、白及同用。

【古籍论述】

1.《神农本草经》：味辛，温。主风寒咳逆，邪气，温中，金创，破癥坚积聚，血瘕，寒湿，踒躄，拘挛，膝痛，不能行步。

2.《名医别录》：味甘，大热，有大毒。主治脚疼冷弱，腰脊风寒心腹冷痛，霍乱转筋，下痢赤白，坚肌骨，强阴。又堕胎，为百药长。

3.《本草经集注》：味辛、甘，温、大热，有大毒。主治风寒咳逆，邪气，温中，金创，破癥坚积聚，血瘕，寒湿，踒躄，拘挛，膝痛，不能行走。治脚疼冷弱，腰脊风寒，心腹冷痛，霍乱转筋，下痢赤白，坚肌骨，强阴。又堕胎，为百药长。

4.《雷公炮制药性解》：味辛、甘，性大热，有大毒。通行诸经，主六腑沉寒，三阳厥逆，癥坚积聚，寒湿拘挛，霍乱转筋，足膝无力，堕胎甚速。择每只重一两者，去皮脐，以姜汁盐水煮数沸，又用黄连、甘草、童便合煮一时，于平地上掘坑埋一宿，取出，囫囵晒干用。

5.《本草经解》：气温大热，味辛，有大毒。主风寒咳逆邪气，寒湿，踒躄，拘挛，膝痛不能行步，破癥坚积聚血瘕，金疮。（便浸水煮去皮脐用）

6.《得配本草》：大辛大热，有大毒。入手少阴经，通行十二经络。主六腑沉寒，回三阴厥逆。雄壮悍烈之性，斩关夺门之气，非大寒直中阴经及真阳虚散几脱，不宜轻用。

【现代研究】

1. 化学成分　双酯型生物碱成分：乌头碱、新乌头碱、次乌头碱、去甲乌头碱、去甲猪毛菜碱、塔拉乌头胺、异飞燕草碱、新乌宁碱等；单酯型生物碱：苯甲酰新乌头原碱、苯甲酰乌头原碱、苯甲酰次乌头原碱等。

2. 心血管药理研究　附子有效成分具有强心、保护心肌细胞、调节血压、改善心功能和减轻心肌损伤的药理作用。

研究证明，附子中的乌头碱对心功能减退大鼠的心脏具有强心作用，并且通过激动心肌钾通道可显著增强乌头碱的强心作用和增大有效浓度范围。附子提取物附子多糖可以通过促进金属硫蛋白的合成、清除活性氧、对抗氧化应激损伤、抑制心肌细胞凋亡的发生，发挥保护心肌细胞的作用。在动物实验中，向麻醉犬注射附子注射液，其脑血流量以及股动脉血流量明显增加，血管阻力大大缩小，在升降血压方面存在重要作用。在小鼠急性心肌梗死模型中，给予附子治疗后发现急性心肌梗死模型小鼠心脏功能改善、心肌梗死面积显著减少、心室重构程度显著减轻，提示附子对于改善急性心肌梗死患者心肌细胞有一定的积极作用。通过构建低钙 K-H 液灌流制备离体大鼠衰竭心脏模型，给予附子总碱、附子水溶性碱和附子多糖治疗后，发现对低钙引起的离体大鼠衰竭心脏有强心作用，可改善心功能和减轻心肌损伤。

3. 不良反应　附子中含多种乌头碱类化合物，具有较强的毒性，尤其表现为心脏的毒性。但经水解后形成的乌头碱，毒性则大大降低。乌头碱类结构属二萜类生物碱，具有箭毒样作用，即阻断神经肌肉接头传导，还具有乌头碱样作用，表现为心律失常、血压下降、体温降低、呼吸抑制、肌肉麻痹及中枢神经功能紊乱等。附子大剂量粗制生物碱可导致多种动物全身性及呼吸麻痹症状，症状表现为呼吸停止先于循环紊乱。附子中毒原因主要是误食或用药不慎（如剂量过大、煎煮不当、配伍失宜等）或个体差异等，严重者可致死亡。

荜　茇

【概述】本品为胡椒科植物荜茇 *Piper longum* L. 的干燥近成熟或成熟果穗。果穗由绿变黑时采收，除去杂质，晒干。有特异香气。

【出处】《新修本草》。

【性味归经】辛，热。归胃、大肠经。

【功效】温中散寒，下气止痛。

【应用】

1. 中寒脘腹冷痛，呕吐，泄泻　本品辛散温通，能温中散寒止痛，降胃气，止呕呃。用治胃寒脘腹冷痛、呕吐、呃逆、泄泻等，常与干姜、厚朴、附子等配伍；治脾胃虚寒之腹痛冷泻，可与白术、干姜、肉豆蔻等同用。

2. 寒凝气滞，胸痹心痛，头痛，牙痛　本品辛散温通，功能散寒止痛。治疗寒凝气滞之胸痹心痛，常与檀香、延胡索、高良姜等同用；治疗感寒头痛，可与川芎、藁本等药配伍。以本品配胡椒研末，填塞龋齿孔中，可治龋齿疼痛。

【用量与用法】1.5~3g。外用适量，研末塞龋齿孔中。

【古籍论述】

1.《证类本草》：味辛，大温，无毒。主温中下气，补腰脚，杀腥气，消食，除胃冷，阴疝癖。其根名荜茇没，主五劳七伤，阴汗核肿。生波斯国。此药丛生，茎、叶似酱，子紧细，味辛烈于酱。

2.《雷公炮制药性解》：味辛，性大温，无毒，入肺、脾、胃、膀胱四经。主温中下气，消食开痰，治阴疝，止霍乱，除泻痢日久，疗心腹冷痛。醋浸一宿，刮去皮粟子令净方用。按：荜茇辛走肺家，温宜脾、胃、膀胱、肺经，故咸入之。

3.《本草衍义》：荜茇走肠胃中冷气，呕吐，心腹满痛。多服走泄真气，令人肠虚下重。

4.《玉楸药解》：味辛，气温，入足太阴脾、足阳明胃经。温脾胃而化谷，暖腰膝而止痛，吐泄皆医，疝瘕并效。荜茇辛燥温暖，治水谷不消、肠鸣水泄、心腹疼胀、呕逆酸心之病甚佳。醋浸，焙。荜茇与荜澄茄性味相同，功效无殊，皆胡椒类也。

5.《本草备要》：燥，除胃冷，散浮热。辛热。除胃冷，温中下气，消食祛痰。治水泻气痢（牛乳点服），虚冷肠鸣（亦入大肠经），冷痰恶心，呕吐酸水，疬癖阴疝。辛散阳明之浮热，治头痛（偏头痛者，口含温水，随左右以末吹一字入鼻效），牙痛（寒痛宜干姜、荜茇、细辛，热痛宜石膏、牙硝，风痛宜皂角、僵蚕、蜂房、二乌，虫痛宜锻石、雄黄），鼻渊。多服泄真气，动脾肺之火，损目。出南番，岭南亦有。类椹子而长，青色。去挺用头，醋浸。刮净皮粟，免伤人肺。

6.《得配本草》：辛热，入手足阳明经气分。温中下气，散风寒，疗头痛，治水泻，肠鸣呕逆，醋心牙痛，鼻渊，疬癖阴疝。研末嗅鼻，随左右，治偏头痛及鼻流清涕，并擦牙疼。

【现代研究】

1. 化学成分　胡椒碱、荜茇宁、棕榈酸、四氢胡椒酸、胡椒碱酸铵、荜茇环碱、荜茇十八碳三烯哌啶、荜茇酰胺、荜茇壬三烯哌啶等。

2. 心血管药理研究　研究指出荜茇中有效成分荜茇宁是可靠的调脂、抗动脉粥样硬化药用化合物；胡椒碱具有抗氧化的作用。荜茇提取物还可抑制血小板聚集，诱导冠脉扩张。

动物实验表明，荜茇宁可显著降低高脂血症（HLP）大鼠血清总胆固醇（TC）、甘油三酯（TG）和低密度脂蛋白胆固醇（LDL-C），升高高密度脂蛋白胆固醇（HDL-C），并呈剂量依赖性，能够有效预防 HLP 大鼠血脂升高，同时降低动脉硬化指数（AI）。荜茇宁能够降低兔血清 TC、TG、LDL-C、AI，在降低 TG 方面，优于阳性对照药辛伐他汀，荜茇宁能减少高脂饲料诱导的兔主动脉粥样斑块的面积和内膜增厚，减轻主动脉病理损伤程度和冠状动脉狭窄程度，具有较好的抗 AS 作用。荜茇宁可升高 HLP 大鼠和 AS 兔血清载脂蛋白（Apo）A1，降低 ApoB 含量及 ApoB/ApoA1 比值，具有调节脂蛋白代谢的作用。荜茇宁可降低 HLP 和 AS 兔肝脏脂质含量，减轻

HLP 引起兔肝脏脂肪变性的病变程度，不仅不会引起脂质在肝脏的堆积，而且能降低肝脏 TC、TG。荜芨宁能显著提高 AS 兔血清 NO 的水平，具有保护血管内皮细胞的功能。荜芨宁能增强 HLP 和 AS 动物超氧化物歧化酶（SOD）、过氧化氢酶（CAT）、谷胱甘肽过氧化物酶（GSH-Px）的活力，降低丙二醛（MDA）的含量，提高机体的抗氧化能力，减少自由基的损伤，减轻脂质过氧化物对血管内皮的损伤。荜芨宁可能是通过提高低密度脂蛋白受体（LDLR）基因转录水平，降低 ApoB mRNA 表达，从而起到调节血脂作用，而与 HMG-CoAR mRNA 的表达无关。荜芨宁能够靶向抑制 HLP 和 AS 家兔主动脉凝集素样氧化低密度脂蛋白受体 -1（LOX-1）、VCAM-1 基因表达，与模型组比较分别减少 42% 和 51%，这可能是其抗 AS 的一种分子机制。有研究发现，用抗甲状腺药物及高脂饮食诱导建立高脂血症大鼠模型，给予胡椒碱后可提高红细胞的抗氧化能力，且明显改善红细胞氧化应激状态。有实验指出，给予阿霉素大鼠的心脏病理学组织出现退行性改变和细胞浸润，而预先给予荜芨甲醇提取物的大鼠再给予阿霉素后则可以减少这些病变的强度。这些研究说明，荜芨甲醇提取物可以通过抗氧化降低阿霉素诱导的氧化应激，并降低其心脏毒性。一项动物实验用家兔清洗血小板实验评价从荜芨果实中提取的四种生物碱类提取物胡椒碱酸铵、荜芨环碱、荜芨十八碳三烯哌啶及荜芨酰胺的抗血小板作用，发现四种生物碱均可以通过胶原、花生四烯酸和血小板激活因子而不是凝血酶，剂量依赖性地抑制家兔血小板聚集。此外，研究发现荜芨壬三烯哌啶是从荜芨果实中分离出来的成分，具有诱导冠状动脉舒张的作用。本品挥发油非皂化物能降低动物外源性及内源性总胆固醇；挥发油能对抗多种条件所致的缺氧及心肌缺血；纠正动物实验性心律失常等作用。

胡　椒

【概述】本品为胡椒科植物胡椒 *Piper nigrum* L. 的干燥近成熟或成熟果实。秋末至次春果实呈暗绿色时采收，晒干，为黑胡椒；果实变红时采收，用水浸渍数日，擦去果肉，晒干，为白胡椒。气芳香，味辛辣。

【出处】《新修本草》。

【性味归经】辛，热。归胃、大肠经。

【功效】温中散寒，下气，消痰。

【应用】

1. 寒凝气滞，胸腹胀闷疼痛　本品辛香走窜，性温祛寒，善于行气散寒止痛。治寒凝气滞之胸腹胀痛，常与乌药、木香、槟榔等同用，如沉香四磨汤（《卫生家宝》）；治脾胃虚寒，脘腹冷痛，常与肉桂、干姜、附子等同用。

2. 胃寒呕吐呃逆　本品辛温散寒，味苦质重，能温中降气而止呕。治寒邪犯胃，呕吐清水，可与陈皮、荜澄茄、胡椒等同用；治脾胃虚寒，呕吐呃逆，经久不愈者，可与丁香、豆蔻、柿蒂等同用。

3. 肾虚气逆喘息 本品能温肾纳气平喘，常用于治疗肾虚气逆喘息。治下元虚冷，肾不纳气之虚喘证，常与肉桂、附子、补骨脂等同用，如黑锡丹（《太平惠民和剂局方》）；治上盛下虚之痰饮喘嗽，常与紫苏子、半夏、厚朴等配伍，如苏子降气汤（《太平惠民和剂局方》）。

【用量与用法】0.6~1.5g，研粉吞服。外用适量。

【使用注意】本品辛温助热，阴虚火旺者慎用。

【古籍论述】

1.《新修本草》：味辛，大温，无毒。主下气，温中，去痰，除脏腑中风冷。生西戎，形如鼠李子。调食用之，味甚辛美，而芳香不及蜀椒。

2.《本草蒙筌》：味辛，气大温。属火有金。无毒。来从南广，出自西戎。蔓生苗茎软柔，长仅寸半。延发枝条细嫩，与叶相齐。子结条中，两两相对。其叶晨开暮合，合则将子里藏。阴气不沾，故甚辛热。状如鼠李，六月采收。番人呼为昧履支，中国称曰胡椒子。杀一切鱼肉菰蕈之毒，调诸般食馔汤饮之需。下气去风痰，温中止霍乱。肠胃冷痢可却，心腹冷痛堪除。疗产后血气刺疼，治跌仆血滞肿痛。又荜澄茄柄粗蒂圆，系嫩胡椒青时摘取。一云：向阳生者为胡椒，向阴生者为澄茄。化谷食，理逆气多效。消痰癖，止呕哕殊功。染须发香身，逐鬼气除胀。伤寒咳噫，亦每用之。

3.《证类本草》：味辛，大温，无毒。主下气，温中去痰，除脏腑中风冷。生西戎。形如鼠李子，调食用之，味甚辛辣。

4.《得配本草》：辛热，有毒，入足阳明经气分。除寒湿，下膈气。治一切风冷、积滞、痰饮、泻痢诸痛，杀一切鱼肉鳖蕈诸毒。

5.《本草便读》：味辛性热，入肺胃以散寒邪。下气宽中，消风痰而宣冷滞。发疮昏目，助火伤阴。（胡椒，味辛性热，入肺、胃二经，能宣能散，开豁胸中寒痰冷气，虽辛热燥散之品，而又极能下气，故食之即觉胸膈开爽，又能治上焦浮热口齿诸病，至于发疮助火之说，亦在用之当与不当耳，杀一切鱼肉鳖蕈毒，故食料多用之。）

6.《药性切用》：味辛大热，暖中快膈，燥湿除寒，为胃寒吐水、阴冷腹痛之专药。白胡椒，专走气分而性更烈。

【现代研究】

1. 化学成分 主要含挥发油：白木香酸、白木香醛、呋喃白木香醛、沉香四醇、白木香醇、呋喃白木香醇、去氢白木香醇等；色酮类成分：6- 甲氧基 -2-（2- 苯乙基）色酮、6,7- 二甲氧基 -2-（2- 苯乙基）色酮等。

2. 心血管药理研究 胡椒有效成分有许多心血管活性，有治疗或减轻血脂异常、高血糖、动脉粥样硬化、心肌再灌注损伤、心肌缺血、心肌氧化应激、心肌纤维化等多种潜在的药用价值。

　　用高脂饮食诱导的肥胖大鼠模型研究了胡椒不同溶剂提取物的降脂作用，结果表明大鼠口服胡椒乙酸乙酯和水提取物可以显著降低体质量、脂肪百分比，并可改善高脂饮食诱发的高脂血症。胡椒的主要成分胡椒碱作为 THP-1 巨噬细胞中的胆碱酯酶诱导剂，可以增强胆碱酯酶的活性并具有剂量依赖性。胡椒碱（piperine，PIP）能够显著降低四氧嘧啶诱发的亚急性糖尿病小鼠的血糖水平。另外，胡椒碱的快速升血糖作用可以改善通常的降糖药物的副作用，其与常用降糖药物联合使用可以减少低血糖等不良反应的发生。研究胡椒碱对高脂喂养的 ApoE-/- 小鼠动脉粥样硬化的治疗效果及作用机制。胡椒碱能有效抑制高脂喂养 ApoE-/- 小鼠动脉粥样硬化的发生发展，其机制可能与调控 PI3K/Akt/eNOS 信号相关。与对照组相比，PIP 明显降低 ApoE-/- 小鼠血清中甘油三酯、低密度脂蛋白胆固醇、TNF-α 和 CRP 的水平，明显增加高密度脂蛋白胆固醇的水平；明显降低主动脉斑块面积百分比及肝脏的氧化应激水平。此外，LPS 诱导的 HUVECs 细胞经 PIP 处理后，NO 以及超氧化物歧化酶活力明显增加，脂质氧化水平明显下降；Akt、eNOS 和 PI3K 蛋白水平明显上调。PIP 还可通过调节微小 RNA（miR）-383/RP105/Akt 信号通路，保护缺血再灌注损伤引起的心肌细胞焦亡。缺血再灌注后多数受损细胞会发生死亡或凋亡，由线粒体途径诱发的细胞凋亡与心肌缺血再灌注损伤密切相关，而 B 细胞淋巴瘤 2（B-cell lymphoma-2，Bcl-2）和 Bcl-2 相关 X 蛋白（Bcl-2-associated X protein，Bax）是线粒体途径凋亡的重要调控因子。在异丙肾上腺素诱导的心肌缺血模型大鼠中，PIP 可下调促凋亡蛋白的表达，上调抑凋亡蛋白的表达，维持线粒体钙稳态，抑制心肌细胞凋亡，从而减轻心肌缺血。另一项研究发现，PIP 可通过调节胱天蛋白酶 3（caspase-3）、Bcl-2、Bax/Bcl-2 蛋白的表达，改善链脲佐菌素诱导的糖尿病心肌病，恢复心肌功能，改善心脏标志物心钠肽、脑钠肽和心肌肌钙蛋白的表达水平，降低心肌氧化 - 亚硝化应激水平和心肌 Na-K-ATP 酶浓度。调控抑凋亡蛋白和促凋亡蛋白水平是 PIP 缓解心肌缺血再灌注损伤的另一重要途径。研究报道，PIP 可抑制缺氧诱导因子 1α、血管内皮生长因子、核因子 E2 相关因子 2（Nrf2）、核因子 κB（NF-κB）和丝裂原活化蛋白激酶的表达，改善异丙肾上腺素诱导的心肌梗死。同时，PIP 能明显改善心肌功能，减轻阿霉素导致的心肌损伤，其作用机制可能是通过激活过氧化物酶体增殖物激活受体 γ（peroxisome proliferator-activated receptor，PPAR-γ），降低心肌氧化应激和炎症反应，提高心肌细胞活力。PIP 对高脂饮食致雄性 Wistar 大鼠心肌组织氧化应激损伤有保护作用，经 PIP 干预后，大鼠心肌组织中器官特异性标志物和氧化应激生物标志物的水平均明显降低，心肌组织氧化应激损伤得以改善。此外，PIP 还可抑制内皮细胞向成纤维细胞转化，发挥抗心肌纤维化的作用。胡椒碱还对心肌纤维化有一定作用：①胡椒碱对转化生长因子β（TGF-β）诱导的细胞增殖率的影响：TGF-β组细胞增殖率明显高于对照组（$P < 0.05$），TGF-β +1μmol/L 胡椒碱组和 TGF-β +5μmol/L 胡椒碱组细胞增殖率与 TGF-β 组比较差异均无统计意义（P 均 > 0.05），TGF-β +10μmol/L 胡椒碱组和 TGF-β +20μmol/L 胡椒碱组细胞增殖率则明显低于 TGF-β 组（P 均 < 0.05）。②胡椒碱对 TGF-β 诱导的 CD31/vimentin 表达的影响：TGF-β 组细胞 CD31 的表达水平明显低于对照组（$P < 0.05$），而 vimentin 的表达水平则明显高于对照组（$P < 0.05$）。TGF-β +10μmol/L 胡椒碱组和 TGF-β +20μmol/L 胡椒碱组细胞 CD31 的表达水平则均明显高于 TGF-β 组（P 均 < 0.05），而 vimentin 的表达水平则均明显低于 TGF-β 组（P 均 < 0.05）。③胡椒碱对 TGF-β 诱导的 VE-cadherin/α-SMA 表达的影响：TGF-β 组细胞 VE-cadherin 的表达水平明显低于对照组（$P < 0.05$），而 α-SMA 的表达水平则明显高于对照组（$P < 0.05$）。TGF-β +10μmol/L 胡椒碱组和 TGF-β +20μmol/L 胡椒碱组细胞的 VE-cadherin 表达水平则明显高于 TGF-β 组（$P < 0.05$），而 α-SMA 的表达水平则明显低于 TGF-β 组（$P < 0.05$）。④胡椒碱对胶原蛋白转录的影响：TGF-β 组细胞Ⅰ型胶原和Ⅲ型胶原的 mRNA 表达水平均明显高于对照组（P 均 < 0.05），而 TGF-β +10μmol/L 胡椒碱组和 TGF-β +20μmol/L 胡椒碱组则均明显低于 TGF-β 组（P 均 < 0.05）。⑤胡椒碱对内皮向间质转化标志物转录和表达的影响：TGF-β 组细胞内皮向间质转化标志物 snail1.2 和 twist1.2 的 mRNA 表达水平均明显高于对照组（P 均 < 0.05），而 TGF-β +10μmol/L 胡椒碱组和 TGF-β +20μmol/L 胡椒碱组则均明显低于 TGF-β 组（P 均 < 0.05）。TGF-β 组细胞内皮向间质转化标志物 snail 和 twist 蛋白的表达水平均明显高于对照组（P 均 < 0.05），而 TGF-β +20μmol/L 胡椒碱组则均明显低于 TGF-β 组（P 均 < 0.05）。结论：胡椒碱可抑制内皮细胞向成纤维细胞转化，这可能是胡椒碱抗心肌纤维化的机制之一。

高良姜

【概述】本品为姜科植物高良姜 *Alpinia officinarum* Hance 的干燥根茎。夏末秋初采挖，除去须根及残留的鳞片，洗净，切段，晒干。气香。

【出处】《名医别录》。

【性味归经】辛，热。归脾、胃经。

【功效】温胃止呕，散寒止痛。

【应用】

1. 胃寒脘腹冷痛 本品辛散温通，能温中散寒止痛。《本草汇言》云："高良姜，祛寒湿、温脾胃之药也。"本品为治胃寒脘腹冷痛之常用药，每与炮姜相须为用，如二姜丸（《太平惠民和剂局方》）；治胃寒肝郁，脘腹胀痛，多与香附合用，以疏肝解郁、散寒止痛，如良附丸（《良方集腋》）；治卒心腹绞痛如剧、两胁支满、烦闷不可忍者，可与川芎、当归、桂心等同用。

2. 胃寒呕吐，嗳气吞酸 本品性热，能温散寒邪，和胃止呕。治胃寒呕吐，嗳气吞酸，多与半夏、生姜等同用；治虚寒呕吐，常与党参、茯苓、白术等同用。

【用量与用法】3～6g。

【古籍论述】

1.《名医别录》：大温。主治暴冷，胃中冷逆，霍乱腹痛。

2.《新修本草》：大温，无毒。主暴冷，胃中冷逆，霍乱腹痛。出高良郡。人腹痛不止，但嚼食亦效。形气与杜若相似，而叶如山姜。

3.《雷公炮制药性解》：味辛，性大温，无毒，入脾、胃二经。主胃中冷逆，霍乱腹痛，除寒气，去冷痹，止吐泻，疗翻胃，消宿食，解酒毒。良姜辛温，脾胃所快，真有寒证者，服之甚验。

4.《得配本草》：辛，热，入足太阴、阳明经。暖胃散寒。治胃脘冷痛，霍乱泻痢，冷痹瘴疟。

5.《本草蒙筌》：味辛、苦，气大温。纯阳。无毒。高良系广属郡，今志改名高州姜。乃地土所生，细小而紧。健脾消食，下气温中，除胃间冷逆冲心，却霍乱转筋泻痢。翻胃呕食可止，腹痛积冷堪驱。

6.《冯氏锦囊秘录》：禀地二之气以生，故味辛热纯阳，浮也。入足阳明、太阴经，而治冷逆逐寒邪诸症。高良姜，健脾消食，下气温中，除胃间冷逆冲心，去霍乱转筋泻痢，翻胃呕食可止，腹痛积冷堪驱。然治客寒犯胃，心腹冷痛并宜若伤暑注泻，心虚作痛，实热腹疼切忌。子名红豆蔻，炒过入药，醒脾温肺，散寒燥湿，故东垣常用之脾胃药中，又善解酒毒，余治同前。然善能动火伤目致衄，不可常用也。

【现代研究】

1. 化学成分 主要含挥发油 0.5%～1.5%，油中主要成分为 1,8- 桉叶素、桂皮酸甲酯、丁香油酚、蒎烯、荜澄茄烯及辛辣成分高良姜酚等；黄酮类成分：高良姜素、槲皮素、山奈酚、异鼠李素、槲皮素 -5- 甲醚、高良姜素 -3- 甲醚等。

2. 心血管药理研究 一些研究指出，高良姜中的高良姜素具有抗炎、治疗糖尿病、治疗血脂异常、抗心肌纤维化、抗血栓、改善心脏收缩及舒张功能的潜在临床功效。

高良姜素 $5\mu g/mL$、$10\mu g/mL$、$20\mu g/mL$ 作用 24 小时能通过降低肿瘤坏死因子（TNF）-α、白细胞介素（IL）-1β、IL-18、前列腺素 E2（PGE2）和一氧化氮（NO）的释放，抑制一氧化氮合酶（iNOS）、前列腺素内过氧化物合酶 2（PTGS2）的表达，有效保护尿酸诱导的大鼠肾小管上皮细胞（NRK-52E）炎症反应。有实验评估了高良姜素在糖尿病大鼠体内降低血糖和血脂的作用，结果表明高良姜素 8mg/kg 灌胃给药 45 天可以使血清中葡萄糖、总胆固醇、游离脂肪酸、低密度脂蛋白等含量降低，胰岛素、高密度脂蛋白含量升高。研究显示，口服高良姜素 15mg/kg 连续 6 周可通过调节大鼠氧化应激、炎症反应和细胞凋亡减轻糖尿病心肌病。在 β 受体激动药 – 异丙肾上腺素（ISO）诱导的大鼠心脏纤维化模型中，口服高良姜素 1mg/kg 作用 14 天能明显下调纤维化标志物（胶原Ⅰ、胶原Ⅲ、CTGF、TGFβ1）与心衰标志物（ANP、BNP）的 mRNA 表达，同时下调平滑肌肌动蛋白（α-SMA）表达，从而发挥抗纤维化作用，其机制可能与高良姜素调控金属蛋白酶组织抑制因子 1（TIMP-1）、p-AKT、p-GSK-β 和过氧化物酶体增殖物激活受体 γ（PPAR-γ）的表达，降低脂质过氧化，减少间质组织内炎性浸润有关。本品水提物或挥发油均有抗血栓形成的作用。此外，有研究指出高良姜素能下调转化生长因子 –β1/Smads、纤维连接蛋白、α – 平滑肌肌动蛋白、基质金属蛋白酶 –2、MMP-9 活性，进而抑制心肌纤维化发生，同时调节丝裂原活化的蛋白激酶 1/2—细胞外信号调节激酶 1/2-GATA 结合蛋白 4 信号通路，显著改善心脏收缩及舒张功能，延缓心衰发生。

益　智

【概述】本品为姜科植物益智 Alpinia oxyphylla Miq. 的干燥成熟果实。5~6 月间果实呈褐色、果皮茸毛减少时采摘，除去果柄，晒干。气臭特殊。

【出处】《本草拾遗》。

【性味归经】辛，温。入脾、肾经。

【功效】暖肾固精缩尿，温脾止泻摄唾。

【应用】

1. 肾虚遗尿，小便频数，遗精白浊　本品暖肾固精缩尿，补益之中兼有收涩之性。治疗梦遗滑精，常与乌药、山药等同用，如三仙丸（《世医得效方》）；治下焦虚寒，小便频数，以益智仁、乌药等分为末，山药糊丸，如缩泉丸（《校注妇人良方》）。

2. 脾寒泄泻，腹中冷痛，口多唾涎　脾主运化，在液为涎，肾主闭藏，在液为唾，若脾肾阳虚，统摄无权，则口多唾涎。本品能暖肾温脾，开胃摄唾，治疗脾胃虚寒、脘腹冷痛、呕吐泄利，常与干姜、吴茱萸、小茴香等同用；若中气虚寒，食少、多涎唾，可单用本品含之，或与理中丸、六君子汤等同用。

【用量与用法】内服：煎汤，3~9g；或入丸、散。

【使用注意】阴虚火旺或因热而患遗滑崩带者忌服。

【古籍论述】

1.《雷公炮制药性解》：味辛，性温，无毒，入脾、胃、肾三经。主遗精虚漏，小便余沥，益气安神，和中止呕，去皮，盐炒用。按：益智辛温，善逐脾胃之寒邪，而土得所胜，则肾水无相克之虞矣，遗精诸证，吾知免矣。

2.《本草经解》：气温，味辛，无毒。主遗精虚漏，小便余沥，益气安神，补不足，利三焦，调诸气。夜多小便者，取二十四枚，碎，入盐同煎服，有奇验。（盐水炒）

3.《本草便读》：补心脾，益火消阴，缩泉止唾。味辛苦，气香性热。固肾培元，暖胃祛寒，呕可平而痛可止，温中进食，滞能宣导郁能开。

4.《本草撮要》：味辛热，入足太阴经。功专止遗浊，缩小便，得乌药治小便频数，因热而崩浊者禁用。

5.《本草择要纲目》：主治客寒犯胃，和中益气，补肾虚滑沥，三焦命门气弱者宜之。盖心者脾之母，欲使食化，不必专于和脾。火能生土，当使心药入脾胃药中，益智仁能于土中益火也。然虽脾经本药，在集香丸则入肺，在四君汤则入脾，在大凤髓丹则入肾。三脏各有子母相顾之义，盖随所引而相补一脏也。

【现代研究】

1. 化学成分　益智酮甲、倍半萜类化合物、二苯基庚烷、齐墩果酸、益智新醇、益智醇、山奈酚、黄芩素、汉黄芩素、杨梅素、杨芽黄素、良姜素、谷甾醇棕榈酸酯、β-胡萝卜苷、豆甾醇、β-谷甾醇、胡萝卜苷棕榈酸酯。

2. 心血管药理研究　益智仁具有抗心肌损伤、抗炎、抗氧化的药理作用。

益智水提取物可以改善 D-半乳糖诱导的老龄心肌损伤模型大鼠心肌胶原沉积，抑制心肌基质金属蛋白酶-2（MMP-2）和基质金属蛋白酶-9（MMP-9）上调，降低 TGF-β1 表达，改善心肌纤维化。口服益智水提取物和静脉注射脂肪源性间充质干细胞（ADMSCs）联用可以协同改善大鼠心肌细胞损伤，抑制心肌肥厚，减少心脏病理损伤。益智 50% 乙醇提取物可减轻碘乙酸钠诱导的大鼠骨性关节炎模型的关节疼痛，抑制白三烯 B4（LTB4）、白介素-1β（IL-1β）、白介素-6（IL-6）等促炎细胞因子的产生，抑制关节软骨退化；抑制脂多糖（LPS）诱导的 RAW264.7 细胞产生一氧化氮（NO）、前列腺素 E（2 PGE2）、IL-1β、IL-6、肿瘤坏死因子-α（TNFα）等炎症因子，激活细胞外信号调节激酶（ERK）、Jun N 端激酶（JNK）和 p38 丝裂原活化蛋白激酶。益智果实提取物对叔丁基过氧化氢诱导的 HepG2 细胞毒性具有保护作用，益智化学成分 eudesma-3、11-dien-2-one 和益智酮甲等可通过激活核因子 E2 相关因子 2（Nrf2）/血红素加氧酶-1（HO-1）和清除自由基发挥抗氧化作用。

淫羊藿

【概述】小檗科植物淫羊藿 *Epimedium brevicornu* Maxim.、箭叶淫羊藿 *Epimedium sagittatum*（Sieb.et Zucc.）Maxim.、柔毛淫羊藿 *Epimedium pubescens* Maxim. 或朝鲜淫

羊藿 *Epimedium koreanum* Nakai. 的干燥叶。夏、秋季茎叶茂盛时采收，晒干或阴干。

【出处】《神农本草经》。

【性味归经】辛、甘，温。归肝、肾经。

【功效】补肾阳，强筋骨，祛风湿。

【应用】

1. 肾阳虚衰，阳痿遗精，筋骨痿软 本品辛甘性温燥烈，功能补肾阳，长于壮阳起痿，宜于肾阳虚衰之男子阳痿不育，可单用或与其他补肾壮阳药同用。如《食医心镜》单用本品浸酒服，以益丈夫兴阳，理腰膝冷痛；治肾虚阳痿遗精，常与肉苁蓉、巴戟天、杜仲等同用。

2. 风寒湿痹，麻木拘挛 本品辛温散寒，祛风湿，入肝肾强筋骨，治风寒湿痹，尤宜于久病累及肝肾，筋骨不健，或素体肾阳不足，筋骨不健而患风湿痹证者，可与威灵仙、巴戟天、附子等同用。

【用量与用法】10~15g。

【使用注意】阴虚火旺者不宜使用。

【古籍论述】

1.《神农本草经》：味辛，寒。主阴痿绝伤，茎中痛，利小便，益气力，强志。

2.《本草经集注》：味辛，寒，无毒。主治阴痿，绝伤，茎中痛，利小便，益气力，强志，坚筋骨，消瘰疬，赤痈，下部有疮洗出虫，丈夫久服，令人无子。

3.《雷公炮制药性解》：味辛，性温，无毒，入肾经。主绝阳不起，绝阴不育，茎中作痛，小便不利，益气力坚筋骨，丈夫久服，令人无子。每斤去花细锉，拌羊脂四两，炒尽脂为度。

4.《本草经解》：气寒，味辛，无毒。主阴痿绝伤，茎中痛，利小便，益气力，强志。（羊脂拌炒）淫羊藿气寒，禀天冬令之水气，入足少阴肾经；味辛无毒，得地润泽之金味，入手太阴肺经。气味降多于升，阴也。阴者宗筋也，水不制火，火热则筋失其刚性而痿矣；淫羊藿入肾而气寒，寒足以制火而痿自愈也。绝伤者，阴绝而精伤也，气寒益水；味辛能润，润则阴精充也。茎，玉茎也，痛者火郁于中也，热者清之以寒，郁者散之以辛，所以主茎中痛也。小便气化乃出，辛寒之品，清肃肺气，故利小便。肺主气，肾统气，寒益肾，辛润肺，故益气力也。气力既益，内养刚大，所以强志，盖肾藏志也。

5.《本草述》：淫羊藿，《本经》首主阴痿绝伤，《日华子》亦首言其疗男子绝阳，女子绝阴，则谓入命门、补真阳者是也。盖命门为肾中之真阳，即人身之元气也，其所谓绝阳绝阴，不本之元气，何以嘘之于既槁。所谓益气力，强志，并治冷气劳气，筋骨挛急等证，皆其助元气之故。至若茎中痛，小便不利，皆肝肾气虚所致，此味入肾而助元阳，即是补肾气，而肝肾固同土治也。老人昏耄，中年健忘，皆元阳衰败而不能上升者也。以是思功，功可知矣。须知此味以降为升，其升由于能降也。

6.《本草便读》：有助阳补火之功，辛味独专，甘香并至。治肾弱肝虚等疾。寒淫所胜，痹痿咸宜。（淫羊藿一名仙灵脾，其叶似豆藿，羊食之则喜淫。辛温之性，峻补命门之火。故凡下焦一切风寒湿痹之病，皆可治之。唯阴虚阳胜者，不宜服耳。此药仅助火益阳，虽能补命门，然香燥之品，极易伤阴，较巴戟苁蓉过之。）

7.《玉楸药解》：味辛，苦，微温，入足少阴肾、足厥阴肝经。荣筋强骨，起痿壮阳。仙灵脾滋益精血，温补肝肾，治阳痿不举，阴绝不生。消瘰疬，起瘫痪，清风明目，益志宁神。

8.《本草新编》：淫羊藿，一名仙灵脾。味辛，气温，无毒。云寒，误。用不必羊脂炒，亦不必去刺。入命门治男子绝阳不兴，治妇人绝阳不产，却老景昏耄，除中年健忘，益肾固筋，增力强志。补命门而又不大热，胜于肉桂之功，近人未知也，夫男女虽分阴阳，而五脏六腑正各相同，并无小异。

9.《神农本草经读》：淫羊藿气寒，禀天冬水之气而入肾；味辛无毒，得地之金味而入肺；金水二脏之药，细味经文，俱以补水脏为主。阴者，宗筋也，宗筋属于肝木，木遇烈日而痿，一得气寒之羊藿，即如得甘露而挺矣。绝伤者，络脉绝而不续也。

【现代研究】

1. 化学成分　主要含黄酮类成分：淫羊藿苷，宝藿苷Ⅰ、Ⅱ，淫羊藿次苷Ⅰ、Ⅱ，大花淫羊藿苷A，鼠李糖基淫羊藿次苷Ⅱ，箭藿苷A、B、C，金丝桃苷等。还含多糖等。

2. 心血管药理研究　淫羊藿在心脑血管系统研究中发现具有较为广泛的药理作用，能够有效抗心律失常、抗心力衰竭及降血压等。淫羊藿有效成分（淫羊藿苷ICA）还可抑制内膜斑块形成、抗心肌纤维化。

研究发现，淫羊藿苷ICA（30、60mg/kg）和氯沙坦可抑制异丙肾上腺素（ISO）所致的小鼠左心室射血分数和左室缩短率的降低，左心室胶原沉积的增加，左心室组织中α平滑肌肌动蛋白（α-SMA）、基质金属蛋白酶9（MMP-9）蛋白表达的上调及MMP-2基质金属蛋白酶抑制剂1（TIMP-1）蛋白表达的下调。可见，ICA能够有效地改善ISO所诱导的小鼠心肌纤维化，其机制可能与调控α-SMA、MMPs/MMP-1的蛋白表达有关。此外，ICA可显著抑制由于半胱氨酸作用于兔血管平滑肌细胞所致的增殖，S期细胞数量有显著减少，并且可促进增殖的兔血管平滑肌细胞的凋亡，其凋亡率与ICA呈药物浓度依赖性。另有研究指出，淫羊藿次苷Ⅱ（ICSⅡ）可有效干预自发性高血压大鼠的心肌纤维化，其机制可能与降低血压，下调MMP-2、MMP-9，上调TIMP-1的蛋白水平及降低MMP-9/TIMP-1的比例有关。研究还证明，淫羊藿总黄酮具有抗心衰及保护心脏的功能，其可拮抗乌头碱、氯化钡或肾上腺素异常所诱发的心律失常，还能够有效降低心肌的耗氧量和损害以及能量消耗。研究发现ICA还可以通过减少细胞中增殖细胞核抗原（PCNA）的表达，降低细胞外信号调节激酶（ERK1/2）、p38蛋白磷酸化水平，特异性抑制ERK1/2、p38MAPK信号通路的激活，从而抑制氧化低密度脂蛋白（ox-LDL）诱导的血管平滑肌细胞（SMC）增殖。有研究发现，在SMC胞质中筛选出与兔GRP78基因高度同源的基因片段，该研究发现ICA可能是通过诱导SMC中GRP基因高表达，使内质网应激（ERS）过度，从而促进SMC凋亡。ICA具有抗压力超负荷所致的心肌纤维化（MF），该机制与抑制TGF-β1/Smad2/3信号通路有关。ICA通过调控α-SMA、MMPs/MMP-1的蛋白表达，从而改善由异丙肾上腺素所诱导的小鼠MF。

3. 不良反应 当淫羊藿水煎液浓度为100mg/L时，无毒性反应，但当其浓度达到1000mg/L时，小鼠致死率可达到100%。日本产淫羊藿能使蛙的瞳孔扩大，使小白鼠随意运动增加，反射机能亢进，往往发生轻度痉挛，遂至呼吸停止而死，心脏于呼吸停止后一定时间内持续搏动。

辣 椒

【概述】本品为茄科植物辣椒 *Capsicum annuum* L. 或其栽培变种的干燥成熟果实。夏、秋二季果皮变红色时采收，除去枝梗，晒干。气特异。

【出处】《遵生八笺》。

【性味归经】辛，热。归心、脾经。

【功效】温中散寒，开胃消食。

【应用】用于胃寒疼痛，胃肠胀气，消化不良；外用治冻疮，风湿痛，腰肌痛。根：活血消肿，外用治冻疮。

【用量与用法】0.9~2.4g。外用适量。

【使用注意】阴虚内热，尤宜禁食。

【古籍论述】

1.《食物本草》：番椒，性辛温，无毒。主消宿食，解结气，开胃口，辟邪恶，杀腥气诸毒。

2.《本草纲目拾遗》：辣茄，人家园圃多种之，取以熬辣酱及洗冻疮用之，所用甚广，而纲目不载。

3.《柳州府志》：辣椒，味辛辣，生食之可消水气解瘴毒，又取以作酱，每日生服三钱治痔，大有神效。

4.《随息居饮食谱》：辛苦，性热。能够温中燥湿，御风寒，杀腥消食，开血闭，快大肠。种类不一，先青后赤，人多嗜之，往往致疾。阴虚内热，尤宜禁食。

【现代研究】

1. 化学成分 果实所含辛辣成分为辣椒碱、二氢辣椒碱、降二氢辣椒碱、高辣椒碱、高二氢辣椒碱；壬酰香荚兰胺、辛酰香荚兰胺；色素为隐黄素、辣椒红素、微量辣椒玉红素、胡萝卜素；尚含维生素C、柠檬酸、酒石酸、苹果酸等。种子含龙葵碱、龙葵胺，极可能尚含澳洲茄边碱、澳洲茄胺、澳洲茄碱等生物碱。

2. 心血管药理研究 辣椒可以降低由高胆固醇和盐诱导的高血压模型鼠的血压，促进血液循环，改善心脏功能。辣椒素（CAP）对心肌缺血再灌注损伤（MIRI）大鼠心功能的改善可能与抑 miR-34a/SIRT1 轴有关。本品可刺激人舌的味觉感受器，反射性地引起血压上升。辣椒碱可引起实验动物血压下降、心跳减缓，对豚鼠心房有兴奋作用，对大鼠血管有收缩作用。

辣椒素通过褐色脂肪组织胞膜上的 β 受体，上调胞内环磷酸腺苷水平，活化蛋白激酶，促进甘油三酯水解，起到降脂减肥的作用。辣椒素激活 TRPV1 后，诱导开放细胞钙离子通道，钙离子回流，导致细胞内钙离子浓度升高，进而改善心血管系统功能，维持血压正常。一项关于辣椒素（CAP）对心肌缺血再灌注损伤（MIRI）大鼠心功能及 miR-34a/SIRT1 轴的影响的研究指出，相较于 sham 组，MIRI 组左心室收缩压（LVSP）、左心室内压上升最大速（+dp/dtmax）、B 细胞淋巴瘤（Bcl）-2 和 SIRT1 表达水平显著降低（$P < 0.05$），而左心室终末舒张压（LVEDP）、左心室内压下降最大速率（-dp/dtmax）、肿瘤坏死因子（TNF）-α、白细胞介素（IL）-6、IL-1β、肌酸激酶同工酶（CK-MB）、心肌肌钙蛋白（cTn）Ⅰ、乳酸脱氢酶（LDH）水平、心肌梗死程度、心肌损伤程度、细胞凋亡率、Caspase-3、Bax 和 miR-34a 表达水平显著增加（$P < 0.05$）；相较于 MIRI 组，辛伐他汀组、CAP-L 组、CAP-M 组、CAP-H 组 LVSP、+dp/dtmax、Bcl-2 和 SIRT1 表达水平显著增加（$P < 0.05$），而 LVEDP、-dp/dtmax、TNF-α、IL-6、IL-1β、CK-MB、cTnI、LDH 水平、心肌梗死程度、心肌损伤程度、细胞凋亡率、Caspase-3、Bax 和 miR-34a 表达水平则显著降低，存在 CAP 剂量依赖性（$P < 0.05$）。辛辣物质（生姜、胡椒，特别是辣椒）可刺激人舌的味觉感受器，反射性地引起血压上升（特别是舒张压），对脉搏无明显影响。辣椒碱或辣椒制剂对麻醉猫、犬静脉注射可引起短暂血压下降、心跳变慢及呼吸困难，此乃刺激肺及冠脉区的化学感受器或伸张感受器所引起。对离体豚鼠心房则有直接的兴奋作用，对大鼠后肢血管也有收缩作用。

第五节 芳香理气药

九香虫

【概述】本品为蝽科昆虫九香虫 *Aspongopus chinensis* Dallas 的干燥体。主产于云南、四川、贵州。11 月至次年 3 月前捕捉，置适宜容器内，用酒少许将其闷死，取出阴干；或置沸水中烫死，取出干燥。气特异。

【出处】《本草纲目》。

【性味归经】咸，温。归肝、脾、肾经。

【功效】理气止痛，温肾助阳。

【应用】

1. 胃寒胀痛，肝胃气痛 本品辛香走窜，温通利膈而有行气止痛之功。治疗寒郁中焦，气机不畅，脘腹胀痛或冷痛，可与高良姜、木香、陈皮等同用；治疗肝郁气滞之胸胁胀痛，或肝胃不和之胃脘疼痛，可与香附、延胡索，木香等同用。

2. 肾虚阳痿，腰膝酸痛 本品有温肾助阳起痿之功。治肾阳不足，命门火衰，阳痿宫冷、腰膝冷痛，可单用炙热研末服，或配伍淫羊藿、杜仲、巴戟天等。

【用量与用法】煎服，3~9g。

【古籍论述】

1.《本草纲目》：九香虫，产于贵州永宁卫赤水河中。大如小指头，状如水黾，身青黑色。至冬伏于石下，土人多取之，以充人事。至惊蛰后即飞出，不可用矣。气味：咸，温，无毒。主治：膈脘滞气，脾肾亏损，壮元阳。

2.《本草新编》：九香虫，味甘、辛，气微温，入肾经命门。专兴阳益精，且能安神魄，亦虫中之至佳者。入丸散中，以扶衰弱最宜，但不宜入于汤剂，以其性滑，恐动大便耳。九香虫亦兴阳之物，然外人参、白术、巴戟天、肉苁蓉、破故纸之类，亦未见其大效也。或问九香虫产于西蜀，得其真者为佳，近人不知真假，何能奏效？曰：九香虫不止西蜀有之，江南未尝不生。但生于江南者，无香气耳，无香气者即无效。

3.《本经逢原》：咸温，无毒。九香虫产贵州，治膈脘滞气，脾肾亏损。壮元阳摄生方，乌龙丸用之。

4.《本草便读》：壮脾肾之元阳，咸温无毒，理胸膈之凝滞，气血双宣。

5.《本草分经》：咸温，治膈脘滞气，脾肾亏损，壮元阳。

【现代研究】

1. 化学成分 主要含脂肪、蛋白质、甲壳质、维生素、尿嘧啶、黄嘌呤、次黄嘌呤，以及铁、铜、锌等微量元素，其散发的臭气主要源于醛或酮类物质。

2. 心血管药理研究 本品可抗血栓，对调节血脂有治疗潜力。

有实验通过二磷酸腺苷（ADP）诱导的动物血小板聚集试验，考察九香虫水煎液的体外抗凝作用。结果指出，九香虫水煎液灌胃给药可显著提高正常小鼠及"寒凝血瘀"模型小鼠的凝血时间，九香虫低（0.03g/kg）、中（0.05g/kg）、高（0.1g/kg）剂量组的药效作用呈现量效关系，但当剂量升高至1g/kg及以上时，发现作用效果反呈下降趋势，提示小剂量优于高剂量；九香虫水煎液体外可抑制血小板聚集。有研究指出，九香虫中脂肪油含量是45.6%，从中分离并鉴定了15个成分，并测定了相对含量，其主要成分为油酸（44.17%）、亚油酸（21.48%）、软脂酸（20.28%）、9-软脂油酸（7.20%）和硬脂酸（4.14%）等。

山奈

【概述】 本品为姜科植物山奈 *Kaempferia galanga* L. 的干燥根茎。冬季采挖，洗净，除去须根，切片，晒干。

【出处】《本草纲目》。

【性味归经】 辛，温。归胃经。

【功效】 行气温中，消食，止痛。

【应用】 用于胸膈胀满，脘腹冷痛，饮食不消。

【用量与用法】 煎服，6~9g。

【使用注意】 阴虚血亏，胃有郁火者忌服。

【古籍论述】

1.《本草纲目》：暖中，辟瘴疠恶气。治心腹冷气痛，寒湿霍乱，风虫牙痛。

2.《本草汇言》：治停食不化，一切寒中诸证。

3.《岭南采药录》：治跌打伤，又能消肿。治骨鲠，以之和赤芍、威灵仙等分，水煎服。

【现代研究】

1. 化学成分 根茎含挥发油，其主要成分是对-甲氧基桂皮酸乙酯、顺式及反式桂皮酸乙酯、顺式及反式桂皮酸乙酯、龙脑、樟烯、3-蒈烯、对-甲氧基苏合香烯。还含α-侧柏烯、α-及β-蒎烯、苯甲醛、香桧烯、α及β-水芹烯、对-聚伞花素、柠檬烯、1,8-桉叶素、4-松油醇、α-松油醇、优葛缕酮、茴香醛、乙酸龙脑酯、百里香酚、α-松油醇乙酸酯、β-榄香烯、δ-芹子烯、十五烷、γ-荜茄烯、十六烷、十七烷、3-（4-甲氧基苯基）-2-甲基-2-丙烯酸、5-苯基噻唑、3-亚甲基-6-异丙基环乙烯、β-松油醇、异龙脑、2,5,6-三甲基癸烷、2,4,6-三甲基辛烷、1a,2,3,4,4a,5,6,7b-八氢化-1,1,4,7-四甲基-1H-环丙[e]薁以及9,12-十八碳二烯醛等。黄酮类成分主要为山奈酚和山奈素。此外，还含有维生素P等活性成分。

2. 心血管药理研究 山奈有效成分对心血管疾病有显著疗效，对心脏收缩力有一定保护效果。

研究表明，山奈酚、芹菜素、大豆苷元类黄酮对心肌缺血再灌注、心律失常、心力衰竭、心肌炎、心肌梗死、自发性高血压等心血管疾病有显著疗效。有研究者深入研究了各种结构类型的黄酮类物质对心血管疾病的影响机理，并利用多靶点研究方法筛选出了更有效的黄酮类物质，结果表明黄酮醇能调节细胞内钙超载水平，对心脏收缩力有一定保护效果。

山 楂

【概述】本品为蔷薇科植物山里红 *Crataegus pinnatifida* Bge.var.major N.E.Br. 或山楂 *Crataegus pinnatifida* Bge. 的干燥成熟果实。秋季果实成熟时采收，切片，干燥。气微清香。

【出处】《本草经集注》。

【性味归经】酸、甘，微温。归脾、胃、肝经。

【功效】消食健胃，行气散瘀，化浊降脂。

【应用】

1. 胸痹心痛，血瘀经闭痛经，产后瘀阻腹痛，心腹刺痛 本品性温兼入肝经血分，能通行气血，有活血祛瘀之功。治胸痹心痛，常与川芎、桃仁等同用；用治产后瘀阻腹痛、恶露不尽或血滞痛经、经闭，朱丹溪经验方即单用本品加糖水煎服；亦可与当归、香附、红花等同用，如通瘀煎（《景岳全书》）。

2. 高脂血症 本品能化浊降脂，现代单用生山楂或配伍丹参、三七、葛根等，用治高脂血症，以及冠心病、高血压。

【用量与用法】煎服，9~12g。生山楂、炒山楂偏于消食散瘀；焦山楂消食导滞作用增强，用于肉食积滞，泻痢不爽。

【使用注意】脾胃虚弱而无积滞、胃酸分泌过多者慎用。

【古籍论述】

1.《雷公炮制药性解》：主健脾消食，散结气，行滞血，理疮疡。按：山楂之甘宜归脾脏，消食积而不伤于刻，行气血而不伤于荡。产科用之疗儿枕疼，小儿尤为要药。

2.《本草经解》：煮汁服，止水痢。沐头洗身，治疮痒。山楂气冷，禀天秋凉之金气，入手太阴肺经；味酸无毒，得地东方之木味，入足厥阴肝经。气味俱降，阴也。饮食入胃，散精于肝，肝不散精，则滞而成痢。山楂味酸益肝，肝能散精，则滞下行；气冷益肺，肺气通调名，则水谷分而痢止矣。沐头者，山楂消滞能去垢也，皮毛者肺之合也，疮痒肺热也；气冷清肺，所以洗之也。

3.《玉楸药解》：消积破结，行血开瘀。山楂消克磨化，一切宿肉停食、血癥气块皆除。

4.《得配本草》：消积散瘀，破气化痰。理疮疡，除儿枕，疗疝气，发痘疹。

5.《本草撮要》：味酸甘，微温，入足太阴、厥阴经。功专消食起痘，得茴香治偏坠疝气，得紫草治痘疹干黑，得沙糖去恶露，治少腹痛。脾虚恶食者忌服。凡用人参不宜者，服山楂即解。化肉积甚速，冻疮涂之即愈，治疝催生用核良。

6.《药鉴》：气平，味酸涩，带甘辛，无毒。利痰消食，下积气，散滞血，疗疝，止腹疼。专治肉积，能开脾健胃。又能治妇人儿枕疼痛，浓煎汁入砂糖少许立效。理脾用之，膨胀立消。予尝用平胃散同山楂煎汁浸晒乌药，治诸般气痛腹痛。痘家用之，行气化痰，起胀解毒。又能破之，痘家不得已用参，多以此监之。

【现代研究】

1. 化学成分　主要含有机酸类成分：枸橼酸（柠檬酸）、绿原酸、枸橼酸单甲酯、枸橼酸二甲酯、枸橼酸三甲酯等；黄酮类成分：槲皮素、金丝桃苷、牡荆素等；三萜类成分：熊果酸、白桦脂醇等。还含胡萝卜素、维生素C、维生素B_1等。

2. 心血管药理研究　山楂有效成分具有保护缺血损伤的心肌细胞、舒张血管增加冠脉流量、减少心肌再灌注损伤、调节血脂和用于治疗冠心病的药理作用。

有实验对山楂叶总黄酮对缺血缺氧损伤后心肌细胞的影响进行研究。方法：以3天龄SD乳鼠心室肌进行心肌细胞培养并建立缺血缺氧损伤模型，研究山楂叶总黄酮对缺血缺氧心肌细胞心律失常、停搏时间、细胞乳酸脱氢酶（LDH）的泄漏量、细胞丙二醛（MDA）、超氧化物歧化酶（SOD）和一氧化氮（NO）含量等生化指标的影响。结果：山楂叶总黄酮能减轻缺血缺氧损伤后心肌细胞心律失常的程度，推迟心肌细胞的停搏时间，减少心肌细胞LDH的释放量，降低MDA含量并提高细胞内SOD酶的活力和NO的含量。结论：山楂叶总黄酮对缺血缺氧损伤的心肌细胞具有明显的保护作用。山楂提取物已用于治疗冠心病。研究发现，山楂提取物原花青素可能依赖内皮素，通过NO的介导而使离体大鼠的主动脉舒张，也可能通过激活四乙胺敏感的K通道所致。随着心脏缺血时间延长，乳酸脱氢酶LDH的活性将增加，锐刺山楂能明显减少离体大鼠心脏缺血再灌过程释放的乳酸脱氢酶LDH的释放，可能是由于山楂对心肌细胞膜保护并减少心肌损伤作用所致。另有报道，用益心酮（山楂提取物）随机双盲疗法治疗48例冠心病、心绞痛患者，症状总有效率为84%，心电图改善有效率为 60%。犬口服山楂提取物原花色素低聚物后，心肌血流量呈剂量依赖性增加并能维持数小时，如果口服几天后，心肌血流量将持续增加直到最大值，同样静脉注射山楂提取物给麻醉猫，也引起心肌血流量呈剂量依赖性增加，5 分钟后达最大值，可能由于冠状血管舒张引起心肌血流量增加。研究发现山楂叶提取的黄酮类化合物对离体蛙心具有明显的强心作用，并且作用强度呈浓度依赖性增加，其机理可能与 β - 肾上腺素受体和 Ca^{2+} 通道有关。此外，山楂黄酮能够降低高血脂大鼠血清中胆固醇、甘油三酯和低密度脂蛋白胆固醇的含量，升高大鼠血清中高密度脂蛋白胆固醇的含量。

3. 不良反应　包括皮疹、出汗、头痛、头晕、眩晕、躁动、嗜睡和胃肠道症状。在动物试验研究中，较大剂量时会引起镇静、低血压和心律不齐。

木　香

【概述】本品为菊科植物木香 *Aucklandia lappa* Decne. 的干燥根。秋、冬二季采挖，除去泥沙及须根，切段，大的再纵剖成瓣，干燥后撞去粗皮。气香特异。

【出处】《神农本草经》。

【性味归经】辛、苦，温。归脾、胃、大肠、三焦、胆经。

【功效】行气止痛，健脾消食。

【应用】

1. 胸胁胀痛，黄疸，疝气疼痛　本品辛香能行，味苦能泄，走三焦和胆经，能疏理肝胆和三焦之气机。治湿热郁蒸，肝失疏泄，气机阻滞之胸胁胀痛、黄疸口苦，可与郁金、大黄、茵陈等配伍；治寒疝腹痛及睾丸偏坠疼痛，可与川楝子、小茴香等同用，如异气汤（《医方简义》）。

2. 脾胃气滞，脘腹胀痛，食积不消，不思饮食　本品辛行苦泄温通，芳香气烈，能通理三焦，尤善行脾胃之气滞，故为行气调中止痛之佳品，又能健脾消食，故食积气滞尤宜。治脾胃气滞，脘腹胀痛，可单用本品磨汁，或与砂仁、陈皮、厚朴等同用；治食滞中焦，脘痞腹痛，可与陈皮、半夏、枳实等同用；治寒凝中焦，食积气滞，可与干姜、小茴香、枳实等同用；治脾虚食少，兼食积气滞，可与砂仁、枳实、白术等同用，如香砂枳术丸（《摄生秘剖》）；治脾虚气滞，脘腹胀满、食少便溏，可与人参、白术、陈皮等同用，如香砂六君子汤（《时方歌括》）。

3. 泻痢后重　本品辛行苦降，善行大肠之滞气，为治泻痢后重之要药。治湿热泻痢，里急后重，常与黄连配伍，如香连丸（《太平惠民和剂局方》）；治饮食积滞，脘腹胀满、泻而不爽，可与槟榔、青皮、大黄等同用，如木香槟榔丸（《儒门事亲》）。

此外，本品芳香醒脾开胃，在补益方剂中用之，能减轻补益药的腻胃和滞气之弊，如《济生方》归脾汤中配伍木香，能使补气养血药补而不滞。

【用量与用法】煎服，3~6g。生用行气力强；煨用实肠止泻，用于泄泻腹痛。

【使用注意】本品辛温香燥，凡阴虚火旺者慎用。

【古籍论述】

1.《神农本草经》：味辛。主邪气，辟毒疫温鬼，强志，主淋露。久服不梦寤魇寐。

2.《本草经集注》：味辛，温，无毒。主治邪气，辟毒疫温鬼，强志，主淋露。治气劣，肌中偏寒，主气不足，消毒，杀鬼精物，温疟，蛊毒，行药之精。久服不梦寤魇寐，轻身致神仙。

3.《雷公炮制药性解》：味苦辛，性微温，无毒，入心、肺、肝、脾、胃、膀胱六经。主心腹一切气、癥癖癥块、九种心疼，止泻痢，除霍乱，健脾胃，消食积，定呕逆，下痰壅，辟邪气瘟疫，杀疟虫精物。宜生磨用，火炒令人胀。形如枯骨、苦口沾牙者良。按：木香辛入肺，苦入心，温宜脾胃，肝者心之母也，膀胱者肺所连也，故均入焉。盖心乃一身之主，气血之所听命者也，有主则能塞气，肺气调则金能制木，而肝火自伏矣。凡人有怒，则肝气拂逆，而反忤其元气，心有纵肝之情而不能制，则肝气于是乎盛，或为拂逆，或为攻冲，得木香则心气畅而正气亦畅，肝气何拂逆之有哉！实心之行夫肝也，非肝之自行也。东垣以黄连制之，恶其气行过于通畅，不无走泄之患尔。

4.《本草经解》：气温，味辛，无毒。主邪气，辟毒疫温鬼，强志，主淋露。久服不梦寤魇寐。木香气温，禀天春和之木气，入足厥阴肝经；味辛无毒而香燥，得地燥金之正味，入足阳明胃经。气味俱升，阳也。辛温益胃，胃阳所至，阴邪恶毒鬼气皆消，所以主邪气毒疫温鬼也。辛温之品，能益阳明，阳明之气，能强志气。淋露者，小便淋沥不止，膀胱气化，津液乃出，淋露不止，阳气虚下陷也，阳者胃脘之阳也。辛温益胃，胃阳充而淋露止也。久服则阳胜，阳不归于阴，故不梦寤；阳气清明，阴气伏藏，故不魇寐也。

5.《玉楸药解》：味辛，微温，入足太阴脾、足阳明胃经。止呕吐泄利，平积聚癥痕，保胎安妊，消胀止痛。木香辛燥之性，破滞攻坚，止疼消胀，是其所长。面煨实大肠，生磨消胀痛。

6.《得配本草》：辛、苦，温。入三焦气分，通上下诸气，止九种心痛，逐冷气，消食积，除霍乱吐泻，破癥癖癥块，止下痢后重，能健脾安胎。君散药则泄，佐补药则补。痘出不快者，用之更宜。

7.《本草纲目》：木香，草类也。本名蜜香，因其香气如蜜也。缘沉香中有蜜香，遂讹此为木香尔。昔人谓之青木香。后人因呼马兜铃根为青木香，乃呼此为南木香、广木香以别之。今人又呼一种蔷薇为木香，愈乱真矣。

8.《证类本草》：味辛，温，无毒。主邪气，辟毒疫温鬼，强志，主淋露，疗气劣，肌中偏寒，主气不足，消毒，杀鬼精物，温疟蛊毒，行药之精。久服不梦寤魇寐，轻身致神仙。

【现代研究】

1. 化学成分 主要含挥发油，其中主要为萜内酯类成分如木香烃内酯、去氢木香内酯等；还含有种类众多的烯类成分，少量的酮、醛、酚等化合物。木香中还含天冬氨酸、谷氨酸、γ-氨基丁酸等20种氨基酸，以及胆胺，木香萜胺A、B、C、D、E，豆甾醇，木香碱，树脂等。

2. 心血管药理研究 木香有效成分具有改善血脂异常、减轻心肌损伤、强心和扩血管等作用。

研究表明，木香提取物对二苯基苦基苯肼自由基清除活性与维生素E相当，对低密度脂蛋白具有抑制作用。水提物对异丙肾上腺素诱导的心肌损伤具有显著的剂量依赖性活性，可显著恢复心肌乳酸脱氢酶、肌酸激酶、谷草转氨酶、硫代巴比妥酸反应物和谷胱甘肽水平，与阳性药α-生育酚作用相当。甲醇提取物对离体心脏具有显著的负性肌力效应，在剂量0.5、2.5、5.0μg下表现出显著的正性肌力作用。此外，离体兔耳与大鼠后肢血管灌流试验证明，木香去内酯挥发油、总内酯具有明显扩张血管作用，其他内酯部分作用较弱，小剂量总生物碱对离体兔耳血管具有扩张作用，大剂量则相反。木香有抗肿瘤、扩张血管、抑制血小板聚集等作用。

化橘红

【概述】本品为芸香科植物化州柚 *Citrus grandis* 'Tomentosa' 或柚 *Citrus grandis*（L.）Osbeck 的未成熟或接近成熟外层果皮。前者习称"毛橘红"，后者习称"光七爪""光五爪"。夏季果实未成熟时采收。

【出处】《识药辨微》。

【性味归经】辛、苦，温。归肺、脾经。

【功效】理气宽中，燥湿化痰。

【应用】

适用于咳嗽痰多、食积伤酒、呕恶痞闷等。

【用量与用法】煎服，3~6g。

【使用注意】阴虚血亏、胃有郁火者忌服。

【古籍论述】

1.《识药辨微》：化橘红，近日广中来者，皆单片成束，作象眼块，或三十、五十片，两头以红绳扎之，成一把。外皮淡红色，内腹皮白色，周身亦有猪鬃皮，此种皆柚皮，亦能消痰。又有一种为世所重，每个五片如爪，中用化州印，名五爪橘红，亦柚皮所制，较掌片为佳。究之真者远甚也。真化州橘红，煎之作甜香，取其汁一点入痰盂内，痰皆变为水，此为上品。

2.《本草纲目拾遗》：治痰症，消油腻、谷食积，醒酒，宽中，解蟹毒。

【现代研究】

1. 化学成分 柚的外果皮含挥发油，主成分为柠檬醛、牻牛儿醇、芳樟醇、邻氨基苯甲酸甲酯。另据报道，挥发油中主含柠檬烯，还含 a- 蒎烯等。又谓挥发油中尚含丁香烯氧化物、芳樟醇单氧化物、顺式 -3- 己烯醇、荜澄茄烯、二戊烯等。又含黄酮类成分：柚皮甙、新橙皮甙、枳属甙、福橘素、川陈皮素、5,7,4'- 三甲氧基黄酮、5,6,7,3',4'- 五甲氧基黄酮、5,7,8,3,4'- 五甲氧基黄酮以及 5,7,8,4'- 四甲氧基黄酮等。还含水苏碱、伞形花内酯、橙皮油内酯、腐胺、焦性地茶酚、番茄烃、甘氨酸、β 谷甾醇葡萄糖甙、二十九烷等。又含蛋白质，脂肪，糖类，胡萝卜素，维生素 B_1、B_2、C，烟酸，钙，磷。

2. 心血管药理研究 化橘红能防治糖尿病心肌病心肌结构功能损伤，具有降血糖、血脂的药理作用。

通过观察化橘红提取物对实验性 2 型糖尿病心肌病大鼠的心肌结构功能损伤程度的影响，表明化橘红能防治糖尿病心肌病心肌结构功能损伤，其机制可能与抑制心肌 p38MAPK 信号通路有关。检测发现化橘红的酸性多糖具有降低血糖、血脂的作用。

乌 药

【概述】本品为樟科植物乌药 *Lindera aggregata*（Sims）Kosterm. 的干燥块根。全年均可采挖。气香。

【出处】《本草拾遗》。

【性味归经】辛，温。归肺、脾、肾、膀胱经。

【功效】顺气止痛，温肾散寒。

【应用】

1. 寒凝气滞，胸腹胀痛 本品辛温，能疏理气机，散寒止痛，入肺、脾、肾经，故能治三焦寒凝气滞疼痛。治气滞胸腹胁肋闷痛，可配香附、川楝子、木香等。

2. 气逆喘急，疝气疼痛，经寒腹痛 治气滞脘腹胀痛，可配木香、青皮、莪术等；治寒疝腹痛，可配小茴香、青皮、高良姜等，如天台乌药散（《医学发明》）；治寒凝气滞之痛经，可配当归、吴茱萸、香附等。本品理气散寒，治疗寒郁气滞，气逆喘急者，可与麻黄、沉香、小茴香等药同用。

3. 肾阳不足，膀胱虚冷，遗尿尿频 本品辛散温通，入肾与膀胱经而能温肾散寒、缩尿止遗。治肾阳不足，膀胱虚冷之小便频数、小儿遗尿，可与益智仁、山药等同用，如缩泉丸（《校注妇人良方》）。

【用量与用法】煎服，6～10g。

【使用注意】气虚、内热者忌服。

【古籍论述】

1.《雷公炮制药性解》：味苦、辛，性温，无毒，入肺、脾二经。主一切气证及中恶心腹痛，蛊毒鬼疰，天行疫瘴，呕逆胀满，霍乱吐泻，痈疖疥癞。按：乌药辛宜于肺，温宜于脾，故主中恶等证。痈疖疥癞，成于血逆，始于气逆。乌药长于理气，故并疗之。

2.《本草经解》：气温，味辛，无毒。主中恶心腹痛，蛊毒，疰忤鬼气，宿食不消，天行疫瘴，膀胱肾间冷气攻冲背膂，妇人血气，小儿腹中诸虫。乌药气温，禀天春暖之木气，入足厥阴肝经；味辛无毒，得地西方之金味，入手太阴肺经。气味俱升，阳也。

3.《本草新编》：乌药，味辛，气温，阳也，无毒，入足少阴肾经及阳明胃腑。性多走泄，不甚刚强，诸冷能除。凡气堪顺，止翻胃，消积食作胀，缩小便，逐气冲致疼，辟疫瘴时行，解蛊毒卒中，攻女人滞凝血气，去小儿积聚蛔虫。

4.《本草择要纲目》：除一切冷霍乱，反胃吐食泻痢，痈疖疥厉，并解冷热，其功不可悉载，猫鼠百病并可磨服。

【现代研究】

1. 化学成分 根含多种倍半萜类成分香樟烯、香樟内酯、羟基香樟内酯、乌药醇、乌药醚、异乌药醚、乌药酮。

2. 心血管药理研究 乌药具有降血脂、防动脉粥样硬化的药理作用。

研究证明，乌药醇提物对高脂饮食诱导的高脂血症具有改善作用，能减轻肝脏脂质沉积，减少炎性细胞浸润，该作用可能与调节胆固醇逆转运，促进胆固醇向肝脏内转运及向胆汁酸的转化，以及胆固醇和胆汁酸的肠道排泄有关。乌药提取物可以调节血脂和肝功能紊乱，大鼠中甘油三酯（TG）、总胆固醇（TC）和低密度脂蛋白胆固醇（LDL-C）明显降低，其降血脂机制可能与增加胆固醇7α-羟化酶和ATP结合盒转运子A1（AB-CA1）的表达，以及减少羟甲基戊二酸单酰辅酶A还原酶（HMGCR）的表达有关。研究发现，乌药具有防治动脉粥样硬化的潜在作用，调节胆固醇逆转运（RCT）可能是其潜在的作用机制。

3. 不良反应 面部潮红、胸闷、期前收缩。

甘 松

【概述】本品为败酱科植物甘松 *Nardostachys chinensis* Batal. 或匙叶甘松 *Nardostachys jatamansi* DC. 的干燥根及根茎。春、秋二季采挖，除去泥沙及杂质，晒干或阴干。气特异。

【出处】《本草拾遗》。

【性味归经】辛、甘，温。归脾、胃经。

【功效】理气止痛，开郁醒脾。

【应用】

1. 寒郁气滞，脘腹胀满，食欲不振，呕吐 本品辛温芳香，专归脾胃经，故能行气消胀，醒脾开胃，散寒止痛。治寒湿阻滞，气机不畅之脘腹胀痛、食欲不振、恶心呕吐等，可与木香、砂仁、陈皮等同用；治思虑伤脾，胸闷腹胀、不思饮食，可与柴胡、郁金、豆蔻等同用。

2. 脚气肿痛，牙痛 本品外用有祛湿消肿之功。治湿脚气，可配荷叶、藁本煎汤外洗。单用泡汤漱口，可治牙痛。

【用量与用法】3~6g。外用适量，泡汤漱口或煎汤洗脚或研末敷患处。

【古籍论述】

1.《开宝方》：主心腹卒痛，散满下气，皆取温香行散之意。其气芳香，入脾胃药中，大有扶脾顺气、开胃消食之功。入八珍散、三合粉中，治老人脾虚不食，久泻虚脱，温而不热，香而不燥，甘而不滞，至和至美，脾之阳分用药也，与山柰合用更善。

2.《本草纲目》：甘松，芳香能开脾郁，少加入脾胃药中，甚醒脾气。治脚气膝浮，煎汤淋洗。

3.《本草择要纲目》：主治恶气，卒心腹痛满，下气，黑皮风疳齿、野鸡痔，得白芷附子良。理元气、去气郁，脚气膝浮，煎汤淋洗。甘松芳香，能开脾郁，少加入脾胃药中，甚醒脾气。

4.《本草正义》：甘松，近东瀛医家谓此药善通经络，专治转筋，为霍乱转筋必需之药。寿颐自定霍乱药酒方，用伊打和酒精，浸取浓汁，合姜、附、萸、连诸味，治真寒霍乱、转筋入腹危急重症，极有捷效。知此物温运，活络通经，无出其右，此固向来治药物学者之所未知者也。

【现代研究】

1. 化学成分 倍半萜类成分：缬草萜酮、甘松新酮等；木烷类成分：甘松愈创木酮 A~K、甘松醛等；三萜类成分：齐墩果酸、熊果酸；挥发油：α,α-二甲基-苯丙酸乙烯酯、α,α-二甲基苄基异丙醚等。

2. 心血管药理研究　甘松有效成分具有抗心律失常、调节血糖和降压的药理作用。

研究证明，甘松挥发油可呈浓度和电压依赖性抑制大鼠心室肌细胞 Ik1，且对二者的效应可使心肌细胞复极化减慢。甘松挥发油也可通过浓度依赖性地抑制大鼠心肌细胞膜钠通道电流，在不同膜电位水平对钠通道电流均有抑制作用。甘松降糖颗粒对糖调节受损患者表现出明显治疗作用，且能改善临床症状和血糖代谢相关指标。甘松对原发性高血压具有一定疗效，能够改善患者的收缩压和舒张压而达到治疗原发性高血压的作用。

佛　手

【概述】本品为芸香科植物佛手 Citrus medica L.var. sarcodactylis Swingle 的干燥果实。主产于四川、广东。秋季果实尚未变黄或刚变黄时采收，纵切成薄片，晒干或低温干燥。气香。以片大、绿皮白肉、香气浓者为佳。

【出处】《滇南本草》。

【性味归经】辛、苦、酸，温。归肝、脾、胃、肺经。

【功效】疏肝理气，和胃止痛，燥湿化痰。

【应用】

1. 肝胃气滞，胸胁胀痛　本品辛香行散，味苦疏泄，善于疏肝解郁、行气止痛。治肝郁气滞及肝胃不和之胸胁胀痛、脘腹痞满等，可与柴胡、香附、郁金等同用。

2. 脾胃气滞，胃脘痞满，食少呕吐　本品入脾胃经，能理气和中止痛。治脾胃气滞之脘腹胀痛、呕恶食少等症，可与木香、香附、砂仁等同用。

3. 咳嗽痰多　本品苦温燥湿而化痰，辛香又能行气，故善治湿痰咳嗽、痰多胸闷者，可与丝瓜络、瓜蒌皮、陈皮等配伍。

【用量与用法】煎服，3～10g。

【现代研究】

1. 化学成分　主要含挥发油：柠檬烯、γ–松油烯等；黄酮类成分：橙皮苷、香叶木苷等；香豆素类成分：佛手内酯、柠檬内酯；萜类成分：柠檬苦素等。还含多糖、有机酸等。《中国药典》规定本品含橙皮苷（$C_{28}H_{34}O_{15}$）不得少于 0.030%。

2. 心血管药理研究　佛手有效成分具有降血脂、抗动脉粥样硬化、降血糖的药理作用。

佛手提取物能上调人肝癌 HepG–2 细胞中过氧化物酶体增殖物激活受体 α（PPAR α）的表达，进而提高胆固醇 7α 羟化酶的表达，从而表现出一定降血脂功效。研究发现，佛手黄酮类提取物可降低血清总胆固醇、丙二醛等物质的含量，提高血清中 NO 含量、肝组织载脂蛋白 E 表达水平，从而阻断动脉粥样硬化进程。佛手中槲皮素同样具有抗动脉硬化活性。佛手提取物可通过激活 G 蛋白偶联受体 5（TGR5）通路来刺激胰高血糖素样肽 1 的分泌，从而改善血糖代谢。

沉　香

【概述】本品为瑞香科植物白木香 *Aquilaria sinensis*（Lour.）Gilg 含有树脂的木材。全年均可采收，割取含树脂的木材，除去不含树脂的部分，阴干。气芳香。

【出处】《名医别录》。

【性味归经】辛、苦，微温。归脾、胃、肾经。

【功效】行气止痛，温中止呕，纳气平喘。

【应用】

1. 寒凝气滞，胸腹胀闷疼痛　本品辛香走窜，性温祛寒，善于行气散寒止痛。治寒凝气滞之胸腹胀痛，常与乌药、木香、槟榔等同用，如沉香四磨汤（《卫生家宝》）；治脾胃虚寒，脘腹冷痛，常与肉桂、干姜、附子等同用。

2. 肾虚气逆喘息　本品能温肾纳气平喘，常用于治疗肾虚气逆喘息。治下元虚冷，肾不纳气之虚喘证，常与肉桂、附子、补骨脂等同用，如黑锡丹（《太平惠民和剂局方》）；治上盛下虚之痰饮喘嗽，常与紫苏子、半夏、厚朴等配伍，如苏子降气汤（《太平惠民和剂局方》）。

3. 胃寒呕吐呃逆　本品辛温散寒，味苦质重，能温中降气而止呕。治寒邪犯胃，呕吐清水，可与陈皮、荜澄茄、胡椒等同用；治脾胃虚寒，呕吐呃逆，经久不愈者，可与丁香、豆蔻、柿蒂等同用。

【用量与用法】1.5~4.5g，入煎剂宜后下。

【使用注意】本品辛温助热，阴虚火旺者慎用。

【古籍论述】

1.《名医别录》：气味辛、微温，无毒。疗风水毒肿，去恶风。

2.《雷公炮制药性解》：味辛苦，性温，无毒，入肾、命门二经。主祛恶气，定霍乱，补五脏，益精气，壮元阳，除冷气，破癥癖，皮肤瘙痒，骨节不仁。忌见火，生磨用。沉香属阳而性沉，多功于下部，命、肾之所由入也。

3.《本草新编》：沉香，味辛，气微温，阳也，无毒，入命门。补相火，抑阴助阳，养诸气，通天彻地，治吐泻，引龙雷之火下藏肾宫，安呕逆之气，上通于心脏，乃心肾交接之妙品。又温而不热，可常用以益阳者也。沉香温肾而又通心。用黄连、肉桂以交心肾者，不若用沉香更为省事，一药而两用之也。但用之以交心肾，须用之一钱为妙。不必水磨，切片为末，调入于心肾补药中，同服可也。

4.《本草经解》：气微温，味辛，无毒。疗风水毒肿，去恶气。沉香气微温，禀天初春之木气，入足少阳胆经、足厥阴肝经；味辛无毒，得地西方之金味，入手太阴肺经。气味俱升，阳也。沉香辛温而香燥，入肝散风，入肺行水，所以疗风水毒肿也。风水毒肿，即风毒水肿也，肺主气，味辛入肺，而气温芳香，所以去恶气也。

5.《本经逢原》：辛甘苦，微温，无毒。咀嚼香甜者性平，辛辣者性热。修制忌火。香药皆然，不独沉香也。产海南者色黄，锯处色黑，俗谓铜筋铁骨者良。产大宜白棕纹者次之。近有新山产者，色黑而坚，质不松，味不甘苦，入药无效。番舶来者，气味带酸，此为下品。其浮水者曰速香，不入药。

6.《得配本草》：辛苦，温，入肾与命门。疗下寒上热，消风水肿毒，辟鬼疰，散郁结，下痰气，治吐泻，通经络，祛寒湿。

7.《本草便读》：畅达和中，脾胃喜芳香之味。辛温入肾，下焦建补火之勋。肾虚气逆痰升，赖其降纳。脾困寒凝湿滞，用以宣行。（沉香出南越等处，以色黑质坚沉水者佳。辛温香烈，入肺、脾、肾三脏，上至天而下至泉，三经气分药也。主脾肺气逆，中恶腹痛，以及一切寒滞胸膈而为呕吐等证。宣导气分，则痰行水消。其沉降之性，故能壮肾阳，助命火。凡下焦虚寒，以致气不归元，上逆而为喘急者，皆宜用耳。）

【现代研究】

1. 化学成分　主要含挥发油：白木香酸、白木香醛、呋喃白木香醛、沉香四醇、白木香醇、呋喃白木香醇、去氢白木香醇等；色酮类成分：6- 甲氧基 -2-（2- 苯乙基）色酮、6,7- 二甲氧基 -2-（2- 苯乙基）色酮等。

2. 心血管药理研究　沉香水煎剂有一定降压作用。

研究表明，沉香水煎剂 1.8g/kg 给麻醉猫静注，血压下降 6~23mmHg，4~11 分钟后恢复正常，且不能阻断乙酰胆碱的降压作用。

陈　皮

【概述】本品为芸香科植物橘 *Citrus reticulata* Blanco 及其栽培变种的干燥成熟果皮。药材分为"陈皮"和"广陈皮"。气味香。

【出处】《神农本草经》。

【性味归经】辛、苦，温。归肺、脾经。

【功效】行气健脾，和胃止呕，燥湿化痰。

【应用】

1. 胸痹　用于痰阻气滞所致的胸痹，见胸闷气短，每与枳实同用。

2. 胸脘胀满，食少吐泻　本品辛苦气香，有行气止痛、健脾和中之功，对寒湿阻滞中焦者最为适宜。治脾胃气滞，脘腹胀痛，常与木香、枳壳等行气止痛药同用；治寒湿中阻之脾胃气滞，脘腹胀痛、恶心呕吐，常与苍术、厚朴等配伍，以燥湿行气、运脾和胃，如平胃散；治脾虚气滞，脘痛喜按、不思饮食、食后腹胀、便溏，则与白术、党参、茯苓等配伍，如异功散；治肝郁乘脾，腹痛泄泻，常与白芍、白术、防风配伍，如痛泻要方。

3. 呕吐，呃逆　本品苦辛性泄，辛散温通，入脾胃经，能化湿健脾，理气调中，而奏良好的和胃止呕之功。治痰湿阻滞，胃失和降之恶心呕哕，可配生姜同用，如橘皮汤；治胃虚有热之呃逆或干呕、虚烦少气、口干，常配竹茹、人参等同用，以补虚清热止呕，如橘皮竹茹汤。

4. 湿痰胸闷咳喘　本品入脾，能燥湿健脾，以杜生痰之源；入肺，能宣畅肺气，化除痰湿，故为治湿痰要药。治湿痰咳嗽，胸闷气促，呕吐淡涎，色白量多，常与半夏、茯苓等配伍，如二陈汤；治寒饮咳喘，痰多清稀，宜与麻黄、细辛、干姜等配伍，如小青龙汤。

【用量与用法】煎服，3~10g。

【使用注意】阴虚燥咳及气虚者不宜服。

【古籍论述】

1.《神农本草经》：味辛，温。主胸中瘕热逆气，利水谷。久服去臭，下气，通神。

2.《本草经集注》：味辛，温，无毒。主治胸中瘕热逆气，利水谷，下气，止呕咳，除膀胱留热，下停水，五淋，利小便，主脾不能消谷，气冲胸中吐逆，霍乱，止泄，去寸白。久服去臭，下气，通神，轻身长年。

3.《本草经解》：气温，味苦辛，无毒。主胸中瘕热逆气，利水谷。久服去臭，下气，通神。陈皮气温，禀天春升之木气，入足厥阴肝经；味苦辛无毒，得地南西火金之味，入手少阴心经、手太阴肺经。气味升多于降，阳也。胸中者肺之分也，肺主气，气常则顺，气变则滞，滞则一切有形血食痰涎，皆假滞气而成瘕，瘕成则肺气不降而热生焉。陈皮辛能散，苦能泄，可以破瘕清热也，苦辛降气，又主逆饮食入胃，散精于肝；温辛疏散，肝能散精，水谷自下也。肺主降，苦辛下泄，则肺金行下降之令，而下焦臭浊之气，无由上升，所以去臭而下气也。心为君主，神明出焉；味苦清心，味辛能通，所以通神也。

4.《长沙药解》：味辛、苦，入手太阴肺经。降浊阴而止呕哕，行滞气而泻郁满，善开胸膈，最扫痰涎。

5.《得配本草》：辛、苦，温，入手足太阴经气分。导滞消痰，调中快膈，运胃气，利水谷，止呕逆，通五淋，除膀胱留热，去寸白虫蛊，解鱼腥毒。去白名橘红，消痰下气，发表邪，理肺经血分之郁；留白和中气，理脾胃气分之滞。治痰，姜汁炒；下气，童便炒；理下焦，盐水炒；虚人气滞，生甘草、乌梅汁煮炒。

【现代研究】

1. 化学成分　橙皮素、川陈皮素、野黄芩素、黄芩配基四甲醚、甜橙素、甲氧基黄酮、单体橙皮苷、柚皮素、柑橘果胶等。

2. 心血管药理研究　陈皮具有抗高血压、抗血小板聚集、抗动脉粥样硬化、抗炎等多种药理作用。

研究证明，川陈皮素可靶向血管内皮细胞，调节内皮细胞分泌功能，升高血液一氧化氮和前列腺素水平，降低高血压大鼠血压，疗效优于其他降压药物。有研究者考察川陈皮素对 NOS 抑制剂 L-NAME 诱导的高血压大鼠血管功能障碍和重塑的影响，发现川陈皮素可通过减低主动脉壁厚度、横截面积、血管平滑肌细胞和胶原沉积发挥抗高血压作用，其机制与 Nrf-2/HO-1/MMP 信号通路的恢复有关。另有研究表明，橙皮素能通过抑制花生四烯酸诱导的血清素分泌，实现抗血小板聚集的作用。研究表明橘皮素能通过抑制激动剂诱导的人血小板活化，阻止磷酸肌醇 3- 激酶介导的信号传导和增加血小板中的环磷酸鸟苷（cGMP）水平来调节血小板信号传导和功能，以降低血栓性疾病的风险。柑橘果胶可通过抑制半乳糖凝集素 -3（gal-3）聚集，减小 ApoE 和 gal-3 双敲除模型小鼠所致动脉粥样硬化的斑块，而改善动脉粥样硬化病理。研究证明，川陈皮素可减轻脂多糖刺激的全身炎症反应，如减少白细胞介素 -1β（IL-1β）和肿瘤坏死因子 -α（TNF-α）的产生，且与调控 NF-κB 信号通路有关。

玫瑰花

【概述】本品为蔷薇科植物玫瑰 *Rosa rugosa* Thunb. 的干燥花蕾。主产于江苏、浙江。春末夏初花将开放时分批采摘，及时低温干燥。气芳香浓郁。以色紫红、朵大、香气浓者为佳。生用。

【出处】《食物本草》。

【性味归经】甘、微苦，温。归肝、脾经。

【功效】行气解郁，和血，止痛。

【应用】

1. 肝胃气痛，食少呕恶　本品芳香行气，味苦疏泄，归肝、胃经，既能疏肝，又能宽中和胃。治疗肝胃不和之胸胁脘腹胀痛、呕恶食少，可与香附、佛手、砂仁等配伍。

2. 月经不调，经前乳房胀痛　本品善于疏肝行气止痛，治肝郁气滞之月经不调、经前乳房胀痛，可与当归、川芎、白芍等配伍。

3. 跌仆伤痛　本品味苦疏泄，性温通行，有活血止痛之功。治疗跌打损伤、瘀肿疼痛，可与当归、川芎、赤芍等配伍。

【用量与用法】煎服，3~6g。

【使用注意】阴虚火旺者慎服。

【古籍论述】

1.《本草纲目拾遗》：气香性温，味甘微苦，入脾、肝经，和血行血，理气治风痹。

2.《本草害利》：甘苦平，香而不散，色紫入肝，能引血中之气，肝病用之多效。

【现代研究】

1. 化学成分 主要含挥发油：玫瑰油、香茅醇、牻牛儿醇、橙花醇、丁香油酚、苯乙醇等。还含有槲皮苷、鞣质、脂肪油、有机酸等。

2. 心血管药理研究 玫瑰花有效成分具有保护心肌、保护心肌缺血损伤、抑制血小板聚集以达到抗血栓形成、降糖、保护脑缺血再灌注损伤的药理作用。

利用中药系统药理学（TCMSP）方法，筛选了 7 个玫瑰花黄酮和挥发油的共同作用靶点。通过疾病映射和分析发现，这些靶点都与心肌保护有关，挥发油的部分靶点还与血管舒张收缩活动有关。玫瑰花挥发油组不同程度地降低了 CK-MB 和 LDH 的水平，说明玫瑰花挥发油对缺血损伤心肌有一定的保护作用。清除自由基和抗氧化作用可能是玫瑰花挥发油发挥心肌缺血保护作用的主要机制之一。研究采用电阻法证实了玫瑰精油对 ADP、钙离子载体 A23187 和 $CaCl_2$ 诱导的大鼠体外全血血小板聚集有明显抑制作用，并进一步通过动静脉旁路血栓实验证实玫瑰精油对体内血栓形成具有抑制作用，表明玫瑰精油可通过抑制血小板聚集起到抗血栓形成作用。观察小枝玫瑰提取物对糖尿病小鼠血糖及耐糖量的影响，结果发现，不同剂量的玫瑰水提取物和醇提取物均能降低糖尿病小鼠血糖，改善其耐糖量，且表现出一定的剂量效应，其中以玫瑰醇提取物降低小鼠血糖的作用最强。观察玫瑰总黄酮对小鼠局灶性脑缺血再灌注损伤的保护作用。结果发现，玫瑰总黄酮可较好地抑制脑组织缺血再灌注损伤后血清中的 S-100β（中枢神经系统损伤特异性蛋白）释放，并降低神经功能缺失评分，减少脑梗死面积，改善大脑皮质区的病变情况，对脑缺血再灌注损伤起保护作用。

枳 实

【概述】本品为芸香科植物酸橙 *Citrus aurantium* L. 及其栽培变种或甜橙 *Citrus sinensis* Osbeck 的干燥幼果。主产于四川、江西、湖南、湖北、江苏。5~6 月间收集自落的果实。气清香。

【出处】《神农本草经》。

【性味归经】苦、辛、酸，微寒。归脾、胃经。

【功效】破气消积，化痰散痞。

【应用】

1. 痰阻气滞，胸痹，结胸 本品能行气化痰以消痞，破气除满而止痛。治痰浊闭阻，胸阳不振之胸痹，胸中满闷、疼痛者，可与薤白、桂枝同用，如枳实薤白桂枝汤（《金匮要略》）；治痰热结胸，可与黄连、瓜蒌、半夏同用，如小陷胸加枳实汤（《温病条辨》）；治心下痞满，食欲不振，可与半夏曲、厚朴等同用，如枳实消痞丸（《兰室秘藏》）。

2. 积滞内停，痞满胀痛，泻痢后重，大便不通 本品辛行苦降，入脾胃经，既能破气除痞，又能消积导滞，故可用治胃肠积滞、气机不畅者。治食积气滞，脘腹胀满疼痛，常与山楂、麦芽、神曲等同用，如曲麦枳术丸（《医学正传》）；治热结便秘，腹满胀痛，可与大黄、芒硝、厚朴等同用，如大承气汤（《伤寒论》）；若脾胃虚弱，运化无力，食后脘腹痞满作胀者，常与白术配伍，可消补兼施，以健脾消痞，如枳术丸（《内外伤辨惑论》）；治湿热泻痢，里急后重，可与黄芩、黄连等同用，如枳实导滞丸（《内外伤辨惑论》）。

3. 脏器下垂 治疗胃扩张、胃下垂、子宫脱垂、脱肛等脏器下垂者，可单用本品，或配伍黄芪、白术等补中益气之品。

【用量与用法】煎服，3～10g。炒后性较平和。

【使用注意】孕妇慎用。

【古籍论述】

1.《证类本草》：味苦、酸，寒、微寒，无毒。主大风在皮肤中如麻豆苦痒，除寒热结，止痢，长肌肉，利五脏，益气轻身，除胸胁痰癖，逐停水，破结实，消胀满，心下急痞痛逆气，胁风痛，安胃气，止溏泄，明目。

2.《本草图经》：枳壳，生商州川谷，今京西、江湖州郡皆有之，以商州者为佳。如橘而小，高亦五、七尺，叶如枨，多刺，春生白花，至秋成实。九月、十月采，阴干。旧说七月、八月采者为实；九月、十月采者为壳。今医家多以皮浓而小者为枳实；完大者为壳，皆以翻肚如盆口唇状、须陈久者为胜。近道所出者，俗呼臭橘，不堪用。

3.《本草思辨录》：《别录》枳实破结实，消胀满。是其满为坚满，破结实即下宿食之谓，似不如厚朴之散湿满，兼可治上矣。然枳实气药而味苦酸，胸胁之坚满，亦其所司。故《别录》于胸胁曰除痰癖，不曰除痰饮。

4.《本草新编》：枳实，味苦、酸，气寒，阴中微阳，无毒。枳实，本与枳壳同为一种，但枳实夏收，枳壳秋采。枳壳性缓而治高，高者主气，治在胸膈。枳实性速而治下，下者主血，治在心腹。故胸中痞，肺气结也，用枳壳于桔梗之中，使之升提而上消。

5.《本草经解》：气寒，味苦，无毒。主大风在皮肤中如麻豆苦痒，除寒热结，止痢，长肌肉，利五脏，益气轻身。

【现代研究】

1. 化学成分 黄酮类成分：橙皮苷、橙皮素、柚皮苷、柚皮素、新橙皮苷、柚皮芦丁等；生物碱类成分：辛弗林、N-甲基酪胺等；挥发油：α-水茴香萜、α-蒎烯、柠檬烯、芳樟醇等。还含有蛋白质、碳水化合物、胡萝卜素、核黄素、γ-氨基丁酸等。《中国药典》规定本品含辛佛林（$C_9H_{13}NO_2$）不得少于 0.30%。

2. 心血管药理研究 枳实有效成分具有抗血小板聚集、抑制红细胞聚集、改善心血管系统、升压、降血糖的药理作用。

研究表明，枳实水煎液对血瘀型大鼠有抗血小板聚集和抑制红细胞聚集的作用。枳实中的黄酮类化合物是改善心血管系统的主要活性成分，可减轻心肌收缩力、左心室流出量、红细胞压积和纤维蛋白原的增加，改善血瘀引起的心肌组织病理改变。研究表明，枳实生物碱具有明显的升压作用，其主要有效成分辛弗林、N-甲基酪胺能收缩外周血管，能明显使收缩压、舒张压均升高。枳实的环己烷部位通过刺激 NCI-H716 细胞产生胰高血糖素样肽-1（GLP-1）达到降血糖作用。

香 附

【概述】本品为莎草科植物莎草 *Cyperus rotundus* L. 的干燥根茎。秋季采挖，燎去毛须，置沸水中略煮或蒸透后晒干，或燎后直接晒干。气香。

【出处】《名医别录》。

【性味归经】辛、微苦、微甘，平。归肝、脾、三焦经。

【功效】行气解郁，调经止痛。

【应用】

1. 胸胁胀痛，肝郁气滞，疝气疼痛 本品辛香行散，味苦疏泄，主入肝经，善理肝气之郁结并止痛，为疏肝解郁之要药，肝郁气滞诸痛症均宜。治肝郁气滞之胁肋胀痛，可与柴胡、川芎、枳壳等同用，如柴胡疏肝散（《景岳全书》）；治寒凝气滞，肝气犯胃之胃脘疼痛，可配高良姜，如良附丸（《良方集腋》）；治寒疝腹痛，可与小茴香、乌药、吴茱萸等同用。

2. 肝郁气滞，月经不调，经闭痛经，乳房胀痛 本品疏肝理气，善调经止痛，故为妇科调经之要药。治肝郁气滞，月经不调、经闭痛经，可单用，或与柴胡、川芎、当归等同用；治乳房胀痛，多与柴胡、青皮、瓜蒌皮等同用。

3. 脾胃气滞，脘腹痞闷，胀满疼痛 本品味辛能行，入脾经，有行气宽中之功，故常用于治疗脾胃气滞证。治疗气滞脘腹胀痛、胸膈噎塞、嗳气吞酸、纳呆，可与砂仁、乌药、苏梗等同用。外感风寒兼脾胃气滞者，可与苏叶、陈皮同用，如香苏散

（《太平惠民和剂局方》）；治气、血、痰、火、湿、食六郁所致胸膈痞满、脘腹胀痛、呕吐吞酸、饮食不化等，可与川芎、苍术、栀子等同用，如越鞠丸（《丹溪心法》）。

【用量与用法】 煎服，6~10g。醋制增强疏肝止痛作用。

【古籍论述】

1.《名医别录》：味甘，微寒，无毒。主除胸中热，充皮毛，久服利人，益气，长须眉。

2.《雷公炮制药性解》：味辛、甘，性温，无毒，入肺、肝、脾、胃四经。疏气开郁，消风除痒，便醋制用。按：香附味甘辛，故主发散疏通，以入肺、肝、脾、胃。类称女科圣药者，盖以妇人心性偏执，多气多郁，血因气郁则不能生耳。不知唯气实血不大虚者宜之。

3.《滇南本草》：味辛，性微温。调血中之气也，则有推行之意。开郁气而调诸气，宽中消食，止呕吐，和中养胃，进食。气血调而阴阳固守，忧郁开而疾病不生，开郁调气要药，女人之至宝也。

4.《本草经解》：气微寒，味甘，无毒。除胸中热充皮毛。久服令人益气，长须眉。（醋炒）香附气微寒，禀天深秋之金气，入手太阴肺经；味甘无毒，得地中正之土味，入足太阴脾经。气降味和，阴也。胸中者肺之分也，皮毛者肺之合也，肺主气，气滞则热而皮毛焦；香附甘寒清肺，所以除胸中热而充皮毛也。久服令人益气者，微寒清肺，肺清则气益也。须眉者血之余，脾统血，味甘益脾，脾血盛，所以须眉长也。

5.《玉楸药解》：味苦，气平，入足太阴脾、足厥阴肝经。开郁止痛，治肝家诸证。

6.《本草从新》：香附，一名莎草根。气香，味辛能散，微苦能降，微甘能和。乃血中气药，通行十二经、八脉气分，主一切气（人身以气为主，气盛则强，虚则衰，顺则平，逆则病，绝则死矣。《经》曰：怒则气上，恐则气下，喜则气缓，悲则气消，惊则气乱，思则气结，劳则气耗。又曰：寒则气收，热则气泄，名九气。以香附为君，随证而加升降消补之药）。利三焦，解六郁（痰郁、火郁、气郁、血郁、湿郁、食郁）。治多怒多忧，痰饮积聚，痞满腹胀，霍乱吐泻，痈疽疮疡。

7.《本草新编》：香附，味苦而甘，气寒而浓，阳中阴也，无毒。入肝、胆之经。专解气郁气疼，调经逐瘀，除皮肤瘙痒，止霍乱吐逆，崩漏下血，乳肿痈疮，皆可治疗。宿食能消，泄泻能固，长毛发，引血药至气分，此乃气血中必用之品。可为佐使，而不可为君臣。

8.《得配本草》：辛、微苦。入足厥阴及手少阳经气分，通行十二经及奇经八脉气分。通两胁，解诸郁，引血药至气分而生血。气滞则血不生，疏之即所以生之。治一切血凝气滞所致等症。生用，上行胸膈，外达皮肤。熟用，下走肝肾，外彻腰足。解血郁，生用。止血，炒黑。理肾气，清盐水炒。气滞，酒炒。消肝积，醋炒。化痰消核，姜汁炒。散痞，童便炒。润燥，盐水炒。入凉补药，童便浸煮，干炒炭用。痈肿疮疡，煎汤代茶。

【现代研究】

1. 化学成分　主要含挥发油，油中主要成分为倍半萜类如 β-蒎烯、香附子烯、α-香附酮、β-香附酮、广藿香酮、α-莎香醇、β-莎草醇、柠檬烯、丁香烯等。还含有糖类、苷类、黄酮类、三萜类、酚类、生物碱等成分。

2. 心血管药理研究　香附可降低心率，降低血液黏度，其成分还有强心、降血压作用。

香附的醇提取物能够降低老鼠和蛙等动物的心率。一项动物实验指出，香附配伍能使黄芪、归尾增加红细胞聚集指数的作用显著降低（与基本方比 $P < 0.05$），提示香附具有降低红细胞聚集、提高红细胞分散性的作用。在血液黏度的实验中观察到各给药组均明显增加正常大鼠全血高、低切黏度，这与其提高红细胞数量及聚集性有一定关系。

3. 不良反应　香附毒性较小，饲料中加药比例不超过 25% 时，大鼠可以耐受；加药量达 30%~50% 时，动物生长受一定抑制。香附醇提取物小鼠腹腔注射的急性半数致死量约为 1500mg/kg。三萜类化合物Ⅳ-B 小鼠腹腔注射的半数致死量为 50mg/kg。香附挥发油腹腔注射的半数致死量为 0.297 ± 0.019mL/kg。

香　橼

【概述】本品为芸香科植物枸橼 Citrus medica L. 或香圆（西南香圆）Citrus wilsonii Tanaka 的干燥成熟果实。秋季果实成熟时采收，趁鲜切片，晒干或低温干燥。气香。

【出处】《本草拾遗》。

【性味归经】辛、苦、酸，温。归肝、脾、肺经。

【功效】疏肝解郁，理气宽中，燥湿化痰。

【应用】

1. 肝胃气滞，胸胁胀痛　本品辛能行散，苦能疏泄，入肝经，能疏肝理气而止痛。治肝郁胸胁胀痛，可与柴胡、郁金、佛手等同用。

2. 脾胃气滞，脘腹痞满，呕吐嗳气　本品气香醒脾，辛行苦泄，入脾胃以行气宽中。用治脾胃气滞之脘腹胀痛、嗳气吞酸、呕恶食少，可与木香、砂仁、藿香等同用。

3. 痰多咳嗽　本品苦燥降泄以化痰止咳，辛行入肺而理气宽胸。用治湿痰咳嗽、痰多胸闷等，可配伍生姜、半夏、茯苓等。

【用量与用法】煎服，3~10g。

【使用注意】阴虚血燥及孕妇气虚者慎服。

【古籍论述】

1.《滇南本草》：治咳嗽、消痰、肺寒咳嗽，良效。

2.《玉楸药解》：味苦、酸，微凉，入手太阴肺经。清金下气，止嗽除痰。

3.《本草从新》：理上焦之气而止呕，进中州之食而健脾。除心头痰水，治痰气咳嗽。

【现代研究】

1. 化学成分　呋喃香豆素类、枸橼乙醇提取物、辛弗林、N-甲基酪胺、二氢咖啡酰酪胺、诺米林、三萜柠檬苦素。

2. 心血管药理研究　香橼在保护心脏、收缩血管、抗血小板和保护血管、抗炎等方面均具有良好的药理作用。

以异丙肾上腺素复制大鼠心脏功能障碍模型，枸橼乙醇提取物可减轻异丙肾上腺素引起的心肌损伤，通过发挥抗氧化和自由基清除作用实现心脏保护。香橼中的辛弗林是肾上腺 α 受体激动剂，同时也可兴奋心脏 β 受体，有收缩血管、升高血压、扩张气管、支气管的作用。香橼中含有大量黄酮类化合物，流行病学研究发现黄酮类摄入量与心血管疾病的发生率或死亡率成反比，黄酮类成分可通过抗氧化、抗血小板、抗炎及增加高密度脂蛋白含量等多种机制，改善内皮功能，保护血管。香橼中代表性三萜柠檬苦素及枸橼中主要三萜成分诺米林可影响 CD4$^+$T 细胞功能，调节血管平滑肌细胞 p38 促分裂原活化蛋白激酶信号级联，发挥抗炎作用。

梅　花

【概述】本品为蔷薇科植物梅 *Prunus mume*（Sieb.）Sieb.et Zucc. 的干燥花蕾。入药分白梅花、红梅花两种。白梅花主产于江苏、浙江，红梅花主产于四川、湖北。入药以白梅花为主。初春花未开放时采摘，及时低温干燥。气清香，味微苦、涩。以完整、含苞未放、气清香者为佳。生用。

【出处】《本草纲目》。

【性味归经】微酸，平。归肝、胃、肺经。

【功效】疏肝和中，化痰散结。

【应用】

1. 肝胃气痛，郁闷心烦　本品芳香行气入肝胃，能疏肝解郁，理气和中。治疗肝胃气滞、胁肋胀痛、郁闷心烦、脘腹痞满、嗳气纳呆等症，可与柴胡、佛手、香附等配伍。

2. 梅核气　本品芳香行气，化痰散结。治疗痰气郁结之梅核气，可与半夏、厚朴、茯苓等同用。

3. 瘰疬疮毒　本品能化痰散结。治疗瘰疬痰核、疮疡肿毒，可与连翘、夏枯草、玄参等配伍。

【用量与用法】煎服，3~5g。

【古籍论述】

1.《本草纲目》：梅花，微酸，涩，无毒。时珍曰：白梅花古方未见用者。近时有梅花汤：用半开花，溶蜡封花口，投蜜罐中，过时以一两朵同蜜一匙点沸汤服。又有蜜渍梅花法：用白梅肉少许，浸雪水，润花，露一宿，蜜浸荐酒。又梅花粥法：用落英入熟米粥再煮食之。故杨诚斋有"蜜点梅花带露餐"及"脱蕊收将熬粥吃"之句，皆取其助雅致、清神思而已。

2.《本草纲目拾遗》：梅花冬蕊春开，其花不畏霜雪，花后发叶，得先天气最足，故能解先天胎毒，有红、白、绿萼，千叶、单叶之分，唯单叶绿萼入药尤良。采能不犯人手更佳。含苞者力胜。性寒，或曰平，味酸涩清香，开胃散郁。煮粥食，助清阳之气上升；蒸露点茶，止渴生津、解暑涤烦。

【现代研究】

1. 化学成分　主要含挥发油，如4-松油烯醇、异丁香油酚等，以及绿原酸、金丝桃苷、异斛皮苷等。

2. 心血管药理研究　梅花具有抗血栓的药理作用。

有试验者从梅花甲醇提取物中分离鉴定了prunse Ⅰ和prunse Ⅱ结构，这2种化合物都能明显抑制凝血酶诱导的血小板聚集。

旋覆花

【概述】本品为菊科植物旋覆花 *Inula japonica* Thunb. 或欧亚旋覆花 *Inula britannica* L. 的干燥头状花序。全国大部分地区均产。夏、秋二季花开放时采收，除去杂质，阴干或晒干。气微，味微苦。

【出处】《神农本草经》。

【性味归经】苦、辛、咸，微温。归肺、脾、胃、大肠经。

【功效】降气，消痰，行水，止呕。

【应用】

1. 风寒咳嗽，痰饮蓄结，胸膈痞闷，喘咳痰多　本品苦降辛开，咸能软坚，既降肺气、消痰涎而平喘咳，又消痞行水而除痞满。痰浊阻肺，肺气不降，咳喘痰黏，胸闷不舒者，不论寒热，皆可配伍应用。治外感风寒，痰湿内蕴，咳嗽痰多，常与麻黄、半夏等同用；治痰饮内停，浊阴上犯而致咳喘气促，胸膈痞闷者，可与泻肺化痰、利水行气之桑白皮、槟榔等同用；若与瓜蒌、黄芩、贝母等清热化痰之品同用，亦可用于痰热咳喘；治顽痰胶结，难以咯出，胸中满闷者，可配伍海浮石、海蛤壳等清肺化痰之品。

2. 呕吐噫气，心下痞硬 本品又善降胃气而止呕止噫。治痰浊中阻，胃气上逆而噫气、呕吐、胃脘痞硬者，常与代赭石、半夏、生姜等同用，如旋覆代赭汤（《伤寒论》）。若胃热呕逆者，则须与黄连、竹茹等清胃止呕药同用。

此外，本品配香附等，还可用治气血不和之胸胁疼痛。

【用量与用法】煎服，3～9g，包煎。

【使用注意】阴虚劳嗽、肺燥咳嗽者慎用。

【古籍论述】

1.《神农本草经》：味咸，温。主结气，胁下满，惊悸。除水，去五脏间寒热，补中下气。一名金沸草，一名盛椹。生川谷。

2.《滇南本草》：旋覆花，味苦咸，性微温，有小毒。祛头目诸风寒邪，止太阳阳明头疼，行阳明之经络。乳汁不通、乳岩、乳痈红肿疼痛。暴赤火眼、目疾疼痛、祛风明目、隐涩羞明怕日。伤风、寒热咳嗽、老痰如胶。走经络，止面寒腹疼，利小便单腹胀。治风火牙根肿痛。

3.《本草便读》：咸以软坚，蠲饮化痰都有效。苦能下达，通肠导水悉皆能。具宣行肺胃之功，噫气不除，赖其辛散。有斡旋胸中之力，肝邪痹着，借以温通。（旋覆花一名金沸草，六月开细黄花，其香如菊，中有白毛，宜绢包用。咸温辛苦之性，能利大肠，软坚痰，散结气。搜肝泻肺，由胃及肠。旋覆之功，皆在咸润而已。旋覆花本为肺药，以其散结气，软坚痰，金令下行，而能及肝与肠也。）

4.《本草蒙筌》：旋覆花，味咸、甘，气温，无毒。一云冷利。有小毒。丛生深谷中，又名金沸草。颜色深黄如菊，人又呼金钱花。七月采收，曝干入药。治头风明目，逐水湿通便。去心满噫气痞坚，消胸结痰唾胶漆。惊悸亦止，寒热兼除。倘病者稍涉虚羸，防损气不宜多服。

5.《得配本草》：旋覆花一名金沸草，苦、辛，温。入手太阴、阳明经气分。降心脾伏饮，去五脏寒热，除胁下气满，破膈痰如漆。止呕逆，平惊悸。痰水去也。配地葱、新绛，治半产漏下。配赭石、半夏，治噫气痞硬。去皮蒂蕊壳，蒸用。入药须绢包煎，恐妨肺而反嗽。气虚，大肠冷利，阴虚燥咳，三者禁用。

6.《本草经解》：气温，味咸，有小毒。主积气，胁下满，惊悸，除水，去五脏间寒热，补中下气。旋覆气温，禀天春和之木气，入足厥阴肝经；味咸有小毒，得地北方阴惨之水味，入足少阴肾经。气味降多于升，阴也。温能散积，咸能软坚，故主结气胁下满也。水气乘心则惊悸，咸温下水，所以并主惊悸也。去五脏间寒热者，五脏藏阴者也，痰蓄五脏，则寒不藏而寒热矣。咸温可以消痰，所以去寒热也。补中者，中为脾胃，水行痰消，则中宫脾胃受补也。下气者，咸性润下也。因有小毒，所以服之必烦也。制方：旋覆同人参、半夏、代赭石、甘草、生姜、大枣。治伤寒汗下后，心下痞坚，噫气不除。

【现代研究】

1. 化学成分　主要含倍半萜内酯类成分：旋覆花素、大花旋覆花素、旋覆花内酯、乙酸蒲公英甾醇酯等；黄酮类成分：槲皮素、异槲皮素、木犀草素等；有机酸类成分：咖啡酸、绿原酸等。

2. 心血管药理研究　旋覆花有效成分具有调脂、降糖、抗心肌损害的药理作用。

旋覆花水提物、旋覆花乙醇提取物、旋覆花多糖、旋覆花总黄酮组分是旋覆花降糖、调脂作用的主要活性成分。离体研究结果显示，用旋覆花水提取物处理 3T3-L1 前脂肪细胞，可剂量相关地抑制 3T3-L1 前脂肪细胞内脂质积累，将细胞周期阻滞在 G0/G1 期，调节脂肪形成的早期阶段，抑制有丝分裂的克隆扩展（MCE）相关转录因子的激活，调节 ERK1/2 和 Akt 信号通路来抑制脂肪生成。此外，旋覆花多糖可保护胰腺细胞免受链脲佐菌素（STZ）的损害，并清除 -OH 和 -O2 自由基，减少体外胰岛细胞中活性氧的产生，作用机制可能与保护 β 细胞和抗氧化应激有关。旋覆花总黄酮通过抑制脂质过氧化反应，促进胆汁酸排泄，抑制炎症而发挥调血脂及改善脂肪肝作用。旋覆花中成分泽兰内酯可通过增加血红素加氧酶 -1（HO-1）蛋白和 mRNA 的表达，抑制血小板衍生的生长因子 -BB（PDGF-BB）诱导的原代大鼠主动脉平滑肌细胞（VSMC）增殖和迁移。另有研究证明，旋覆花中 1-O- 乙酰基大花旋覆花内酯通过激活 AMPKa 信号通路，调节 Akt/Mtor/GSK3β 对 AngⅡ诱导的 H9c2 心肌细胞肥大有保护性作用。

蜘蛛香

【概述】本品为败酱科植物蜘蛛香 *Valeriana jatamansi* Jones 的干燥根茎和根。秋季采挖，除去泥沙，晒干。气特异。

【性味归经】微苦、辛，温。归心、脾、胃经。

【功效】理气止痛，消食止泻，祛风除湿，镇惊安神。

【应用】主脘腹胀痛，呕吐泄泻，小儿疳积，风寒湿痹，肢气水肿，月经不调，跌打损伤，疮疖。

【用量与用法】内服：煎汤，3~9g。外用：适量，磨汁涂。

【使用注意】阳虚气弱及孕妇忌用。

【古籍论述】

1.《本草品汇精要》：蜘蛛香主辟瘟疫、中恶、邪精、鬼气、尸疰。

2.《本草纲目》：辟瘟疫、中恶。

【现代研究】

1. 化学成分　缬草素、二氢缬草素、缬草醚醛、环烯醚萜类。

2. 心血管药理研究　蜘蛛香具有降压、抗心律失常的药理作用。

蜘蛛香提取物对犬、猫、兔、小白鼠有降低血压的作用，此作用与其拟副交感样作用、阻断颈动脉窦反射及抑制中枢神经系统有关；它还能抑制强心苷对离体蛙心的收缩期作用，能抑制由氯仿引起的心律失常，但不能拮抗乌头碱引起的心律不齐，对心脏的作用表现为心率减慢。

薤　白

【概述】 本品为百合科植物小根蒜 *Allium macrostemon* Bge. 或薤 *Allium chinense* G.Don 的干燥鳞茎。夏、秋二季采挖。

【出处】《神农本草经》。

【性味归经】 辛、苦，温。归心、肺、胃、大肠经。

【功效】 通阳散结，行气导滞。

【应用】

1. 胸痹心痛　本品辛散温通，善于散阴寒之凝滞、通胸阳之闭结，为治胸痹要药。治寒痰阻滞、胸阳不振所致胸痹证，可与瓜蒌、半夏、枳实等配伍，如瓜蒌薤白白酒汤、瓜蒌薤白半夏汤、枳实薤白桂枝汤（《金匮要略》）；治痰凝血瘀之胸痹，则可与丹参、川芎、瓜蒌等配伍。

2. 脘腹痞满胀痛，泻痢后重　本品辛行苦降，归胃、大肠经，有行气导滞、消胀止痛之功。治胃寒气滞之脘腹痞满胀痛，可与高良姜、砂仁、木香等同用；治胃肠气滞，泻痢里急后重，可单用本品或与木香、枳实等配伍。

【用量与用法】 5~10g。

【古籍论述】

1.《神农本草经》：味辛，温。主金疮，疮败。轻身，不饥，耐老。

2.《名医别录》：味苦，无毒。除寒热，去水气，温中，散结，利病人。诸疮中风寒水肿以涂之。

3.《本草经集注》：味辛、苦，温，无毒。主金疮，疮败。轻身，不饥，耐老，归骨。菜芝也。除寒热，去水气，温中，散结，利病人。诸疮中风寒水肿以涂之。

4.《本草经解》：气温，味辛苦滑，无毒。主金疮，疮败，轻身不饥耐老。薤白气温，禀天春和之木气，入足厥阴肝经；味辛苦滑无毒，得地西南金火之味，而有润泽之性，入手太阴肺经、手少阴心经。气味升多于降，阳也。金疮气虚，则疮口不合；

气温可以益气，所以主疮败也。气温达肝，肝气条畅，则气血日生，所以轻身。温暖脾土，土健所以不饥；味辛润血，血华所以耐老也。

5.《本草崇原》：气味辛苦温滑，无毒。主治金疮，疮败，轻身，不饥，耐老。薤处处有之，正月发苗，叶状似韭，韭叶中实而扁，有剑脊，薤叶中空似细葱，而有棱，气亦如葱。

6.《本草思辨录》：药之辛温而滑泽者，唯薤白为然。最能通胸中之阳与散大肠之结。故仲圣治胸痹用薤白，治泄利下重亦用薤白。但胸痹为阳微，痢则有冷有热，第借以疏利壅滞，故《外台》于冷痢热痢，皆有治以薤白者。

【现代研究】

1. 化学成分　甾体皂苷类成分：薤白苷 A~K；挥发油中主要成分：甲基烯丙基三硫、二甲基三硫、甲基丙基二硫、二甲基二硫、甲基烯丙基二硫、甲基丙基三硫；黄酮类化合物：山奈酚 3,7- 二葡萄糖苷、山奈酚 3,4'- 二葡萄糖苷、槲皮素 -3-O- 葡萄糖苷、山奈酚 -3-O- 葡萄糖苷、异鼠李素 -3-O- 葡萄糖苷。

2. 心血管药理研究　薤白有效成分具有抑制血小板聚集、降脂、降糖、舒张血管、保护心肌缺氧缺血及缺血再灌注心肌损伤、抗氧化的药理作用。

研究证明，薤白中的腺苷、挥发油和皂苷类成分均具有较强的抑制血小板聚集作用，薤白皂苷可抑制腺苷二磷酸（ADP）、花生四烯酸（AA）、血小板活化因子（PAF）诱导的血小板聚集，并能抑制血小板 - 中性粒细胞间的相互作用。薤白总皂苷以及挥发油提取物能够显著降低高脂饮食大鼠血清和肝脏总胆固醇、甘油三酯和低密度脂蛋白水平，升高大鼠血清高密度脂蛋白水平从而发挥降血脂作用。高脂饲料喂养的 C57BL/6 小鼠用薤白中提取的 Mac - rostemonoside A［4mg/（kg·d）］治疗 30 天后，可降低或抑制空腹血糖、肝糖原、血清总胆固醇的升高及内脏脂肪堆积，对高血糖、高血脂和内脏肥胖具有潜在的治疗作用。挥发油中二甲基二硫化物以剂量依赖性的方式扩张肺动脉，在 3μmol/L 时扩张率 39.24%±9.66%，其作用机制为通过肺动脉内皮细胞中的 Ca^{2+}/PKA/eNOS 信号通路发挥血管舒张作用，因此可有效地用于肺动脉高压的治疗。薤白提取物能够抗异丙肾上腺素所致的小鼠常压缺氧作用和对抗垂体后叶素所致的大鼠急性心肌缺血，并能明显保护缺血再灌注引起的心肌损伤。薤白总皂苷能够提高体内抗氧化能力，高剂量组（200mg/kg）大鼠血清中 GSH-Px、SOD 水平分别升高 25% 和 23%，且显著降低 MDA 水平。

檀　香

【概述】本品为檀香科檀香属植物檀香 *Santalum album* L. 树干的心材。气清香，燃烧时香气更浓；嚼之微有辛辣感。

【出处】《名医别录》。

【性味归经】辛，温。归脾、胃、心、肺经。

【功效】行气温中，开胃止痛。

【应用】

胸痹心痛，寒凝气滞，胸膈不舒，脘腹疼痛，呕吐食少　本品辛温芳香，善理脾胃、利膈宽胸、止痛。治疗寒凝气滞之胸痹心痛，可配伍荜茇、延胡索、高良姜等；治疗寒凝气滞之胸膈不舒，可配伍豆蔻、砂仁、丁香等；治疗胃脘冷痛、呕吐食少，可以本品研末，干姜汤泡服，或配伍沉香、豆蔻、砂仁等。

【用量与用法】2～5g。

【古籍论述】

1.《名医别录》：白檀消风热肿。

2.《本草蒙筌》：味辛，气温。阳中微阴。无毒。产南海昆仑及江淮河朔。专入肺肾脏，通行阳明经。醋摩敷恶毒止疼，水煎升胃气进食。腹痛霍乱可却，中恶鬼气能驱。又紫真檀香，主恶毒风毒。

3.《冯氏锦囊秘录》：味辛而热，无毒。亦以其辛热芬芳，为开发辟恶散结除冷之药也。檀香入肺、肾、胃经，调气开胃，进食目痛。镇心辟邪，中恶鬼气，心痛霍乱，肾气腹痛，恶毒肿痛，醋磨敷愈，然诸香动火耗气，夏月囊香辟臭，尚谓散真气，而开毛孔，况服之乎？痈疽溃后，诸疮脓多及阴虚火盛者忌之。

4.《汤液本草》：气温，味辛、热。无毒。入手太阴经、足少阴经，通行阳明经药。

5.《玉楸药解》：味辛，微温，入足阳明胃、足太阴脾、手太阴肺经。治心腹疼痛，消癥疝凝结。白檀香辛温疏利，破郁消满，亦治吐胀呕泄之证，磨涂面上黑痣。紫檀香破瘀消肿，止金疮血漏，煎饮磨涂最良。

6.《本草撮要》：味辛温，入手太阴、足少阴、手足阳明经。功专调脾肺，利胸膈，去邪恶，能引胃气上升，进饮食，得丹参、砂仁治妇女心腹诸痛。

7.《得配本草》：辛，温，入手太阴经气分。辟邪去恶，除心痛，止霍乱，散冷积，解结气。夏月怀香，可辟臭气。痈溃、阴虚，俱禁用。白旃檀，调卫利膈；紫檀，和营消肿。

8.《本草述钩元》：气味辛温，入手太阴、足少阴，通行阳明经。散冷气，引胃气上升。治噎膈吐食，调胸膈之上，处咽嗌之间。止霍乱心腹痛，涂肾气痛（水磨涂外肾，并腰肾痛处）。并消肿毒，亦能补脾胃，理元气（海藏）。引芳香之物，上至极高之分（最宜橙橘之属）。辅以根缩砂益智豆蔻，佐以姜枣，通行阳明经。

【现代研究】

1.化学成分　主要含挥发油，油中主要成分为倍半萜类化合物，其中 α-檀香醇、β-檀香醇占90%以上。此外，还含二氢-α-沉香呋喃、二氢-β-沉香呋喃、4,11,环氧-顺式-桉叶烷、朱栾萜烯等。

2. 心血管药理研究 檀香具有强心、抗疲劳、减轻心肌损伤和缓解心绞痛的作用。

研究发现，檀香细粉对异丙肾上腺素（ISO）诱导的大鼠心肌梗死模型的保护作用，可以有效地防止ISO对大鼠心肌造成的损伤，该作用呈现一定的剂量依赖性。动物实验证明，当檀香茶叶水提醇沉液终浓度为 2×10^{-4} g/mL 时具有明显加强衰竭离体蛙心正性肌力和增加心率作用；在终末浓度为 7.14×10^{-3} g/mL 和 5.71×10^{-3} g/mL 时，对家兔主动脉条平滑肌有明显的收缩作用。小鼠游泳实验显示檀香茶叶水提醇沉液具有较好的抗疲劳作用；但对小鼠耐缺氧能力末见有明显的影响。本研究将为开拓檀香茶叶的保健功能，推广檀香茶叶起到积极作用。有研究指出，檀香挥发油可以快速缓解突发性心绞痛的症状，其治疗效果与硝酸甘油相仿。一项研究发现檀香对于阿霉素诱导的大鼠心脏毒性的保护作用，发现檀香的水提物可以通过降低脂质过氧化水平来显著抑制心脏组织的损伤，有很好的治疗效果。此外，檀香油有利尿作用。

第六节 芳香活血药

九里香

【概述】本品为芸香科植物九里香 *Murraya exotica* L. 和千里香 *Murraya paniculata* （L.）Jack 的干燥叶和带叶嫩枝。气香，味苦、辛，有麻舌感。

【出处】《岭南采药录》。

【性味归经】辛、微苦，温；有小毒。归肝、胃经。

【功效】行气止痛，活血散瘀。

【应用】用于胃痛，风湿痹痛；外治牙痛，跌仆肿痛，虫蛇咬伤；用于局部麻醉及表面麻醉。

【用量与用法】6~12g，外用适量。

【使用注意】本品制用偏于补益，且兼收敛之性，湿痰壅盛者忌用；生用滑肠通便，大便溏泄者忌用。何首乌可能有引起肝损伤的风险，故不宜长期、大量服用。

【书籍论述】

1.《岭南采药录》：患百子痰打，用叶一撮，捣烂煮粥，和糖服之。

2.《生草药性备要》：止痛，消肿毒，通窍，能止疮痒，去皮风，杀螆疥。

3.《广西中药志》: 行气止痛, 活血散瘀。治跌打肿痛, 风湿, 气痛。

【现代研究】

1. 化学成分　香豆精类化合物等。

2. 心血管药理研究　九里香总黄酮具有治疗高血糖、调节脂肪代谢的药理作用。

研究发现, 九里香总黄酮可降低肾上腺素所导致的急性高血糖, 同时可以改善血脂代谢紊乱、减轻炎性反应和氧化损伤。有实验通过高糖高脂饮食伴小剂量链脲佐菌素建立大鼠实验性 2 型糖尿病肾病（T2DN）模型, 观察了三氟甲基苯酚（TFMP）对大鼠的血糖、血脂代谢、自由基氧化损伤、炎性因子和肾功能等方面的影响。结果表明, 灌胃给予 TFMP, 可明显改善糖尿病大鼠的肾脏功能和结构损伤, 纠正 T2DN 大鼠的血糖、血脂代谢紊乱, 对抗自由基的氧化损伤及炎性因子的异常增加, 提示 TFMP 对 2 型糖尿病肾病具有明显保护作用。

儿 茶

【概述】本品为豆科植物儿茶 *Acacia catechu*(L.f.)Wild. 的去皮枝、干的干燥煎膏。主产于云南。冬季采收枝、干, 除去外皮, 砍成大块, 加水煎膏, 浓缩, 干燥。

【出处】《饮膳正要》。

【性味归经】苦、涩, 微寒。归心、肺经。

【功效】活血止痛, 止血生肌, 收湿敛疮, 清肺化痰。

【应用】

1. 跌仆伤痛　本品苦泄, 入心经, 能活血散瘀, 疗伤止痛, 可治跌打损伤、瘀滞肿痛, 可单用, 或与血竭、自然铜、乳香等配伍。

2. 外伤出血, 吐血衄血　本品苦泄收敛, 既能活血散瘀, 又能收敛止血,《本草纲目》谓其能"涂金疮, 一切诸疮, 止血收湿", 可用于多种内外出血病证, 因其性凉清热, 故尤宜于血热出血。治外伤出血, 常配伍血竭、降香、白及等; 治内伤出血, 如吐血、便血、崩漏等, 既可单用, 也可配伍大黄、虎杖等药。

3. 疮疡不敛, 湿疹, 湿疮, 牙疳, 下疳, 痔疮　本品苦燥性凉, 能解毒收湿, 敛疮生肌, 外用可治疗多种外科疮疡、痔疮等病证。治疮疡溃烂, 久不收口, 常配伍乳香、没药、冰片等, 研末外敷; 治皮肤湿疮, 可配伍龙骨、轻粉等; 治口疮, 常配伍硼砂等份为末, 外搽患处; 治下疳阴疮, 单用研末, 或配珍珠、冰片, 研末外敷; 治痔疮肿痛, 以本品为末, 配少许麝香, 调敷患处。

4. 肺热咳嗽　本品性凉清热, 味苦降泄, 入肺经, 能清肺化痰, 用治肺热咳嗽有痰, 可配伍桑叶、硼砂、苏子等, 如安肺宁嗽丸（《医学衷中参西录》）。

【用量与用法】煎服, 1~3g, 包煎; 多入丸散服。外用适量。

【古籍论述】

1.《饮膳正要》：去痰热，止渴，利小便，消食下气，清神少睡。

2.《本草纲目》：清膈上热，化痰生津，涂金疮、一切诸疮，生肌定痛，止血，收湿。

3.《本草正要》：降火生津，清痰涎咳嗽，治口疮喉痹，烦热，止消渴，吐血，衄血，便血，尿血，湿热痢血及妇人崩淋，经血不止，小儿疳热，口疳，热疮，湿烂诸疮，敛肌长肉，亦杀诸虫。

【现代研究】

1. 化学成分　主要含黄烷醇衍生物：儿茶素、表儿茶素；黄酮类成分：槲皮素、山柰素等。

2. 心血管药理研究　儿茶有效成分具有调节血脂、抗血小板聚集、延缓动脉粥样硬化发展和抗心律失常的药理作用。

研究证明，以脂质体和胶束体结合形式的儿茶素，给小鼠 ig 或 iv，儿茶素对血清血脂含量有明显影响。儿茶素对二磷酸腺苷、花生四烯酸和胶原诱导家兔的体外血小板聚集有明显的抑制作用，呈剂量依赖关系，随着剂量的增加而逐渐增强；儿茶素还可显著地抑制大鼠实验性血栓的形成，放射免疫方法测定发现，儿茶素能够明显地降低大鼠血浆血栓素 A2（TXA2）的含量，但对 6-keto-PGF$_1$α 含量没有明显影响，由此可见作用机制不同于阿司匹林。用高脂饲料诱发鹌鹑动脉粥样硬化观察儿茶素对该模型的影响，结果显示，儿茶素可使鹌鹑血清总胆固醇、甘油三酯、低密度脂蛋白胆固醇、丙二醛水平显著下降（$P < 0.01$），血清 SOD 活性、高密度脂蛋白胆固醇、NO2-/NO3- 含量和肝脏 SOD、丙氨酸氨基转移酶、天门冬氨酸氨基转移酶活性及 NO2-/NO3- 含量都显著升高（$P < 0.01$），儿茶素可延缓动脉粥样硬化发展，抵抗其损伤。研究显示，儿茶提取液中所含的儿茶素能收缩离体兔耳血管、使离体蟾蜍心脏振幅先增强后减弱，抑制组胺生成，使体内肾上腺素含量减少，具有良好的抗心律失常作用。儿茶素能够降低小鼠脑、肺、肾及肌肉等毛细血管的通透性，但对肝肾无影响。

三　七

【概述】本品为五加科植物三七 *Panax notoginseng*（Burk.）F.H.Chen 的干燥根和根茎。主产于云南、广西。秋季花开前采挖，洗净，分开主根、支根及根茎，干燥。支根习称"筋条"，根茎习称"剪口"。

【出处】《本草纲目》。

【性味归经】甘、微苦，温。归肝、胃经。

【功效】散瘀止血，消肿定痛。

【应用】

1. 血滞胸腹刺痛，跌仆肿痛 本品活血消肿，止痛力强，为治瘀血诸证之佳品，尤为伤科要药。凡跌打损伤，或筋骨折伤，瘀血肿痛，本品皆为首选药物。可单味应用，以三七为末，黄酒或白开水送服；若皮破者，亦可用三七粉外敷。治疗血滞胸腹刺痛，配伍延胡索、川芎、郁金等活血行气药，则活血定痛之功更著。用治痈疽肿痛亦有良效，如《本草纲目》治无名痈肿，疼痛不已，以本品研末，米醋调涂；治痈疽溃烂，常与乳香、没药、儿茶等同用。

2. 咳血，吐血，衄血，便血，尿血，崩漏，外伤出血 本品味甘微苦性温，入肝经血分，功善止血，又能祛瘀，有止血不留瘀，化瘀不伤正的特点，对人体内外各种出血，无论有无瘀滞均可应用，尤以有瘀滞者为宜，单味内服外用均有良效。如《濒湖集简方》治吐血、衄血、崩漏，单用本品，米汤调服；《医学衷中参西录》治咳血、吐血、衄血、尿血、便血，与花蕊石、血余炭合用；治外伤出血，可单用本品研末外掺，或与龙骨、血竭、象皮等同用。

【用量与用法】煎服，3~9g；研末吞服，1次1~3g。外用适量。

【使用注意】孕妇慎用。阴虚血热之出血不宜单用。

【古籍论述】

1.《本草纲目》：彼人言其叶左三右四，故名三七，盖恐不然。或云本名山漆，谓其能合金疮，如漆黏物也，此说近之。金不换，贵重之称也……此药近时始出，南人军中用为金疮要药，云有奇功。又云：凡杖扑伤损，瘀血淋漓者，随即嚼烂，罨之即止；青肿者，即消散。若受杖时，先服一、二钱，则血不冲心；杖后，尤宜服之。产后服，亦良。大抵此药气温、味甘微苦，乃阳明、厥阴血分之药，故能治一切血病，与骐竭、紫矿相同。

2.《本草纲目拾遗》：三七生广西南丹诸州番峒中，每茎上生七叶，下生三根，故名三七。土人入山采根曝干，色微黄，形似白及，长而有节者，其味微甘而苦，颇类人参。人参补气第一，三七补血第一。味同而功亦等，故人并称曰人参三七。为药品中之最珍贵者。

3.《医学衷中参西录》：三七味苦微甘，性平（诸家多言性温，然单服其末数钱，未有觉温者），善化瘀血，又善止血妄行，为吐衄要药。病愈后不至瘀血留于经络，证变虚劳（凡用药强止其血者，恒至血瘀经络成血痹虚劳），兼治二便下血，女子血崩，痢疾下血鲜红（宜与鸦胆子并用），久不愈，肠中腐烂，浸成溃疡，所下之痢色紫腥臭，杂以脂膜，此乃肠烂欲穿（三七能化腐生新，是以治之）。为其善化瘀血，故又善治女子癥瘕、月事不通。化瘀血而不伤新血，允为理血妙品。

4.《本草新编》：三七根，味甘、辛，气微寒，入五脏之经。最止诸血，外血可遏，内血可禁，崩漏可除。

5.《本草便读》：散血可和伤，入胃行肝，广产野生种不一，行瘀并止痛，外敷内服，苦多甘少性偏温。（参三七甘苦而温，以其能合金疮，如漆之黏物，出广地山中，故名。功专散血，一切内服外敷之用，皆取其散血之功，阳明厥阴为多血之经，故入之。近时人家所种者，其类甚多，而皆不及广产者良，广产者苦多甘少，其形如参，故谓之参三七。无瘀者勿用。）

6.《本草备要》：泻，散瘀，定痛。甘苦微温。散血定痛。治吐血衄血，血痢血崩，目赤痈肿（醋磨涂即散，已破者为末掺之），为金疮杖疮要药（杖时先服一二钱，则血不冲心；杖后敷之，去瘀消肿易愈。大抵阳明、厥阴血分之药，故治血病）。此药近时始出，军中恃之。从广西山洞来者，略似白及、地黄，有节，味微甘，颇似人参。以末掺猪血中，血化为水者真（近出一种，叶似菊艾，而劲浓有岐尖，茎有赤棱，夏秋开黄花，蕊如金丝，盘纽可爱，而气不香，根大如牛蒡，味甘）。

7.《炮炙全书》：甘、微苦，温，色黄黑，状略似白及，长者如干老地黄，有节，味颇似人参，试法以掺猪血中，血化为水者乃真。按李濒湖曰：近传一种草，春生苗，夏高二三尺，叶似菊艾而劲浓有岐尖，茎有赤棱，夏秋血病甚效，云是三七人间遍有之，其南中来者不备着苗。

8.《药性切用》：甘苦微温，散血，止血，定痛。能损新血，吐衄无瘀者勿服。草三七：功用相仿，稍烈，藜藿辈宜暂用之。

【现代研究】

1. 化学成分 主要含四环三萜类成分：人参皂苷 Rb1、Rd、Re、Rg1、Rg2、Rh1，三七皂苷 R1、R2、R3、R4、R6、R7，七叶胆苷、三七皂苷 A、B、C、D、E、G、H、I、J 等。还含有三七素、槲皮素及多糖等。

2. 心血管药理研究 三七有效成分具有保护心肌细胞、降低血压、抗炎、抗氧化、调节血脂、抗动脉粥样硬化、缩小心肌梗死面积、改善心室重构、降低心肌梗死后心律失常发生的药理作用。

有研究以三七作为研究对象，构建线粒体荧光标记的心肌细胞 H/R 损伤模型，将线粒体形态特征与 UPLC-Triple-TOF/MS 技术进行整合分析，初步明确三七中心肌保护作用的活性成分，结果显示组分 RS-2、RS-4、SQ-1、SQ-4 可以同时显著提高线粒体 3 个形态参数值，增加线粒体长度、分支程度和面积，有效改善缺氧复氧损伤引起的心肌细胞线粒体形态改变。三七总皂苷（PNS）是从五加科人参属植物三七中提取的有效活性成分，具有降低血压、抗炎、抗氧化、调节血脂等药理作用。研究表明，PNS 可通过降脂稳斑、抗炎等起到抗动脉粥样硬化（AS）作用。探讨三七总皂苷（PNS）对小鼠动脉粥样硬化（AS）斑块及巨噬细胞极化的影响发现：PNS干预能够降低AS模型小鼠的血脂水平，抑制炎症因子白介素-6（IL-6）及肿瘤坏死因子α（TNF-α）的分泌，减少AS斑块面积，这可能与PNS可减少M1型促炎巨噬细胞的极化，增加M2型抗炎巨噬细胞极化，进而减轻炎症反应有关。研究表明，三七皂苷R1可抑制炎症和氧化应激引起的心肌细胞凋亡从而缩小心肌梗死面积、改善心室重构、降低心肌梗死后心律失常的发生；对内毒素脂多糖诱导的急性心肌炎症也有明显的抑制作用。

三　棱

【概述】本品为黑三棱科植物黑三棱 *Sparganium stoloniferum* Buch.-Ham. 的干燥块茎。冬季至次年春采挖，洗净，削去外皮，晒干。无臭，嚼之微有麻辣感。

【出处】《本草拾遗》。

【性味归经】辛、苦，平。归肝、脾经。

【功效】破血行气，消积止痛。

【应用】主血气心痛；饮食积滞；脘腹胀痛；血滞经闭；痛经；癥瘕瘤痞块；跌打损伤。

【用量与用法】煎服，5~10g。醋制后可加强祛瘀止痛作用。

【使用注意】孕妇及月经过多者禁用。不宜与芒硝、玄明粉同用。

【古籍论述】

1.《证类本草》：主老癖癥瘕结块。

2.《雷公炮制药性解》：主行气行血，多年癥癖如石能消为水。面裹煨，醋炒用。按：三棱为血中气药，脾裹血，肺主气，宜并入焉。盖血随气行，气聚则血下流，故生癥瘕之患，非三棱不治。

3.《玉楸药解》：破滞行瘀，消积化块。三棱磨积聚癥瘕，善破老血，通经利气，下乳堕胎，止经产心腹诸痛，消跌仆损伤诸瘀，软疮疡痈肿坚硬。

4.《本经逢原》：三棱肝经气分药也。能破血中之气，散血结，通肝经积血，主寒癖结块，破产后恶血、血结腹痛，通月水，堕胎，以其力峻，故难久服。

【现代研究】

1.化学成分　主要含挥发油：苯乙醇、对二苯酚、β-榄香烯、2-呋喃醇等；黄酮类成分：山奈酚、四羟基双氢黄酮醇、葡萄糖苷。还含脂肪酸及甾醇类等。

2.心血管药理研究　三棱具有抗血栓、抗凝血、镇痛、抑制血小板聚集和抗动脉粥样硬化的药理作用。

实验得出三棱中黄酮、酚酸等成分，如山奈酚、三棱酸和5,7,3',5'-四羟基双氧黄

酮醇 –3–O– β –D– 葡萄糖苷等可能通过调控中枢神经系统的神经递质活性以控制血小板的凋亡，达到抗血栓、活血化瘀的作用。实验提取分离出的 3 个环二肽类环（酪氨酸 – 亮氨酸）、环（苯丙氨酸 – 苯丙氨酸）和环（苯丙氨酸 – 酪氨酸）能使大鼠血浆凝血酶原时间、凝血酶时间及活化部分凝血活酶时间延长从而起到抗凝血作用。采用小鼠扭体法、热板法，检测小鼠扭体反应次数，疼痛阈值，表明三棱水煎液、总黄酮、乙酸乙酯和正丁醇提取物都能减少扭动次数、提高疼痛阈值，都具有镇痛作用，其中以总黄酮止痛作用最强。三棱不同炮制品水煎液可体外抑制兔血小板聚集，延长小鼠出血时间，且醋炙后作用更强。一项三棱 – 莪术对高脂饲喂诱导的动脉粥样硬化（AS）大鼠模型中动脉内膜细胞增殖与凋亡的作用研究，结果显示，三棱 – 莪术组可降低模型大鼠全血黏度（低切、中切、高切）、血浆黏度、血清总胆固醇及甘油三酯水平，其抑制细胞凋亡及增殖的作用机制可能与上调 Bcl–2 mRNA 表达，下调 Bax、血管内皮生长因子（VEGF）、VEGF2 mRNA 表达，尤其是增殖细胞核抗原（PCNA）的表达有关。

干 漆

【概述】本品为漆树科植物漆树 *Toxicodendron vernicifluum*（Stokes）F.A.Barkl. 的树脂经加工后的干燥品。一般收集盛漆器具底留下的漆渣，干燥。有特殊臭气。

【出处】《神农本草经》。

【性味归经】辛、温；有毒。归肝、脾经。

【功效】破血通经，消积杀虫。

【应用】用于妇女闭经，瘀血癥瘕，虫积腹痛。

【用量与用法】2~5g。

【使用注意】孕妇及对漆过敏者禁用。

【古籍论述】

1.《神农本草经》：味辛，温。主绝伤，补中，续筋骨，填髓脑，安五脏，五缓六急，风寒湿痹。

2.《珍珠囊补遗药性赋》：干漆，味辛平，性温有毒。降也，阳中之阴也。其用有二：削年深坚结之沉积；破日久秘结之瘀血。

3.《本草经集注》：味辛，温，无毒、有毒。主治绝伤，补中，续筋骨，填髓脑，安五脏，五缓六急，风寒湿痹，治咳嗽，消瘀血，痞结，腰痛，女子疝瘕，利小肠，去蛔虫。

4.《本草便读》：干漆，漆乃树之津液。干漆者，即漆店中桶内所结之漆也。辛苦咸温，有大毒。观其能烂人肌肤，或生漆疮，可知，《本经》称其能续绝伤，安五脏，久服轻身延年等语，盖荡炼邪滞，则脏腑安，犹除暴即所以安良也，总之干漆乃破血化积之品，杀虫尤其余事耳，破血消瘀，能续绝和伤，通行肝络，辛温有毒，除痹风寒湿，善杀虫疮。

5.《雷公炮制药性解》：味辛，性温，有毒，入胃、大小肠三经。主年深坚结之沉积，日久秘结之瘀血，杀三虫，绝传尸，损咳嗽，止崩漏，除九种心疼，疗风寒湿痹，炒令烟尽用。干漆专主行化，胃与二肠，宜其入已。

6.《长沙药解》：味辛，入足厥阴肝经。专通经脉，善破癥瘕。

7.《得配本草》：辛，温，有毒。性急飞窜，能破关节凝结之瘀血。

8.《本草从新》：辛，温，毒烈。功专行血杀虫，破年深凝结之积滞瘀血，续筋骨绝伤（损伤必有瘀血停滞）。血见干漆即化为水，其能损新血可知。虚人及惯生大疮者戒之，勿为丹溪兼补之说所误（中其毒者，杉木汤、紫苏汤、蟹汤俱可解之。生漆疮者浴之）。炒令烟尽为度。或烧存性。半夏为使。畏川椒、紫苏、鸡子、蟹（漆得蟹而成水）。

【现代研究】

1. 化学成分 紫柳因（butein）、非瑟酮（fisetin）、黄颜木素（fustin）、硫菊黄素（SFR）等化合物。

2. 心血管药理研究 研究发现，干漆有效成分可能是治疗糖尿病及其并发症预后的潜在药物。此外，还有研究指出，干漆成分——紫柳因，有望成为他汀类药物治疗的潜在替代或辅助药物。

链脲佐菌素（STZ）和HFD诱导的糖尿病大鼠模型进行研究，其与健康大鼠相比，糖尿病大鼠血清血糖、血脂、丙二醛（MDA）、肿瘤坏死因子 α（TNF-α）、ALT和AST水平显著升高；血清胰岛素、脂联素、瘦素、谷胱甘肽（GSH）、超氧化物歧化酶（SOD）和过氧化氢酶（CAT）水平显著降低；而黄颜木素（50mg/kg和100mg/kg）治疗组小鼠体质量明显下降，血清各项指标均明显恢复。研究发现，紫柳因在人肝癌（HepG2）细胞中通过介导肝细胞核因子1a（HNF1A）下调来减少细胞外PCSK9的mRNA表达，从而降低细胞外PCSK9的水平。同时，紫柳因抑制PCSK9介导LDLR降解的抑制进一步逆转了LDLR蛋白合成的抑制。通过紫柳因和他汀类药物联合给药发现，紫柳因可降低他汀类药物对PCSK9蛋白表达的促进作用。这导致了LDLR蛋白表达的协同增强，而单独使用紫柳因则略微增加了LDLR蛋白的表达。

3. 不良反应 过敏反应，如皮肤瘙痒、红肿、皮疹等；胃肠道不适，出现恶心、呕吐、腹泻等不适症状。

大 黄

【概述】本品为蓼科植物掌叶大黄 *Rheum palmatum* L.、唐古特大黄 *Rheum*

tanguticum Maxim. ex Balf. 或药用大黄 *Rheum officinale* Baill. 的干燥根及根茎。秋末茎叶枯萎或次春发芽前采挖，除去细根，刮去外皮，切瓣或段，绳穿成串干燥或直接干燥。气清香。

【出处】《神农本草经》。

【性味归经】苦，寒。归脾、胃、大肠、肝、心包经。

【功效】泻下攻积，清热泻火，凉血解毒，止血，逐瘀通经，利湿退黄。

【应用】

1. 实热积滞便秘　本品有较强的泻下作用，能荡涤肠胃，推陈致新，为治疗积滞便秘之要药，又因其苦寒沉降，善能泄热，故实热积滞之便秘尤为适宜。常与芒硝、厚朴、枳实等配伍，以增强泻下攻积之力，用治阳明腑实证，如大承气汤（《伤寒论》）。若大黄用量较轻，则泻下力缓和，与麻仁、杏仁、蜂蜜等润肠药同用，方如麻子仁丸（《伤寒论》）。若里实热结而正气虚者，当与补虚药配伍，以攻补兼施，标本并顾。如配人参、当归等药，可治里实热结而气血不足者，方如黄龙汤（《伤寒六书》）；如配麦冬、生地、玄参等，可治热结津伤者，方如增液承气汤（《温病条辨》）；若与附子、干姜等配伍，可治脾阳不足，冷积便秘，如温脾汤（《千金要方》）。

2. 血热吐衄，目赤咽肿，牙龈肿痛　本品苦降，能使上炎之火下泄，具有清热泻火、凉血止血之功。治疗血热妄行之吐血、衄血、咳血，常与黄连、黄芩等同用，如泻心汤（《金匮要略》）。现代临床单用大黄粉治疗上消化道出血，有较好的疗效。若治火邪上炎所致的目赤、咽喉肿痛、牙龈肿痛等证，还可与黄芩、栀子等药同用，如凉膈散（《太平惠民和剂局方》）。

3. 痈肿疔疮，肠痈腹痛　本品内服能清热凉血解毒，并借其泻下通便作用，使热毒下泄。治热毒痈肿疔疮，常与金银花、蒲公英、连翘等同用；治疗肠痈腹痛，可与牡丹皮、桃仁、芒硝等同用，如大黄牡丹汤（《金匮要略》）。本品外用也能泻火解毒，凉血消肿，治热毒痈肿疔疖，《妇人良方》以之与生甘草共研末，酒熬成膏外敷；《圣惠方》用治口疮糜烂，以之与枯矾等份为末擦患处。

4. 瘀血经闭，产后瘀阻，跌打损伤　本品有较好的活血逐瘀通经作用，既可下瘀血，又能清瘀热，为治疗瘀血证的常用药。治妇女产后瘀阻腹痛、恶露不尽者，常与桃仁、土鳖虫等同用，如下瘀血汤（《金匮要略》）；治妇女瘀血经闭，可与桃仁、桂枝配伍，如桃核承气汤（《伤寒论》）；治跌打损伤、瘀血肿痛，常与当归、红花、穿山甲等同用，如复元活血汤（《医学发明》）。

5. 湿热痢疾，黄疸尿赤，淋证，水肿　本品泻下通便，能导湿热外出。治肠道湿热积滞之痢疾，可与黄连、黄芩、芍药等同用；用治肝胆湿热蕴结之黄疸、尿赤者，常配茵陈、栀子，如茵陈蒿汤（《伤寒论》）；若治湿热淋证，水肿、小便不利，常配伍木通、车前子、栀子等，如八正散（《太平惠民和剂局方》）。

6.烧烫伤 本品苦寒，清热泻火，凉血解毒，外用治烧烫伤，可单用粉，或配地榆粉，麻油调敷患处。此外，大黄可破痰实，通脏腑，降湿浊，用于老痰壅塞、喘逆不得平卧、大便秘结者，如礞石滚痰丸。

【用量与用法】煎服，3~15g。外用适量，研末敷于患处。生大黄泻下力较强，欲攻下者宜生用，入汤剂不宜久煎，或用开水泡服，久煎则泻下力减弱。酒大黄善清上焦血分热毒，用于目赤咽肿、齿龈肿痛。熟大黄泻下力缓，泻火解毒，用于火毒疮疡。大黄炭凉血化瘀止血，用于血热有瘀出血证。

【使用注意】孕妇及月经期、哺乳期慎用。又本品苦寒，易伤胃气，脾胃虚弱者亦应慎用。

【古籍论述】

1.《神农本草经》：味苦，寒。主下瘀血，血闭，寒热，破癥瘕积聚，留饮，宿食，荡涤肠胃，推陈致新，通利水谷，调中化食，安和五脏。

2.《名医别录》：大寒，无毒。平胃下气，除痰实，肠间结热，心腹胀满，女子寒血闭胀，小腹痛，诸老血留结。

3.《本草经集注》：味苦，寒、大寒，无毒。主下瘀血，血闭，寒热，破癥瘕积聚，留饮宿食，荡涤肠胃，推陈致新，通利水谷，调中化食，安和五脏。平胃下气，除痰实，肠间结热，心腹胀满，女子寒血闭胀，小腹痛，诸老血留结。

4.《雷公炮制药性解》：味苦，性大寒，无毒，入脾、胃、大肠、心、肝五经。性沉而不浮，用走而不守，夺土郁而无壅滞，定祸乱而致太平，名曰将军。又主痈肿及目疾痢疾暴发，血瘀火闭，推陈致新。锦纹者佳。

5.《本草经解》：气寒，味苦，无毒。主下瘀血，血闭寒热，破癥瘕积聚，留饮宿食，荡涤肠胃，推陈致新，通利水谷，调中化食，安和五脏。

6.《得配本草》：苦，大寒，入足太阴、手足阳明、厥阴经血分。性沉而不浮，用走而不守。荡涤肠胃之邪结，祛除经络之瘀血，滚顽痰，散热毒，痘初起血中热毒盛者宜之。

【现代研究】

1.化学成分 大黄酚、大黄酸、芦荟大黄素、大黄素、蜈蚣苔素、大黄素甲醚、番泻甙A、槲皮甙、金丝桃甙等。

2.心血管药理研究 大黄有效成分具有改善心功能、抑制心肌细胞死亡、抑制心肌肥大、抑制心肌纤维化的药理作用。

聚焦于心肌梗死后心力衰竭大鼠心肌细胞能量代谢和ERK通路调节的报道表明，大黄素20、40、60mg/kg连续灌胃14天能显著降低冠脉结扎4周诱导的心力衰竭模型大鼠心肌组织凋亡率，改善大鼠心脏功能。研究证实，大黄素 2.5、5、10μmol/L 通过抑制 Toll 样受体 4（TLR4）/ 髓样分化因子 88（MyD88）/NF-κB/NLRP3 炎症小体途径减少心肌细胞焦亡。体内外研究表明，大黄素通过激活过氧化物酶体增殖物激活受体 γ 辅助活化因子 1-α，活化沉默调节蛋白 3（SIRT3）信号通路来缓解异丙肾上腺素及腹主动脉狭窄诱导的小鼠心肌肥大。研究发现，大黄素可以通过转化生长因子相关信号通路发挥作用，在 0~20μmol/L 范围内以浓度依赖性方式抑制心肌纤维化。

3. 不良反应 过敏皮肤痒、起红疹、红斑。

川 芎

【概述】本品为伞形科植物川芎 *Ligusticum chuanxiong* Hort. 的干燥根茎。夏季采挖，晒后烘干，再去须根。气浓香。

【出处】《神农本草经》。

【性味归经】辛，温。归肝、胆、心包经。

【功效】活血行气，祛风止痛。

【应用】

1. 心脉瘀阻，胸痹心痛 本品辛香行散，温通血脉，既能活血又可行气，凡气滞血瘀诸证，皆为常用。常与丹参、红花、延胡索等配伍。

2. 血瘀气滞诸证 治瘀血阻滞之月经不调、经闭、痛经等，常与当归、桃仁、红花等活血调经之品配伍，如桃红四物汤；治上证属寒凝血滞者，宜与桂枝、当归等配伍以增强温通血脉之力，如温经汤；治产后恶露不下，瘀阻腹痛，常与当归、桃仁、炮姜等配伍，如生化汤；治肝郁胁痛，常与柴胡、白芍、香附等疏肝解郁之品配伍，如柴胡疏肝散；治中风偏瘫，肢体麻木，多配伍黄芪、地龙等以益气活血通络，如补阳还五汤；治跌仆损伤，瘀血肿痛，可与三七、乳香、没药等配伍以疗伤止痛。

3. 头痛 本品秉升散之性，能上行头目，活血行气，祛风止痛，为治头痛要药，配伍后可用治多种头痛。治风寒头痛，常与白芷、细辛等散寒通窍止痛之品配伍，如川芎茶调散；治风热头痛，可与菊花、石膏等配伍以清利头目，如川芎散；治风湿头痛，宜配伍祛风胜湿药，常与羌活、防风等同用，如羌活胜湿汤；治血瘀头痛，可与桃仁、麝香等配伍以加强活血祛瘀之力，如通窍活血汤；治血虚头痛，常与当归、熟地黄等养血之品配伍。

4. 风湿痹痛 本品通达四肢，能祛风活血止痛，为风湿痹痛所多用。治风寒湿痹，肢体麻木、关节疼痛，常与独活、桂枝、防风等配伍以祛风胜湿止痛，如独活寄生汤。

【用量与用法】6~10g。

【使用注意】本品辛温升散，凡阴虚阳亢之头痛，阴虚火旺之舌红口干、多汗、月经过多及出血性疾病不宜使用。孕妇慎用。

【古籍论述】

1.《神农本草经》：味辛，平。主腰脊痛，补中，益精气，坚筋骨，强志，除阴下痒湿，小便余沥。久服轻身，耐老。

2.《名医别录》：味甘，温，无毒。主治脚中酸疼痛，不欲践地。

3.《本草经集注》：味辛、甘，平、温，无毒。主治腰脊痛，补中，益精气，坚筋骨，强志，除阴下痒湿，小便余沥，脚中酸疼痛，不欲践地。久服轻身，耐老。

4.《雷公炮制药性解》：味辛、甘，性温，无毒，入肾经。主阴下湿痒，小便余沥，强志，壮筋骨，滋肾止腰痛。去粗皮，酥蜜炙去丝用。

5.《本草经解》：气平，味辛，无毒。主腰膝痛，补中益精气，坚筋骨强志，除阴下痒湿，小便余沥。久服轻身耐老。（盐水炒）杜仲气平，禀天秋降之金气；味辛无毒，得地润泽之金味，专入手太阴肺经。气味升多于降，阴也。腰者肾之腑，膝者肾所主也；杜仲辛平益肺，肺金生肾水，所以腰膝痛自止也。

6.《本草新编》：川芎，味辛，气温，升也，阳也，无毒。入手、足厥阴二经。功专补血。治头痛有神，行血海，通肝经之脏，破癥结宿血，产后去旧生新，凡吐血、衄血、溺血、便血、崩血，俱能治之。

7.《本草经解》：气温，味辛，无毒。主中风入脑头痛，寒痹筋挛，缓急金疮，妇人血闭无子。

【现代研究】

1. 化学成分 含有藁本内酯、蛇床内酯、新蛇床内酯、洋川芎内酯等挥发油，川芎嗪等生物碱，阿魏酸等酚类及有机酸类成分，藁本内酯、新川芎内酯、洋川芎内酯等苯酞内酯类成分。

2. 心血管药理研究 川芎有效成分具有保护缺血心肌、抑制血小板聚集、抗血栓、降压、促进血管内皮细胞增殖、保护再灌注损伤和抗炎的药理作用。

研究证明，川芎中生物碱类化合物可使血清中的超氧化物歧化酶活性升高，降低丙二醛的含量，并抑制血清中乳酸脱氢酶和肌酸激酶的活性，从而抑制大鼠心肌纤维化，对缺血的心肌具有保护作用。另有研究证实，川芎嗪可能通过上调密封蛋白的表达、增强脑组织对脑缺血再灌注损伤的耐受性、抑制血小板聚集、调节前列环素和血栓素 A2 的平衡进而影响血栓形成，发挥保护脑组织、减轻水肿和改善血液流变性的作用。川芎总生物碱、川芎嗪能降低麻醉犬的外周血管阻力，有显著而持久的降压作用。通过四甲基偶氮唑盐比色法研究发现，川芎中（Z）–6,7– 环氧藁苯内酯、3– 羟基 –4– 甲氧基肉桂酸、homosenkyunolide H、1– 阿魏酰氧基 –2– 甲氧基肉桂酸、洋川芎内酯 H 和反式咖啡酸乙酯对猴视网膜血管内皮细胞的增殖有促进作用。研究发现，川芎中藁本内酯、丁基苯酞和洋川芎内酯 I 对人脐静脉内皮细胞受到的糖氧剥夺 - 再灌注损伤具有保护作用，藁本内酯对抗糖氧剥夺 - 再灌注导致人脐静脉内皮细胞损伤的作用机制与抗缺氧损伤、激活 PI3K-Akt 通路有关。川芎嗪可通过调节 PI3K/Akt/mTOR 信号通路从而改善神经元的炎症反应，可通过抑制一氧化氮、TNF-α 和白细胞介素 1β 的释放，有效抑制核因子 κB 的活化，从而达到抗炎的效果。

牛 膝

【概述】本品为苋科植物牛膝（怀牛膝）*Achyranthes bidentata* Bl. 的干燥根，主产于河南。冬季茎叶枯萎时采挖，除去须根和泥沙，捆成小把，晒至干皱后，将顶端切齐，晒干。气微，味微甜而稍苦涩。

【出处】《神农本草经》。

【性味归经】苦、甘、酸，平。归肝、肾经。

【功效】逐瘀通经，补肝肾，强筋骨，利尿通淋，引血下行。

【应用】

1. 瘀血阻滞之经闭，痛经，胞衣不下 本品苦泄甘缓，归肝、肾经，性善下行，长于活血通经，多用于妇科瘀滞经产诸疾。治瘀阻经闭、痛经、产后腹痛，常配伍当归、桃仁、红花等，如血府逐瘀汤（《医林改错》）；治胞衣不下，常配伍当归、瞿麦、冬葵子等。

2. 跌仆伤痛 本品苦泄下行，功善活血祛瘀，通经止痛，治跌打损伤、腰膝瘀痛，常配伍续断、当归、红花等。

3. 腰膝酸痛，筋骨无力 本品味苦通泄，味甘缓补，性质平和，主归肝、肾经，既能活血祛瘀，又能补益肝肾，强筋健骨，善治肝肾不足之证。治肝肾亏虚之腰膝酸痛、筋骨无力，常配伍杜仲、续断、补骨脂等；治痹痛日久，腰膝酸痛，常配伍独活、桑寄生等，如独活寄生汤（《千金要方》）。治湿热成痿，足膝痿软，常配伍苍术、黄柏，如三妙丸（《医学正传》）。

4. 淋证，水肿，小便不利 本品性善下行，既能利尿通淋，又能活血祛瘀，为治下焦水湿潴留病证常用药。治热淋、血淋、砂淋，常配伍冬葵子、瞿麦、滑石等；治水肿、小便不利，常配伍地黄、泽泻、车前子等，如加味肾气丸（《济生方》）。

5. 气火上逆之吐血衄血、牙痛口疮，阴虚阳亢之头痛眩晕 本品酸苦降泄，能导热下泄，引血下行，常用于气火上逆、火热上攻之证。治气火上逆，迫血妄行之吐血、衄血，常配伍生地黄、郁金、山栀子；治胃火上炎之齿龈肿痛、口舌生疮，常配伍地黄、石膏、知母等，如玉女煎（《景岳全书》）；治阴虚阳亢，头痛眩晕，常配伍代赭石、生牡蛎、白芍等，如镇肝息风汤（《医学衷中参西录》）。

【用量与用法】煎服，5~12g。活血通经、利尿通淋、引血（火）下行宜生用，补肝肾、强筋骨宜酒炙用。

【使用注意】孕妇慎用。

【古籍论述】

1.《神农本草经》：味苦、酸。主寒湿痿痹，四肢拘挛，膝痛不可屈伸，逐血气，伤热火烂，堕胎。久服轻身耐劳。一名百倍。

2.《证类本草》：味苦、酸，平，无毒。主寒湿痿痹，四肢拘挛，膝痛不可屈伸，逐血气，伤热火烂，堕胎，疗伤中少气，男子阴消，老人失溺，补中续绝，填骨髓，除脑中痛及腰脊痛，妇人月水不通，血结，益精，利阴气，止发白。久服轻身耐老。

3.《本草便读》：牛膝，滋肝助肾。生者破血行瘀，盐炒酒蒸，熟则强筋健骨，具苦酸平和之性，治拘挛痹着之邪。怀产者，象若枝条，下行力足。川产者，形同续断，补益功多。（牛膝今江淮闽粤等处皆有之，唯以怀庆及川中所产者为良，亦地土之各有异宜，故功用亦有差等耳。性善下行，制炒则补益肝肾，生用则专去恶血。二者而已，怀牛膝根细而长，川牛膝根粗而大，欲行瘀达下则怀胜，补益肝肾则川胜耳。）

4.《本草崇原》：气味苦酸平，无毒。主寒湿痿痹、四肢拘挛、膝痛不可屈伸，逐血气伤热火烂，堕胎。久服轻身耐老。

5.《本草新编》：牛膝，味甘酸，气平，无毒。蜀产者佳。善走十二经络，宽筋骨，补中绝续，益阴壮阳，除腰膝酸疼，最能通尿管涩痛，引诸药下走。

6.《本草蒙筌》：牛膝，味苦、酸，气平，无毒。忌牛肉，畏白前。所恶之药有三，萤火、陆英、龟甲。

【现代研究】

1.化学成分 主要含甾酮类成分：β-蜕皮甾酮等；三萜皂苷类成分：人参皂苷 R0、牛膝皂苷 I、牛膝皂苷 II、正丁基-β-D-吡喃果糖苷；黄酮类成分：芦丁、异槲皮素、山奈酚-3-O-葡萄糖苷。还含多糖及氨基酸等。

2.心血管药理研究 牛膝具有降压、保护血管内皮细胞、改善血糖的药理作用。

牛膝和牛膝茎叶对活性氧诱导损伤的血管内皮细胞具有保护作用，其机制与其调节血管有关的活性因子，抑制细胞的凋亡有关。牛膝和牛膝茎叶都具有降压效果，可能的降压通路是作用于 ACE-Ang II-AT1R 轴。但比较牛膝来说，牛膝茎叶降压效果较弱。此外，牛膝水提醇沉物能显著降低小鼠的空腹血糖值（FPG）和糖化血红蛋白值（HbA1c）。

月季花

【概述】本品为蔷薇科植物月季 *Rosa chinensis* Jacq. 的干燥花。全国大部分地区均产。全年均可采收，花微开时采摘，阴干或低温干燥。气清香，味淡、微苦。

【出处】《本草纲目》。

【性味归经】甘，温。归肝经。

【功效】活血调经，疏肝解郁。

【应用】

气滞血瘀，月经不调，痛经，闭经，胸胁胀痛 本品质轻升散，独入肝经，既能活血调经，又能疏肝解郁、理气止痛，常用于肝气郁结，气滞血瘀之月经不调、痛经、闭经、胸胁胀痛。可单用开水泡服，亦可与玫瑰花、当归、香附等同用。

此外，本品活血通经、消肿止痛，也可用于跌打伤痛、痈疽肿毒、瘰疬。

【用量与用法】煎服，3~6g。

【使用注意】用量不宜过大，多服久服可引起腹痛、腹泻及便溏。孕妇慎用。

【古籍论述】

1.《本草纲目》：处处人家多栽插之，亦蔷薇类也。青茎长蔓硬刺，叶小于蔷薇，而花深红，千叶浓瓣，逐月开放，不结子也。甘，温，无毒。活血，消肿，敷毒。

2.《得配本草》：甘，温。活血，敷毒，治痘疮。触经秽而变色。采子含，痛牙立止。

3.《本经逢原》：月季花为活血之良药。捣敷肿疡用之。痘疮触犯经月之气而伏陷者，用以加入汤药即起，以其月之开放，不失经行常度，虽云取义，亦活血之力也。

4.《本草征要》：月季花，味甘，性温。活血调经，消肿止痛。此花品种甚多，以每月开小红花，俗称月月红者，入药为佳。

【现代研究】

1. 化学成分 主要含挥发油：牻牛儿醇、橙花醇、香茅醇等；黄酮类成分：金丝桃苷、槲皮苷、异槲皮苷、山柰黄素 –3–O– 鼠李糖苷、山柰黄素、槲皮素、山柰素等。

2. 心血管药理研究 月季具有利尿、抗血栓等药理作用。

月季花所含槲皮苷能扩张肾动脉，增加肾动脉血流量而利尿。槲皮素通过激活血小板环氧化酶活性，增强血管内皮覆盖血小板血栓处的 PGI2 的生物合成，抑制血小板聚集，产生舒血管作用，对抗血栓形成，并可抑制由血小板活化因素导致的血小板聚集。槲皮苷可降低血管通透性，用于治疗脑血栓、动脉硬化症和心肌梗死。

丹 参

【概述】本品为唇形科植物丹参 *Salvia miltiorrhiza* Bge. 的干燥根及根茎。主产于四川、山东、河北。春、秋二季采挖，除去泥沙，干燥。

【出处】《神农本草经》。

【性味归经】苦，微寒。归心、肝经。

【功效】活血祛瘀，通经止痛，清心除烦，凉血消痈。

【应用】

1. 血瘀胸痹心痛 本品入心肝血分，性善通行，能活血化瘀，通经止痛，为治疗血瘀证的要药。治瘀阻心脉，胸痹心痛，常配伍檀香、砂仁等，如丹参饮（《时方歌括》）。

2. 脘腹胁痛，癥瘕积聚，跌打损伤，热痹疼痛 本品治癥瘕积聚，常配伍三棱、莪术、皂角刺；治跌打损伤，常配伍乳香、没药、当归等，如活络效灵丹（《医学衷中参西录》）；治风湿痹痛，常配伍牛膝、杜仲、桑寄生等。

3. 瘀血阻滞之月经不调，痛经经闭，产后腹痛 本品苦泄，归心肝经，主入血分，功善活血化瘀，调经止痛，祛瘀生新，为治血行不畅、瘀血阻滞之经产病的要药，《本草纲目》谓其能"破宿血，补新血"。治妇女月经不调，经期错乱，经量稀少，经行腹痛，经色紫暗或伴血块，产后恶露不下，少腹作痛，《妇人良方》单用研末，酒调服；或配伍生地黄、当归、香附等药，如宁坤至宝丹（《卫生鸿宝》）。

4. 疮痈肿痛 本品性寒入血分，既能凉血活血，又能散瘀消痈，可用于热毒瘀阻所致的疮痈肿痛，常配伍金银花、连翘、紫花地丁等药。

5. 心烦不眠 本品性寒入心经，有清心凉血、除烦安神之功。治热入营血，高热神昏、烦躁不寐，常配伍生地、玄参等药，如清营汤（《温病条辨》）。治心血不足之心悸失眠，常配伍酸枣仁、柏子仁、五味子等药，如天王补心丹（《校注妇人良方》）。

【用量与用法】煎服，10~15g。活血化瘀宜酒炙用。

【使用注意】不宜与藜芦同用。

【古籍论述】

1.《神农本草经》：味苦，微寒。主心腹邪气，肠鸣幽幽如走水，寒热积聚，破癥除瘕，止烦满，益气。

2.《名医别录》：无毒。主养血，去心腹痼疾、结气，腰脊强，脚痹，除风邪留热。久服利人。

3.《本草经集注》：苦，微寒，无毒。主治心腹邪气，肠鸣幽幽如走水，寒热，积聚，破癥，除瘕，止烦满，益气，养血，去心腹痼疾结气，腰脊强脚痹，除风邪留热。久服利人。

4.《雷公炮制药性解》：味苦，性微寒，无毒，入心经。养神定志，破结除癥，消痈散肿，排脓止痛，生肌长肉，治风邪留热，眼赤狂闷，骨节疼痛，四肢不遂，破宿血，补新血，安生胎，落死胎，理妇人经脉不调，血崩带下。按：丹参色赤属火，味苦而寒，故入手少阴经，以疗诸般血症。

5.《本草经解》：气微寒，味苦，无毒。主心腹邪气，肠鸣幽幽如走水，寒热积聚，破癥除瘕，止烦满益气。

【现代研究】

1. 化学成分 主要含醌类成分：丹参酮Ⅰ、Ⅱ、ⅡA、ⅡB、Ⅲ、Ⅴ、Ⅵ，异丹参酮Ⅰ、ⅡA、ⅡB，隐丹参酮，异隐丹参酮，甲基丹参酮，羟基丹参酮，丹参新酮左旋二氢丹参酮Ⅰ等；有机酸类成分：丹酚酸A、B，丹参素，原儿茶醛，原儿茶酸，迷迭香酸，琥珀酸，紫草酸单甲酯，紫草酸二甲酯，紫草酸A、B等；脂肪酸类成分：亚油酸，亚麻酸，油酸，棕榈酸。《中国药典》规定本品含丹参酮ⅡA（$C_{19}H_{18}O_3$）、隐丹参酮（$C_{19}H_{20}O_3$）和丹参酮Ⅰ（$C_{18}H_{12}O_3$）的总量不得少于0.25%，丹酚酸B（$C_{36}H_{30}O_{16}$）不得少于3.0%。

2. 心血管药理研究 丹参及其有效成分具有抗血栓、保护心肌、保护血管内皮细胞、改善心肌缺血再灌注损伤、降压、扩张血管和抑制心肌肥大的药理作用。

研究证明，丹参的酚酸类成分均具有一定的抗血栓活性，其中丹酚酸B（Sal B）和石精酸可以延长凝血酶原时间（PT）、活化部分凝血活酶时间（APTT）、降低纤维蛋白原（FIB）浓度，同时能够调节NF-κB/JNK/p38MAPK通路进而降低促炎因子TNF-α的含量阻止血栓形成。丹参注射液可下调心肌组织中凝血酶敏感蛋白-1（TSP-1）和转化生长因子β1（TGF-β1）来改善大鼠的心脏功能，保护心肌。研究证实，丹参酮ⅡA通过激活PI3K/Akt活化、增强下游Nrf2因子和血红素氧合酶1（Heme Oxygenase 1，HO-1）的表达及抑制促炎因子IL-8的产生来保护损伤的血管内皮细胞。开发出一种模拟再灌注损伤的人为诱导的来源心肌细胞多能干细胞模型（hiPSC-CMs），使用丹参治疗后定期评估其对心脏的保护作用，结果显示加了丹参后的细胞ROS含量急剧增高的状态被显著抑制；胞内Ca^{2+}水平降低，钙超负荷得到抑制；细胞凋亡率变少，表明丹参可能通过抗氧化、钙处理、降低心律失常事件等来改善心肌缺血再灌注损伤。丹参提取物可通过转录调节抑制血管紧张素转换酶（ACE）活性，效果与ACEI类降压药相似，且降压程度呈剂量依赖性。丹参酸A主导调控L型钙通道信号传导使血管舒张，即使在激动剂KCL、Bayk8644刺激L型钙通道的情况下仍能松弛血管，是重要的血管扩张物质。丹参的雌激素活性介导受体（ER）抑制IGF-Ⅱ类似物Leu27IGF-Ⅱ诱导的心脏肥大。

西红花

【**概述**】别名藏红花、番红花。本品为鸢尾科植物番红花 *Crocus sativus* L. 的干燥柱头。

【出处】《本草拾遗》。

【性味归经】甘，平。归心、肝经。

【功效】活血化瘀，凉血解毒，解郁安神。

【应用】用于经闭癥瘕，产后瘀阻，温毒发斑，忧郁痞闷，惊悸发狂。

【用量与用法】1~3g，煎服或沸水泡服。

【使用注意】孕妇慎用。

【古籍论述】

《本草纲目拾遗》：出西藏，形如菊。干之可治诸痞。试验之法：将一朵入滚水内，色如血，又入色亦然，可冲四次者真。纲目有番红花，又大蓟曰野红花，皆与此别。治各种痞结：每服一朵，冲汤下，忌食油荤盐，宜食淡粥。治吐血：王士瑶云，不论虚实何经所吐之血，只须用藏红花，将无灰酒一盏，花一朵，入酒内，隔汤炖出汁服之，入口血即止，屡试皆效。

【现代研究】

1. 化学成分　西红花苷、西红花苦甙和西红花醛。

2. 心血管药理研究　西红花有效成分具有降低心肌损伤面积、保护心肌、降血脂和抑制动脉粥样硬化的作用。

在做大鼠心肌损伤模型实验中发现，静脉注射西红花苷可以降低心肌损伤面积，并且可以减少血清中乳酸脱氢酶、肌酸激酶的含量。其作用机制表现为：西红花苷能以浓度依赖性方式抑制L型钙电流，并且在抑制钙电流的同时并未对L型钙通道的电流电压关系以及通道动力学造成任何影响；还可以抑制细胞收缩和细胞内钙离子浓度瞬间变化，阻滞心肌钙内流，从而降低心肌内钙的含量，抑制心肌收缩。此外，西红花苷还可以减少心肌耗氧量以及ATP的消耗，从而发挥心肌保护作用。研究表明，西红花苷可以降低血清中的低密度脂蛋白和甘油三酯的含量，这是因为西红花苷可以抑制胰脂肪酶的活性，经乳酸菌发酵后的西红花苷作用在高甘油三酯小鼠模型中，西红花苷的降血脂能力有所增加。研究表明，西红花苷在抑制细胞凋亡的同时对动脉粥样硬化也有抑制作用，甚至能够使之消退。

当　归

【概述】本品为伞形科植物当归 *Angelica sinensis*（Oliv.）Diels 的干燥根。秋末采挖。有浓郁的香气，柴性大、干枯无油或断面呈绿褐色者不可供药用。

【出处】《神农本草经》。

【性味归经】甘、辛，温。归肝、心、脾经。

【功效】补血活血，调经止痛，润肠通便。

【应用】

1. 血虚萎黄，眩晕心悸 本品甘温质润，长于补血，为补血之圣药。治血虚萎黄、心悸失眠，常与熟地黄、白芍、川芎配伍，如四物汤（《太平惠民和剂局方》）；若气血两虚者，常配伍黄芪、人参等以补气生血，如当归补血汤（《兰室秘藏》）、人参养荣汤（《温疫论》）。

2. 血虚、血瘀之月经不调，经闭痛经 本品味甘而辛，既善补血，又能活血，"诚为血中之气药，亦血中之圣药"。因长于活血行滞止痛，故为妇科补血活血、调经止痛之要药，又因其性温，故血虚、血瘀有寒者用之尤为适宜。用治妇女月经不调、经闭、痛经，证属血虚者，常与熟地黄、白芍、川芎等补血、活血药配伍，如四物汤（《太平惠民和剂局方》）；若兼血瘀者，可增加桃仁、红花等活血调经药，如桃红四物汤（《医宗金鉴》）；若月经不调、经闭、痛经，证属冲任虚寒、瘀血阻滞者，可配伍白芍、桂枝、吴茱萸等，如温经汤（《金匮要略》）；证属肝郁气滞者，可配伍柴胡、白芍、白术等，如逍遥散（《太平惠民和剂局方》）；证属肝郁化火、热迫血行者，可配伍牡丹皮、栀子、柴胡等，如丹栀逍遥散（《校注妇人良方》）；证属气血两虚者，可配伍人参、白术、熟地黄等，如八珍汤（《正体类要》）。

3. 虚寒腹痛，风湿痹痛，跌仆损伤，痈疽疮疡 本品辛行温通，为活血行瘀之良药。本品补血活血、散寒止痛，用治血虚血瘀寒凝之腹痛，可与桂枝、生姜、白芍等同用，如当归生姜羊肉汤（《金匮要略》）、当归建中汤（《千金方》）；用治风寒痹痛、肢体麻木，常与羌活、防风、秦艽等药同用，如蠲痹汤（《百一选方》）。本品活血止痛，用治跌打损伤、瘀血作痛，常与乳香、没药、桃仁等同用，如复元活血汤（《医学发明》）、活络效灵丹（《医学衷中参西录》）；用治疮疡初起、肿胀疼痛，可与银花、赤芍、天花粉等药同用，如仙方活命饮（《妇人良方》）；用治痈疽溃后不敛，可与黄芪、人参、肉桂等同用，如十全大补汤（《太平惠民和剂局方》）；用治脱疽溃烂，阴血伤败，亦可与金银花、玄参、甘草同用，如四妙勇安汤（《验方新编》）。

4. 血虚肠燥便秘 本品补血以润肠通便，用治血虚肠燥便秘。常以本品与肉苁蓉、牛膝、升麻等同用，如济川煎（《景岳全书》）；亦可与生何首乌、火麻仁、桃仁等润肠通便药同用。

【用量与用法】 煎服，6～12g。生当归质润，长于补血，调经，润肠通便，常用于血虚证、血虚便秘、痈疽疮疡等。酒当归功善活血调经，常用于血瘀经闭、痛经，风湿痹痛，跌仆损伤等。又传统认为，当归身偏于补血，当归头偏于止血，当归尾偏于活血，全当归偏于和血（补血活血）。

【使用注意】 湿盛中满，大便溏泄者忌服。

【古籍论述】

1.《神农本草经》：味甘，温。主咳逆上气，温疟，寒热，洗在皮肤中，妇人漏下绝子，诸恶疮疡、金疮。煮饮之。

2.《名医别录》：味辛，大温，无毒。主温中，止痛，除客血内塞，中风痉，汗不出，湿痹，中恶，客气虚冷，补五脏，生肌肉。

3.《本草经集注》：味甘、辛，温、大温，无毒。主治咳逆上气，温疟寒热，洗在皮肤中，妇人漏下绝子，诸恶疮疡、金疮。煮饮之。温中止痛，除客血内塞，中风痉，汗不出，湿痹，中恶，客气虚冷，补五脏，生肌肉。

4.《雷公炮制药性论》：味甘辛，性温无毒，入心、肝、肺三经。头，止血而上行。身，养血而中守。梢，破血而下流。全，活血而不走。气血昏乱，服之而定，各归所当归，故名。酒浸用。按：当归，血药也，心主血，肝藏血，脾裹血，故均入焉。用分为四，亦亲上亲下之道也。

5.《本草经解》：气温，味苦，无毒。主咳逆上气，温疟，寒热，洗在皮肤中，妇人漏下绝子。诸恶疮疡、金疮，煮汁饮之。

当归气温，禀天春升之木气，入足厥阴肝经；味苦无毒，得地南方之火味，入手少阴心经。气升味厚，阳也。其主咳逆上气者，心主血，肝藏血，血枯则肝木夹心火上刑肺金，而咳逆上气也；当归入肝养血，入心清火，所以主之也。

6.《得配本草》：性温，味甘辛，入手少阴、足厥阴、太阳经血分。血中气药，行血和血，养营调气，去风散寒，疗疟痢痘疹，痈疽疮疡，止头痛，心腹、腰脊、肢节、筋骨诸痛。皆活血之功。

【现代研究】

1.化学成分 挥发油：藁本内酯、正丁烯呋内酯、香荆芥酚、马鞭草烯酮、黄樟醚、对乙基苯甲醛等；有机酸类成分：阿魏酸、香草酸、烟酸、琥珀酸。还含多糖、维生素、氨基酸等。

2.心血管药理研究 当归有效成分具有促进造血、抗血栓、促进血管生成、抗血小板聚集、抗动脉粥样硬化的药理作用。

研究证明，当归多糖（ASP）是当归促进造血作用的主要成分，ASP通过刺激白细胞介素-6（IL-6）和粒细胞-巨噬细胞集落刺激因子的分泌促进失血小鼠的造血功能，并促进失血小鼠的血红蛋白水平恢复，且小鼠骨髓细胞的集落形成能力也显著增强。有研究表明，与生理盐水组比较，阿魏酸中剂量组（15mg/kg）和高剂量组（30mg/kg）大鼠的凝血酶原时间、活化部分凝血活酶时间和凝血酶时间均明显延长；此外，低、中、高剂量阿魏酸均可显著减轻大鼠动静脉旁路血栓干重和湿重，提高血栓抑制率，从而达到抗血栓的作用，表明阿魏酸具有显著抗血栓作用，其抗血栓的作用可能与改善凝血功能、血小板聚集黏附功能有关。当归提取物可通过促进血管内皮细胞生长因子、p38 和 c–Jun 氨基末端激酶 1/2 的表达，发挥促进血管生成的作用。当归的醇提物肠吸收液对血小板聚集的抑制率与空白对照组比较差异有统计学意义（$P < 0.01$），并呈剂量依赖性，与双嘧达莫组比较差异有统计学意义（$P < 0.01$）。当归中的有机酸成分阿魏酸具有抗动脉粥样硬化的作用。阿魏酸可通过上调磷酸腺苷依赖的蛋白激酶 α 亚基的磷酸化和下调固醇调节元件结合蛋白 1、乙酰辅酶 A 羧化酶 1 的表达，改善脂质代谢，调节肠道微生物群和粪便代谢物的组成，表明阿魏酸能通过腺苷酸激活蛋白激酶 α/ 固醇调节元件结合蛋白 1/ 乙酰辅酶 A 羧化酶 1 途径调节肠道微生物群和脂质代谢，从而显著改善动脉粥样硬化损伤。

延胡索

【概述】本品为罂粟科植物延胡索 *Corydalis yanhusuo* W. T. Wang 的干燥块茎。夏初茎叶枯萎时采挖，除去须根，洗净，置沸水中煮至恰无白心时，取出，晒干。

【出处】《雷公炮炙论》。

【性味归经】辛、苦，温。归肝、脾经。

【功效】活血，行气，止痛。

【应用】

胸痹心痛，气血瘀滞，胸胁、脘腹疼痛，经闭痛经，产后瘀阻，跌仆肿痛 本品辛散温通，既能活血，又能行气，且止痛作用显著，为活血行气止痛要药。李时珍谓其"能行血中气滞，气中血滞，故专治一身上下诸痛"，临床可广泛用于血瘀气滞所致身体各部位的疼痛。治心血瘀阻之胸痹心痛，常与丹参、桂枝、薤白、瓜蒌等药同用；治寒滞胃痛，常配伍配桂枝、高良姜等，如安中散（《太平惠民和剂局方》）；治肝郁气滞血瘀所致胸胁脘腹疼痛者，常配伍川楝子，如金铃子散（《素问病机气宜保命集》）；治经闭癥瘕、产后瘀阻，常配伍当归、蒲黄、赤芍等，如延胡索散（《济阴纲目》）；治寒疝腹痛、睾丸肿胀，常配伍橘核、川楝子、海藻等，如橘核丸（《济生方》）；治风湿痹痛，常配伍秦艽、桂枝等药；治跌打损伤、瘀血肿痛，可单用本品为末，以酒调服。

【用量与用法】煎服，3~10g；研末服，每次 1.5~3g。醋制可加强止痛之功。

【使用注意】孕妇慎用。

【古籍论述】

1.《证类本草》：主破血，产后诸病因血所为者，妇人月经不调，腹中结块，崩中淋露，产后血晕，暴血冲上，因损下血，或酒摩及煮服。

2.《雷公炮制药性解》：活精血，疗产后之疾，调月水，主胎前之症。一切因血作痛之症并治。酒炒行血，醋炒止血，生用破血，炒用调血。按：玄胡索可升可降，为阴中之阳，故能行上下四经，此理血之剂也。

3.《本草经解》：主破血，妇人月经不调，腹中结块，崩中淋露，产后诸血症，血晕，暴血冲上，因损下血。煮酒或酒磨服。

4.《本经逢原》：延胡索色黄入脾胃，能活血止痛，治小便溺血。得五灵脂同入肝经散血破滞。

5.《本草新编》：延胡索，味辛、苦，气温，无毒。入肺、脾二经，又入肝足厥阴。调月水气滞血凝，止产后血晕，跌仆损伤，下血崩淋，心腹卒痛，小肠胀疼，皆能主治。

6.《得配本草》：能行血中气滞、气中血滞，理一身内外上下诸痛。调月经，止痢疾，利小便，破癥癖跌仆凝瘀，善落胎，治产后诸血病。

【现代研究】

1. 化学成分　黄连碱、巴马汀、小檗碱去氢延胡索甲素、延胡索乙素、去氢延胡索甲素。

2. 心血管药理研究　延胡索具有抗心肌缺血、抗血小板聚集、抗血栓、抗心律失常、减轻心肌梗死、扩张冠脉血管的药理作用。

延胡索提取物能显著缩小大鼠心肌梗死面积，使钠泵（Na^+-K^+-ATPase）和钙泵（Ca^{2+}-ATPase）活性增强，进而促进钠、钙离子交换，减轻心肌细胞内钙超载现象，从而改善心肌缺血情况。延胡索具有抗血小板聚集作用，P2Y12受体可能是该作用的直接靶蛋白，同时延胡索中去氢紫堇碱具有抗血小板聚集作用，系通过增加血小板环磷酸腺苷（cAMP）和降低cGMP水平，并抑制ADP诱导的第四因子（PF4）的表达起到抗血小板聚集作用。延胡索提取物可明显降低血瘀模型大鼠的全血比黏度，改善大鼠高凝状态下的血液流变性，显著改善血瘀证的血液流变学；能明显抑制大鼠动-静脉旁路诱发血栓；对电刺激动脉形成血栓有一定程度的抑制作用。延胡索总碱对乌头碱诱发大鼠心律失常有明显治疗作用。延胡索乙素可降低家兔心率和升高心脏舒张期与收缩期时限的比值。延胡索对大鼠心肌梗死诱发的心力衰竭具有保护作用，其可显著减少大鼠心肌的梗死面积，改善心脏功能，并发现凋亡基因蛋白 Bcl-2 和 Bax 在大鼠体内有更大的表达，表明延胡索对心肌缺血-再灌注损伤的保护作用与调节 Bcl-2 家族抑制心肌细胞凋亡密切相关。延胡索提取物能显著扩张兔心和在体猫心的冠状血管，降低冠状动脉阻力，增加冠状动脉血流量，并可显著提高小鼠对常压或减压缺氧的耐受力。

3. 不良反应　延胡索过敏可出现身体不适、恶心、头晕，严重时出现胸闷气短、心悸、口唇及四肢末梢麻木、抽搐、全身皮肤潮红瘙痒症状。

血 竭

【概述】本品为棕榈科植物麒麟竭 *Daemonorops draco* Blume. 果实渗出的树脂经加工制成。

【出处】《雷公炮炙论》。

【性味归经】甘、咸，平。归心、肝经。

【功效】活血定痛，化瘀止血，生肌敛疮。

【应用】

跌打损伤，心腹瘀痛 本品味咸入血分，主归心、肝经，能活血散瘀，消肿止痛，为伤科及其他瘀滞痛证要药。治跌打损伤、筋骨疼痛，常配伍乳香、没药、儿茶等，如七厘散（《良方集腋》）；治产后瘀滞腹痛、痛经经闭及瘀血心腹刺痛，常配伍当归、莪术、三棱等。

【用量与用法】内服：研末，1～2g，或入丸剂。外用：研末撒或入膏药用。

【使用注意】孕妇慎用。月经期不宜服用。

【古籍论述】

1.《雷公炮制药性解》：味甘，微咸，性平，有小毒，入诸阴经。主五脏邪气，心腹卒痛，除带下，破积血，疗疥癣恶疮及金疮，生肌止痛，得密陀僧良。

2.《本草新编》：血竭，味辛、咸，气平，有小毒，入肾。治跌打伤损，消恶毒痈疽，专破积血，引脓，驱邪气止痛，外科多用之。然治诸痛，内治实神效。存之以备采用。血竭内科可用，而近人不敢用之。不知血竭得补气血之药，其功更神。惜人未谙，故再表之也。

3.《得配本草》：甘、咸，平。入诸阴经血分，止痛生肌，为和血之圣药。

4.《本草便读》：血竭亦树脂也，色纯赤，味甘咸，性平，无毒，入心肝血分。行瘀活血，是其所长，至若止痛生肌者，以血活则痛止，瘀去则新生也，故外科药每用之，但性急却能引脓。

5.《本草备要》：补，和血，敛疮甘咸。色赤入血分。补心包、肝血不足，专除血痛，散瘀生新，为和血之圣药。治内伤血聚，金疮折跌，疮口不合，止痛生肌。性急，不可多使，引脓。

【现代研究】

1. 化学成分 主要含血竭素、血竭红素、去甲基血竭素、去甲基血竭红素及黄烷醇、查耳酮、树脂酸等成分。《中国药典》规定本品含血竭素（$C_{17}H_{14}O_3$）不得少于 1.0%。

2. 心血管药理研究 血竭有效成分具有止血、抑制血小板聚集、降血糖和降血脂的药理作用。

研究显示，血竭能缩短小鼠凝血时间和家兔血浆复钙时间，对家兔凝血酶原时间无明显的影响，且在相同剂量下，剑龙血竭对缩短小鼠凝血时间及家兔血浆复钙时间的作用较明显，麒麟竭对缩短家兔优球蛋白溶解时间（ELT）作用较显著（$P < 0.05$）。体外、体内试验采用 Born 比浊法测定家兔血小板聚集功能，实验结果表明血竭在体内、体外均显示显著的抑制花生四烯酸（AA）、腺苷二磷酸（ADP）及血小板活化因子（PAF）诱导的血小板聚集。研究显示，血竭对家兔的体内和体外的 AA 诱导的血小板聚集有明显的抑制作用（$P < 0.01$）；对胶原蛋白 - 肾上腺素诱导的小鼠体内血栓形成有明显保护作用（$P < 0.05$）。血竭对正常大鼠空腹血糖无明显降低作用，但对葡萄糖及肾上腺素所致高血糖大鼠的血糖水平有降低作用，能改善大鼠对葡萄糖的耐受能力；能降低四氧嘧啶诱导的糖尿病大鼠的空腹血糖水平，增加正常大鼠及糖尿病大鼠的胰岛素分泌；有一定的降血脂作用。

3. 不良反应 皮肤奇痒、风团。

灯盏细辛

【概述】本品为菊科植物短葶飞蓬 *Erigeron breviscapus*（Vant.）Hand.–Mazz. 的干燥全草。夏、秋二季采挖，除去杂质，晒干。气微香。

【出处】《云南中草药》。

【性味归经】辛、微苦，温。归心、肝经。

【功效】散寒解表，活血舒筋，止痛，消积。

【应用】治感冒头痛鼻塞，风湿痹痛，瘫痪，急性胃炎，小儿疳积，跌打损伤。

【用量与用法】9~15g，煎服或研末蒸鸡蛋服。外用适量。

【古籍论述】

1.《广西药植名录》：治小儿头疮。

2.《云南中草药》：发表散寒，健脾消积，消炎止痛。

3.《云南中草药选》：散寒解表，止痛，舒筋活血。治牙痛，急性胃炎，高热，跌打损伤，风湿痛，胸痛，疟疾，小儿麻痹后遗症，脑炎后遗症之瘫痪，血吸虫病。

【现代研究】

1. 化学成分 全草含焦迈康酸、飞蓬甙（双称灯盏细辛甙）、芹菜素、高山黄芩素、大波斯菊甙、芹菜素 –7–O– 葡萄糖糖醛酸甙（灯盏花甲素）、车前黄酮甙、高山黄芩素 –7–O– 葡萄糖醛酸甙（灯盏花乙素）。

2. 心血管药理研究 灯盏细辛有效成分具有保护心脑血管、抗凝血、抗氧化、减少动脉粥样硬化和抗胆固醇血症的药理作用。

研究证明，心肌梗死模型犬在灯盏乙素治疗后，心电图 ST 段抬高、心肌梗死面积和心肌耗氧量明显减小，LDH 释放、细胞内游离 Ca^{2+} 水平、细胞凋亡及细胞坏死均明显降低。采用磁固相萃取技术，在灯盏细辛提取物和灯盏细辛注射液中快速分离鉴定出 11 种凝血酶抑制剂，表明灯盏细辛具有抗凝血作用。此外，灯盏细辛还具有清除自由基、抗氧化作用。灯盏乙素可显著降低饮食诱导的高胆固醇血症大鼠的血清总胆固醇，改善乙酰胆碱诱导的大鼠离体主动脉内皮依赖性血管舒张，减少动脉粥样硬化的特性，从而产生抗胆固醇血症的作用。

红 花

【概述】本品为菊科植物红花 *Carthamus tinctorius* L. 的干燥花。主产于河南、新疆、四川。夏季花由黄变红时采摘，阴干或晒干。气微香，味微苦。生用。

【出处】《新修本草》。

【性味归经】辛，温。归心、肝经。

【功效】活血通经，散瘀止痛。

【应用】

1. 瘀滞腹痛，胸痹心痛，胸胁刺痛，癥瘕痞块 本品能活血祛瘀，通经止痛，善治瘀阻心腹胁痛。治胸痹心痛，常配伍桂枝、瓜蒌、丹参等药；治瘀滞腹痛，常配伍桃仁、川芎、牛膝等，如血府逐瘀汤（《医林改错》）；治胁肋刺痛，常配伍桃仁、柴胡、大黄等，如复元活血汤（《医学发明》）。

2. 瘀血阻滞之经闭，痛经，恶露不行 本品入心、肝血分，秉辛散温通之性，活血祛瘀、通经止痛之力强，是妇科瘀血阻滞之经产病的常用药。治妇人腹中血气刺痛，可单用本品加酒煎服，如红蓝花酒（《金匮要略》）；治经闭痛经，常配伍桃仁、当归、川芎等，如桃红四物汤（《医宗金鉴》）；治产后瘀滞腹痛，常配伍丹参、蒲黄、牡丹皮等。

3. 跌仆损伤，疮疡肿痛 本品善于通利血脉，消肿止痛，为治跌打损伤、瘀滞肿痛之要药，常配伍血竭、麝香等，如七厘散（《良方集腋》）；或制为红花油、红花酊涂擦。治疗疮疡肿痛，可与当归、赤芍、重楼等药同用。

4. 热郁血瘀，斑疹色暗 本品能活血通脉以化瘀消斑，可用于瘀热郁滞之斑疹色暗，常配伍当归、葛根、牛蒡子等，如当归红花饮（《麻科活人书》）。

【用量与用法】煎服，3~10g。

【使用注意】孕妇慎用；有出血倾向者不宜多用。

【古籍论述】

1.《新修本草》：治口噤不语，血结，产后诸疾。

2.《珍珠囊补遗药性赋》：红花，味辛，性温无毒，阳也。其用有四：逐腹中恶血，而补虚之血，除产后败血，而止血晕之晕。

3.《本草征要》：味辛，性温，无毒，入心、肝二经。酒喷，微焙。通调血脉，去瘀生新。产后血晕急需，胎死腹中必用。时珍曰：活血润燥，行血之要药也。

4.《本草经解》：气温，味辛，无毒。主产后血晕口噤，腹内恶血不尽绞痛，胎死腹中，并酒煮服，亦主蛊毒。红花气温，禀天春和之木气，入足厥阴肝经；味辛无毒，得地西方之金味，入手太阴肺经。气味俱升，阳也。肝为藏血之脏，生生之经。产后血晕口噤者，产后则肝血不藏，肝枯则风炽，所以血晕而口噤也。治风先治血，血行风自灭，红花辛温润血，所以主之。腹内恶血不尽绞痛，胎死腹中，皆血寒不行，不能养肝之故。红花辛温，活血畅肝，所以主之也。并酒煎服者，借酒活血润血之力也，亦主蛊毒者，辛温则散而毒可解也。

5.《要药分剂》：味辛甘，性温，无毒。禀火土之气而生，可升可降，阴中阳也。得酒良。主产后血晕口噤，腹内恶血不尽绞痛，胎死腹中，并酒煮服。亦主蛊毒下血……《经疏》曰：红花本行血药，血晕解，留滞行，即止。过用，能使血行不止而毙，世人所不知者。

6.《本草备要》：润燥。辛苦甘温。入肝经而破瘀血，活血（瘀行则血活。有热结于中，暴吐紫黑血者，吐出为好。吐未尽，加桃仁、红花行之。大抵鲜血宜止，瘀血宜行）润燥，消肿止痛（凡血热血瘀，则作肿作痛）。治经闭便难，血运口噤，胎死腹中（非活血行血不能下），痘疮血热（本草不言治痘），喉痹不通。又能入心经，生新血（须兼补血药为佐使）。俗用染红，并作胭脂（胭脂活血解毒，痘疔挑破，以油胭脂敷之良）。少用养血，多则行血，过用能使血行不止而毙（血生于心包，藏于肝，属于冲、任。红花汁与相类，故治血病。有产妇血闷而死，名医陆氏以红花数十斤煮汤，寝妇于上而熏之，汤冷再加，半日而苏。《金匮》有红蓝花酒，云治妇人六十二种风）。

7.《本草便读》：色赤而温，心肝皆及。味甘且苦，辛散俱优。调血脉可去瘀生新，治折伤理胎前产后。（红花行散之品，专入心肝血分，破瘀活血，是其所长，至于消肿治风、理伤疗产等法，亦在人之善用耳。红花开于盛夏，其味虽有辛甘，然毕竟苦温色赤，为心之正药。少用和血，多用行血。）

8.《本草易读》：辛，甘，苦，温，无毒。足厥阴药也。除产后之恶露，通经脉之滞瘀。活血润燥悉灵，止痛散肿良效。生梁汉及西域，今处处有之。二、八、十二月皆可下种，雨后布子。初生嫩叶，苗亦可食。花，如大蓟花而红花，清晨采花，一切肿疾，绞汁服三次。

【现代研究】

1. 化学成分　主要含黄酮类成分：羟基红花黄色素 A、山奈素、红花苷等；酚类成分：绿原酸、咖啡酸等；脂肪酸类成分：棕榈酸、月桂酸等；挥发性成分：马鞭烯酮、桂皮酸甲酯等。

2. 心血管药理研究 红花黄色素能扩张冠状动脉、改善心肌缺血；能扩张血管、降低血压；能对抗心律失常；能抑制血小板聚集、增强纤维蛋白溶解、降低全血黏度。

药理研究表明，黄酮类成分在红花的多维药理作用中发挥着主要作用，包括抗血栓以缓解心脑血管及肺部在内的多种血栓性疾病，如急性心肌梗死、缺血性脑卒中、肺栓塞、抗炎、保护心肌细胞、保护中枢神经、抗癌、抗纤维化、抗氧化等。以红花黄色素 A（SYA）为主要成分的红花提取物在小鼠血瘀证模型中的抗血栓作用，结果表明红花提取物可以剂量依赖性方式显著降低全血黏度、延长 APTT、抑制血小板聚集，相关机制研究认为，这与红花黄色素拮抗血小板活化因子受体有关。血管内皮功能丧失是动脉粥样硬化、血栓形成的重要原因，目前已从多个角度证明红花黄酮类化合物是一个很有前途的血管保护剂，包括调节血管舒张、抗炎、抗凋亡等，其中越来越多研究表明减轻血管内皮细胞炎症因子的表达是其主要的干预机制。研究发现，羟基红花黄色素 A（HSYA）抑制了动脉血管内皮细胞中肿瘤坏死因子 α（TNF-α）诱导的炎症反应以保护内皮细胞，并且进一步分析认为，这可能是通过抑制了肿瘤坏死因子受体 1（TNFR1）介导的经典 NF-κB 途径，以减轻下游炎症因子的释放，如白细胞介素 -1β（IL-1β）、白介素 -6（IL-6）等。使用 LPS 诱导 Eahy926 内皮细胞进行研究，结果表明 HSYA 可通过抑制 p38MAPK/NF-κB 信号通路减少炎性细胞因子和黏附分子以保护血管内皮细胞。通过体内及体外实验研究发现，HSYA、红花黄色素（SY）可通过上调 Bcl-2/Bax，促进抗凋亡蛋白 HIF-1α 的积累，明显减轻大鼠体内结扎冠状动脉前降支及再灌注以及体外缺氧 / 复氧 H9c2 心肌细胞所诱导的心肌细胞凋亡。体外研究发现，HSYA 可维持线粒体膜电位，减少 ROS 生成，增加心肌细胞抗氧化应激能力，以减少细胞凋亡，并且这一作用可被 JAK2/STAT1 抑制剂进一步增强。从自噬角度评估 HSYA 对心肌细胞的影响，研究结果表明，HSYA 可抑制 mTOR 途径激活 AMPK 信号通路来改善自噬，并抑制 NLRP3 炎症小体，以减少心肌细胞凋亡。

红景天

【概述】本品为景天科植物大花红景天 *Rhodiola crenulata*（Hook.f.et Thoms.）H.Ohba 的干燥根和根茎。主产于云南、西藏、青海。秋季花茎凋枯后采挖，除去粗皮，洗净，晒干，切片。以切面粉红色、气芳香者为佳。生用。有玫瑰香气，鲜时更浓郁，味微涩。

【出处】《四部医典》。

【性味归经】甘、苦，平，归肺、脾、心经。饮片：甘、苦，平，归肺、心经。

【功效】清肺止咳，止血，止带。饮片：益气活血，通脉平喘。

【应用】

1. 气虚血瘀，胸痹心痛，中风偏瘫 本品能益气活血，通脉止痛，适用于气虚血瘀所致的胸痹心痛、心悸气短、神疲乏力、少气懒言，可与黄芪、三七等药配伍。治疗中风恢复期后遗症，半身不遂、偏身麻木、言语不清、口舌歪斜，若属于气虚血瘀者，多配伍黄芪、川芎、地龙等药；若属于肝肾不足者，可配伍杜仲、续断、肉桂等药。

2. 脾肺气虚，倦怠气喘 本品味甘，入肺、脾经，能益气健脾，平喘止咳。治疗脾气虚弱，倦怠乏力，可配伍白术、山药等药。治疗肺虚喘咳，可与人参、黄芪、五味子等药同用；若肺阴不足，咳嗽痰黏，或有咳血者，可配伍南沙参、麦冬、百合等药。

【用量与用法】煎服，3~6g。

【使用注意】孕妇、哺乳期及脾胃虚弱、食少便溏者慎用。

【现代研究】

1. 化学成分 主要含红景天苷、红景天苷元、黄酮类、有机酸类、多糖类、挥发油类、无机元素及脂肪类化合物等多种成分。①库页红景天根和茎含酪醇（tyrosol）和毛柳苷（salidroside），又称红景天苷（rhodioloside）。②圣地红景天根分离出13种成分，经鉴定，其中9种为咖啡酸（caffeic acid）、伞形花内酯（umbelliferone）、酪醇（tyrosol）、没食子酸（gallic acid）、没食子酸乙酯（gallic acidethyl ester）、山奈酚（kaemoferol）、β-谷甾醇（β-sitosterol）、胡萝卜苷（daucosterol）及红景天苷（rhodioloside）。

2. 心血管药理研究 红景天具有提高心肌细胞活力，对抗心肌缺氧损伤，保护心肌细胞，抑制血小板聚集、体外血栓形成及降低血液黏度等作用。

有研究采用心肌细胞活力试验对红景天有效部位中的部分化合物进行抗缺氧验证试验，结果显示，红景天提取物中的红景天苷、酪醇、没食子酸等物质均能不同程度地提高心肌细胞活力，对抗心肌缺氧损伤，保护心肌细胞。红景天能有效抑制二磷酸腺苷（ADP）诱导的血小板聚集和抗体外血栓形成。大鼠尾静脉连续3天注射红景天注射液，结果表明，由花生四烯酸、胶原、二磷酸腺苷诱导的血小板聚集率明显降低，表明红景天具有抑制血小板聚集的作用。

赤 芍

【概述】本品为毛茛科植物芍药 *Paeonia lactiflora* Pall. 或川赤芍 *Paeonia veitchii*

Lynch 的干燥根。主产于内蒙古、辽宁、河北、四川。春、秋二季采挖，除去根茎、须根及泥沙，晒干。气微香，味微苦、微涩。切厚片，生用。

【出处】《开宝本草》。

【性味归经】苦、微寒。归肝经。

【功效】清热凉血，散瘀止痛。

【应用】

1. 肝郁胁痛，经闭痛经，癥瘕腹痛，跌仆损伤　本品苦寒，入肝经血分，有活血化瘀止痛之功。治肝郁血滞之胁痛，可配伍柴胡、牡丹皮、郁金等药；治血滞经闭痛经，癥瘕腹痛，常配伍当归、川芎、延胡索等药，如少腹逐瘀汤（《医林改错》）；治跌打损伤，瘀肿疼痛，可与虎杖、苏木、刘寄奴等同用。

2. 热入营血，温毒发斑，血热吐衄　本品苦寒，入肝经血分，善清泻肝火，泄血分郁热。治温热病热入营血，迫血妄行之吐血衄血、斑疹紫暗者，常与水牛角、赤芍、牡丹皮等同用，如犀角地黄汤（《千金方》）；治温毒发斑，血热毒盛，斑疹紫黑者，常配伍紫草、蝉蜕、甘草等药，如紫草快斑汤（《张氏医通》）；若治血热吐衄，可配伍生地黄、大黄、白茅根等药。

3. 目赤肿痛，痈肿疮疡　本品苦寒，入肝经而清肝火，若配伍荆芥、薄荷、黄芩等药，可用治肝经风热目赤肿痛、羞明多眵；取本品清热凉血、散瘀消肿之功，治热毒壅盛，痈肿疮疡，可配金银花、天花粉、乳香等药，如仙方活命饮（《校注妇人良方》），或配连翘、栀子、玄参等药，如连翘败毒散（《伤寒全生集》）。

【用量与用法】煎服，6~12g。

【使用注意】血寒经闭者不宜使用。孕妇慎用。不宜与藜芦同用。

【古籍论述】

1.《开宝本草》：别本注云，利小便，下气。

2.《本草易读》：苦，寒，无毒。泻肝火，散瘀血，疗腹痛，除积结。去肠风痈肿，调血痹疝瘕。利水有力，腹中虚痛，佐炙草服。

3.《本经逢原》：酸苦微寒，无毒。酒洗用。《本经》除血痹，破坚积，寒热疝瘕，止痛，利小便。赤芍药性专下气，故止痛不减当归。苏恭以为赤者利小便、下气，白者止痛和血，端不出《本经》除血痹，破坚积，止痛，利小便之旨。其主寒热疝瘕者，善行血中之滞也，故有瘀血留著作痛者宜之，非若白者酸寒收敛也。其治血痹，利小便之功，赤、白皆得应用。要在配合之神，乃著奇绩耳。

4.《本草害利》：赤芍破血，凡一切血虚病及泄泻产后，恶露已行，少腹痛已止，痈疽已溃，并不宜服。恶芒硝、石斛、鳖甲，畏龟甲、小蓟，反藜芦。苦酸微寒，泻肝火，专行恶血，兼利小肠。治腹痛、胁痛、坚积、血痹、疝瘕、经闭、肠风痈肿、目赤。能于土中泻木，赤散邪，能行血中之滞，雷丸为使。分栽时，根气味全浓，八九月掘取，切片酒炒，单瓣红芍药入药。

5.《药性切用》：苦辛微寒。泻肝火，散恶血。酒炒活血，醋炒亦能止血，必须炒黑，乃治血瘀经络能归经之血。如血虚者切忌。按：白芍补而敛阴，赤芍散而泻血。白益肝能于土中泻木泻痢虚弱宜之；赤散邪能行血中之滞，故伤寒营实宜之。

6.《冯氏锦囊秘录》：赤芍药，利小便，消痈肿，下结气，疗肠风，破积坚。治血痹；治火盛眼痛，去血瘀血热，故泻肝行血除热，此其长也。倘病非实热有余者勿服。主治（痘疹合参）有泻无补，利九窍小便，攻血痹止痛。专解血热痘毒热毒，化斑消肿并用，泻血中之热，行血中之滞。

7.《得配本草》：畏恶反使，与白芍药同。酸、苦，微寒，入足厥阴经血分。行血中之滞，通经闭，治血痹，利小肠，除疝瘕，泻血热，退目赤，消痈肿，疗痘毒。得槟榔，治五淋。配香附，治血崩带下。血虚、疮溃无实热者，禁用。

8.《外科全生集》：消痈肿，破坚积恶血，下气，生肌止痛。

【现代研究】

1. 化学成分　主要含芍药苷、羟基芍药苷、苯甲酰芍药苷、苯甲酰羟基芍药苷等单萜苷类及没食子酸葡萄糖、丹皮酚等多元酚类化合物。

2. 心血管药理研究　丹皮酚等多元酚类具有抗血小板聚集、抗血栓形成、抗心肌缺血、改善微循环等作用。

有研究通过网络药理学研究"川芎－赤芍"药对治疗冠状动脉粥样硬化性心脏病心绞痛的作用机制，发现川芎－赤芍配伍治疗冠心病心绞痛的主要通路有流体剪切力与动脉粥样硬化通路、癌症中的蛋白聚糖类通路、血脂与动脉粥样硬化通路、心肌细胞中的肾上腺素能信号通路、糖尿病并发症中的晚期糖基化终末产物（AGE）－糖基化终末产物受体（RAGE）信号通路等，其中流体剪切力与动脉粥样硬化通路具有使血管平滑肌细胞缩短，从而减小血管的直径以调节血流量和压力的作用。另一项基于网络药理学探寻丹皮－赤芍－黄连治疗快速性心律失常的物质基础和作用机制的研究结 果 显 示，NOS3、KCNH2、SCN5A、ADRB2、IL6、ADRA1BGJA1、TGFB1 等 为丹皮赤－黄连治疗快速性心律失常的潜在靶点。快速性心律失常关系较密切的靶点有5 个，分别为 NOS3、KCNH2、SCN5A、ADRB2、IL6。NOS3 信号传导通过调节 L 型 Ca^{2+} 通道，降低钙电流（ICa）抑制 β 肾上腺素能受体反应，缩短心房肌细胞的动作电位时程（APD），从而起到抗心律失常作用。丹皮酚能改善大鼠心功能、抑制氧化应激，从而缓解心肌纤维化。在糖尿病动物模型中，抑制丝裂原活化细胞外信号调节酶（MEK）/细胞外信号调节蛋白激酶（ERK）通路能够改善糖尿病引起的大鼠认知功能障碍和海马突触可塑性缺陷，实现对疾病的缓解，MEK/ERK 抑制剂可作为潜在靶标用于治疗疾病。研究探讨丹皮酚对糖尿病心肌病大鼠的影响发现丹皮酚可通过抑制 MEK/ERK/STAT3 信号通路缓解糖尿病心肌病大鼠心脏功能障碍、氧化应激损伤和炎症，实现对糖尿病心肌病大鼠的改善作用。但研究还发现，添加 MEK/ERK 激活剂后并不能完全抵消丹皮酚的作用，提示丹皮酚可能还通过别的通路发挥作用。

苏　木

【概述】本品为豆科植物苏木 *Caesalpinia sappan* L. 的干燥心材。主产于广西、广东、台湾、云南、四川。多于秋季采伐，除去白色边材，干燥。锯成长约 3cm 的段，再劈成片或碾成粗粉。气微，味微涩。

【出处】《新修本草》。

【性味归经】甘、咸，平。归心、肝、脾经。

【功效】活血祛瘀，消肿止痛。

【应用】

1. 跌打损伤，骨折筋伤，瘀滞肿痛　本品咸入血分，能活血散瘀，消肿止痛，为伤科常用药。常配伍乳香、没药、自然铜等药，如八厘散（《医宗金鉴》）。

2. 血滞经闭痛经，产后瘀阻，胸腹刺痛，痈疽肿痛　本品活血祛瘀，通经止痛，为妇科瘀滞经产诸证及其他瘀滞病证的常用药。治血瘀经闭痛经，产后瘀滞腹痛，常配伍川芎、当归、红花等；治心腹瘀痛，常配伍丹参、川芎、延胡索等；治痈肿疮毒，常配伍银花、连翘、白芷等。

【用量与用法】煎服，3~9g。

【使用注意】孕妇慎用。

【古籍论述】

1.《新修本草》：主破血，产后血胀闷欲死者。

2.《本草便读》：味甘咸而平性，入心肝以达脾。活血行瘀，消风散肿。（苏木此物专走血分，活血行血而无别用，虽味甘咸平无毒之品，然血中无滞者，仍属不宜。能治风，亦血行风自灭耳。）

3.《雷公炮制药性解》：苏木，味甘咸，性平无毒，入肝经。主破产后恶血，疮疡死症，一切跌仆损伤，调月水，去瘀血，和新血，排脓止痛，消痈散肿及主霍乱呕逆，赤白痢下，酒蒸干用。按：苏木专主血分，宜入肝经。然破血之功多，而和血之功少，勿得多用，以伤阴分。

4.《本草撮要》：味甘咸，辛平，入手足太阴、少阴、厥阴经。功专行血去瘀，宣表里之风，得乳香酒服治产后败血上冲，得人参治败血乘虚入肺，夹虚气喘垂危。若刀斧断指，以末敷之，外以蚕茧缚好即接。虚甚无瘀滞者忌服。

5.《本草分经》：苏木，甘咸辛平，入三阴血分，行血去瘀，因宣表里之风。

6.《本草从新》：苏木，泻，行血祛风。甘咸辛平。入三阴血分，行血去瘀，宣表里之风。

7.《日华子本草》：治妇人血气心腹痛，月候不调及褥劳，排脓止痛，消痈肿仆损瘀血。

【现代研究】

1. 化学成分　主要含色原烷类化合物、黄酮类成分、二苯并环氧庚烷类成分。

2. 心血管药理研究　苏木有效成分具有舒张血管、减轻心肌氧化应激损伤的药理作用。

研究表明，苏木水提物以内皮依赖性方式诱导主动脉血管舒张，并直接作用于平滑肌细胞上；而巴西苏木素通过增加血管内皮细胞中的细胞内 Ca^{2+} 浓度，增加 NO 释放并作用于平滑肌细胞，激活鸟苷酸环化酶并增加 cGMP 含量诱导血管舒张。研究还发现，原苏木素 A 可以改善心脏功能，抑制心肌缺血再灌注损伤（MIRI）诱导的细胞凋亡，缓解缺血再灌注诱导的氧化应激损伤，通过蛋白激酶 C（PKC）或 PI3K 途径调节 Nrf2，协调氧化平衡，进而预防 MIRI。有实验通过巴西苏木素干预大鼠 H9c2 心肌细胞 MIRI 模型的实验研究发现，巴西苏木素有抗 MIRI 作用，其机制为巴西苏木素依赖 PKC 增强 Nrf2 的磷酸化及其下游靶蛋白（HO-1、NQO1、SOD 和 GSH-Px）的活性表达，抑制 ROS 和 MDA 蓄积。

牡丹皮

【概述】本品为毛茛科植物牡丹 *Paeonia suffruticosa* Andr. 的干燥根皮。秋季采挖根部，除去细根，剥取根皮，晒干。气芳香。

【出处】《神农本草经》。

【性味归经】苦、辛，微寒。归心、肝、肾经。

【功效】清热凉血，活血化瘀。

【应用】

1. 热入营血，温毒发斑，血热吐衄　本品苦寒，入心肝血分，善于清解营血分实热。治温病热入营血，迫血妄行所致发斑、吐血、衄血，常与水牛角、生地黄、赤芍等同用，如犀角地黄汤（《千金方》）；治温毒发斑，可配伍栀子、大黄、黄芩等药；若用治血热吐衄，又常与大黄、大蓟、茜草根等药同用，如十灰散（《十药神书》）。

2. 温邪伤阴，阴虚发热，夜热早凉，无汗骨蒸　本品性味苦辛寒，入血分而善于清透阴分伏热，为治无汗骨蒸之要药。用治温病后期，邪伏阴分，夜热早凉，热退无汗者，常配鳖甲、知母、生地黄等药，如青蒿鳖甲汤（《温病条辨》）；若阴虚内热，无汗骨蒸者，常与生地黄、麦冬等药同用。

3.血滞经闭痛经，跌仆伤痛 本品辛行苦泄，有活血祛瘀之功。治血滞经闭、痛经，可配桃仁、川芎、桂枝等药，如桂枝茯苓丸（《金匮要略》）；治跌仆伤痛，可与红花、乳香、没药等同用。

4.痈肿疮毒 本品苦寒，清热凉血之中，善于散瘀消痈。治热毒痈肿疮毒，可配大黄、白芷、甘草等药用；若配大黄、桃仁、芒硝等药，可治瘀热互结之肠痈初起，如大黄牡丹汤（《金匮要略》）。

【用量与用法】煎服，6~12g。清热凉血宜生用，活血化瘀宜酒炙用，止血宜炒炭用。

【使用注意】血虚有寒、月经过多者不宜使用。孕妇慎用。

【古籍论述】

1.《神农本草经》：味辛，寒。主寒热，中风瘈疭，痉，惊痫邪气，除癥坚，瘀血留舍肠胃。安五脏，疗痈创。

2.《名医别录》：味苦，微寒，无毒。主除时气，头痛，客热，五劳，劳气，头腰痛，风噤，癫疾。

3.《本草经集注》：味辛、苦，寒、微寒，无毒。主治寒热，中风，瘈疭，痉，惊痫邪气，除癥坚，瘀血留舍肠胃，安五脏，治痈疮。除时气，头痛，客热，五劳，劳气，头腰痛，风噤，癫疾。

4.《雷公炮制药性解》：味辛苦，性微温，无毒，入肝经。治一切冷热气血凝滞，吐衄血瘀积血，跌仆伤血，产后恶血。通月经，除风痹，催产难。按：丹皮主用，无非辛温之功，禹锡等言其治冷，当矣。《本草》曰性寒，不亦误耶！夫肝为血舍，丹皮乃血剂，固宜入之。本功专行血，不能补血，而东垣以此治无汗骨蒸，六味丸及补心丹皆用之，盖以血患火烁则枯，患气郁则新者不生。此剂苦能泻阴火，辛能疏结气，故为血分要药。

5.《本草经解》：气寒，味辛，无毒。主寒热中风，瘈疭惊痫，邪气，除癥坚瘀血，留舍肠胃，安五脏，疗痈疮。丹皮气寒，禀天冬寒之水气，入手太阳寒水小肠经；味辛无毒，得地西方之金味，入手太阴肺经。气味降多于升，阴也。

6.《本草逢原》：牡丹皮入手足少阴、厥阴，治血中伏火，故相火胜肾，无汗骨蒸为专药。

7.《本草新编》：凉骨蒸之热，止吐血、衄血、呕血、咯血，兼消瘀血，除癥坚，定神志，更善调经，止惊搐，疗痈肿，排脓住痛。亦臣、佐、使之药，而不可为君也。

【现代研究】

1.化学成分 主要含牡丹酚（丹皮酚）、牡丹酚苷、牡丹酚原苷、牡丹酚新苷、芍药苷、氧化芍药苷、苯甲酰芍药苷、苯甲酰氧化芍药苷等。还含有没食子酸、挥发油等。

2. 心血管药理研究 牡丹皮具有抑制血小板聚集、抗血栓、抗动脉粥样硬化、抗心律失常、降压等药理作用。

研究表明，口服牡丹皮提取物对 ADP、胶原和肾上腺素诱导的血小板凝集有显著抑制作用，血小板凝集时产生的血栓素 B2（TXB2）也明显减少。有研究将丹皮酚与阿司匹林对改变大鼠血液流变性的作用进行了比较，结果表明：丹皮酚能降低全血表观黏度、红细胞压积、红细胞聚集性和血小板黏附性，使红细胞的变形能力显著增强，而阿司匹林改变血液流变性的能力则较为局限，除能降低血小板黏附率外，其他方面未能表现出对血液流变性的改变有积极的影响，由此说明丹皮酚在血栓形成的各个环节都有干预作用。丹皮酚具有抑制主动脉平滑肌细胞增殖及抗自由基作用，并通过抑制血小板聚集和释放而显著减轻食饵性 AS 模型主动脉内膜病变肉眼定级及病理分级，抑制粥样硬化斑块形成。使用单个细胞膜片钳技术对牡丹皮的抗心律失常作用进行研究，结果显示丹皮酚 400μg/mL 可使动作电位时程（APD）明显缩短，APD_{50} 和 APD_{90} 分别由给药前的（325±27）mg 和（416±33）mg 缩短至（168±20）mg 和（265±23）mg，分别缩短了 52.2% 和 35.6%，而静息电位和动作电位幅值无明显改变，丹皮酚浓度依赖性地阻滞胰岛细胞抗体（Ica），使其最大峰值降低，抑制率分别为 36.6% 和 72.7%，使 Ica 的 T.R 曲线上移，但不使 T.V 曲线发生偏移。将丹皮酚溶于丙二醇中，给麻醉犬静脉注射 40mg/kg 体重，可出现短暂降压作用；给高血压犬口服，降压幅度超过 20mm 汞柱，持续 9~14h，降压期间心率减慢，心电图正常；对肾型高血压大鼠以丹皮酚花生油溶液 0.7g/kg 体重灌胃 20 天，血压下降 15~20mmHg。

没 药

【概述】本品为橄榄科植物地丁树 *Commiphora myrrha* Engl. 或哈地丁树 *Commiphora molmol* Engl. 的干燥树脂。分为天然没药和胶质没药。主产于索马里、埃塞俄比亚。

【出处】《开宝本草》。

【性味归经】辛、苦，平。归心、肝、脾经。

【功效】散血去瘀，消肿定痛。

【应用】常与乳香相须为用，治疗跌打损伤、瘀滞疼痛、痈疽肿痛、疮疡溃后久不收口以及多种瘀滞痛证。二者的区别在于，乳香偏于行气、伸筋，治疗痹证多用；没药偏于散血化瘀，治疗血瘀气滞较重之胃痛多用。

【用量与用法】3~5g，炮制去油，多入丸散用。外用适量。

【使用注意】孕妇及胃弱者慎用。

【古籍论述】

1.《本草图经》：没药一物，研细，温酒调一钱便止。又治历节诸风骨节疼痛，昼夜不可忍者。没药半两研，虎胫骨三两涂酥炙黄色，先捣罗为散，与没药同研令细，温酒调二钱，日三服。大佳。

2.《证类本草》：味苦，平，无毒。主破血止痛，疗金疮、杖疮，诸恶疮痔漏，卒下血，目中翳晕痛肤赤。

3.《雷公炮制药性解》：味苦、辛，性平，无毒，入十二经。主破癥结宿血，止痛，疗金疮、杖疮、痔疮，诸恶肿毒，跌打损伤，目中翳晕，历节诸风，骨节疼痛，制同乳香。按：没药与乳香同功，大抵血滞则气壅瘀，气壅瘀则经络满急，故痛且肿，得没药以宣通气血，宜其治也。

4.《本草便读》：活血与乳香相仿，性利能宣，行瘀则没药为长，味平而苦。

5.《本草从新》：苦，平，入十二经。散结气，通滞血，消肿定痛，生肌。治金疮杖疮，恶疮痔漏，翳晕目赤，产后血气痛。破癥堕胎。

【现代研究】

1. 化学成分 倍半萜成分：呋喃桉烷-1,3-二烯、莪术烯、β-石竹烯、β-榄香烯、γ-榄香烯；甾酮类成分：甾酮-E、Z-没药甾酮；挥发油：丁香油酚、间苯甲酚、枯醛、藻烯。

2. 心血管药理研究 没药有效成分具有降血脂、抑制血小板聚集、抗凝、抗炎、镇痛、降血糖的药理作用。

研究发现，没药甾酮有着显著的降血脂效果，这或许是由于其异质体能够抑制 PPARγ2C/EBpα 和 C/EBpβ 的表达，进而阻碍前脂类细胞向脂类细胞的分离，进而达到降血脂效果。没药油树脂部分能降低血胆固醇量，防止动脉内膜粥样斑块的形成，而且实验表明没药的水煎剂（1：2）中油树脂部分也有降血脂的作用。采体外二磷酸腺苷（ADP）诱导的血小板聚集实验观察没药提取物的抗血小板聚集活性及量效关系，采用凝血酶时间（TT）法观察没药提取物对凝血酶的影响及量效关系，得出没药的水提物、挥发油对家兔血小板聚集及凝血酶时间的影响均能产生显著效应。没药提取物对 LPS 诱导激活的 IL-6、TNF、IL-8、MCP-1、PGE2 等炎性介质的释放有显著的抑制作用，其作用机制可能与抑制 NF-κB 和 MAPK 信号通路的活性及增强 Nrf2/HO-1 信号通路的活性有关。没药活性成分 2-甲氧基-5-乙酰基-呋喃吉玛烷-1（10）-烯-6-酮（FSA）可通过抑制小鼠大脑皮层中炎症因子及致痛物质的产生，从而发挥抗炎镇痛作用。没药萃取物能够直接影响 β 细胞系和原代胰岛（小鼠和人）在低浓度和高浓度下的胰岛素分泌水平，这说明它能够调控 β-细胞的胰岛素产生，而不受葡萄糖水平的直接影响。这种刺激作用很可能是透过修改或活化参与促进内分泌偶联的信号通路，而并非透过提高胰岛素的合成来达到的。

3.不良反应 皮肤过敏、胃肠道反应，如恶心呕吐、食欲不振等。

阿 魏

【概述】本品为伞形科植物新疆阿魏 *Ferula sinkiangensis* K. M. Shen 或阜康阿魏 *Ferula fukanensis* K. M. Shen 的树脂。春末夏初盛花期至初果期，分次由茎上部往下斜割，收集渗出的乳状树脂，阴干。具强烈而持久的蒜样特异臭气。

【出处】《新修本草》。

【性味归经】苦、辛，温。归脾、胃经。

【功效】消积，散痞，杀虫。

【应用】用于肉食积滞，瘀血癥痕，腹中痞块，虫积腹痛。

【用量与用法】1~1.5g，多入丸散和外用膏药。

【使用注意】孕妇禁用。

【古籍论述】

1.《新修本草》：味辛，平，无毒。主杀诸小虫，去臭气，破癥积，下恶气，除邪鬼蛊毒。生西蕃及昆仑。苗、叶、根、茎酷似白芷。捣根汁，日煎作饼者为上，截根穿曝干者为次。体性极臭，而能止臭，亦为奇物也。

2.《玉楸药解》：味辛，气臭，入足太阴脾、足厥阴肝经。辟温御瘴，破积消癥。阿魏辛烈臭恶，化肉积血癥，固瘕癥疝，杀小虫，消疟母，辟温疫瘴疠之灾，解蘑菰牛马之毒。阿魏生西番昆仑地，是木汁坚凝成冰，松脂渍胶，臭恶异常。炒研入碗，磁面崩损，成片而下，其克伐剥蚀之力，无坚不破，化癖磨癥，此为第一。

3.《本草新编》：阿魏，味辛，气平，无毒，热，入脾、胃、大肠。杀虫下恶气，破癥积，辟瘟禁疟，却鬼祛邪，蛊毒能消，传尸可减，乃消毒攻邪之物，宜于外治，而不宜于内治者也。阿魏以臭者为佳，无臭气者皆假。

4.《雷公炮制药性解》：味辛，性微热，无毒，入胃经。主破癥积，下恶气，治霍乱，止腹疼，辟瘟禁疟，辟鬼祛邪，能消蛊毒，可灭传尸。按：阿魏辛热之性，与胃腑相宜，故独入之。产波斯国，阿虞木内之脂也。《唐本》注云：体性极臭，而能止臭，亦奇物也。今市家多煎蒜白假充，不可不辨。真者，置热铜器中一日夜，其沾阿魏处白如银。

【现代研究】

1.化学成分 阿魏含挥发油、树脂及树胶等。

2.心血管药理研究 阿魏具有调节血脂的功效，对心跳、血压也有影响。研究指出阿魏乙酸乙酯、正丁醇、甲醇部位均能降低细胞内总胆固醇和 TG，其中以乙酸乙酯部位相对效果最好。阿魏各极性部位对脂肪酶抑制率与空白对照组比较，除石油醚高剂量组外，差异均有统计学意义（$P < 0.05$），但总体来说无明显影响，各极性部位效果最好的是高浓度乙酸乙酯部位，但远低于阳性对照药奥司利他，表明阿魏各极性部位对脂肪酶活性影响较小，不是其调节血脂的作用靶点；与空白对照组比较，乙酸乙酯组、正丁醇组、甲醇组均能明显降低胆固醇，差异有统计学意义（$P < 0.05$）。新疆阿魏的水煎剂或水－醇提取液，对离体蛙心能降低其心跳振幅、增加心率；静脉注射于犬，可使血压有短暂的降低。

乳 香

【概述】本品为橄榄科植物乳香树 *Boswellia carterii* Birdw. 及同属植物 *Boswellia bhaw-dajiana* Birdw. 树皮渗出的树脂。分为索马里乳香和埃塞俄比亚乳香，每种乳香又分为乳香珠和原乳香。具有特异香气。

【出处】《名医别录》。

【性味归经】辛、苦，温。归心、肝、脾经。

【功效】活血行气止痛，消肿生肌。

【应用】

胸痹心痛 本品气味浓烈，辛散走窜，既能活血，又能行气，可用于治瘀血阻滞心腹疼痛、癥瘕积聚，常与没药、丹参、当归等配伍，如活络效灵丹。

【用量与用法】煎汤或入丸、散，3～5g；外用适量，研末调敷。

【使用注意】孕妇及胃弱者慎用。

【古籍论述】

1.《名医别录》：疗风水毒肿，去恶气。疗风瘾疹痒毒。

2.《本草拾遗》：疗耳聋，中风口噤，妇人血气，能发酒，理风冷，止大肠泄澼，疗诸疮令内消。

3.《雷公炮制药性解》：主祛邪下气，补肾益精，治霍乱，催产难，定心腹急疼，疗瘾疹风痒，诸般恶疮，风水肿毒，中风聋噤。亦入敷膏，止痛生肌。箸上微炒出油，灯草同研用。按：乳香辛香发散，于十二经络无所不入。

4.《玉楸药解》：乳香活血行瘀，治心腹疼痛，消痈疽结肿，散风癞瘙痒，平跌打溃烂，止口眼㖞斜，舒筋脉挛缩。炒干，研用。

【现代研究】

1. 化学成分 11－羰基－β－乙酰乳香酸（AKBA）、β－乳香酸、3－乙酰－β－乳香酸、11－羰基－β－乳香酸（KBA）。

2. 心血管药理研究 乳香具有抗血小板聚集、血管保护、抑制血管重构、抗炎抗氧化和保护心肌等药理作用。

通过研究 11-羰基-β-乙酰乳香酸（AKBA）的抗血小板聚集机制，发现 11-羰基-β-乙酰乳香酸（AKBA）可通过降低凝血因子 Ⅳ（Ca^{2+}）浓度从而抑制胶原蛋白诱导的血小板聚集。乳香中的 11-羰基-β-乙酰乳香酸（AKBA）可保护血管内皮功能，并减少血管胶原沉积，显著抑制血管重构，减弱氧化应激和促纤维化，还能下调相关 AS 激活因子的表达。对自发性高血压大鼠 ig 8 周相应药物，发现 11-羰基-β-乙酰乳香酸（AKBA）可减少炎症和氧化应激水平，并显著抑制血管重构，降低血管厚度，减少血管胶原沉积。使用 11-羰基-β-乙酰乳香酸（AKBA）干预脂多糖诱导的大鼠心肌 H9c2 细胞，发现 11-羰基-β-乙酰乳香酸（AKBA）可显著改善 H9c2 细胞的活力，进而起到对心肌细胞的保护作用，其保护机制与 AKBA 抑制炎症因子的表达有关。

3. 不良反应 乳香的不良反应主要集中为过敏反应、胃肠道反应等。其内服后的过敏反应，以全身症状为主，如周身发热、全身发痒，以躯干四肢为主的丘疹、红肿、斑块；而其外用后的过敏反应，以局部症状为主，如出现接触部位或用药部位的发热、红肿发痒、丘疹、斑块等。

郁 金

【概述】本品为姜科植物温郁金 *Curcuma wenyujin* Y. H. Chen et C. Ling、姜黄 *Curcuma Longa* L.、广西莪术 *Curcuma kwangsiensis* S. G. Lee et C. F. Liang 或蓬莪术 *Curcuma phaeocaulis* Val. 的干燥块根。前两者分别习称"温郁金"和"黄丝郁金"，其余按性状不同习称"桂郁金"或"绿丝郁金"。气微香。

【出处】《药性论》。

【性味归经】辛、苦，寒。归肝、胆、心、肺经。

【功效】活血止痛，行气解郁，清心凉血，利胆退黄。

【应用】

1. 气滞血瘀，胸胁刺痛，胸痹心痛 本品辛散苦泄，能活血祛瘀以止痛，治气血郁滞之胸痹疼痛、胁肋胀痛，常配伍木香，如颠倒木金散（《医宗金鉴》）。

2. 月经不调，经闭痛经，乳房胀痛 本品能疏肝行气以解郁，善治气滞血瘀之证。治肝郁化热，经前腹痛，常配伍柴胡、香附、当归等，如宣郁通经汤（《傅青主女科》）；治癥瘕痞块，常配伍干漆、硝石等。

3. 热病神昏，癫痫发狂 本品辛散苦泄性寒，归心、肝经，能清心解郁开窍。治湿温病浊邪蒙蔽清窍，胸脘痞闷、神志不清，常配伍石菖蒲、竹沥、栀子等，如菖蒲郁金汤（《温病全书》）；治痰浊蒙蔽心窍之癫痫发狂，常配伍白矾，如白金丸（《医方考》)。

4. 血热吐衄，妇女倒经 本品性寒苦泄，辛散解郁，能清降火热，解郁顺气，凉血止血，善治肝郁化热、迫血妄行之吐血衄血、妇女倒经，常配伍生地黄、丹皮、栀子等，如生地黄汤（《医学心悟》）；亦可用于热结下焦，伤及血络之尿血、血淋，常配伍槐花，如郁金散（《杂病源犀烛》）。

5. 肝胆湿热，黄疸尿赤，胆胀胁痛 本品苦寒清泄，入肝胆经，能疏肝利胆，清利湿热，可用于治疗肝胆病。治湿热黄疸，常配伍茵陈、栀子等药；治肝胆结石，胆胀胁痛，常配伍金钱草、大黄、虎杖等药。

【**用量与用法**】煎服，3～10g。

【**使用注意**】不宜与丁香、母丁香同用。阴虚失血及无气滞血瘀者忌服，孕妇慎服。

【**古籍论述**】

1.《证类本草》：味辛、苦，寒，无毒。主血积下气，生肌止血，破恶血，血淋尿血，金疮。

2.《雷公炮制药性解》：味辛苦，性温，无毒，入心、肺二经。主下气，破血，开郁，疗尿血、淋血、金疮。楚产蝉肚者佳。按：郁金，《本草》言其性寒，自《药性论》始言其治冷气。今观其主疗，都是辛散之用，性寒而能之乎？夫肺主气，心主血，郁金能行气血，故两入之。丹溪云：属火而有土与水，古人用以治郁遏不散者，故名。

3.《本草经解》：气寒，味辛苦，无毒。主血积，下气，生肌止血，破恶血，血淋尿血，金疮。郁金气寒，禀天冬令之水气，入足少阴肾经、手太阳寒水小肠经；味辛苦无毒，得地金火之二味，入手太阴肺经、手少阴心经。气味降多于升，阴也。

4.《本草新编》：郁金，味苦，气寒，纯阴。无毒。入心、肺、肝三经。血家要药。又能开郁通滞气，故治郁需之，然而，终不可轻用也。因其气味寒凉，有损胃中生气，郁未必开，而胃气先弱，殊失养生之道矣。

5.《本草述钩元》：味辛而苦，气寒性轻扬，气味俱浓。入手少阴、足厥阴，兼通足阳明经。主凉心经，治血气心腹痛及阳毒入胃，下血频痛。疗失心癫狂，血积蛊毒，尿血血淋，女子产后败血冲心。方书治发热郁，狂痫头痛，眩晕咳嗽，齿衄咳血，滞下淋，并目鼻舌喉等证。

【**现代研究**】

1. 化学成分 郁金二醇、异原郁金醇、双脱甲氧基姜黄素、姜黄酮、莪术醇、倍半萜烯醇、芳香姜黄酮、郁金多糖、β - 榄香烯。

2. 心血管药理研究 郁金具有降血脂、促凝血、抗心肌缺血和抑制血小板聚集的药理作用。

通过高脂饲料喂养及脂肪乳剂灌胃，建立高脂血症大鼠模型，连续灌胃给与毛郁金乙醇提取物，结果发现，毛郁金乙醇提取物可降低大鼠血清总胆固醇、甘油三酯和低密度脂蛋白的含量，提高血清高密度脂蛋白含量，具有明显的降血脂作用。郁金水提取物有促凝血作用，该作用与其溶解纤维蛋白原有关，为郁金的促凝血及创口愈合提供了科学依据。β-榄香烯通过抑制血小板聚集和释放血栓素 A2（TXA2），减少血小板生成，延长凝血时间，而发挥抗血栓作用，以及通过扩张血管促进微循环和通过增加 Na-K-ATPase 活性而发挥抗心肌缺血作用。郁金提取物可提高红细胞的变形能力，减弱红细胞的聚集，抑制血小板的聚集，降低全血黏度，达到活血化瘀的功效。

泽 兰

【概述】本品为唇形科植物毛叶地瓜儿苗 Lycopus lucidus Turcz.var.hirtus Regel 的干燥地上部分。夏、秋二季茎叶茂盛时采割，晒干。分布于我国大部分地区。

【出处】《神农本草经》。

【性味归经】苦、辛，微温。归肝、脾经。

【功效】活血调经，祛瘀消痈，利水消肿。

【应用】

1.胸胁疼痛　本品用于治胸胁损伤疼痛，常配伍丹参、郁金、延胡索等。

2.血瘀月经不调，经闭痛经，产后瘀滞腹痛　本品辛散苦泄，温通行滞，功善活血调经，为妇科经产瘀血疾病常用药。治血瘀兼血虚月经不调、血瘀经闭痛经、产后瘀滞腹痛者，常配伍当归、赤芍、白芍等。

3.跌打伤痛，疮痈肿毒　本品能活血祛瘀以消肿止痛、消痈散结，可用于跌打伤痛、疮疡肿毒。治跌打损伤，瘀肿疼痛，捣碎单用，或配伍红花、桃仁等；治疮痈肿毒，单用捣碎外敷，或配伍金银花、黄连、赤芍等。

4.水肿，腹水　本品既能活血祛瘀，又能利水消肿，对瘀血阻滞、水瘀互结之水肿尤为适宜。与防己等份为末，醋汤调服，治疗产后水肿；与白术、茯苓、防己等配伍，治大腹水肿。

【用量与用法】煎服，6~12g。

【使用注意】无瘀滞者慎用。

【古籍论述】

1.《神农本草经》：主乳妇内衄，中风余疾，大腹水肿，身面四肢浮肿，骨节中水，金创，痈肿，疮脓。

2.《名医别录》：主治产后金疮内塞。

3.《本草经集注》：主治乳妇内衄，中风余疾，大腹水肿，身面四肢浮肿，骨节中水，金疮，痈肿，疮脓。产后金疮内塞。

4.《证类本草》：主乳妇内衄，中风余疾，大腹水肿，身面四肢浮肿，骨节中水，金疮，痈肿疮脓，产后金疮内塞。

5.《雷公炮制药性解》：通肝脾之血，产前后百病皆治，通九窍，利关脉。又主头风目痛，鼻红吐血。治痈排脓。按：泽兰能通利小肠，则肝脾无壅瘀之患，故能通关窍以理血脉也。行血而无推荡之患，养血而无腻滞之虞，所以为产科圣药。凡痈疮皆因血热，故亦治之。

6.《本草备要》：通行血，消水。苦泄热，甘和血，辛散郁，香舒脾。通九窍，利关节，养血气，长肌肉，破宿血，调月经，消癥瘕，散水肿。

7.《本草择要纲目》：兰草走气道，故能利水道，除痰癖，杀蛊辟恶，而为消渴良药。泽兰走血分，故能治水肿，涂痈毒，破瘀血，消癥瘕。

【现代研究】

1.化学成分　主要含挥发油、葡萄糖苷、鞣质、树脂、黄酮苷、酚类、氨基酸、有机酸、皂苷、泽兰糖、水苏糖、半乳糖、果糖等。

2.心血管药理研究　泽兰具有降低血脂、扩张血管、改善血液流变、抑制血小板聚集、抗凝和抗血栓形成的药理作用。

用普通法和酶法分别观察了泽兰对正常家兔和实验性高血脂大鼠血清总胆固醇（TC）和血清甘油三酯（TG）水平的影响，结果表明：每日灌服泽兰 1g/kg，连续 4 天，能明显降低家兔 TC 和 TG 水平，连续喂养 40 天后，实验性高血脂大鼠的 TG 水平也明显降低。泽兰中的酚酸类成分则具有扩张血管及治疗心血管疾病活性。泽兰能改善实验动物异常的血液流变。以兔头低位悬吊制成血瘀模型，发现泽兰口服 6 天，能明显降低血液黏度、纤维蛋白原含量和红细胞聚集指数的异常升高。研究证实，泽兰高、低剂量组给药对血瘀证大鼠诱导的血小板聚集皆有显著的抑制作用，且呈剂量依赖关系，而且能有效地减轻大鼠体外血栓湿、干质量及抑制大鼠体内血栓形成，其中高剂量组的抗血栓作用尤为显著。研究证实，泽兰不仅可以抑制血小板聚集，还通过抑制凝血系统功能、减少血纤维蛋白原含量来抑制血栓形成。

降　香

【概述】本品为豆科植物降香檀 *Dalbergia odorifera* T. Chen 树干和根的干燥心材。全年均可采收，除去边材，阴干。气微香。

【出处】《证类本草》。

【性味归经】辛，温。归肝、脾经。

【功效】化瘀止血，理气止痛。

【应用】

1. 胸痹刺痛 本品辛散温通行滞，能化瘀理气止痛，治瘀血停滞胸膈作痛者，单用本品为末煎服，或配伍五灵脂、川芎、郁金等。

2. 肝郁胁痛，跌仆伤痛 本品可用治血瘀气滞之胸胁脘腹疼痛及跌打伤痛。治跌打损伤，瘀肿疼痛，常配伍乳香、没药等。

3. 吐血，衄血，外伤出血 本品辛散温通，能化瘀止血，适用于瘀滞出血证，尤其适用于跌打损伤所致的内外出血之证，为外科常用之品。治刀伤出血，单用本品研末外敷；治金刃或跌仆伤损，血流不止，《百一选方》以本品与五倍子共研末，捣敷患处；治内伤吐血、衄血，属血瘀或气火上逆所致者，常配伍丹皮、郁金等。

4. 秽浊内阻，呕吐腹痛 本品辛温芳香，性主沉降，能降气辟秽、和中止呕，用于秽浊内阻、脾胃不和之呕吐腹痛，常配伍藿香、木香等药。

【用量与用法】9~15g，入煎剂宜后下。外用适量，研细末敷患处。

【使用注意】

1.《本经逢原》：血热妄行色紫浓厚，脉实便秘者禁用。

2.《本草从新》：痈疽溃后，诸疮脓多及阴虚火盛，俱不宜用。

【古籍论述】

1.《名医别录》：周宗被海寇刀伤，筋如断，骨如折，用花蕊石散不效。军士李高以降真香，瓷瓦刮下，研末掩之，血止痛定。明日结痂如铁，遂愈，且无瘢痕。云即降之最佳者，曾救万人。《卫生宝鉴》亦取此方，云甚效也。

疗折伤金疮，止血定痛，消肿生肌。

2.《本草经解》：烧之辟天行时气，宅舍怪异。小儿带之，辟邪恶气。降香气温，禀天春和之木气，入足厥阴肝经；味辛无毒，得地西方之金味，入手太阴肺经。气味俱升，阳也。烧之能降天真气，所以辟天行时气，宅舍怪异也。小儿带之能辟恶气者，气温味辛，辛温为阳，阳能辟恶也，色红味甜者佳。

3.《玉楸药解》：味苦，微温，入足太阴脾、手少阴心经。疗梃刃伤损，治痈疽肿痛。降香芳烈辛温，烧之辟疫疠之邪。痈疽之病，与夫跌打多疮、皮破血漏、筋断骨伤皆疗。

4.《本草便读》：形色较前香为异。入肝破血，堪除瘀滞之稽留，辟恶搜邪，可解时行之疫疠。

5.《本草撮要》：味辛温，入手太阴经。功专疗折伤金疮，止血定痛。得牛膝、生地，治吐瘀血。为末敷金疮结痂无瘢。怒气伤肝，用代郁金神效。一名紫藤香。

【现代研究】

1. 化学成分 橙花叔醇、黄檀素、柚皮素、山姜素、北美圣草素、异半皮桉苷、

木犀草素 –6–C– 葡萄糖苷。

2. 心血管药理研究 降香对心血管疾病具有一定的治疗作用，具有改善心肌重构，促进血管新生，改善心肌功能，抗血栓、血小板凝集的功能。

研究证明，降香能够通过减少梗死心肌组织的血管紧张素原 mRNA 含量和非梗死区心肌组织的 I 型和Ⅲ型胶原比例，降低心肌的僵硬度，而对心肌重构有所改善。降香水提物在鸡胚绒毛尿囊膜实验（CAM）和牛动脉内皮细胞（BAECs）增殖实验中均表现出较强的促进血管新生的作用。降香不仅可以促进 CAM 内血管的生长，而且能促进体外内皮细胞的增殖。降香挥发油对脑垂体后叶素所导致的大鼠心肌缺血有改善作用，并且人口服剂量的半数致死量的 1684 倍等同于小鼠静脉注射降香挥发油的半数致死量，证明降香挥发油的毒性极低。通过实验证明，降香挥发油灌胃给药可抑制大鼠实验性血栓形成，提高兔血小板 cAMP 的水平，并且在体外对兔血浆纤溶酶活性有促进作用，说明降香挥发油具有抗血栓形成作用。

茺蔚子

【概述】本品为唇形科植物益母草 *Leonurus japonicus* Houtt. 的干燥成熟果实。秋季果实成熟时采割地上部分，晒干，打下果实，除去杂质。无臭。

【出处】《神农本草经》。

【性味归经】辛、苦，微寒。归心包、肝经。

【功效】活血调经，清肝明目。

【应用】适用于月经不调，闭经痛经，目赤翳障，头晕胀痛。

【用量与用法】煎服，5~10g。

【使用注意】瞳孔散大者慎用。

【古籍论述】

1.《神农本草经》：味辛，微温。主明目益精，除水气。久服轻身。

2.《本草经集注》：味辛、甘，微温、微寒，无毒。主明目，益精，除水气。治血逆大热，头痛，心烦。久服轻身。

3.《新修本草》：捣茺蔚茎，敷疔肿，服汁使疔肿毒内消。又下子死腹中，主产后血胀闷，诸杂毒肿、丹游等肿。取汁如豆滴耳中，主耳。中虺蛇毒敷之良。

4.《本草衍义》：叶至初春亦可煮作菜食，凌冬不凋悴。唐武后九烧与灰入紧面药。九烧之义，已具冬灰条中。

5.《雷公炮制药性解》：益精明目，除水气，疗血逆大热，头痛心烦，下腹中死胎，理产后血胀。

6.《本草经解》：气微温，味辛甘，无毒。主明目益精，除水气，久服轻身。益母气微温,禀天初春之木气,入足厥阴肝经;味辛甘无毒,得地金土之味,入手太阴肺经、足太阴脾经。气味俱升,阳也。

7.《本草崇原》:《本经》辛甘微温,概苗实而言也。茎方子黑,喜生湿地,禀水土之气化,明目益精,得水气也。除水气,土气盛也。久服则精气充尉,故轻身。

【现代研究】

1. 化学成分 β-谷甾醇、汉黄芩素、槲皮素、胡萝卜苷、magastigmane、核黄素、益母草宁。

2. 心血管药理研究 茺蔚子具有降压、降低总胆固醇含量、降低粥样硬化发生率的药理作用。

研究证明,茺蔚子的提取物对正常大鼠均有降压作用,以水提物的降压作用最为明显,由于水提物的化学成分主要为生物碱类,因此生物碱类化合物可能是茺蔚子降压作用的主要化学成分。研究发现,茺蔚子中的益母草碱具有箭毒样作用,可使肌肉不再收缩而松弛,同时通过扩张人体小动脉达到降压作用。茺蔚子提取物给药组相对于对照组总胆固醇(TC)、丙二醛(MDA)、低密度脂蛋白(LDL)降低,高密度脂蛋白(HDL)、超氧化物歧化酶(SOD)相对升高,总胆固醇(TC)变化不大,说明茺蔚子提取物能够有效清除运动产生的总胆固醇含量能够有效降低人体总胆固醇含量,提高高密度脂蛋白含量,降低低密度脂蛋白含量。茺蔚子黄酮具有降低低密度脂蛋白(LDL)、总胆固醇(TC)而升高高密度脂蛋白(HDL)的作用,对低密度脂蛋白(LDL)受体进行正向调节,使低密度脂蛋白(LDL)受体活性增加,从而促进胆固醇的清除;茺蔚子黄酮还具有减少低密度脂蛋白(LDL)颗粒体积和防止低密度脂蛋白(LDL)过度氧化的作用,可减少低密度脂蛋白(LDL)颗粒在冠状动脉壁上的沉积,从而降低粥样硬化的发生率。

姜　黄

【概述】本品为姜科植物姜黄 *Curcuma Longa* L. 的干燥根茎。冬季茎叶枯萎时采挖,洗净,煮或蒸至透心,晒干,除去须根。气香特异。

【出处】《新修本草》。

【性味归经】辛、苦,温。归脾、肝经。

【功效】破血行气,通经止痛。

【应用】

1. 气滞血瘀,胸胁刺痛,胸痹心痛 本品辛行苦泄,温散通滞,既入血分,又入气分,长于止痛,善治气滞血瘀诸痛证。治心血瘀滞之心胸刺痛,常配伍当归、木香、乌药等,如姜黄散(《圣济总录》);治肝胃寒凝气滞之胸胁疼痛,常配伍枳壳、桂心、炙甘草，如推气散（《重订严氏济生方》）。

2. 痛经经闭，癥瘕，跌仆肿痛 本品治气滞血瘀之痛经经闭，产后腹痛，常配伍当归、川芎、红花等药，如姜黄散《妇人良方》；治跌打损伤，瘀肿疼痛，常配伍苏木、乳香、没药等药，如姜黄汤（《伤科方书》）。

3. 风湿肩臂疼痛 本品辛散苦燥，温通经脉，能祛除关节经络之风寒湿邪，通行气血而通络止痛，尤长于行肢臂而除痹痛，常配伍羌活、防风、当归等，如蠲痹汤（《杨氏家藏方》）。

【用量与用法】煎服 3~9g。外用适量。

【使用注意】血虚而无气滞血瘀者忌服，孕妇慎用。

【古籍论述】

1.《证类本草》：姜黄味辛，温，无毒，色黄。主破血下气，温，不寒。郁金味苦，寒，色赤，主马热病。三物不同，所用各别。

2.《雷公炮制药性解》：味辛苦，性温，无毒，经络主治与郁金同功，更烈。

3.《本草经解》：气大寒，味辛苦，无毒。主心腹结积，疰忤下气，破血，除风热，消痈肿。功力烈于郁金。姜黄气大寒，禀天冬寒之水气，入足少阴肾经、足太阳寒水膀胱经；味辛苦无毒，得地金火之二味，入手太阴肺经、手少阴心经。气味俱降，阴也。

4.《本草备要》：色黄，入脾兼入肝经。理血中之气，下气破血，除风消肿，功力烈于郁金。治气胀血积，产后败血攻心，通月经，疗仆损。片子者能入手臂，治风寒湿痹。

5.《本经逢原》：姜黄、郁金、莪术三物形状功用皆相近，但郁金入心，专治心胞之血。姜黄入脾兼治血中之气。莪术入肝兼治气中之血，为不同耳。古方三痹汤用片子姜黄治风寒湿气，手臂痛。戴元礼曰：片子姜黄能入手臂治痛，其兼理血中之气可知，能治癥瘕痈疽，通经消肿毒，功力烈于郁金，但血虚臂痛者服之，病必增剧。

【现代研究】

1. 化学成分 姜黄素、去甲氧基姜黄素、双去甲姜黄素、四氢姜黄素、环姜黄素、香草酸、香兰素、芳姜黄酮、α-姜黄酮、β-姜黄酮。

2. 心血管药理研究 姜黄具有降血脂、抗氧化、保护心脏和抗炎的药理作用。

姜黄挥发油可通过调节 PPARα、肝 X 受体 α（LXRα）以及参与脂质代谢和运输的相关基因，表现出抗高脂血症作用，并降低脂质诱导的氧化应激、血小板活化和血管功能障碍；还可以减弱动脉损伤引起的加速的动脉粥样硬化、炎症和巨噬细胞泡沫细胞形成。姜黄素可以通过上调氧化应激防御酶 HO-1 降低活性氧（ROS）水平，并保护人视网膜色素上皮细胞 ARPE-19 免受氧化应激；可通过激活 SIRT1 信号通路（包括上调 Bcl-2 和下调 Bax），减少缺血再灌注引起的线粒体氧化损伤；还能保持线粒体氧化还原电位，显著提高线粒体 SOD 活性，减少线粒体过氧化氢和丙二醛的形成，导致细胞对氧化损伤的抵抗力增强。姜黄提取物可通过抗氧化作用发挥心脏保护作用。姜黄素能够降低环磷酰胺中毒大鼠心肌组织中 LDH 及血清 CK-MB、天门冬氨酸氨基转移酶、丙氨酸氨基转移酶和碱性磷酸酶的水平；此外，环磷酰胺可以导致大鼠心电图参数改变，如心率减慢、RR 间期缩短及 QT 间期、PR 间期和 QRS 间期延长，而姜黄素可通过减轻心肌炎症反应和肌原纤维损伤来改善这些心电图参数，从而保护心脏免受损伤。姜黄素可能会通过显著降低白细胞介素 -6、高敏 C 反应蛋白和丙二醛水平而发挥抗炎和抗氧化特性。

莪 术

【概述】本品为姜科植物蓬莪术 *Curcuma phaeocaulis* Val.、广西莪术 *Curcuma Kwangsiensis* S.G.Lee et C.F.Liang 或温郁金 *Curcuma wenyujin* Y.H.Chen et C. Ling 的干燥根茎。后者习称"温莪术"。冬季茎叶枯萎后采挖，洗净，蒸或煮至透心，晒干或低温干燥后除去须根及杂质。气香或微香。

【出处】《药性论》。

【性味归经】辛、苦，温。归肝、脾经。

【功效】行气破血，消积止痛。

【应用】

1. 癥瘕痞块，瘀血经闭，胸痹心痛　本品辛散苦泄温通，既入血分，又入气分，能破血行气，散瘀消癥，消积止痛，适用于气滞血瘀、食积日久而成的癥瘕积聚，以及气滞、血瘀、食停、寒凝所致的诸般痛证，常与三棱相须为用。治经闭腹痛，腹中痞块，常配伍三棱、当归、香附等；治胁下痞块，常配伍丹参、三棱、鳖甲等；治血瘀经闭、痛经，常配伍当归、红花、牡丹皮等；治胸痹心痛，常配伍丹参、川芎等；治体虚而久瘀不消，常配伍黄芪、党参等以消补兼施。

2. 食积气滞，脘腹胀痛　本品辛散苦泄，能行气止痛，消食化积，可用于食积气滞，脘腹胀痛，常配伍枳实、青皮、槟榔等；治脾虚食积，脘腹胀痛，常配伍党参、白术、茯苓等。

此外，本品既破血祛瘀，又消肿止痛，也可用于跌打损伤，瘀肿疼痛，常与其他活血疗伤药同用

【用量与用法】煎服，6~9g。醋制后可加强祛瘀止痛作用。

【使用注意】孕妇及月经过多者禁用。

【古籍论述】

1.《雷公炮制药性解》：味苦辛，性温，无毒，入肺、脾二经。开胃消食，破积聚，行瘀血，疗心疼，除腹痛，利月经，主奔豚，定霍乱，下小儿食积。按：蓬莪术与三棱相似，故经络亦同，但气中血药为小异耳。即大小七香丸、集香丸，都用以理气，岂用以补气乎？欲其先入血则醋炒，欲其先入气则火炮，三棱亦然。

2.《玉楸药解》：味苦、辛，微温，入足厥阴肝经。破滞攻坚，行瘀化结。

莶，俗作术，消癖块，破血癥，化府脏痼冷，散跌仆停瘀，通经开闭，止痛散结。

3.《得配本草》：得醋、酒良。辛、苦，温，入足厥阴经气分。破气中之血。凡气血凝结作痛者，俱效。配木香，疗冷气攻心。使阿魏，治小儿盘肠。积邪破也。此物极坚硬难捣，须面裹煨透，乘热捣之。以醋炒，或以酒炒，能引入血分。或磨用，宜合参、术，不损元气。病患积块，攻之始破其结，补之益助其邪。然攻之不得其方，致令元气日亏，积聚愈逞，医者每致束手。当此唯有外用散气消积膏药，内用补气滋阴等剂，庶几攻补并得其效。莪术非可轻进也。

4.《本草新编》：蓬莪术，味苦、辛，气温，无毒。入肝、脾二经，血分中药也。专破气中之血，痃癖可去，止心疼，通月经，消瘀血，治霍乱，泻积聚，理中气。乃攻坚之药，可为佐使，而不可久用。专入于气分之中以破血，虽破血，然不伤气也。蓬莪术与京三棱，同是攻坚之药，余舍三棱而取蓬莪者，以蓬莪破血，三棱破气也。夫血乃有形之物，破血而气犹不伤；气乃无形之物，破气而血必难复。气不伤，易于生血；气不复，艰于生气耳。或问蓬莪术入于气分之中以破血，吾疑血破而气亦破矣。夫入气以破血，又贤于入血以破气乎。蓬莪术入气以破血，三棱入血以破气。虽气血俱不可伤，而血郁于气之中，不得不消血也。然而，消药必伤气血，与其消气，不若消血，况原病于血之瘀也。蓬莪术专消气中之血，但破血而不破气。血有可破而破之，气无壅滞，无可破也，又宁破气哉。

5.《本草便读》：辛苦入肝脾，破气行瘀磨积聚。温香疏脏腑，除痰散滞逐寒凝。（莪术肝经气分药也，能破气中之血。辛苦而温，性刚猛，善克削，攻一切癖积聚，血凝气滞等证。每每与三棱并用。或嫌其峻厉，当以醋炒用之。）

6.《证类本草》：味苦、辛，温，无毒。主心腹痛，中恶疰忤鬼气，霍乱冷气，吐酸水，解毒，饮酒研服之。又疗妇人血气，丈夫奔豚。生西戎及广南诸州。子似干椹，叶似荷，术在根下并生。一好一恶，恶者有毒。西戎人取之，先放羊食，羊不食者弃之。

7.《本草蒙筌》：味苦、辛，气温，无毒。多产广南诸州，或生江浙田野。子如干椹，叶似荷。茎钱大略高，根类姜成块。茂生根底相对，似卵大小不常。九月采收，依前炮制。色黑属在血分，气中之血。专驱破癖，止心疼，通月经，消瘀血。治霍乱积聚，理恶疮邪伤。入气药仍发诸香，在女科真为要剂。丸求速效，摩酒单尝。

8.《本草图经》：生西戎及广南诸州，今江浙或有之。三月生苗，在田野中。其茎如钱大，高二尺；叶青白色，长一、二尺，大五寸以来，颇类荷；五月有花作穗，黄色，头微紫；根如生姜，而术在根下，似鸡、鸭卵，大小不常。九月采，削去粗皮，蒸熟，曝干用。此物极坚硬难捣治，用时，热灰火中煨令透熟，乘热入白中捣之，即碎如粉。古方不见用者。今医家治积聚诸气为最要之药，与京三棱同用之，良。妇人药中亦多使。

【现代研究】

1. 化学成分 主要含挥发油：吉马酮、莪术二酮、莪术醇、莪术螺内酯、温郁金醇、姜烯、龙脑、莪术呋喃酮、松油烯、丁香酚等；酚性成分：姜黄素等。

2. 心血管药理研究 莪术有抗栓、改善动脉粥样硬化的作用，对脑梗死也有一定治疗作用。

广西莪术50%乙醇洗脱部位（6.0、3.0、1.5g/kg）能明显减少角叉菜胶所致小鼠尾部血栓黑尾动物数，减小黑尾长度；广西莪术50%乙醇大孔树脂洗脱部位（3.0、1.5、0.75g/kg）明显延长电刺激致大鼠实验性颈总动脉血栓形成时间，明显减轻大鼠动-静脉旁路血栓湿质量；明显减轻 $FeCl_3$ 诱导体内血栓模型大鼠血栓湿质量，增加大鼠一氧化氮（NO）、6-酮-前列腺素 $F_1\alpha$（6-keto-$PGF_1\alpha$）含量，降低内皮素-1（ET-1）、血栓素B2（TXB2）含量，提高 NO/ET-1、6-keto-$PGF_1\alpha$/TXB2 的值；能明显抑制血小板聚集。广西莪术50%乙醇洗脱部位能发挥抗血栓作用，其机制与升高 NO、6-keto-$PGF_1\alpha$ 水平和 NO/ET-1、6-keto-$PGF_1\alpha$/TXB2 比值，降低 ET-1、TXB2 水平，抑制血小板聚集有关。莪术中 β-榄香烯的抗血栓作用是通过减少血小板生成，释放血栓素A2和抑制血小板凝聚来达到的。莪术油可降低动脉粥样硬化模型大鼠血清总胆固醇（TC）、甘油三酯（TG）、低密度脂蛋白胆固醇（LDL-C）水平，提高高密度脂蛋白胆固醇（HDL-C）水平，改善动脉粥样硬化模型大鼠血脂水平，降低炎性因子白细胞介素-2（IL-2）、高敏C反应蛋白（hs-CRP）、肿瘤坏死因子-α（TNF-α）等血清炎症因子水平，发挥抗动脉粥样硬化作用。研究发现使用莪术（16、8g/kg）能明显降低大脑中动脉梗阻大鼠的脑梗死体积百分比和脑含水量；MDA、NO 的含量为（5.08±0.15），（5.53±0.17），（6.03±0.37）nmol/mgprot 和（2.64±0.19），（2.64±0.19），（3.31±0.15）μmol/gprot，与模型组相比较，莪术（16、8g/kg）组能明显降 MDA、NO 的含量；SOD 的活性为（124.14±7.51），（107.07±8.58），（105.42±9.39）U/mgprot，与模型组比较，莪术能明显升高 SOD 的活性。结论：莪术对大鼠缺血性脑中风有一定的治疗作用，其机制可能与降低脑水肿、抗自由基及保护缺血区脑组织有关。莪术水提液可抑制血小板聚集，促进微动脉血流恢复，促进局部微循环恢复；莪术水提醇沉液对体内血栓形成有抑制作用。

3. 不良反应 在治疗过程中引起的不良反应累及呼吸系统（呼吸困难和紫绀等）、全身性损害（过敏反应）、皮肤及其附件损害（皮肤潮红、皮疹、瘙痒等）、中枢及外周神经系统损害（昏迷、抽搐等）、心血管系统损害（心悸、胸闷等）及消化系统损害（恶心、呕吐、腹痛等）等。

凌霄花

【概述】本品为紫葳科植物凌霄 *Campsis grandiflora*（Thunb.）K.Schum. 或美洲凌霄 *Campsis radicans*（L.）Seem. 的干燥花。全国大部分地区均产。夏、秋二季花盛开时采摘，干燥。气清香，味微苦、酸。生用。

【出处】《神农本草经》。

【性味归经】甘、酸，寒。归肝、心包经。

【功效】活血通经，凉血祛风。

【应用】

1. 血滞经闭，月经不调，癥瘕，产后乳肿，跌打损伤 本品辛散行血，活血力强，能破瘀血、通经脉、散癥瘕、消肿痛。治血瘀经闭，常配伍当归、红花、赤芍等；治瘀血癥瘕积聚，常配伍鳖甲、丹皮等，如鳖甲煎丸（《金匮要略》）；治跌打损伤，可单用捣敷，亦可配乳香、没药等药用。

2. 风疹发红，皮肤瘙痒，痤疮 本品性寒，既能清热凉血，又能祛风止痒，宜用于血分有热之证。治周身瘙痒，《医学正传》单以本品为末，酒调服，亦可与生地、丹皮、刺蒺藜等同用；治风疹、湿癣，可与防风、苦参、白鲜皮等配伍。

【用量与用法】煎服，5～9g。外用适量。

【使用注意】孕妇慎用。

【古籍论述】

1.《神农本草经》：味酸，微寒。主妇人产乳余疾，崩中，癥瘕血闭，寒热羸瘦，养胎。

2.《汤液本草》：气微寒，味酸。无毒。

3.《本草纲目》：俗谓赤艳曰紫葳葳，此花赤艳，故名。附木而上，高数丈，故曰凌霄……凌霄野生，蔓才数尺，得木而上，即高数丈，年久者藤大如杯。春初生枝，一枝数叶，尖长有齿，深青色。自夏至秋开花，一枝十余朵，大如牵牛花，而头开五瓣，赭黄色，有细点，秋深更赤。八月结荚如豆荚，长三寸许，其子轻薄如榆仁、马兜铃仁。其根长亦如兜铃根状，秋后采之，阴干……凌霄花及根，甘酸而寒，茎叶带苦，手足厥阴经药也。行血分，能去血中伏火。故主产乳崩漏诸疾及血热生风之证也。

4.《本草备要》：泻血热。甘酸而寒，入厥阴（心包、肝）血分。能去血中伏火，破血去瘀。主产乳余疾，崩带癥瘕，肠结（不大便）血闭，淋风痒，血热生风之证。女科多用，孕妇忌之（《本经》云：养胎。《经疏》云：破血之药，非所宜也。肺痈有用之为君药者。凌霄花为末，和密陀僧唾调敷酒渣，甚验）。藤生，花开五瓣，黄赤有点。不可近鼻，伤脑。

5.《本草撮要》：味酸，入手足厥阴经。功专行血清火。得地龙、僵蚕、全蝎，治大风疠疾。肺痈有用为君药者。以是花为末，和蜜陀僧唾调敷酒鼻，甚验。孕妇忌之。一名紫葳。鼻闻伤脑。

6.《得配本草》：甘、酸，微寒，入手足厥阴经血分。能去血中伏火，治产乳余疾，崩中癥瘕，血闭寒热及血热生风之症。浸好酒，治粪后血。调鲤鱼胆，搽阴户疮。童便拌蒸用。不可近鼻，闻之伤脑。血虚者禁用。以其破血也。

7.《本草易读》：味咸，甘，寒，无毒，入厥阴肝。破血祛瘀，通秘落胎，甚止崩带，最攻癥瘕。生西海川谷及山阳，今处处有之。蔓生数尺，得木而上，即高数丈，年久者藤大如杯。一枝数叶，叶尖有齿。自夏至秋开花，一枝十余朵，大如牵牛，而头开五瓣，赭黄色，有细点。八月结荚如豆荚。粪后下血，浸酒服。

8.《本草述钩元》：味咸苦，气微寒，手足厥阴经药也。畏卤碱。主热毒风风痫。治女子产乳余疾，血不定，淋沥及崩中，并癥瘕血闭，寒热羸瘦。又主膈血游风。凌霄花补阴甚捷，盖有能独行，治血崩之要药也。

9.《神农本草经赞》：味酸，微寒。主妇人产乳余疾，崩中癥瘕，血闭寒热，羸瘦，养胎。生川谷。

【现代研究】

1. 化学成分　主要含芹菜素等黄酮类，紫葳苷、凌霄苷等环烯醚萜苷类成分。还含苯丙醇苷类、生物碱、有机酸及挥发油等。

2. 心血管药理研究　凌霄花粗提物、甲醇提取物能降低血液黏度、抑制血小板聚集、改善血液循环。凌霄花水煎液能舒张冠状动脉、抑制血栓形成。

有研究观察凌霄花粗提物对大鼠微循环功能的影响发现该药能加快老龄大鼠血流速度、增加毛细血管网交叉点、扩张小血管管径，抑制红细胞聚集，表现为较好的量效关系；同时能降低血液黏度，表现为一定的剂量依赖性，其中小剂量的凌霄花粗提物能显著抑制血小板聚集，一定程度上改善红细胞功能。凌霄花总黄酮（CFTF）是从凌霄花中提取分离的黄酮类化合物。观察 CFTF 对脑缺血再灌注损伤大鼠神经元特异性烯醇化酶（NSE）及白细胞介素 -10（IL-10），转化生长因子 -β1（TGF-β1）的影响，结果显示 CFTF 对脑缺血再灌注损伤有一定的保护作用，其作用机制可能与升高抗炎细胞因子水平，抑制脑缺血炎症反应，减轻神经元损伤有关。NF-κB 通常情况下以 p65-p50 二聚体的形式与抑制蛋白 IκB 结合，存在于细胞质中。当细胞受到缺血缺氧、氧化应激等刺激时，NF-κBp65 被解离并激活，从胞浆向胞核内移位。作为 NF-κB 下游靶基因，iNOS 与 COX-2 在脑缺血状态下迅速被诱导表达，它们互相协调，直接损伤细胞的 DNA 和蛋白质。COX-2 为诱生型环氧化酶，是炎性反应的标志物，也是脑缺血导致神经元死亡的关键酶。研究凌霄花总黄酮对脑缺血再灌注损伤大鼠脑组织中 NF-κB/iNOS-COX-2 信号通路的影响，发现模型组大鼠神经元胞浆和胞核都有明显的 NF-κBp65 阳性表达，说明 NF-κBp65 被激活移位至细胞核内，NF-κBp65 移位至核的阳性细胞数越多说明炎性反应越强烈，凌霄花总黄酮能明显减少 NF-κBp65 阳性表达的细胞数和核移位细胞数，阻断 NF-κB 的活化，从而一定程度的抑制 NF-κB/iNOS-COX-2 信号通路的激活，模型组大鼠脑组织中 iNOS 活力和 NO 水平明显升高，COX-2 阳性表达的神经元细胞显著增加，提示 COX-2、iNOS、NO 参与了脑缺血再灌注损伤，凌霄花总黄酮能明显降低 iNOS 活力和 NO 水平，减少 COX-2 的阳性表达，减轻了其所介导的神经损伤。上述结果表明，凌霄花总黄酮能够抑制 NF-κB 的激活和核移位，并能抑制下游 iNOS、COX-2 的激活和 NO 的大量产生，并能抑制下游 iNOS、COX-2 的激活和 NO 的大量产生，从而阻断了该通路所诱导的炎性级联反应，这可能是凌霄花总黄酮抗脑缺血损伤的作用机制之一。

益母草

【概述】本品为唇形科植物益母草 *Leonurus japonicus* Houtt. 的新鲜或干燥地上部分。鲜品春季幼苗期至初夏花前期采割；干品夏季茎叶茂盛、花未开或初开时采割，晒干，或切段晒干。

【出处】《神农本草经》。

【性味归经】苦、辛，微寒。归肝、心包、膀胱经。

【功效】活血调经，利尿消肿，清热解毒。

【应用】

1. 瘀滞月经不调，痛经经闭，恶露不尽 本品辛散苦泄，主入血分，功善活血调经，祛瘀通经，为妇科经产病的要药。治血瘀痛经、经闭，可单用本品熬膏服，如益母草流浸膏、益母草膏（《中华人民共和国药典·一部》2015 年版）；治产后恶露不尽、瘀滞腹痛，或难产、胎死腹中，既可单味煎汤或熬膏服用，亦可与当归、川芎、乳香等药同用。

2. 水肿尿少 本品既能利水消肿，又能活血化瘀，尤宜于水瘀互结的水肿，可单用，或与白茅根、泽兰等同用。治血热及瘀滞之血淋、尿血，常配伍车前子、石韦、木通等。

3. 跌打损伤，疮痈肿毒 本品辛散苦泄，性寒清热，既能活血散瘀以止痛，又能清热解毒以消肿。用于跌打损伤、瘀滞肿痛，可与川芎、当归等同用；治疮痈肿毒，可单用外洗或外敷，亦可配伍黄柏、蒲公英、苦参等煎汤内服。

【用量与用法】煎服，9~30g；鲜品 12~40g。

【使用注意】孕妇慎用。

【古籍论述】

1.《雷公炮制药性解》：味辛甘，性微寒，无毒，入诸阴经。主行血养血，安胎利产，消浮肿，恶毒疔疮，治头风，血虚目疾，瘾疹发痒，堪作浴汤。按：益母本功治血，故入诸阴之经。行血而不伤新血，养血而不滞瘀血，所以为胎产圣药。又能消疮肿者，取其行血而且辛甘发散也。

2.《本草新编》：益母草，味辛、甘，气微温，无毒。胎前、产后，皆可用之，去死胎最效，行瘀生新，亦能下乳。其名益母，有益于妇人不浅。然不佐之归、芎、参、术，单味未能取胜。

3.《本草便读》：入肝行血，辛苦微寒，消水逐风，敷围散肿，花能外散兼行表，子则行中带补阴。

4.《本草撮要》：味苦辛，入足厥阴经。功专治络调经，功效甚捷。得炒黑山楂，治产后恶露不行，忌铁。子微炒用，又名茺蔚。吹乳成痈，以草为末，水调涂乳上一宿自消，生捣亦得。瞳子散大者忌用。

【现代研究】

1. 化学成分 益母草碱、水苏碱、益母草啶、益母草宁、葫芦巴碱、益母草酮 A、谷甾醇、益母草多糖。

2. 心血管药理研究 益母草有效成分具有抗动脉粥样硬化、抗氧化、抗炎、抑制心肌缺血和保护心脏的作用。

研究证明，益母草碱可减轻家兔动脉粥样硬化的发展，使病灶缩小，动脉弹性及血流动力学状态改善，平滑肌细胞迁移及巨噬细胞浸润减少，血小板内皮细胞黏附分子 -1（PECAM-1）在主动脉内表达减少，降低血清可溶性血管细胞黏附分子 -1（sVCAM-1）、可溶性细胞间黏附分子 -1（sICAM-1）、白细胞介素 -6（IL-6）、肿瘤坏死因子 -α（TNF-α）水平及主动脉黏附分子 -1（VCAM-1）、单核细胞趋化蛋白 -1（MCP-1）、诱导型一氧化氮合酶（iNOS）、基质金属蛋白 -9（MMP-9）、IL-6、TNF-α 的 mRNA 水平。总之，益母草碱可延缓动脉粥样硬化病变和血管功能障碍的进展。在兔动脉粥样硬化模型中，益母草碱具有明显的抗氧化作用，使肝脏过氧化氢酶（catalase，CAT）、SOD、GPx 和谷胱甘肽（GSH）活性增强，主动脉 CAT mRNA、SOD-1 mRNA 和 GPx mRNA 表达升高。草碱可抑制缺氧或阿霉素诱导的心肌细胞凋亡和心肌缺血，调节线粒体功能障碍防止心肌细胞凋亡。益母草对脂多糖（LPS）诱导的心肌炎具有心脏保护作用，研究发现 LPS 可激活心肌炎的 NF–κB 信号通路，而益母草碱可降低 p-IKBα 表达，还抑制 LPS 损伤的 H9c2 细胞中 p65 的核转位和核蛋白表达。益母草碱通过抗炎和抗氧化机制对心肌炎发挥有效的心脏保护作用。水苏碱对皮下注射异丙肾上腺素致急性心肌缺血损伤小鼠具有防治作用，水苏碱可降低血清乳酸脱氢酶（LDH）、肌酸激酶（CK）活性和心肌髓过氧化物酶（MPO）活性，提高心肌 Na^+-K^+-ATP 酶，Ca^{2+}-Mg^{2+}-ATP 酶活性，提示水苏碱对心肌缺血小鼠有保护作用可能与改善细胞能量代谢及抑制炎症反应有关。

3. 不良反应　咽喉麻木，面部潮红、发胀，重则出现头晕、心慌、双下肢乏力、行走不稳。

蒲　黄

【**概述**】本品为香蒲科植物水烛香蒲 *Typha angustifolia* L.、东方香蒲 *Typha orientalis* Presl 或同属植物的干燥花粉。主产于浙江、江苏、山东、安徽、湖北。夏季采收蒲棒上部的黄色雄花序，晒干后碾轧，筛取花粉。剪取花后，晒干，成为带有雄花的花粉，即为草蒲黄。以粉细、体轻、色鲜黄、滑腻感强者为佳。生用或炒炭用。气微，味淡。

【**出处**】《神农本草经》。

【**性味归经**】甘，平。归肝、心包经。

【**功效**】行血化瘀，利尿通淋。

【**应用**】

1. 吐血，衄血，咳血，崩漏，外伤出血　本品甘平，长于收敛止血，兼有活血行瘀之功，为止血行瘀之良药，有止血不留瘀的特点，对出血证无论属寒属热、有无瘀滞，均可应用，但以属实夹瘀者尤宜。用治吐血、衄血、咳血、尿血、崩漏等，可单用冲服，亦可配伍其他止血药。如《圣惠方》治鼻衄不止，以之与黄芩、竹茹同用；若治月经过多，漏下不止，可配伍艾叶、侧柏叶、山茱萸等药；治外伤出血，可单用外掺伤口。

2. 血滞经闭痛经，胸腹刺痛，跌仆肿痛　本品味辛，能活血通经，祛瘀止痛，凡跌打损伤、痛经、心腹疼痛等瘀血作痛者均可应用，尤为妇科所常用。如《塞上方》治跌打损伤，单用蒲黄末，温酒服；若治心腹刺痛、产后瘀阻腹痛、痛经等，常与五灵脂同用，如失笑散（《太平惠民和剂局方》）。

3. 血淋涩痛　本品既能止血，又能利尿通淋，故可用治血淋涩痛，常与生地、冬葵子、石韦等同用。

【用量与用法】5~9g，包煎。外用适量，敷患处。止血多炒炭用，化瘀、利尿多生用。

【使用注意】孕妇慎服。

【古籍论述】

1.《本草纲目》:《本事方》云，有士人妻舌忽胀满口，不能出声，以蒲黄频掺，比晓乃愈。又《芝隐方》云，宋度宗，一夜忽舌肿满口，用蒲黄、干姜末等分，干搽而愈。据此二说，则蒲黄之凉血活血可证矣。盖舌乃心之外候，而手厥阴相火乃心之臣使，得干姜是阴阳能相济也。

2.《本草汇言》:蒲黄，性凉而利，能洁膀胱之原，清小肠之气，故小便不通，前人所必用也。至于治血之方，血之上者可清，血之下者可利，血之滞者可行，血之行者可止。凡生用则性凉，行血而兼消；炒用则味涩，调血而且止也。

3.《药品化义》:蒲黄，若诸失血久者，炒用之以助补脾之药摄血归源，使不妄行。又取体轻行滞，味甘和血，上治吐衄咯血，下治肠红崩漏。但为收功之药，在失血之初，用之无益。若生用，亦能凉血消肿。

4.《本经逢原》:蒲黄，《本经》主心腹膀胱寒热，良由血结其处，营卫不和故也。与五灵脂同用，胃气虚者，入口必吐，下咽则利，以五灵脂性味浊恶也。舌根胀痛，亦有属阴虚火旺者，误用前法（指同干姜末干掺），转伤津液，每致燥湿愈甚，不可不审。

5.《本草正义》:蒲黄专入血分，以清香之气兼行气分，故能导瘀结而治气血凝滞之痛。东璧李氏虽谓其凉血活血，亦以其水产之品，因以为凉。寿颐谓蒲本清香，亦有辛味，以《本经》菖蒲辛温例之，必不可以为寒凉。蒲黄又为精华所聚，既能逐瘀，则辛散之力可知。况心腹结滞之痛、新产瘀露之凝，失笑散一方，捷于影响。虽曰灵脂导浊是其专职，然使蒲黄果是寒凉，必非新产有瘀可用。若舌疮口疮、皮肤湿痒诸病，敷以生蒲黄细粉可愈，则以细腻黏凝自有生肌之力，非仅取其清凉也。

【现代研究】

1. 化学成分　主要含柚皮素、异鼠李素-3-O-新橙皮苷、香蒲新苷、槲皮素等。还含甾类、挥发油、多糖等。

2. 心血管药理研究　蒲黄具有降压、减慢心率、保护急性心肌损害、抗血小板聚集、抗血栓形成等作用。

蒲黄低浓度时能增加蟾蜍体外心脏收缩力；高浓度时抑制体外心脏收缩力，它对心脏的抑制作用可能与槲皮素有关。蒲黄有降压、减慢心率，对急性心肌损害有保护作用，抗心肌梗死、提高耐低气压缺氧能力，改善心肌营养血流量，改善微循环。实验指出：蒲黄能促使血小板中——磷酸腺苷（cAMP）增加，抑制血小板聚集，抑制

5 羟 – 色胺（5–HT）的释放，防止血栓形成，同时能抑制血栓素（TXA）的合成和活性，提高 PGI2 或 PGI2/TXA 的比值，抗血小板聚集，并在体内或体外具有抑制二磷酸腺苷（ADP）等诱导的血小板聚集作用。

第七节　芳香开窍药

石菖蒲

【概述】本品为天南星科植物石菖蒲 *Acorus tatarinowii* Schott 的干燥根茎。秋、冬二季采挖，除去须根和泥沙，晒干。气芳香。

【出处】《神农本草经》。

【性味归经】辛、苦，温。归心、胃经。

【功效】开窍豁痰，醒神益智，化湿开胃。

【应用】

1. 痰迷心窍，神昏癫痫　本品辛苦温，善治痰湿秽浊之邪蒙蔽清窍所致之神志昏乱。治中风痰迷心窍，神志混乱，常与半夏、天南星等燥湿化痰药合用，如涤痰汤；治痰热内蒙心窍，高热伴神昏谵语者，常与郁金、竹沥等清热化痰药配伍，如菖蒲郁金汤；治癫痫抽搐者，则可与竹茹、枳实等清肝凉胆药配伍，如清心温胆汤。

2. 失眠健忘，嗜睡，耳鸣耳聋　本品通心气，开心窍，而起醒神益智聪耳作用。治健忘，常与人参、茯苓、远志同用，如不忘散、开心散；治疗劳心过度、心神失养之失眠、多梦、心悸，常与远志、朱砂等配伍，如安神定志丸；治疗湿浊蒙蔽清窍所致的头晕、嗜睡、健忘等症，又常与茯苓、远志等配伍，如安神定志丸；治心肾两虚，痰浊上扰之耳鸣耳聋、头昏、心悸，常与菟丝子、女贞子、旱莲草等配伍，如安神补心丸。

3. 湿阻中焦证　本品辛香苦燥，能化湿醒脾，开胃和中，适用于湿浊内蕴证。用治湿阻中焦导致升降失常引发的霍乱、腹痛、痞满、带下、下利等多种病证，常与砂仁、苍术等同用，如连朴饮；治湿浊下注之赤白带下证，配伍补骨脂，如破故纸散；治湿油、热毒蕴结肠中所致之水谷不纳、痢疾后重等，可与黄连、茯苓等配伍，如开噤散。

【用量与用法】3~10g，鲜品加倍。

【使用注意】

1. 阴虚阳亢、烦躁汗多、咳嗽、吐血、精滑者慎服。

2.《本草经集注》：秦艽、秦皮为之使。恶地胆、麻黄。

3.《日华子本草》：忌饴糖、羊肉。勿犯铁器，令人吐逆。

4.《医学入门》：心劳、神耗者禁用。

【古籍论述】

1.《神农本草经》：味辛，温。主风寒湿痹，咳逆上气，开心孔，补五脏，通九窍，明耳目，出声音。久服轻身，不忘，不迷惑，延年。

2.《名医别录》：无毒。主治耳聋、痈疮，温肠胃，止小便利，四肢湿痹，不得屈伸，小儿温疟，身积热不解，可作浴汤。久服聪耳明目，益心智。

3.《本草经集注》：味辛，温，无毒。主治风寒湿痹，咳逆上气，开心孔，补五脏，通九窍，明耳目，出音声。主耳聋，痈疮，温肠胃，止小便利，四肢湿痹，不得屈伸，小儿温疟，身积热不解，可作浴汤。久服轻身，聪耳明目，不忘，不迷惑，延年，益心智，高志不老。

4.《本经逢原》：菖蒲，心气不足者宜之。《本经》言补五脏者，心为君主，五脏系焉。首言治风寒湿痹，是取其辛温开发脾气之力。治咳逆上气者，痰湿壅滞之喘咳，故宜搜涤，若肺胃虚燥之喘咳，非菖蒲可治也。其开心孔、通九窍、明耳目、出音声，总取辛温利窍之力。又主肝虚，心腹痛，霍乱转筋，消伏梁癫痫，善通心脾痰湿可知。凡阳亢阴虚者禁用。以其性温，善鼓心包之火，与远志之助相火不殊，观《本经》之止小便利，其助阳之力可知。

5.《本草蒙筌》：味辛、甘，气温，无毒。池郡（属南直隶）最多，各处亦有。生石涧中为美，一寸九节方灵。拣去露根，埋土者堪用，露出者去之。勿犯铁器。入药捣碎，使宜秦艽。恶地胆、麻黄，忌饴糖、羊肉。主手足湿痹，可使屈伸。贴发背痈疽，能消肿毒。下气除烦闷，杀虫愈疥疮。消目翳，去头风。开心洞达出音声，益智慧通窍虚灵。劫耳聋耳鸣，禁尿遗尿数。腹痛或走者易效，胎动欲产者即安。鬼击懵死难苏，急灌生汁。温疟积热不解，宜浴浓汤。单味入酒煎，疗血海败，并产后下血不止。细末铺席卧，治遍身毒及不痒发痛疮疡。多服聪明不忘，久服延年耐老。

6.《雷公炮制药性解》：味辛，性温，无毒，入心、脾、膀胱三经。主风寒湿痹，咳逆上气，鬼疰邪气，通九窍，明耳目，坚牙齿，清声音，益心志，除健忘，止霍乱，开烦闷，温心腹，杀诸虫，疗恶疮疥癣。勿犯铁器，去根毛用。

7.《本草经解》：气温，味辛，无毒。主风寒湿痹，咳逆上气，开心孔，补五脏，通九窍，明耳目，出音声，主耳聋，痈疮，温肠胃，止小便利。久服轻身，不忘，不迷惑，延年，益心智，高志，不老。（蒸）菖蒲气温，禀天春和之木气，入足厥阴肝经；味辛无毒，得地西方之金味，手入太阴肺经。气味俱升，阳也。风寒湿三者合而成痹，痹则气血俱闭；菖蒲入肝，肝藏血，入肺，肺主气，气温能行，味辛能润，所以主之也。辛润肺，肺润则气降，而咳逆上气自平。辛温为阳，阳主开发，故开心窍。辛润肺，肺主气，温和肝，肝藏血，血气和调，五脏俱补矣。通九窍者，辛温开发也，辛温为阳，阳气出上窍，故明耳目。肺主音声。味辛润肺，故出音声，主耳聋，即明耳目之功也。治痈疮者，辛能散结也。肠胃属手足阳明经，辛温为阳，阳充则肠胃温也。膀胱寒，则小便不禁；菖蒲辛温，温肺，肺乃膀胱之上源，故止小便利也。久服轻身，肝条畅也；不忘不迷惑，阳气充而神明也；延年，阳盛则多寿也；益心智高志，辛温为阳，阳主高明也；不老，温能活血，血充面华也。

8.《日华子本草》：除风下气，除烦闷，止心腹痛，霍乱转筋。治客风疮疥，涩小便，杀腹藏虫。耳痛：作末、炒，承热裹窨，甚验。

【现代研究】

1. 化学成分　主要含挥发油：α、β 及 γ - 细辛醚，欧细辛醚，顺式甲基异丁香酚，榄香烯，细辛醛，δ - 荜澄茄烯，百里香酚，肉豆蔻酸；黄酮类成分：顺式环氧细辛酮、2'- 二羟基细辛酮。

2. 心血管药理研究　石菖蒲主要有效成分具有抗急性心肌缺血、保护心肌缺血损伤、保护血管内皮、减轻心肌缺血再灌注损伤等药理作用。

有研究建立心肌缺血模型，石菖蒲挥发油自纳米乳滴丸组与模型组相比，过氧化物歧化酶（SOD）含量明显升高（$P < 0.05$），丙二醛（MDA）、CK 含量显著降低（$P < 0.05$）。心肌细胞镜检变部位则呈局灶性坏死及小片状坏死，且分布区域较为局限，故石菖蒲挥发油可明显减轻急性心肌梗死所致的心肌细胞损害。另有研究指出，β - 细辛醚可轻微降低钙内流，减轻细胞内钙超载。故 β - 细辛醚可能通过降低细胞内钙离子浓度、阻断钙内流，避免钙超载，起到保护心肌细胞的作用。此外，α - 细辛醚可呈剂量依赖型抑制血管紧张素 Ⅱ（Ang Ⅱ）诱导的 NO 减少和细胞内 ROS 水平，因此，α - 细辛醚可能是通过其抗氧化活性和调节内皮型一氧化氮合酶（eNOS）磷酸化来保护血管内皮。还有研究证明 β - 细辛醚能不同程度减轻原代培养乳鼠缺血 / 再灌注损伤（MIRI）心肌细胞的病变，可显著提高 MMP，降低乳酸脱氢酶（LDH）、肌酸激酶（CK）外漏（$P < 0.01$），有效保护心肌细胞膜的结构和功能，提高 MIRI 心肌细胞的存活率，其作用机理可能与减轻细胞膜损伤，降低其通透性，稳定 MIRI 心肌细胞的线粒体膜有关。

3. 不良反应　石菖蒲的不良反应包括以下 3 个方面：①大鼠腹腔注射菖蒲挥发油的 LD_{50} 为 221mg/kg，给药后先呈阵挛性惊厥，而后出现强直性惊厥、死亡。石菖蒲挥发油灌胃对小鼠的 LD_{50} 为 4.706mL/kg；腹腔注射的 LD_{50} 为 0.23±0.02mL/kg。挥发油小鼠皮下注射的 LD_{50} 为 0.157mL/kg，中毒动物表现为间歇性抽搐，数小时至十余小时后动物死亡强直性惊厥，说明石菖蒲挥发油中毒主要是兴奋脊髓。② α - 细辛醚按寇氏法测定得小白鼠腹腔注射 LD_{50} 为 $338.5\pm9mg/kg$，用药后出现肌肉松弛、呼吸频率减慢、身躯拉长等症状，16~24 小时内死亡，24 小时内不死亡者则存活。点样试验和掺入平板法试验一致证实 α–细辛醚为诱变阳性物质，能引起鼠伤寒沙门氏菌突变 TA100、TA98 的致突作用。③石菖蒲水煎剂小鼠腹腔注射的 LD_{50} 为 53g/kg、38g/kg 时出现中毒症状，表明为呼吸困难、阵挛性抽搐。

冰 片

【概述】本品为龙脑香科植物龙脑香 *Dryobalanops aromatica* Gaertn.f. 树脂的加工品，或龙脑香树的树干、树枝切碎，经蒸馏冷却而得的结晶，称"龙脑冰片"，亦称"梅片"。由菊科植物艾纳香 *Blumea balsamifera*（L.）DC. 的新鲜叶经提取加工制成的结晶，称"艾片（左旋龙脑）"。现多用松节油、樟脑等，经化学方法合成，称"合成龙脑"。由樟科植物樟 *Cinnamomum camphora*（L.）Presl 的新鲜枝、叶经提取加工制成，称天然冰片（右旋龙脑）。气清香。

【出处】《新修本草》。

【性味归经】辛、苦，微寒。归心、脾、肺经。

【功效】开窍醒神，清热止痛。

【应用】

1. 胸痹心痛 本品入心经，止心痛，用治冠心病心绞痛，可与川芎或丹参等配伍，如速效救心丸、复方丹参滴丸（《中华人民共和国药典·一部》2015 年版）。

2. 热病神昏，惊厥，中风痰厥，气郁暴厥，中恶昏迷 本品味辛气香，有开窍醒神之功效，功似麝香但力较弱，二者常相须为用。因其性偏寒凉，为凉开之品，宜用于热病神昏。如治痰热内闭、暑热卒厥等热闭神昏，常与牛黄、麝香、黄连等配伍，如安宫牛黄丸（《温病条辨》）；若属寒闭神昏，常与苏合香、安息香、丁香等温开药配伍，如苏合香丸（《太平惠民和剂局方》）。

3. 目赤肿痛，口舌生疮，咽喉肿痛，耳道流脓 本品苦寒清热，有良好的泻火解毒、清热止痛之功，为五官科常用药。治疗目赤肿痛，单用点眼即可，或与炉甘石、硼砂、熊胆粉等制成点眼药水，如八宝眼药水（《全国中成药处方集》）；治疗咽喉肿痛、口舌生疮、牙龈肿痛，常与硼砂、朱砂、玄明粉等配伍，如冰硼散（《外科正宗》），或研细末，吹敷患处；治疗风热喉痹，《濒湖集简方》以之与灯心草、黄柏、白矾共为末，吹患处。治疗急、慢性化脓性中耳炎，可以本品搅溶于核桃油中滴耳。

4. 疮疡肿痛，久溃不敛，烧烫伤 本品有清热解毒、防腐生肌作用。治疮疡溃后不敛，可配伍牛黄、珍珠、炉甘石等，如八宝丹（《疡医大全》），或与象皮、血竭、乳香等同用，如生肌散（《经验方》）；治烧烫伤，可与朱砂、香油制成药膏外用。

【用量与用法】0.15~0.3g，入丸散用；外用研粉点敷患处。

【使用注意】孕妇慎用。

【古籍论述】

1.《新修本草》：主心腹邪气，风湿积聚，耳聋，明目，去目赤肤翳。

2.《雷公炮制药性解》：味辛苦，性温，无毒，入肺、肝二经。主心腹邪气积聚，喉闭乳蛾，舌肿，痔疮，通九窍，消风气，明耳目，杀诸虫，解蛊毒。又主小儿惊痫，大人痰迷。按：冰片之辛，本入肺家，而肝则受克者也，故兼入焉。主治诸症，俱是气闭生热。而冰片则辛散之极，开气如反掌，故多用之，然亦从治之法也。世俗因其主用，遂疑其性寒，辄与麝香同用，以为桂附之助，独不计人身阳易于动，阴易于亏。丹溪之训，讵可忽诸。

3.《玉楸药解》：味辛，性凉，入手太阴肺、足厥阴肝经。去翳明目，开痹通喉。冰片辛凉开散，治赤目白翳、喉痹头痛、牙疼鼻瘜、舌出肛脱，杀虫消痔，开窍散火。

4.《本草便读》：其体温而用凉，其味辛而带苦。香能达窍，内能透骨搜风。散可疏邪，外可通经宣毒。（冰片出波斯等国，树脂也。一云深山穷谷中千年老杉未经伤损者，则有之。辛温香烈，宣窍散气，凡一切风痰诸中内闭等证，暂用以开闭搜邪。然辛香走窜之极，服之令人暴亡，唯外证点眼吹喉等药用之，或借其辛散，或赖其香开耳。）

5.《医方考》：热证多舌出，有病愈而舌不能入者，以冰片分许，末其舌上则入。所以舌出者，热实于内，而欲吐舌泄气也。所以不能入者，邪气久居，舌强而不柔和也。冰片味辛热而气清香，可以利窍，可以柔筋，可以泄气，故得之而舌入矣。

6.《本草备要》：宣。通窍，散火。辛温香窜，善走能散。先入肺，传于心脾而透骨，通诸窍，散郁火。治惊痫痰迷（东垣曰：风病在骨髓者宜之。若在血脉肌肉，反能引风入骨，如油入面），目赤肤翳（乳调，日点数次。王节斋曰：冰片大辛热，用之点眼，取其拔出火邪。盖火郁发之，从治法也。世人误以为寒，而常用之，遂致积热害目，故云眼不点不瞎者，此也），耳聋鼻瘜（鼻中息肉，点之自入，皆通窍之功），喉痹舌出（散火），骨痛齿痛（治骨），痘陷（猪心血作引，酒服或紫草汤服，引入心经能发之）产难，三虫五痔（王纶曰：世人误以为寒，不知辛散性甚，似乎凉耳。诸香皆属阳，岂有香之至者，而反寒乎？昂幼时曾问家叔建侯公云：姜性何如？叔曰：体热而用凉。盖味辛者多热，然风热必借辛以散之，风热散则凉矣。此即本草所云冰片性寒之义，向未有发明之者，附记于此）。出南番，云是老杉脂。以白如冰，作梅花片者良（以杉木炭养之则不耗，今人多以樟脑升打乱之）。

7.《本草分经》：辛香善走，体温用凉，先入肺传于心脾，而透骨通窍散郁火，辟邪消风化湿，风病在骨髓者宜之，若在血脉肌肉，辄用冰麝反引风入骨，莫之能出。

8.《外科全生集》：苦寒，治舌口咽喉火毒，研水调吞，治难产。

【现代研究】

1. 化学成分 右旋龙脑。

2. 心血管药理研究 冰片具有改善心脑血管缺血状态、保护脑缺血再灌注、心肌缺血损伤、抗血栓形成的药理作用。

有一项动物实验得出 2mg/kg 冰片对脑缺血再灌注损伤小鼠分辨空间的学习、记忆成绩有显著提高（$P < 0.05$）。另一项研究证明，冰片（0.2g/kg）能明显抑制大鼠缺血 2 小时再灌注 4 小时、10 小时、22 小时时体温的异常升高，麝香（66.6mg/kg）和苏合香（1.332g/kg）仅在再灌注后 4 小时时明显抑制体温升高，安息香（1.0g/kg）作用不明显。麝香、冰片和苏合香能显著降低模型动物血清一氧化氮（NO）含量，麝香、冰片还能显著抑制血清 NOS 活性。冰片、麝香能显著降低缺血侧脑组织 IL-1β、IL-6 含量，苏合香和安息香的作用不明显。结论：芳香开窍药对脑缺血再灌注损伤大鼠有一定的保护作用，其中麝香、冰片作用为优，其次苏合香，安息香作用较弱，作用机制可能与抑制炎症介质释放减轻炎症损伤及抗 NO 神经毒性有关。此外有研究针对冰片防治给药对急性心肌梗死（AMI）模型大鼠的心肌保护作用进行研究，认为与假手术组比较，模型组大鼠 ST 段波幅于 5 分钟后显著抬高，左心室舒张压（LVDP）值显著升高，左室心肌收缩成分实测最大缩短速度（Vpm）值显著降低，心脏脏器系数及心肌梗死率显著升高，心肌病理组织严重损伤，血清 CK-MB，AST，LDH，MDA 含量显著升高（$P < 0.05$，$P < 0.01$）。与溶剂模型组比较，天然冰片及艾片中、低剂量，合成冰片高剂量均能显著抑制大鼠心电不同时间点 ST 段的异常抬高，天然冰片与艾片高、中剂量、低剂量及合成冰片高剂量均可显著升高左心室收缩压（LVSP）值，降低 LVDP 值（$P < 0.01$），天然冰片中、低剂量，艾片高、中，合成冰片高剂量组能显著升高左室内压上升最大速度（dp/dtmax）及 Vpm 值（$P < 0.05$，$P < 0.01$），天然冰片及艾片中、低剂量组均能显著降低大鼠心脏脏器系数，天然冰片高、中、低剂量与艾片，合成冰片中、低剂量组均能显著改善大鼠心肌梗死率（$P < 0.05$，$P < 0.01$），天然冰片低剂量，艾片高、中剂量及合成冰片高剂量组能显著改善其病理损伤程度（$P < 0.01$），艾片高剂量能显著降低 CK-MB 含量；艾片中、低剂量显著降低 AST 活性，艾片中、低剂量，合成冰片高、中、低剂量明显降低 LDH 活性（$P < 0.05$，$P < 0.01$），艾片高、中剂量，合成冰片高剂量组大鼠血清 SOD 活性显著增加（$P < 0.05$，$P < 0.01$），天然冰片高、中、低与艾片高、中剂量组的血清 MDA 水平明显降低（$P < 0.01$）。结论：3 种冰片各剂量组能不同程度发挥心肌保护作用。此实验条件下改善心肌梗死药效呈艾片＞天然冰片＞合成冰片趋势，天然冰片

量效呈负相关、合成冰片呈正相关，艾片无明显量效关系。研究发现，冰片粟米油溶液能抑制三氯化铁诱导的大鼠动脉血栓形成（$P < 0.05$），升高血小板内 5-HT 含量（$P < 0.05$），抑制 5-HT 诱导的血小板聚集作用（$P < 0.05$）；在有无细胞外钙存在时，冰片血清均能够明显抑制 5-HT 诱导的血小板胞内［Ca^{2+}］i 升高。结论：冰片具有抗血栓作用，其机制可能与抑制血小板 5-HT 释放和血小板聚集，抑制血小板胞浆。

3. 不良反应　冰片在促透、心脑血管系统和中枢神经系统等方面有药理作用，而在毒理学方面特别是视神经毒性方面则亟待研究，从而影响冰片的用药安全和国际准入。

安息香

【概述】本品为安息香科植物白花树 *Styrax tonkinensis*（Pierre）Craib ex Hart. 的干燥树脂。树干经自然损伤或于夏、秋二季割裂树干，收集流出的树脂，阴干。气芳香。

【出处】《新修本草》。

【性味归经】辛、苦，平。归心、脾经。

【功效】开窍清神，行气活血，止痛。

【应用】适用于中风痰厥，气郁暴厥，中恶昏迷，心腹疼痛，产后血晕，小儿惊风。

【用量与用法】0.6~1.5g，多入丸散用。

【古籍论述】

1.《新修本草》：安息香，味辛、苦，平，无毒。主心腹恶气鬼痊。出西戎，似松脂，黄黑色为块，新者亦柔韧。

2.《证类本草》：香树，出波斯国，波斯呼为辟邪树。长三丈，皮色黄黑。叶有四角，经寒不凋。二月开花，黄色，花心微碧，不结实。刻其树皮，其胶如饴，名安息香。六、七月坚凝乃取之。烧之通神，辟众恶。日华子治邪气魍魉，鬼胎血邪，辟蛊毒，肾气，霍乱，风痛，治妇人血噤并产后血晕。

3.《玉楸药解》：味辛、苦，气温，入手太阴肺、足厥阴肝经。除邪杀鬼，固精壮阳。安息香温燥窜走，治鬼交邪附、阳痿精遗、历节疼痛及心腹疼痛之病。熏服皆效。烧之神降鬼逃。

4.《本经逢原》：安息香乃外番入贡之物，香而不燥，窜而不烈。烧之去鬼来神，令人神清。服之辟邪除恶，令人条畅。能通心腹诸邪气，辟恶蛊毒，理霍乱，止卒然心痛呕逆，治妇人为邪祟所凭，夜与鬼交，烧烟熏丹田穴，永断。故传尸劳瘵咸用之。其苏合香丸、紫雪丹用之，各有转日回天之功，洵非寻常方药可比也。凡气虚少食，阴虚多火者禁用，为其能耗气也。

【现代研究】

1. 化学成分 苯甲酸、香草酸、肉桂酸、松柏醛、去氢双香草醛、trans-（四氢-2-（4-羟基-3-甲氧基苯基）-5-氧代呋喃-3-基）甲基苯酸酯等香脂酸类化合物。齐墩果酸、苏门答腊树脂酸、泰国树脂酸、3-氧代-齐墩果-11,13（18）二烯-19β,28-内酯和3β,6β-二羟基-12-氧代-13Hα-齐墩果-19β,28-内酯等三萜类化合物以及芝麻素和两个木脂素类化合物。

2. 心血管药理研究 安息香能提高小鼠的耐缺氧能力，对缺氧小鼠具有保护作用。

有研究采用三种模型观察安息香的水提部位抗急性缺氧损伤的作用，发现安息香的水提部位可明显延长盐酸异丙肾上腺素所致小鼠心肌缺血缺氧、减压致使小鼠缺氧的存活时间，提高小鼠的耐缺氧能力。

远 志

【概述】本品为远志科植物远志 *Polygala tenuifolia* Willd. 或卵叶远志 *Polygala sibirica* L. 的干燥根。春、秋二季采挖，除去须根及泥沙，晒干。

【出处】《神农本草经》。

【性味归经】苦、辛，温。归心、肾、肺经。

【功效】安神益智，交通心肾，祛痰开窍，消散痈肿。

【应用】

1. 心肾不交引起的失眠多梦、健忘惊悸、神志恍惚 本品苦辛性温，性善宣泄通达，既能开心气而宁心安神，又能通肾气而强志不忘，为交通心肾、安定神志、益智强识之佳品，适宜于心肾不交之心神不宁、失眠多梦、健忘惊悸、神志恍惚，常与茯神、龙齿、朱砂等安神药同用。治健忘症，常与人参、茯苓、石菖蒲同用，如开心散（《备急千金方》），若方中再加茯神，即不忘散（《证治准绳》）。

2. 癫痫惊狂 本品味辛通利，能利心窍，逐痰涎，故可用治痰阻心窍所致之癫痫抽搐、惊风发狂等症。用于癫痫昏仆、痉挛抽搐者，可与半夏、天麻、全蝎等化痰、息风药配伍；治疗惊风发狂，常与菖蒲、郁金、白矾等祛痰、开窍药同用。

3. 咳痰不爽 本品苦温性燥，入肺经，能祛痰止咳，故可用治痰多黏稠、咳吐不爽，常与苦杏仁、川贝母、桔梗等化痰止咳平喘药同用。

4. 疮疡肿毒，乳房肿痛 本品辛行苦泄温通，可疏通气血之壅滞而消散痈肿，用于疮疡肿毒、乳房肿痛，内服、外用均可。内服可单用为末，黄酒送服；外用可隔水蒸软，加少量黄酒捣烂敷患处。

【用量与用法】煎服，3～10g。

【使用注意】心肾有火，阴虚阳亢者忌服。

【古籍论述】

1.《神农本草经》：味苦，温。主咳逆，伤中，补不足，除邪气，利九窍，益智慧，耳目聪明，不忘，强志，倍力。久服轻身不老。

2.《名医别录》：无毒。主利丈夫，定心气，止惊悸，益精，去心下膈气、皮肤中热、面目黄。久服好颜色。

3.《本草经集注》：味苦，温，无毒。主治咳逆伤中，补不足，除邪气，利九窍，益智慧，耳目聪明，不忘，强志，倍力。利丈夫，定心气，止惊悸，益精，去心下膈气、皮肤中热、面目黄。久服轻身不老，好颜色，延年。

4.《雷公炮制药性论》：味苦，性温，无毒，入心、肾二经。补不足，除邪气，益智慧，明耳目，宁怔忡，定惊悸，利九窍，治健忘，壮阳道，益精气，长肌肉，助筋骨及妇人血禁失音，小儿惊风客忤，皮肤热，面目黄。久服悦颜色，延年。甘草汤泡，去心用。按：远志苦入心经，温能滋肾，而不足等症，咸本二经，故都治之。

5.《本草经解》：气温，味苦，无毒。主咳逆伤中，补不足，除邪气，利九窍，益智慧，耳目聪明不忘，强志，倍力。久服轻身不老。远志气温，禀天春和之木气，入足厥阴肝经；味苦无毒，得地南方之火味，入手少阴心经；气温味苦，入手厥阴心包络。气升味降，阳也。

6.《本草新编》：远志，味苦，气温，无毒。而能解毒，安心气，定神益智，多服强记，亦能止梦遗，乃心经之药，凡心经虚病俱可治之。然尤不止治心也。肝、脾、肺之病俱可兼治，此归脾汤所以用远志也。

【现代研究】

1. 化学成分　远志皂苷、远志皂苷元、远志酸、细叶远志皂苷、远志山酮Ⅲ。

2. 心血管药理研究　远志有保护心肌再灌注损伤、保护神经、抑制心律失常、抗血管生成、心肌修复、抗炎的药理作用。

研究证明，远志皂苷能够抑制高迁移率族蛋白B1（HMGB1）的释放，降低血清肿瘤坏死因子－α（TNF-α）、白细胞介素－6（IL-6）和诱导型一氧化氮合酶（iNOS）等炎症因子的水平，通过减少心肌细胞的炎症反应来改善这种再灌注损伤。远志皂苷还可以通过改善内质网损伤引起细胞凋亡的途径，减少心肌缺血再灌注造成的损伤。远志皂苷提高外周血内皮祖细胞（EPCs）的移植率来修复心脏损伤，从而表现出显著的辅助支持作用。远志皂苷能够降低神经细胞H/R损伤，起到神经保护作用，且细胞的存活率随远志皂苷的浓度和作用时间的增加而提高48小时的作用效果最佳。远志中的生物活性成分3,4,5- 三甲氧基肉桂酸甲酯（methyl 3,4,5-trimethoxycinnamate）可通过阻滞钙通道发挥对兔心肌细胞心律失常的抑制作用。远志中的皂苷类成分senegin Ⅲ和senegin Ⅳ等可选择性抑制人脐静脉内皮细胞（HUVEC）的增殖，其中28-O- 糖苷部分和甲氧基肉桂酰基对 senegasaponins 类成分的选择性抑制 HUVEC 的增殖十分重要；此外，senegin Ⅲ 还可抑制血管内皮生长因子（VEGF）诱导的 HUVEC 体外小管形成和碱性成纤维细胞生长因子（bFGF）诱导的体内新血管形成，且色素上皮衍生因子（PEDF）的诱导将有助于 senegasaponins 的抗血管生成作用。远志皂苷元可起到协同加强外周血内皮祖细胞（EPC）移植，改善急性心肌梗死模型大鼠左室舒缩功能、提升心肌梗细胞 VEGF 基因和蛋白的表达水平以及心肌修复的作用。从远志根中分离出来的主要活性成分 tenuigenin（TGN）具有良好的抗炎作用，可明显减弱由金黄色葡萄球菌（SAU）诱导的肺组织病理学改变，抑制炎性细胞因子肿瘤坏死因子 α（TNF-α）和白细胞介素 -1β（IL-1β）的产生，同时还可抑制 SAU 诱导的核转录因子 κB（NF-κB）活化。

3. 不良反应 过敏症状，伴胸闷、皮肤痒。

苏合香

【**概述**】本品为金缕梅科枫香属植物苏合香树 *Liquidambar orientalis* Mill. 的树干渗出的香树脂，经加工精制而成。气芳香。

【**出处**】《名医别录》。

【**性味归经**】辛，温。归心、脾经。

【**功效**】开窍，辟秽，止痛。

【**应用**】

1. 胸痹心痛，脘腹冷痛 本品辛散温通，有止痛功效。治寒痰瘀血闭阻之胸痹心痛、脘腹冷痛等症，常与乳香、檀香、冰片等同用，如冠心苏合丸。

2. 寒闭神昏 本品辛温，有开窍辟秽的功效，作用与麝香相似而力稍逊，为治面青、身凉、苔白、脉迟之寒闭神昏之要药。治中风痰厥、惊病属于寒邪、痰浊内闭者，常与麝香、安息香、檀香等配伍，如苏合香丸。

【**用量与用法**】0.3~1g，宜入丸散服。

【**使用注意**】《本经逢原》：阴虚多火人禁用。

【**古籍论述**】

1.《名医别录》：味甘，温，无毒。主辟恶，杀鬼精物，温疟，蛊毒，痫，去三虫，除邪，不梦，通神明。久服轻身长年。

2.《本草经集注》：味甘，温，无毒。主治辟恶，杀鬼精物，温疟，蛊毒，痫痓，去三虫，除邪，不梦忤魇脒，通神明。久服轻身长年。

3.《得配本草》：甘，温，入足太阴经。性暖气窜，通经达窍。和气血，通神明，辟邪恶，去三虫，禁梦魇，消蛊毒。

4.《本草便读》：苏合香，此香亦出诸番。一云树脂，一云合诸香之汁煎成，未知孰是。味甘而略带辛苦，其香烈较诸香为甚，性温无毒，入心、脾二经，开窍搜邪，凡一切中风中痰中气属邪陷内闭者，皆可用此开之。若类中属虚而脱者，不可用也。

5.《玉楸药解》：味辛，性温，入手太阴肺、足厥阴肝经。杀鬼辟邪，利水消肿。苏合香走散开通，能杀虫解蛊，辟恶除邪，治肿胀瘀疟，气积血癥，调和脏腑，却一切不正之气。

6.《本经逢原》：苏合香，聚诸香之气而成，能透诸窍脏，辟一切不正之气，凡痰积气厥，必先以此开导，治痰以理气为本也。凡山岚瘴湿之气，袭于经络，拘急弛缓不均者，非此不能除。

【现代研究】

1. 化学成分 海松酸、异海松酸、脱氢松香酸、松香三烯 –3β– 醇、齐墩果酸、齐墩果酮酸、对羟基桂皮酸、香草醛、香草酸、5– 羟甲基糠醛。

2. 心血管药理研究 苏合香能显著抑制血小板的凝聚；能提高小鼠心脏舒张速度，可显著降低氯仿诱导的小鼠室颤发生率，提高冠脉流量。此外，苏合香还具有抗心肌缺血作用。

有实验表明，给予苏合香后由二磷酸腺苷（ADP）诱导的大鼠血小板聚集率较空白对照组明显降低（$P < 0.05$），使用苏合香后大鼠体内血栓湿重较空白对照组明显减轻（$P < 0.05$）。给大鼠注射高分子右旋糖酐后大鼠全血黏度、血浆黏度及血球压积均明显升高。苏合香组预先连续给药 5 天对大鼠全血黏度、血浆黏度及红细胞压积有明显的降低作用。有研究指出，在冠脉结扎后，苏合香显著增加心脏舒张速度。此外，苏合香可以明显降低氯仿诱导的小鼠心律失常的发生率，加入 15– 甲基前列腺素使猪离体冠状动脉条收缩达坪值后，苏合香可使动脉条明显舒张。此外，另有实验证明，与结扎左冠状动脉前降支（LAD）致心肌缺血大鼠模型组比较苏合香组心肌损伤显著减轻，表现为苏合香组大鼠心肌超氧化物歧化酶（SOD）活性显著提高（$P < 0.05$），血清肌酸激酶（CK）和乳酸脱氢酶（LDH）活力显著降低（$P < 0.05$），同时血清一氧化氮（NO）水平显著提高（$P < 0.05$）。

猪牙皂

【概述】本品为豆科植物皂荚 *Gleditsia sinensis* Lam. 的干燥不育果实。秋季采收，除去杂质，干燥。气微，有刺激性，味先甜而后辣。

【出处】《神农本草经》。

【性味归经】辛、咸，温；有小毒。归肺、大肠经。

【功效】祛痰开窍，散结消肿。

【应用】

1. 中风口噤，昏迷不醒，癫痫痰盛，关窍不通，痰阻喉痹　本品味辛而性窜，入鼻则嚏，入喉则吐，能开噤通窍，故中风、痰厥、癫痫、喉痹等痰涎壅盛，关窍阻闭者可用之。若与细辛共研为散，吹鼻取嚏，即通关散（《丹溪心法附余》）；或配明矾为散，温水调服，涌吐痰涎，以达豁痰开窍醒神之效。

2. 顽痰喘咳，咳痰不爽　本品辛能通利气道，咸能软化胶结之痰，故顽痰胶阻于肺，症见咳逆上气、胸闷、时吐稠痰、难以平卧者宜用之，可单味研末，以蜜为丸，枣汤送服，即《金匮要略》皂荚丸。近代有以本品配麻黄、猪胆汁制成片剂，治咳喘痰多。其治顽痰壅盛之功，正如徐灵胎所言："稠痰黏肺，不能清涤，非此不可。"

3. 大便燥结　本品味辛，能"通肺及大肠气"而通便。治大便燥秘，可单用，也可配细辛研末，加蜂蜜调匀，制成栓剂，塞入肛门。

4. 痈肿　本品外用有散结消肿之效，熬膏外敷可治疮肿未溃者。

【用量与用法】1～1.5g，多入丸散用。外用适量，研末吹鼻取嚏或研末调敷患处。

【使用注意】孕妇及咯血、吐血患者禁用。

【古籍论述】

1.《神农本草经》：味辛、咸，温。主风痹，死肌，邪气，风头，泪出，利九窍，杀精物。

2.《本草思辨录》：阳在上不与阴化而为风，阴遂变为痰涎。皂荚以金胜木，通气利窍，风无不搜，斯湿无不去，故凡痰涎涌塞而为中风为喉痹者，胥倚以奏功。阳在下不与阴化而为风，阴遂被劫而生燥，皂荚气浮而子较沉，故子能祛在下之风，风去则阴得伸其津润之权，而大肠之燥结以通。凡风药必燥，而皂荚以多脂为佳。皂子之仁又黏而韧，其能利大便，亦兼得辛润之力也。

3.《本草经集注》：味辛、咸，温，有小毒。主治风痹，死肌，邪气，风头泪出，下水，利九窍，杀鬼、精物。治腹胀满，消谷，破咳嗽囊结，妇人胞不落，明目益精。可为沐药，不入汤。

4.《雷公炮制药性解》：味辛、咸，性温，有小毒，入肝、胃二经。主风痹死肌，头风目泪，中风邪气，痨虫等物。通关窍，理痈疽，消胀满，化谷食，除咳嗽，疗骨蒸，去疥癣。搐鼻喷嚏立至，敷肿疼痛即除，和生矾可吐风痰，拌蜂蜜名为导箭。水浸一宿，去皮弦酥炙，复去核及黄用。按：肝为风木之脏，胃为水谷之腑，牙皂辛温，有行散之功，宜并入之。多用能耗气损血。其刺乃质干之锐者，故于疮痈无所不达。若疗厉风，九蒸曝为妙。

5.《长沙药解》：味辛、苦、涩，入手太阴肺经。降逆气而开壅塞，收痰涎而涤垢浊，善止喘咳，最通关窍。

6.《本草崇原》：皂荚枝有刺而味辛，禀金气也。色紫赤而味兼咸，禀水气也。太阳之气合金气而出于肤表，合水气而下夹膀胱，故味辛咸而气温热。辛咸温热，则有小毒矣。风邪迫于周身，则为风痹死肌之证。风邪上薄于头，则为风头泪出之证。皂荚禀金气而制风，故能治也。九窍为水注之气，皂荚禀水气，故利九窍。太阳阳热之气，若天与日，天日光明，则杀精物，精物，犹百精老物也。

7.《得配本草》：辛、咸，温燥，有小毒，入足厥阴、阳明经气分。开窍通关，达三焦之气，宣膀胱之滞，搜风逐痰，辟邪化谷。

8.《证类本草》：味辛、咸，温，有小毒。主风痹死肌邪气，风头泪出，利九窍，杀精物，疗腹胀满，消谷，除咳嗽，囊结，妇人胞不落，明目，益精。可为沐药，不入汤。生雍州川谷及鲁邹县，如猪牙者良。九月、十月采荚，阴干。（柏实为之使，恶麦门冬，畏空青、人参、苦参。）

【现代研究】

1.化学成分　主要含三萜皂苷类成分：共有19种五环三萜型皂荚皂苷成分；还含鞣质、蜡酸、甾醇等；种子内胚乳含半乳糖与甘露糖组成的多糖。

2.心血管药理研究　皂荚中有效成分可改善心肌缺血。皂荚中总皂苷可减少由结扎左冠状动脉引起的急性心肌梗死的梗死面积，表明皂荚中总皂苷具有显著的心脏保护作用。皂荚还具有降血脂及抗动脉粥样硬化的作用。

研究发现，猪牙皂中刺囊酸对异丙肾上腺素和血管升压素所致的大鼠急性心肌缺血模型有保护作用，在逆转录聚合酶链反应中，刺囊酸可提高组织中 B 淋巴细胞瘤 –2 基因（Bcl–2）水平，表明猪牙皂对改善心肌缺血有一定的保护作用。此外，有研究发现在冠状动脉结扎造成急性心肌缺血情况下，皂荚皂苷有降低麻醉犬冠脉阻力、增加冠状动脉血流量、改善心肌供血供氧的作用，并具有起效快、作用持久（药物维持时间达 6 小时以上）的特点，且皂荚皂苷 24mg/kg 和 12mg/kg 两个剂量组要优于银杏业片 24mg/kg。急性心肌缺血后，皂荚皂苷对心外膜电图 ST 段的异常改变有非常明显的改善作用，能够减轻缺血程度和降低缺血范围，缩小心肌梗死面积。有研究指出其乙醇提取物可抑制脂肪生成并减少 DNA 合成相关蛋白的表达，下调成脂相关转录调控因子的表达，抑制脂肪的形成。此外，皂荚水提物可显著降低血清、主动脉和肝脏的脂质水平，改善主动脉功能并重塑主动脉，预防动脉粥样硬化。

3.不良反应　皂荚所含的皂苷有毒，对胃黏膜有强烈的刺激作用，胃黏膜被破坏而吸收中毒，故用量过大、误食种子或豆荚及注射用药均可致毒性反应。初感咽干、上腹饱胀及灼热感，续之恶心、呕吐、烦躁不安、腹泻，大便多呈水样、带泡沫。并有溶血现象，出现面色苍白、黄疸、腰痛、血红蛋白尿及缺氧症状等。同时出现头痛、头晕、全身衰弱无力及四肢酸麻等。严重者可出现脱水、休克、呼吸麻痹、肾衰而致死亡。

樟 脑

【概述】本品为樟科植物樟 Cinnamomum camphora（L.）Presl. 的干枝、叶及根部经加工提取制得的结晶。主产于长江以南地区及西南地区，以台湾产量最大、质量亦佳。多在 9~12 月砍伐老树，锯劈成碎片，置蒸馏器中进行蒸馏，冷却后即得粗制樟脑，再经升华精制而得精制樟脑。

【出处】《本草品汇精要》。

【性味归经】辛，热；有毒。归心、脾经。

【功效】除湿杀虫，温散止痛，开窍辟秽。

【应用】

1. 疥癣瘙痒，湿疮溃烂 本品辛热燥烈，外用能除湿杀虫、消肿止痒。用治疥癣，常与土槿皮、川椒、白矾等外用；治臁疮，《经验广方》以本品加猪脂油、葱白适量，共捣烂，敷患处；若治瘰疬溃烂，《外科全生集》以之与雄黄等分为末，用时先以荆芥煎汤洗患处，再用麻油调涂。

2. 跌打伤痛，牙痛 借其辛烈行散，消肿止痛之力以取效。治跌打伤痛，肌肤完好者，可泡酒外擦；治龋齿牙痛，《余居士选奇方》以之与皂角（去皮、核）各等分为末，蜜丸，塞孔中。

3. 痧胀腹痛，吐泻神昏 樟脑辛香走窜，有开窍醒神、辟秽化浊、温散止痛之功。治感受秽浊疫疠或暑湿之邪，而致腹痛闷乱、吐泻昏厥诸症，《本草正义》以本品与没药、乳香（1：2：3）共为细末，用时以茶水调服。

【用量与用法】外用适量，研末撒布或调敷。内服 0.1~0.2g，入散剂或用酒溶化服。

【使用注意】气虚阴亏、有热者及孕妇忌服。

【古籍论述】

1.《本经逢原》：樟木性禀龙火，辛温香窜能去湿辟恶气。故治干霍乱，以樟木屑煎浓汁吐之。中恶卒死者，以樟木烧烟熏之，待苏用药。

2.《本草便读》：芳香燥湿，资外治之需。辛热杀虫，为搽疮之药。樟脑出韶州，用樟木煎成。辛热气香，能于水中发火，通关窍，散寒湿，杀虫辟恶，却有专长。然究非内服之品，只可外治疥癣脚气，或洗或熏，或掺用其杀虫收湿耳。

3.《本草从新》：辛热香窜，能于水中发火，通关利滞，除湿杀虫。置鞋中，去脚气。熏衣箧，辟蛀虫。以樟木切片，井水煎成。

4.《本草择要纲目》：辛热无毒。通关窍，利滞气。治中恶邪气，霍乱心腹痛，寒湿脚气，疥癣风瘙龋齿，杀虫辟毒。着鞋中去脚气。盖樟脑纯阳，与焰硝同性。水中生火，其焰益炽，今丹炉及烟火家多用之。辛热香窜，禀龙火之气。去湿杀虫，此其所长。故烧烟熏衣筐席簟，能辟壁虱虫蛀。

【现代研究】

1. 化学成分 主要含 1,7,7- 三甲基二环［2,2,1］庚烷 -2- 酮，是一种双环萜酮（$C_{10}H_{16}O$）物质。

2. 心血管药理研究 樟脑具有保护氧化应激损伤后心肌细胞、强心、升压的药理作用。

研究证明，氧化樟脑对氧化应激损伤后心肌细胞具有保护作用，它可减轻氧化应激后心肌细胞的损伤，抑制氧化应激后心肌细胞的凋亡。另有研究证明，在体内水溶性代谢产物氧化樟脑，有明显的强心、升压和兴奋呼吸作用。

蟾 酥

【概述】本品为蟾蜍科动物中华大蟾蜍 *Bufo bufo gargarizans* Cantor 或黑眶蟾蜍 *Bufo melanostictus* Schneider 的干燥分泌物。多于夏、秋二季捕捉蟾蜍，洗净，挤取耳后腺及皮肤腺的白色浆液，加工，干燥。气微腥。

【出处】《药性本草》。

【性味归经】辛，温；有毒。归心经。

【功效】解毒，止痛，开窍醒神。

【应用】

1. 痈疽疔疮，瘰疬，咽喉肿痛，牙痛 本品有良好的解毒消肿、麻醉止痛作用，可外用及内服。治痈疽恶疮，与雄黄、朱砂等配伍，用葱白汤送服取汗，如蟾酥丸（《外科正宗》）；治咽喉肿痛及痈疖，常与牛黄、冰片等同用，如六神丸（《喉科心法》）；治风虫牙痛，《本草正》单用本品研细少许点患处。传统常用本品与生川乌、生南星、生半夏为末，烧酒调敷患处，作麻药使用，如外敷麻药方（《医宗金鉴》）。

2. 中暑神昏，痧胀腹痛吐泻 本品辛温走窜，有辟秽化浊、开窍醒神之功，嗅之亦能催嚏。治疗伤于暑湿秽浊或饮食不洁而致痧胀腹痛，吐泻不止，甚至昏厥，可与麝香、丁香、雄黄等药同用，用时研末吹入鼻中取嚏，如蟾酥丸（《集验简易良方》）。

【用量与用法】0.015~0.03g，多入丸散用。外用适量。

【使用注意】本品有毒，内服切勿过量；孕妇禁用；外用不可入目。

【古籍论述】

1.《本草易读》：辛，温，大毒。疗一切恶肿，发背疔疮，小儿劳瘦，疳疾脑疽。

2.《本草新编》：蟾酥，去毒如神，以毒制毒也。消坚破块，解瘀化痈。虽皆外治之功，而药笼中断不可缺。蟾酥有大毒，似不宜服，而诸家皆云可服，不可信也。虽曰以毒攻毒，亦宜于外治，而不宜于内治也。

3.《本经逢原》：蟾酥辛温，其性最烈，凡用不过一分。齿缝出血及牙疼，以纸少许按之即止。蟾酥丸治发背疔肿一切恶疮，拔取疔毒最捷，入外科有夺命之功。然轻用能烂人肌肉。

4.《本草便读》：性毒质黏，能辟邪而开窍。味辛气热，可拔毒以消痈。外用伤肌，鼻闻取嚏。蟾皮可疗疳积，能发疮疹，性味却属甘凉，善行脾肺。

【现代研究】

1. 化学成分 蟾蜍毒素类：蟾毒、蟾毒配基脂肪酸酯、蟾毒配基硫酸酯等；蟾毒配基类，蟾毒色胺类，以及其他化合物，如多糖类、有机酸、氨基酸、肽类、肾上腺素等。

2. 心血管药理研究 蟾酥有效成分具有增强心脏收缩力、促血管收缩、调节血压、抗心肌缺血和抗炎的药理作用。

蟾蜍二烯羟酸内酯有洋地黄样作用，它具有增强心脏收缩力、促血管收缩和利钠素等功效，其主要机制为抑制了 Na^+/K^+-ATP 酶。蟾毒配基类化合物对失血性休克大鼠有明显的升压作用，其强度随剂量增大而增强。脂蟾毒配基、华蟾毒配基及蟾毒灵等均具有显著的呼吸兴奋和升压等中枢性兴奋作用，其呼吸兴奋作用较洛贝林和尼可刹米强。蟾酥中蟾毒配基类等亲脂性成分为强心、升高血压作用的主要物质；同时蟾酥中亲水性成分又有降血压作用。蟾酥还具有增加心肌供氧量等作用；蟾酥能对家兔缺血再灌注损伤起到保护作用，有效改善其心肌能量代谢，减轻心肌损伤。蟾毒灵能显著缓解角叉菜胶诱导的足肿胀，并降低诱导型一氧化氮合酶（iNOS）、环氧合酶-2（COX-2）、白细胞介素-1β（IL-1β）、白细胞介素-6（IL-6）和肿瘤坏死因子-α（TNF-α）的表达水平。这证明了蟾毒灵具有较强的体内抗炎的活性并可能与降低 NF-κB 的活化和抑制下游促炎介质有关。

3. 不良反应 蟾酥主要对心脏有毒性，中毒时刺激迷走神经或直接损害心肌，引起心动过缓伴有心律不齐，最后心脏停搏致死。蟾酥中毒的主要原因是过量服用。中毒时主要表现为呕吐腹泻、呼吸急促、心律不齐、惊厥，最后麻痹而死亡。

麝 香

【概述】本品为鹿科动物林麝 *Moschus berezovskii* Flerov、马麝 *Moschus sifanicus* Przewalski 或原麝 *Moschus moschiferus* Linnaeus 成熟雄体香囊中的干燥分泌物。在冬季至次春猎取，猎获后，割取香囊，阴干，习称"毛壳麝香"；剖开香囊，除去囊壳，习称"麝香仁"。气香浓烈而特异。

【出处】《神农本草经》。

【性味归经】辛，温。归心、脾经。

【功效】开窍醒神，活血通经，消肿止痛。

【应用】

1. 胸痹心痛，心腹暴痛　本品开心脉，祛瘀滞，为治心腹暴痛之佳品，常配伍川芎、三七、木香等。

2. 热病神昏，中风痰厥，气郁暴厥，中恶昏迷　本品辛香温通，走窜之性甚烈，有极强的开窍通闭之功，可用于各种原因所致的闭证神昏，为醒神回苏之要药。无论寒闭、热闭，用之皆效，尤宜于寒闭神昏。用治温病热陷心包、痰热蒙蔽心窍、小儿惊风及中风痰厥等热闭神昏，常配伍牛黄、冰片、朱砂等，组成凉开之剂，如安宫牛黄丸（《温病条辨》）、至宝丹（《太平惠民和剂局方》）；治中风卒昏、中恶胸腹满痛等寒浊或痰湿阻闭心窍之寒闭神昏，常配伍苏合香、檀香、安息香等药，组成温开之剂，如苏合香丸（《太平惠民和剂局方》）。

3. 血瘀经闭，癥瘕，跌仆伤痛，痹痛麻木，难产死胎　本品辛香，开通走窜，可行血中之瘀滞，开经络之壅遏，具有活血通经、止痛之功。用治血瘀经闭，常与丹参、桃仁、红花等药同用；若癥瘕痞块等血瘀重证，可与水蛭、虻虫、三棱等配伍，如化癥回生丹（《温病条辨》）；治偏正头痛，日久不愈者，常与赤芍、川芎、桃仁等配伍，如通窍活血汤（《医林改错》）。本品又为伤科要药，善于活血祛瘀、消肿止痛，治跌仆肿痛、骨折扭挫，常与乳香、没药、红花等配伍，如七厘散（《良方集腋》）、八厘散（《医宗金鉴》），无论内服、外用均可；用治风寒湿痹，疼痛不已，顽固不愈者，可配伍独活、威灵仙、桑寄生等祛风湿、通经络之品。此外，本品辛香走窜，力达胞宫，有活血通经、催生下胎之效，可用治难产死胎、胞衣不下，常与肉桂配伍，如香桂散（《张氏医通》）。

4. 痈肿，瘰疬，咽喉肿痛　本品辛香行散，有良好的活血散结、消肿止痛作用，内服、外用均可。治疮疡肿毒，常与雄黄、乳香、没药同用，如醒消丸（《外科全生集》）；治咽喉肿痛，可与牛黄、蟾酥、珍珠等配伍，如六神丸（《中华人民共和国药典临床用药须知·中药成方制剂卷》2010 年版）。

【用量与用法】0.03~0.1g，多入丸散用。外用适量。

【使用注意】孕妇禁用。

【古籍论述】

1.《神农本草经》：味辛，温。主辟恶气，杀鬼精物，温疟，蛊毒，痈疮，去三虫。久服除邪，不梦寤厌寐。

2.《名医别录》：无毒。主治诸凶邪鬼气，中恶，心腹暴痛胀急，痞满，风毒，妇人产难，堕胎，去面晕，目中肤翳。

3.《本草经集注》：味辛，温，无毒。主辟恶气，杀鬼精物，温疟，蛊毒，痫痓，去三虫，治诸凶邪鬼气，中恶，心腹暴痛胀急，痞满，风毒，妇人产难，堕胎，去面䵣目中肤翳。久服除邪，不梦寤魇寐，通神仙。

4.《雷公炮制药性解》：味辛，性温，无毒，入十二经。主恶气鬼邪，蛇虺蛊毒，惊悸痫疰，中恶心腹暴痛胀满，目中翳膜泪眵，风毒温疟痫痓，通关窍，杀蛊虱，催生堕胎。按：麝香为诸香之最，其气透入骨髓，故于经络无所不入。

5.《本草新编》：麝香，味辛，气温，无毒。辟蛇虺，诛蛔虫、虫蛊痫疰，杀鬼精，殴疫瘴，胀急痞满咸消，催生堕胎，通关利窍，除恍惚惊怖，镇心安神，疗痈肿疮疽，蚀脓逐血，吐风痰，启寐魇，点目去膜止泪。亦外治居多，而内治甚少也。

6.《本草从新》：辛温香窜，开经络，通诸窍，透肌骨。治卒中诸风，诸气诸血诸痛，痰厥惊痫。

【现代研究】

1. 化学成分　麝香大环类成分如麝香酮、麝香醇、麝香吡啶等；甾类成分如睾酮、胆甾醇等。还含有蛋白质、多肽、氨基酸等。

2. 心血管药理研究　麝香有效成分具有抗纤维化、抗炎、抗细胞凋亡、预防心肌梗死后心脏重构、改善心功能以及促进血管生成等药理作用。

建立急性心肌梗死模型，观察麝香酮对模型小鼠心脏功能和心肌重构的作用，结果表明麝香酮对缺血心肌具有抗纤维化、抗炎、抗细胞凋亡、预防心肌梗死后心脏重构以及改善心功能等作用。研究证明，在改善心脏功能方面，麝香还能显著增加心肌细胞的存活率，降低乳酸脱氢酶漏出量和细胞内丙二醛含量及活性氧簇水平，并能抑制过氧化氢对心肌细胞形态的改变。另有研究表明，麝香酮可通过增加缺氧诱导因子（HIF-1α）和血管内皮生长因子A（VEGFA）的表达来增强血管生成，从而改善心肌梗死小鼠的心脏功能，这表明麝香酮可能通过促进小鼠的血管生成来发挥其治疗作用。

3. 不良反应　中毒剂量动物出现四肢伏倒、震颤、双目紧闭、呼吸明显抑制及死亡。

第八节　芳香平肝息风药

牛　黄

【概述】本品为牛科动物牛 *Bos taurus domesticus* Gmelin 的干燥胆结石。宰牛时，

如发现有牛黄，即滤去胆汁，将牛黄取出，除去外部薄膜，阴干。气清香。

【出处】《神农本草经》。

【性味归经】甘，凉。归心、肝经。

【功效】清心，豁痰，开窍，凉肝，息风，解毒。

【应用】

1. 温热病及小儿急惊风，惊厥抽搐，癫痫发狂　本品味苦性寒凉，入心、肝经，有清心凉肝、息风止痉之功。常用治小儿急惊风，壮热神昏、惊厥抽搐，每与胆南星、朱砂、天竺黄等同用，如牛黄抱龙丸（《医学入门》）；治疗痰蒙清窍之癫痫发作，症见突然仆倒、昏不知人、口吐涎沫、四肢抽搐者，可与全蝎、钩藤、胆南星等配伍，以加强豁痰息风、开窍醒神之功。

2. 热病神昏，中风痰迷　本品性凉，气味芳香，入心经，既能清心热，又能豁痰开窍而苏醒神志。用治温热病热入心包及中风、惊风、癫痫等痰热阻闭心窍所致神昏谵语、高热烦躁、口噤舌謇、痰涎壅盛等症，常与麝香、冰片、黄连等开窍醒神、清热解毒之品配伍，如安宫牛黄丸（《温病条辨》）；亦可单用本品为末，竹沥水送服。

3. 咽喉肿痛，口舌生疮，痈肿疔疮　本品性凉，为清热解毒之良药，用治火热内盛之咽喉肿痛、牙龈肿痛、口舌生疮、目赤肿痛，常与黄芩、冰片、大黄等同用，如牛黄解毒丸（《中华人民共和国药典·一部》2015年版）；若咽喉肿痛、溃烂，可与珍珠为末吹喉，如珠黄散（《绛囊撮要》）；用治痈肿疔疮、瘰疬，可与麝香、乳香、没药等合用，以清热解毒、活血散结，如犀黄丸（《外科全生集》）。

【用量与用法】0.15~0.35g，多入丸散用。外用适量，研末敷患处。

【使用注意】非实热证不宜使用。孕妇慎用。

【古籍论述】

1.《神农本草经》：味苦，平。主惊痫，寒热，热盛狂痉，除邪逐鬼。

2.《名医别录》：有小毒。主治小儿百病，诸痫，热口不开，大人狂癫，又堕胎。

3.《本草经集注》：味苦，平，有小毒。主治惊痫，寒热，热盛狂痉，除邪逐鬼。治小儿百病，诸痫热，口不开，大人狂癫，又堕胎。久服轻身，增年，令人不忘。

4.《雷公炮制药性解》：味苦，性平，有小毒，入心经。主大人癫狂发痉，中风痰壅不语，小儿惊痫天吊，客忤口噤，除邪逐鬼，定魄安魂，能堕胎孕。须体轻微香，磨甲色透，置舌上先苦后甘、清凉透心者为真。

5.《本草新编》：牛黄，味苦，气平，有小毒，入肝经。专除筋病，疗小儿诸痫、惊吊客忤、口噤不开。治大人癫狂发痉、中风痰壅不语，除邪逐鬼，定魄安魂，聪耳明目。孕妇忌服，因堕胎元。

6.《本草崇原》：气味苦平，有小毒。主惊痫寒热，热盛狂，除邪逐鬼。

【现代研究】

1. 化学成分　主要含胆红素；胆甾酸类成分：胆酸、去氧胆酸、牛磺胆酸、牛磺酸等。还含有脂肪酸、卵磷脂、维生素 D 等。

2. 心血管药理研究　牛黄有效成分具有正性肌力、降压、抗心律失常、抑制血管平滑肌细胞增生和内膜增厚、抗高血压、抗动脉粥样硬化、降低血脂、抑制血小板凝集与血栓形成、保护心肌、抗心力衰竭、抗氧化和保护心脑细胞的药理作用。

牛黄、培植牛黄和人工牛黄对血压和心脏具有相同的作用，静脉注射时可降低麻醉动物血压，对心衰模型心脏的正性肌力作用最明显。体外培育牛黄能显著或极显著地降低动物正常血压，能显著减少离体蛙心的收缩频率和输出量，而对离体蛙心的收缩幅度和大鼠的心电图无显著影响，其对动物心脏和血压的影响与其胆红素含量无正比关系。牛黄成分之一的牛磺酸可抑制心室肌细胞钙内流，减轻细胞钙超载，能对抗肾上腺素、地高辛和洋地黄诱发的心律失常。牛磺酸可抑制血管平滑肌细胞增生和内膜增厚，抗高血压和抗动脉粥样硬化，降低血脂，抑制血小板凝集与血栓形成，保护心肌，抗心力衰竭。体外培育牛黄具有提高耐缺氧能力和抗氧化酶活性，提高缺氧小鼠的脑、肝、心组织及血清 SOD 活性，降低 MDA 含量，能明显减轻脑组织的病理损伤。体外培育牛黄还能提高机体清除自由基能力，减轻脂质过氧化作用对心脑细胞的损害，调节神经递质，保护或恢复神经通路，从而达到保护心脑细胞的目的。

白　芍

【概述】本品为毛茛科植物芍药 *Paeonia lactiflora* Pall. 的干燥根。主产于浙江、安徽。夏、秋二季采挖，洗净，除去头尾和细根，置沸水中煮后除去外皮或去皮后再煮，晒干。切薄片。以质坚实、类白色、粉性足者为佳。生用、清炒用或酒炙用。气微，味微苦、酸。

【出处】《药品化义》。

【性味归经】苦、酸，微寒。归肝、脾经。

【功效】柔肝止痛，养血调经，敛阴止汗，平抑肝阳。

【应用】

1. 血虚萎黄，月经不调，崩漏　本品味酸，主入肝经，偏益肝之阴血。用治血虚面色萎黄，眩晕心悸，或月经不调，经行腹痛，崩中漏下等，常与熟地黄、当归、川芎同用，如四物汤（《太平惠民和剂局方》）；若血虚有热，月经不调，可配伍黄芩、黄柏、续断等，如保阴煎（《景岳全书》）；若崩漏下血，可与阿胶、艾叶等养血、止血药同用。

2. 自汗，盗汗　本品有敛阴止汗之功。若外感风寒，营卫不和之汗出恶风，可配伍温经通阳的桂枝，以调和营卫，如桂枝汤（《伤寒论》）；用治虚劳自汗不止，常配伍黄芪、白术等；若阴虚盗汗，可与龙骨、牡蛎、浮小麦等同用。

3. 胁肋脘腹疼痛，四肢挛急疼痛　本品酸敛肝阴，养血柔肝而止痛，治疗血虚肝郁，胁肋疼痛，常配伍当归、柴胡等补血、疏肝药，如逍遥散（《太平惠民和剂局方》）；本品也可调肝理脾，柔肝止痛，治疗脾虚肝旺，腹痛泄泻，可与白术、防风、陈皮同用，如痛泻要方（《景岳全书》）；若治疗痢疾腹痛，可与木香、黄连等清热燥湿、理气药同用，如芍药汤（《素问病机气宜保命集》）；若治阴血亏虚，筋脉失养而致手足挛急作痛，常配伍甘草以缓急止痛，如芍药甘草汤（《伤寒论》）。

4. 肝阳上亢，头痛眩晕　本品养血敛阴，平抑肝阳，为治肝阳上亢之常用药，常配伍牛膝、代赭石、龙骨等，如镇肝息风汤、建瓴汤（《医学衷中参西录》）。白芍具有养血敛阴、柔肝止痛的功效。

【用量与用法】煎服，6~15g。平抑肝阳、敛阴止汗多生用，养血调经、柔肝止痛多炒用或酒炒用。

【使用注意】不宜与藜芦同用。虚寒腹痛泄泻者慎服。

【古籍论述】

1.《本草经注》：须（一作"雷"）丸为之使。恶石斛、芒硝。畏消石、鳖甲、小蓟。反藜芦。

2.《本草图经》：芍药，根亦有赤白二色。崔豹《古今注》云：芍药有二种，有草芍药、木芍药。木者花大而色深，俗呼为牡丹，非也。

3.《本草经疏》：凡中寒腹痛、中寒作泄、腹中冷痛、肠胃中觉冷等证忌之。

4.《药品化义》：痧子忌之。

5.《得配本草》：脾气虚寒，下痢纯血禁用。

【现代研究】

1. 化学成分　主要含单萜类成分：芍药苷，氧化芍药苷，苯甲酰芍药苷，白芍苷，芍药苷元酮，没食子酰芍药苷，芍药内酯A、B、C；甾醇类成分：β-谷甾醇；鞣质类成分：1,2,3,6-四没食子酰基葡萄糖，没食子酸，右旋儿茶素；酚类成分：丹皮酚。《中国药典》规定本品含芍药苷（$C_{23}H_{28}O_{11}$）不得少于1.6%，饮片不得少于1.2%。

2. 心血管药理研究　白芍可以降低血清总胆固醇（TC）、甘油三酯（TG）、低密度脂蛋白（LDL-C）水平，升高血清高密度脂蛋白（HDL-C）水平，降低全血黏度（高切、中切、低切）、血浆黏度、红细胞压积、血小板黏附率等血液流变学指标，升高心室内压最大上升速率，缩短心室内压达峰时间，改善大鼠心脏指数和腹主动脉壁内膜中层厚度，改善动脉粥样硬化程度；减轻心肌缺血、减轻心肌缺血再灌注损伤，具有心肌和血管保护作用；增加冠脉血流量，抑制血小板聚集，改善心肌重构，减轻心肌缺血程度。

采用高脂饲料喂养结合腹腔注射维生素 D_3 建立动脉粥样硬化大鼠模型，结果显示白芍总苷显著降低血清 TC、TG、LDL-C 水平，升高血清 HDL-C 水平，降低全血黏度（高切、中切、低切）、血浆黏度、红细胞压积、血小板黏附率等血液流变学指标，升高心室内压最大上升速率，缩短心室内压达峰时间，改善大鼠心脏指数和腹主动脉壁内膜中层厚度。采用冠状动脉结扎 30 分钟再灌注 90 分钟建立大鼠心肌缺血再灌注损伤模型，结果显示白芍总苷 50、100、200mg/kg 可以提高大鼠左心室收缩峰压（LVSP）、左心室压力变化最大速率（±dp/dtmax），降低舒张末期压力（LVEDP），其机制可能与促进葡萄糖调控蛋白（GRP78）表达相关。采用垂体后叶素诱导心肌缺血兔模型，结果显示白芍总苷 20、60mg/kg 呈剂量相关性缓解 ST 段抬高和 T 波高尖，增强心功能，提示白芍总苷具有保护缺血心肌的作用；对狗冠脉血管有扩张作用，能增加冠脉血流量，抑制血小板聚集，白芍与甘草有效成分 FM100 有多方面的协同作用，从而证实芍药甘草汤组成的合理性。白芍总苷可以分别抑蛇毒试剂诱导的家兔血小板聚集，延长小鼠尾动脉出血时间。此外，白芍总苷可以降低异丙肾上腺素诱导的心肌重构小鼠和左旋甲状腺素诱导的心肌重构大鼠全心指数、左心室指数，改善心肌重构。

芦 荟

【概述】本品为百合科植物库拉索芦荟 *Aloe barbadensis* Miller、好望角芦荟 *Aloe ferox* Miller 或其他同属近缘植物叶的汁液浓缩干燥物。库拉索芦荟习称"老芦荟"，好望角芦荟习称"新芦荟"。有特殊臭气。

【出处】《药性论》。

【性味归经】苦，寒。归肝、胃、大肠经。

【功效】泻下通便，清肝泻火，杀虫疗疳。

【应用】

1. 热结便秘 本品苦寒降泄，既能泻下通便，又能清泻肝火，除烦热。治热结便秘，兼见心肝火旺，烦躁失眠之症，常与朱砂同用，如更衣丸（《本草经疏》）。

2. 惊痫抽搐 本品有较好的清泻肝火作用。用治肝经火盛的便秘溲赤、头晕头痛、烦躁易怒、惊痫抽搐，常与龙胆、栀子、青黛等同用，如当归龙荟丸（《医学六书》）。

3. 小儿疳积 本品能杀虫疗疳。用治虫积腹痛、面色萎黄、形瘦体弱的小儿疳积证，以芦荟与使君子等份为末，米饮调服；或配人参、白术等益气健脾之品，如肥儿丸（《医宗金鉴》）。

4. 癣疮 本品有杀虫止痒之效，外用治癣疮，研末调敷。

【用量与用法】2~5g。外用适量，研末敷患处。

【使用注意】孕妇、哺乳期及脾胃虚弱、食少便溏者慎用。

【古籍论述】

1.《本草图经》：芦荟，出波斯国，今唯广州有来者。其木生山野中，滴脂泪而成。采之不拘时月。俗呼为象胆，以其味苦而云耳。

2.《雷公炮制药性解》：味苦，性寒，无毒，入心、肝二经。消风热，除烦闷，明眼目，治惊痫，杀三虫，疗五疳及疥癣痔漏诸疮。按：芦荟之苦，本入心经，而肝则其母也，故亦入之。在小儿惊疳诸热，尤为要药。

3.《本经逢原》：芦荟入厥阴肝经及冲脉，其功专于杀虫清热。冲脉为病，逆气里急及经事不调，腹中结块上冲，与小儿疳热积滞非此不除。同甘草为末，治头项顽癣甚效。但大苦大寒，且气甚秽恶仅可施之藜藿。若胃虚少食人得之，入口便大吐逆，每致夺食泄泻而成羸瘦怯弱者多矣。有人背疮愈后余热不除，或令服芦荟药三服，不数日而毙，伤胃之性于此可征。

4.《得配本草》：辛，温，入足厥阴经。最捷于引经入肝。消风热，杀三虫，散瘰疬，治惊痫。镇心明目，利水除肿。

5.《本草述钩元》：味至苦，气寒，为足厥阴肝经药。主疗小儿五疳，杀三虫及癫痫惊风，大人风热烦闷。胸虫，砂仁汤细七钱，及头面论芦荟为肝药。

【现代研究】

1. 化学成分 芦荟苷、芦荟苦素、芦荟大黄素、大黄酚、异芦荟苦素、芦荟多糖、芦荟大黄素甙、异芦荟大黄素甙、对香豆酸。

2. 心血管药理研究 芦荟有效成分具有降血糖、降血脂的药理作用。

研究证明，芦荟提取物中某些成分可以上调小鼠胚胎成纤维细胞（NIH-3T3）中葡萄糖转运蛋白4（GLUT-4）的 mRNA 合成，使小鼠血糖水平恢复正常。有报道指出，芦荟凝胶用于治疗大鼠的多囊卵巢综合征（PCOS），作用机制主要是降低大鼠血浆甘油三酯和低密度脂蛋白胆固醇水平，增加高密度脂蛋白胆固醇水平。芦荟凝胶的治疗也能逆转葡萄糖耐受不良以及脂质代谢的活性，使其恢复正常。芦荟凝胶的降血脂作用提示它可以调控 PCOS 及其代谢并发症的发展。

3. 不良反应 过敏反应：皮疹、发痒。

罗布麻叶

【概述】本品为夹竹桃科植物罗布麻 *Apocynum venetum* L. 的全草或叶。吉吉麻（《江苏植药志》），泽漆麻、缸花草、野茶（《陕西中草药》），罗布欢的尔（维名）。主产于内蒙古、甘肃、新疆。夏季采收，除去杂质，干燥。以色绿、叶片完整、无灰屑者为佳。气微，味淡。

【出处】罗布麻出自《陕西中草药》；罗布麻叶出自《救荒本草》。

【性味归经】甘、苦，凉。归肝经。

【功效】平肝安神，清热利水。

【应用】

1. 肝阳眩晕，心悸失眠　本品味苦性凉，专入肝经，既有平抑肝阳之功，又有清泻肝热之效，故可治疗肝阳上亢及肝火上攻之头晕目眩、烦躁失眠等。可单用本品煎服或开水冲泡代茶饮，亦可与牡蛎、石决明、代赭石等配伍，治疗肝阳上亢之证；或配伍钩藤、夏枯草、野菊花等，治疗肝火上攻之证。若心悸失眠者，可与龙骨、磁石、远志等安神药配伍。

2. 浮肿尿少　本品能清热利尿，用治水肿、尿少而有热象者，可单用或与茯苓、泽泻、车前子等利水渗湿药同用。

【用量与用法】内服：煎汤，5～10g；或泡茶饮，3～6g。

【使用注意】本品对黏膜的刺激性较强，过量易致恶心、呕吐、肠鸣、腹泻。

【古籍论述】

1.《救荒本草》：采（罗布麻）嫩叶过，晒干，做茶吃可。

2.《陕西中草药》：味淡涩，性凉，有小毒。清凉泻火，强心利尿，降血压。治心脏病，高血压，神经衰弱，肾炎浮肿。

3.《新疆中草药手册》：味甘苦，性平，有小毒。清火，降压，强心，利尿。治心脏病，高血压，神经衰弱，肝炎腹胀，肾炎浮肿。

4.《江苏植药志》：乳汁可愈合伤口。

5.《中国药植图鉴》：嫩叶，蒸炒揉制后代茶，有清凉去火，防止头晕和强心的功用。

6.《中华人民共和国药典》（1985 年版）：清热利水，平肝安神。用于高血压，头晕，心悸失眠，高血脂，神经衰弱，浮肿尿少。

7.《中药大辞典》：罗布麻有清热强心、降压降脂功效。

【现代研究】

1. 化学成分　全草含新异芸香苷（Neo-isorutin）。叶含芸香苷、槲皮素、羽扇豆醇、异秦皮定、东莨菪素、金丝桃苷、己醇棕榈酸酯、消旋肌醇、烷醇、异槲皮苷、儿茶精、蒽醌、甾体化合物、氨基酸等。根含加拿大麻苷、毒毛旋花子苷元及 K–毒毛旋花子次苷 –β、异槲皮苷、槲皮素。

2. 心血管药理研究　罗布麻有抗动脉粥样硬化作用，可降低血压、血脂，还能增强心肌收缩力和调节心率，抑制凝血酶诱导血小板聚集，延缓心肌纤维化进程，抗心肌缺血再灌注损伤。

肿瘤坏死因子 – α（TNF-α）是动脉粥样硬化早期重要的炎症因子，罗布麻通过抑制炎症因子发挥抗动脉粥样硬化作用。白细胞诱素 –1（Lkn-1）与动脉粥样硬化有关，罗布麻对动脉粥样硬化（AS）确有一定的防治作用，此作用可能是通过抑制动脉粥样硬化中炎症因子表达和分泌，减轻炎症反应而实现的。在一项动物实验中，以罗布麻叶为材料，以 Wistar 大鼠建立高血压大鼠模型，研究罗布麻水提物的急性利尿作用。结果显示，罗布麻水提物可促进大鼠尿液的分泌，在给药后 6 小时、8 小时尿量显著增加。同时，罗布麻可促进大鼠 6 小时尿中 K^+、Na^+、Cl^- 的分泌，且均随剂量的增加而增加。这与罗布麻血压调节中稳定的降压时相出现的时点相吻合，进一步说明罗布麻的降压时相的出现可能是通过其利尿作用实现的。罗布麻可改善小鼠高脂诱导性肥胖及代谢失调，并减轻高脂诱导的肠道菌群紊乱。有研究指出在 Ang Ⅱ 及 Iso 诱导的心肌纤维化模型中，罗布麻提取物可抑制 ECM 胶原成分（Col Ⅰ 和 Col Ⅲ）的积聚从而减轻心肌纤维化程度；TGF-β 在心肌纤维化大鼠心肌中表达显著增加，罗布麻提取物可降低 TGF-β mRNA 及蛋白的表达；对 ERK 信号通路中信号分子的研究表明，罗布麻提取物可通过下调大鼠心肌纤维化中 raf、ERK 及 c-fos mRNA 等的表达。结果表明，罗布麻提取物可通过降低 TGF-β 的表达以及阻断 ERK 信号通路延缓心肌纤维化的发生发展。研究显示，罗布麻可明显地抑制凝血酶诱导血小板聚集作用。罗布麻还能增强心肌收缩力和调节心率，对改善慢性心功能不全、心肌缺血引起的多种症状效果明显。有研究采用 Langendorff 离体心脏灌流系统建立大鼠离体心肌 IR 损伤模型研究罗布麻总黄酮抗心肌缺血再灌注损伤的作用。研究发现，罗布麻总黄酮具有显著的抗心肌 IR 损伤作用，其作用机制可能与罗布麻抗氧化抗细胞凋亡和抗炎机制有关。

3. 不良反应　临床发现复方罗布麻致血小板减少紫癜 1 例。

夏枯草

【概述】本品为唇形科植物夏枯草 *Prunella vulgaris* L. 的干燥果穗。夏季果穗呈棕红色时采收，除去杂质，晒干。气微，味淡。

【出处】《神农本草经》。

【性味归经】辛、苦，寒。归肝、胆经。

【功效】清肝泻火，明目，散结消肿。

【应用】

1. 目赤肿痛，目珠夜痛，头痛眩晕　本品苦寒降泄，主入肝经，善清泻肝火以明目。治肝火上炎之目赤肿痛，常与桑叶、菊花、决明子等清肝明目药同用；若肝阴不足，目珠疼痛，入夜加剧者，可与生地黄、当归、白芍等滋养肝阴（血）之品配伍。治疗肝火上攻，头痛眩晕者，可与钩藤、决明子、菊花等长于清肝、平肝之药同用。

2. 瘿瘤，瘰疬 本品辛以散结，苦以泄热，有良好的清肝火、散郁结作用。治瘿瘤，常与昆布、玄参等同用；若肝郁化火，痰火郁结之瘰疬，可与海藻、浙贝母、玄参等消痰散结药配伍，共收清肝火、散痰结之效，如内消瘰疬丸（《疡医大全》）。

3. 乳痈，乳癖，乳房胀痛 本品既能清泻肝火，又能散结消肿，可治乳痈、乳癖、乳房胀痛，常与蒲公英、浙贝母、柴胡等同用。若配金银花、重楼等清热解毒、消散痈肿药，可治热毒疮疡。

【**用量与用法**】9～15g。

【**使用注意**】脾胃虚弱者慎服。

【**古籍论述**】

1.《神农本草经》：味苦、辛，寒。主寒热，瘰疬，鼠瘘，头疮，破癥，散瘿，结气，脚肿，湿痹。轻身。

2.《本草衍义》：治瘰疬，鼠瘘。

3.《本草经集注》：味苦、辛，寒，无毒。主治寒热，瘰疬，鼠瘘，头疮，破癥，散瘿，结气，脚肿，湿痹。轻身。

4.《本草蒙筌》：味苦、辛，气寒，无毒。旷野平原，随处俱有。叶类旋覆，花似丹参。冬至后发生，夏至时枯瘁，故谓夏枯草也。四月收采，洗净阴干。凡用拯，王瓜为使。破癥坚瘤结气，散瘰鼠头疮。寒热堪驱，湿痹兼却。

5.《雷公炮制药性解》：味苦辛，性寒，无毒，入肝经。主瘰疬瘿瘤，湿脾脚肿，肝虚目痛，冷泪畏光，散血破癥，生肌解毒。按：夏枯草三四月开花，是时正厥阴风木主令，其为肝经之药明矣。丹溪曰：夏至即枯者，盖禀纯阳之气，得阴气则枯也。

6.《本草经解》：气寒，味苦辛，无毒。主寒热，瘰疬，鼠瘘，头疮，破癥，散瘿，结气，脚肿，湿痹，轻身。夏枯草气寒，禀天冬寒之水气，入足太阳膀胱寒水经；味苦辛无毒，得地火金之味，入手少阴心经、手太阴肺经。遇火令而枯，禀金水之气独全，水制火，金平木，故专主少阳相火，风木胆经之证。气味轻清，少阳也。

7.《本草新编》：夏枯草，味苦，气温。曰寒者，误。入肺、脾、心三经。专散痰核鼠疮，尤通心气，头目之火可祛，胸膈之痞可降。世人弃而不收，谁知为药笼中必需之物乎。

【**现代研究**】

1. 化学成分 夏枯草总皂苷、异迷迭香酸苷、齐墩果酸、棕榈酸、β-香树脂醇、原儿茶醛、熊果酸、伞形酮、莨菪亭、七叶苷元。

2. 心血管药理研究 夏枯草具有降压、降糖、降血脂、抗氧化和抗炎的药理作用。

研究证明夏枯草提取物可以显著升高 SHR 大鼠血清一氧化氮（NO）水平，降低血清中内皮素（ET）和血管紧张素转化酶Ⅱ（AngⅡ）水平，所以夏枯草提取物可能是降低 ET 和 AngⅡ 的含量以及升高 NO 浓度起到降压效果。夏枯草醇提物可降低链脲佐菌素（STZ）致糖尿病小鼠血糖，其降糖机制可能与夏枯草醇提物修复 β 细胞进而使胰岛素分泌增加或调节组织糖代谢有关。夏枯草醇提物可以调节 STZ 高血糖小鼠的血脂，STZ 所致的高血糖小鼠胰腺中大量胰岛 B 细胞急性坏死，胰岛素水平降低会导致代谢紊乱，近二十脂肪动员增加，血脂异常升高。高剂量醇提物可以降低小鼠血清胆固醇、甘油三酯、低密度脂蛋白的含量，高密度脂蛋白的含量升高。夏枯草总黄酮对 DPPH 自由基和 ABTS+ 自由基具有良好的清除作用，且夏枯草总黄酮对 DPPH 自由基和 ABTS+ 自由基的清除能力随其浓度的增加而增强，所以夏枯草总黄酮具有良好的抗氧化活性。从夏枯草石油醚提取物中提取出 19 种化学成分，夏枯草果实石油醚提取物可显著抑制由 LPS 诱导 RAW264.7 细胞分泌的 IL-6、TNF-α 及 NO 炎性因子。

3. 不良反应 过敏反应：皮疹、瘙痒。

野菊花

【概述】本品为菊科植物野菊 *Chrysanthemum indicum* L. 的干燥头状花序。秋季花盛开时采收，晒干或烘干。

【出处】《本草正》。

【性味归经】苦、辛，微寒。归肝、心经。

【功效】清热解毒，泻火平肝。

【应用】

1. 疔疮痈肿，咽喉肿痛 本品辛散苦降，功能清热泻火，解毒利咽，消肿止痛，为治外科疔痈之良药。治热毒蕴结，疔疖丹毒，痈疽疮疡，咽喉肿痛，可与蒲公英、紫花地丁、金银花等药同用，如五味消毒饮（《医宗金鉴》）。

2. 目赤肿痛，头痛眩晕 本品味苦入肝，清泻肝火；味辛性寒，兼散风热。治风热上攻之目赤肿痛，常与金银花、密蒙花、夏枯草等药同用。本品可清肝平肝，治肝阳上亢，头痛眩晕，常与夏枯草、决明子、钩藤等同用。

【用量与用法】煎服，9~15g。外用适量，煎汤外洗或制膏外涂。

【使用注意】脾胃虚寒者、孕妇慎用。

【古籍论述】

1.《本草品汇精要》：主调中止泄、破血，妇人腹内宿血宜之，治痈肿疔毒瘰眼。

2.《本草纲目》：治痈肿疔毒，瘰眼息。

3.《本草汇言》：破血疏肝，解疔散毒。主妇人腹内宿血，解天行火毒丹疔。洗疮疥，又能去风杀虫。

【现代研究】

1. 化学成分 含黄酮类成分：蒙花苷、矢车菊苷等；挥发油：菊花内酯、野菊花三醇、野菊花酮、樟脑、龙脑。

2. 心血管药理研究 野菊花主要有降压、降低粥状动脉硬化发生率、降血脂、改善心肌缺血、抗氧化、调节免疫等药理作用。

研究证明，野菊花提取物可以通过促进血管紧张素转换酶2（ACE2）表达及影响机体氧化应激水平从而降低自发性高血压小鼠收缩压和舒张压。野菊花总黄酮可以改善高脂小鼠脂质过氧化，改善脂代谢紊乱，降低粥状动脉硬化发生率。将高脂饲养的小鼠分为高脂对照组、实验组（200mg/kg 总黄酮灌胃），正常饲养的小鼠为对照组，结果显示，野菊花总黄酮能降低小鼠体内总胆固醇（TC）、甘油三酯（TG）、低密度脂蛋白胆固醇（LDL–C）和高密度脂蛋白胆固醇（HDL–C）水平降低，表现出明显的降血脂作用。采用异丙肾上腺素制造大鼠急性心肌缺血模型的方法，发现菊花总黄酮使实验小鼠增强内源性氧自由基清除系统，从而可以发挥其心肌缺血的保护作用。野菊花提取物体外具有很强的清除自由基能力。其中总黄酮对羟自由基、超氧阴离子自由基、ABTS 自由基正离子清除效果优于常规抗氧化剂维生素 C 和柠檬酸。野菊花多糖可明显激活免疫低下小鼠的网状内皮系统吞噬功能，提高其脾指数和胸腺指数，这表明野菊花多糖能刺激机体免疫器官相关指数的升高，增加机体的免疫能力。

槐 花

【概述】 本品为豆科植物槐 *Sophora japonica* L. 的干燥花及花蕾。全国大部分地区均产。夏季花开放或花蕾形成时采收，及时干燥，除去枝、梗及杂质。前者习称"槐花"，后者习称"槐米"。气微。

【出处】《日华子本草》。

【性味归经】 苦，微寒。归肝、大肠经。

【功效】 凉血止血，清肝泻火。

【应用】

1. 血热便血，痔血，血痢，崩漏，吐血，衄血 本品性属寒凉，功能凉血止血，可用治血热妄行所致的各种出血之证。因其苦降下行，善清泄大肠火热，故对大肠火盛之便血、痔血、血痢最为适宜。用治新久痔血，常配伍黄连、地榆等，如榆槐脏连丸（《成方便读》）；用治血热便血，常与荆芥穗、枳壳等配伍，如槐花散（《本事方》）。

2. 肝热目赤，头痛眩晕　本品味苦性寒，长于清泻肝火，治疗肝火上炎之目赤肿痛、头痛眩晕，可单用本品煎汤代茶饮，或配伍夏枯草、菊花等药。

【用量与用法】煎服，5~10g。外用适量。止血多炒炭用，清热泻火宜生用。

【使用注意】脾胃虚寒及阴虚发热而无实火者慎用。

【古籍论述】

1.《日华子本草》：味苦、平、无毒。治五痔、心痛、眼赤，杀腹脏虫及热，治皮肤风、并肠风泻血、赤白痢，并炒研服。

2.《本草经解》：气平，味甘，无毒。主五痔，心痛，眼赤，杀腹脏虫及皮肤风热。肠风泻血，赤白痢，并炒研用。槐花气平，禀天秋凉之金气，入手太阴肺经；味苦无毒，得地南方之火味，入手少阴心经。气味俱降，阴也。肺与大肠为表里，五痔大肠之火症也，槐花味苦清心，所以主之。火郁于心则痛，气平能清，味苦能泄，所以主之也。眼赤，肝有实火也，实则泻其子，味苦清心，心乃肝之子也。腹太阴经行之地，脏即大肠，肺之合也，味苦可以杀虫，所以主之也。皮肤肺之合也，平能清风，苦能泄热，所以主之。肠风下血，大肠火也。赤白痢，大肠湿热也。味苦者能清，所以并炒研服也。制方：槐花同荆芥，治下血；同牡蛎末，治白带。

3.《滇南本草》：槐角、槐花，味苦，性寒，功多大肠经。治五痔肠风下血、赤白热痢。

4.《本经逢原》：苦寒，无毒。温水涤去灰，焙香用。

5.《本草衍义》：治肠风热泻血甚佳，不可过剂。

6.《本草纲目》：槐花味苦、色黄、气凉，阳明、厥阴血分药也。故所主之病，多属二经。

【现代研究】

1. 化学成分　主要含黄酮类成分：槲皮素、槐花芦丁、异鼠李素等；三萜皂苷类成分：赤豆皂苷Ⅰ~Ⅴ，大豆皂苷Ⅰ、Ⅲ，槐花皂苷Ⅰ、Ⅱ、Ⅲ等。

2. 心血管药理研究　槐花有效成分对心肌具有负性传导、负性收缩力、增加冠脉流量、改善心肌循环、降低心肌耗氧量、降血压、调节脂代谢、糖代谢、抗炎的药理作用。

研究指出，槐花液对离体蛙心有轻度兴奋作用，对心传导系统有阻滞作用，芸香武、槲皮素、槲皮武亦能增加离体及在体蛙心的收缩力及输出量并减少心率。芸香武使蟾蜍下肢及兔耳血管收缩。槲皮素可扩张冠脉血管、改善心肌循环。槐米400mg/kg连服3天可增加小鼠的冠脉血管流量，对垂体后叶素引起的兔冠脉收缩（T波增高）有轻度的对抗作用，能降低大鼠心肌耗氧量。槐花液槐花酊剂对麻醉犬、猫有暂显著的降低血压作用，芸香武及其制剂有降压作用，槲皮素亦能短时间的降压。

皮下注射槲皮素 10mg/kg 能有效地降低高胆固醇症大鼠肝、主动脉及血中胆固醇量并增加胆固醇 – 蛋白复合物的稳定性对实验性动物硬化症有预防及治疗效果，同时还有降脂作用。有实验以链脲佐菌素（STZ）制备小鼠 2 型糖尿病模型，从槐米中制得质量分数为 90.6% 的芦丁，以 150mg/kg 剂量 ig 给药 28 天后检测相关指标，结果显示芦丁能够降低小鼠心、肝、肾中丙二醛（MDA）量、升高超氧化物歧化酶（SOD）量，同时显著降低血糖及总胆固醇（TC）、甘油三酯（TG）含量，说明槐米中的芦丁能够提高 2 型糖尿病小鼠心脏、肝脏、肾脏的抗氧化能力，调节糖脂代谢紊乱，对 2 型糖尿病小鼠具有显著保护作用。此外，有研究指出槐角乙醇提取物能够下调脂多糖刺激的 RAW264.7 巨噬细胞中促炎细胞因子白细胞介素（IL-6）和 IL-1β 水平，抑制一氧化氮和前列腺素 E2 的释放，抑制核转录因子 – κB（NF-κB）核转位和细胞外调节蛋白激酶（ERK）、JunN 的磷酸化，表现出良好的抗炎活性。一项研究还发现，槐角苷可显著降低高果糖饮食小鼠的体质量及肝质量，降低肝脏胆固醇和甘油三酯、血清低密度脂蛋白和载脂蛋白 B 水平，升高血清高密度脂蛋白及载脂蛋白 A1 水平，并且能够降低小鼠肝脏 SOD 及谷胱甘肽过氧化物酶（GSH-Px）活性，同时病理切片也显示槐角苷对高果糖造成的肝损伤具有一定保护作用。槐花煎液能降低心肌收缩力、减慢心率。

第九节　其他芳香类药

四季青

【概述】本品为冬青科植物冬青 *Ilex chinensis* Sims 的干燥叶。主产于安徽、贵州。秋、冬二季采收，除去杂质，晒干。气味清香。

【出处】《本草拾遗》。

【性味归经】苦、涩，凉。归肺、大肠、膀胱经。

【功效】清热解毒，消肿祛瘀，凉血止血，敛疮。

【应用】

1.烧烫伤，皮肤溃疡　本品苦涩性寒，外用有清热解毒、凉血、敛疮之功。尤长于治疗烧烫伤。外治烧烫伤、皮肤溃疡，可单用制成搽剂外涂患处；亦可用本品干叶研粉，麻油调敷；或用鲜叶捣烂，外敷患处。

2.肺热咳嗽，咽喉肿痛，痢疾，热淋，胁痛　本品苦寒，善于清热解毒、消肿祛瘀。用于肺热咳嗽，咽喉肿痛，风热感冒，或湿热所致小便淋沥涩痛、泄泻痢疾者，单用或分别配伍清肺泻火解毒药、清热利尿通淋药、清热止痢药。若瘀阻胁痛，可与郁金、川芎等活血化瘀药配伍。

3.外伤出血 本品有收敛止血之效。用于外伤出血，可单用鲜叶捣敷伤口；也可用干叶研细，撒敷伤口，外加包扎。

【用量与用法】煎服，15~60g。外用适量，水煎外涂。

【古籍论述】

1.《本草拾遗》：冬青，其叶堪染绯，子浸酒去风血，补益。木肌白有文，作象齿笏。冬月青翠，故名冬青，江东人呼为冻生。李邕又云：出五台山，叶似椿，子赤如郁李，微酸性热，与此亦小有异同，当是两种冬青。

2.《本草图经》：（女贞）或云即今冬青木也。而冬青木肌理白，文如象齿，道家取以为简。

【现代研究】

1.化学成分 主要含原儿茶酸、原儿茶醛、马索酸、缩合型鞣质、长梗冬青苷、黄酮类化合物及挥发油等。《中国药典》规定本品含长梗冬青苷（$C_{36}H_{58}O_{10}$）不得少于1.35%。

2.心血管药理研究 四季青提取物具有治疗冠心病心绞痛、增加冠状窦流量、缓解急性心肌缺血、降低血脂、抑制血小板聚集的作用。

研究发现，用四季青提取物原儿茶醛治疗冠心病心绞痛，效果显著（有效率达92.6%），对某些心律失常（如过早搏动）及心功能也有改善作用。动物实验发现，四季青中原儿茶醛能明显增加猫冠状窦流量和缓解脑垂体后叶素引起家兔的急性心肌缺血（1979年第一届全国药理学会学术会议论文摘要汇编）。此外，口服四季青浸膏片可降低高血脂患者血清总胆固醇（TC）及甘油三酯（TG）的浓度，明显升高低水平的抗冠心病保护因子 HDL-C 值和 HDL-C/Tc 的百分比值。原儿茶醛体外及体内给药，对 ADP 诱导的小鼠、家兔血小板聚集性能均有明显的抑制作用，其抑制机制不是通过影响对血小板集聚有调节作用的 cAMP 代谢，而是通过降低血小板膜流动性及促进聚集的血小板解聚来实现抑制血小板的集聚。

地骨皮

【概述】本品为茄科植物枸杞 *Lycium chinense* Mill. 或宁夏枸杞 *Lycium barbarum* L. 的干燥根皮。全国大部分地区均产。春初或秋后采挖根部，洗净，剥取根皮，晒干。

【出处】《神农本草经》。

【性味归经】甘，寒。归肺、肝、肾经。

【功效】凉血除蒸，清肺降火。

【应用】

1. 阴虚潮热，骨蒸盗汗　本品甘寒清润，入肝、肾经，善清虚热、除骨蒸，为凉血退热除蒸之佳品。治疗阴虚发热、骨蒸潮热、盗汗等，常与知母、鳖甲等清热养阴药配伍。

2. 肺热咳嗽　本品性寒，入肺经，能清泄肺热。治疗肺火郁结，气逆不降之咳嗽气喘，常与桑白皮、甘草配伍，如泻白散（《小儿药证直诀》）。

3. 血热咳血衄血　本品甘寒，入血分能清热凉血以止血。治疗血热妄行之咳血、吐血、衄血、尿血等，常配伍小蓟、侧柏叶、白茅根等凉血止血药。

4. 内热消渴　本品能清热泻火而生津止渴。治疗内热消渴，常与天花粉、生地、麦冬等同用。

【用量与用法】煎服，9～15g。

【使用注意】本品性寒，外感风寒发热或脾虚便溏者不宜用。

【古籍论述】

1.《滇南本草》：地骨皮，即枸杞根皮。味苦，性寒。治肺热劳烧，骨蒸客热。枸杞尖作菜食，合鸡蛋炒吃，治少年妇人白带。

2.《雷公炮制药性解》：味苦，性寒，无毒，入肺、肾二经。疗在表无定之风邪，退传尸有汗之骨蒸，除热清肺，止嗽解渴，凉血凉骨，利二便。

3.《本草从新》：甘淡而寒，降肺中伏火，除肝肾虚热，能凉血，而治五内烦热，吐血尿血，消渴咳嗽。外治肌热虚汗，上除头风痛，中平胸胁痛，下利大小肠。疗在表无定之风邪，传尸有汗之骨蒸。

4.《本草便读》：退伏热以除蒸，深入黄泉，下归肾部，降肺火而定喘，甘寒白色，清肃金家。

【现代研究】

1. 化学成分　主要含生物碱类成分：甜菜碱、苦可胺 A、莨菪汀、枸杞子酰胺、阿托品等。还含有有机酸、酚类及甾醇等。

2. 心血管药理研究　地骨皮有效成分具有降低血压、血脂、血糖的药理作用。

研究表明，地骨皮水提液可通过作用肾素 – 血管紧张素 – 醛固酮信号通路，下调肿瘤坏死因子（TNF-α）和内皮素 –1（ET-1）mRNA 的表达水平，上调内皮素一氧化氮合酶（eNOS）mRNA 的表达，起到降低血压的作用。也有研究表明地骨皮甲素、地骨皮甲醇提取物静脉注射均具有降血压的作用。用地骨皮蒽醌低、高剂量组给药剂量分别为 40mg/（kg·d）、20mg/（kg·d）对实验小鼠进行灌胃，结果高脂饲料诱导高脂血症大鼠后，实验组模型组大鼠的总胆固醇、总甘油三酯、低密度脂蛋白的含量明显降低，进一步阐明地骨皮游离蒽醌能显著降低高脂大鼠的总胆固醇、总甘油三酯和低密度脂蛋白。地骨皮水煎剂和醇提取物均可降低血糖，对糖尿病起到积极的治疗作用。地骨皮还可促进血清胰岛素、肝糖原含量增加，说明其可促进胰岛功能恢复或促进肝糖原合成、刺激胰岛 β 细胞分泌胰岛素。

芦　根

【概述】本品为禾本科植物芦苇 *Phragmites communis* Trin. 的新鲜或干燥根茎。全国大部分地区均产。全年均可采挖。

【出处】《名医别录》。

【性味归经】甘，寒。归肺、胃经。

【功效】清热泻火，生津止渴，除烦，止呕，利尿。

【应用】

1. 热病烦渴　本品性味甘寒，既能清泻肺胃气分实热，又能生津止渴、除烦，故可用治热病伤津，烦热口渴，常与麦门冬、天花粉等清热生津药同用；或以其鲜汁配麦冬汁、梨汁、荸荠汁、藕汁服，如五汁饮（《温病条辨》）。

2. 肺热咳嗽，肺痈吐脓　本品入肺经，善于清泻肺热，祛痰排脓。治疗肺热咳嗽，常与黄芩、浙贝母、瓜蒌等药同用；若治风热咳嗽，常与桑叶、菊花、苦杏仁等同用，如桑菊饮（《温病条辨》）；治疗肺痈咳吐脓痰腥臭，常与薏苡仁、冬瓜仁等清肺化痰、排脓之品同用，如苇茎汤（《千金方》）。

3. 胃热呕哕　本品入胃经能清胃热而止呕逆，治疗胃热呕哕，可配竹茹、生姜等和胃止呕之品。

4. 热淋涩痛　本品性寒，有清热利尿之功。治热淋涩痛、小便短赤，常与白茅根、车前子、木通等清热利尿通淋药同用。

【用量与用法】煎服，15~30g；鲜品用量加倍，或捣汁用。

【使用注意】脾胃虚寒者慎用。

【古籍论述】

1.《证类本草》：味甘，寒。主消渴，客热，止小便利。

2.《雷公炮制药性解》：味甘，性寒，无毒，入肺、胃二经。主消渴客热，止小便利，治五噎膈气，烦闷吐逆，以芦根五两，水三盏煮一盏服，甚效。

3.《本草便读》：性入阳明，甘寒清热，功除烦呕，润降和阴。茎则清肃上焦，肺痈可愈；笋乃解消鱼毒，膈热能清。

4.《本草述钩元》：气味甘寒，通胃降逆之要药。主消渴客热，疗胃中热，呕逆，不下食，寒热时疾烦闷，泻痢除热分煎烦闷呕水二斗，煮八升，去渣，分五服，取汗乃瘥。

【现代研究】

1. 化学成分 主要含酚酸类成分：咖啡酸、龙胆酸；维生素类成分：维生素 B_1、维生素 B_2、维生素 C 等。还含天冬酰胺及蛋白质、脂肪、多糖等。

2. 心血管药理研究 芦根有效成分具有降血糖、改善脂代谢的药理作用。

用不同剂量芦根多糖对糖尿病小鼠进行灌胃，并测定体重，通过检测血糖值计算了葡萄糖耐受量，用试剂盒的方法测定肝糖原、糖化血清蛋白（GSP）、总胆固醇（TC）、甘油三酯（TG）、低密度脂蛋白（LDL-C）和高密度脂蛋白（HDL-C）含量，发现芦根多糖能降低模型小鼠体重下降的趋势，改善葡萄糖耐受力，降低血糖，还可以改善 GSP、TC、TG 及 LDL-C 含量的升高和肝糖原、HDL-C 含量的降低，表明芦根多糖一定程度上对脂代谢紊乱有改善作用。

何首乌

【概述】 本品为蓼科植物何首乌 *Polygonum multiflorum* Thunb. 的干燥块根。主产于河南、湖北、广东、广西、贵州。秋、冬二季叶枯萎时采挖，削去两端，洗净，个大的切成块，干燥，切厚片或块，称生何首乌。取生何首乌片或块，照炖法用黑豆汁拌匀，置非铁质的适宜容器内，炖至汁液吸尽；或照蒸法清蒸或用黑豆汁拌匀后蒸，蒸至内外均呈棕褐色，晒至半干，切片，干燥，称制何首乌。生何首乌气微，味微苦而甘涩；制何首乌气微，味微甘而苦涩。

【出处】《日华子本草》。

【性味归经】 苦、甘、涩，微温。归肝、心、肾经。

【功效】 制何首乌：补肝肾，益精血，乌须发，强筋骨，化浊降脂。生何首乌：解毒，消痈，截疟，润肠通便。

【应用】

1. 高脂血症 制何首乌能化浊降脂，用治高脂血症，可单用或与墨旱莲、女贞子等同用。

2. 血虚萎黄，眩晕耳鸣，须发早白，腰膝酸软，肢体麻木，崩漏带下 制何首乌功善补肝肾、益精血、乌须发、强筋骨，兼能收敛，不寒，不燥，不腻，为滋补良药。用治血虚萎黄、失眠健忘，常与熟地黄、当归、酸枣仁等同用；用治精血亏虚，腰膝酸软、肢体麻木、头晕眼花、须发早白及肾虚无子，常与当归、枸杞子、菟丝子等同用，如七宝美髯丹（《积善堂方》）；用治肝肾亏虚，腰膝酸软、头晕目花、眩晕耳鸣，常配桑椹子、杜仲、黑芝麻等；用治妇女肝肾亏虚之月经不调及崩漏等，可与当归、白芍、熟地黄等药同用。

3. 疮痈，瘰疬，风疹瘙痒　生何首乌有解毒消痈散结之功。治疗瘰疬结核，可单用内服或外敷，或与夏枯草、土贝母等同用；治遍身疮肿痒痛，可与防风、苦参、薄荷等同用，煎汤外洗；用治湿热疮毒，黄水淋漓，可与苦参、白鲜皮等同用。

4. 久疟体虚　生何首乌有截疟之功。治疗疟疾日久，气血虚弱，可与人参、当归等补气养血药同用，如何人饮（《景岳全书》）。

5. 肠燥便秘　生何首乌有润肠通便之效。若年老体弱之人精血亏虚、肠燥便秘者，可单用或与肉苁蓉、当归、火麻仁等润肠通便药同用。

【用量与用法】煎服，制何首乌 6~12g，生何首乌 3~6g。

【使用注意】本品制用偏于补益，且兼收敛之性，湿痰壅盛者忌用；生用滑肠通便，大便溏泄者忌用。何首乌可能有引起肝损伤的风险，故不宜长期、大量服用。

【古籍论述】

1.《滇南本草》：何首乌，味微甘，性微温。古本草注云：久服延年耐寒，且味涩、苦。入肾为君，涩精，坚肾气。止赤、白便浊，缩小便。入血分，消痰毒。治赤白癜风，疮疥顽癣，皮肤瘙痒。截疟，治痰疟。

2.《本草新编》：何首乌，味甘而涩，气微温，无毒。神农未尝非遗之也。以其功效甚缓，不能急于救人，故尔失载。

3.《本草纲目》：赤者能消肿毒，外科呼为疮帚、红内消。

4.《本草备要》：何首乌，平补肝肾，涩精。苦坚肾，温补肝，甘益血，涩收敛精气。添精益髓，养血祛风（治风先治血，血活则风散），强筋骨，乌髭发（故名首乌），令人有子，为滋补良药。气血太和，则劳瘦风虚、崩带疮痔、瘰疬痈肿，诸病自已（营血调则痈肿消。赤者外科呼为疮帚）。止恶疟（益阴补肝，疟疾要药，而本草不言治疟）。

5.《本草便读》：何首乌，禀中和之性，益肾培肝。得坤土之纯，悦颜黑发。固真阴而性涩，崩中遗滑堪医。续后嗣以添精，坚骨强筋可赖。祛风养血，毒化疮消。豆制酒蒸，延年却病。

6.《证类本草》：何首乌，味苦、涩，微温，无毒。主瘰，消痈肿，疗头面风疮，五痔，止心痛，益血气，黑髭鬓，悦颜色。久服长筋骨，益精髓，延年不老。亦治妇人产后及带下诸疾。

7.《本经逢原》：何首乌，一名夜交藤，苦涩微温，无毒。其形圆大者佳。须赤白并用。制法以竹刀刮去皮，拌黑豆九蒸九晒，候用。禁犯铁器，忌莱菔诸血，勿与天雄、乌附、姜、辛、仙茅等同用，为其性敛味涩也。

8.《雷公炮制药性解》：何首乌，味苦甘涩，温无毒，十二经络所不收。观其藤夜交，乃补阴之剂也。消瘰，散痈肿，疗五痔，止肠风，乌须发，美容颜，补劳瘦，助精神，长肌肉，坚筋骨，添精髓，固腰膝，除风湿，明眼目及治妇人产后带下诸血。老年尤为要药，久服令人多子延年。去粗皮酒浸，拌黑豆末蒸之，水中复加黑豆及酒，晒干，九次为度。春夏采鲜者，赤白合用，兼补气血，茯苓为使，畏猪羊血、无鳞鱼、萝卜，忌铁器。

【现代研究】

1. 化学成分　生何首乌主要含蒽醌类和二苯乙烯苷类化合物。蒽醌类成分主要为大黄素、大黄酚、大黄素甲醚、大黄酸及大黄酚蒽酮等；二苯乙烯苷类成分主要为2,3,5,4'- 四羟基二苯乙烯 -2-O-β -D- 葡萄糖苷及 2'-O- 单没食子酰基乙 -2,3,5,4'-四羟基二苯乙烯 -2-O-β-D- 葡萄糖苷等。还含卵磷脂、粗脂肪等。制首乌除含上述成分外，还含炮制过程中产生的糖的麦拉德反应产物 2,3- 二氢 -3,5- 二羟基 -6- 甲基 -4 氢 - 吡喃 -4- 酮、3,5- 二羟基 -2- 甲基 -4 氢 - 吡喃 -4- 酮、5- 羟甲基糠醛、琥珀酸等。

2. 心血管药理研究　何首乌具有降血脂、治疗动脉粥样硬化、血脂异常的药理作用。

体内外研究证实，何首乌根乙醇提取物（PME）抑制了脂肪细胞分化和脂质蓄积，显著上调了固醇调节元件结合蛋白 1（SREBP1）、脂肪酸合成酶（Fas）、过氧化物酶体增殖物激活受体 α（PPARα）、肉碱酯酰转移酶 1（CPT1）、CPT2、解偶联蛋白 1（UCP1）和激素敏感脂肪酶（HSL）mRNA 水平，下调了过氧化物酶体增殖物激活受体 γ（PPARγ）和二酰基甘油酰基转移酶 2（DGAT2）基因的表达。HSL 是催化脂肪细胞脂肪分解的关键酶，HSL 含量的增加使脂肪分解和脂肪酸氧化，进而抑制脂肪堆积。PME 还可抑制成脂转录因子 CCAAT/ 增强子结合蛋白 α（C/EBPα）和 PPARγ 的基因和蛋白表达，下调脂肪酸合成酶基因的表达，抑制脂肪细胞的分化。研究表明制何首乌中大黄素对 ApoE-/- 小鼠动脉粥样硬化（AS）模型中的病变有明显疗效，能够降低血清中 TC、TG、LDL-C 的含量，升高 HDL-C 的含量，起到调节血脂及保护血管的作用，且能够抑制 mTOR 信号通路及 mTOR 信号通路上游 PI3K/AKT 信号活性，刺激机体自噬增加，增加糖脂的代谢，从而达到抗 AS 的作用。

灵 芝

【概述】本品为多孔菌科真菌赤芝 *Ganoderma lucidum*（Leyss.exFr.）Karst. 或紫芝 *Ganoderma sinense* Zhao，Xu et Zhang 的干燥子实体。气微香，味苦涩。

【出处】《神农本草经》。

【性味归经】甘，平。归心、肺、肝、肾经。

【功效】补气安神，止咳平喘。

【应用】

1. 心神不宁，失眠心悸　本品味甘性平，入心经，能补心血、益心气、安心神，宜于气血不足、心神失养之心神不宁、失眠、惊悸、多梦、健忘、体倦神疲、食少者，可单用，或与当归、白芍、酸枣仁等药同用。

2. 肺虚咳喘　本品味甘，入肺经，能补益肺肾之气，止咳平喘，宜肺虚咳喘，可单用，或与黄芪、党参、五味子等药同用。

3. 虚劳短气，不思饮食　本品味甘补气，用治虚劳短气、不思饮食，常与人参、山茱萸、山药等配伍。

【用量与用法】

1. 煎服，6~12g。

2. 研末服，每次2~6g，日服二次。

3. 制成糖浆、片剂及浸酒服，6~12g。

【使用注意】实证慎服。

【古籍论述】

1.《名医别录》：赤芝生霍山，紫芝生高夏山谷，六芝皆无毒，六月、八月采。

2.《本草经集注》：恶恒山，畏扁青、茵陈蒿。

3.《新修本草》：五芝，《经》云，皆以五色生于五岳。诸方所献，白芝未必华山，黑芝又非常岳，且芝多黄白，稀有黑青者。然紫芝最多，非五芝类。但芝自难得，纵获一二，岂得终久服耶？

4.《本草纲目》：《神农经》云，山川云雨、四时五行、阴阳昼夜之精，以生五色神芝，为圣王休祥。《瑞应图》云：芝草常以六月生，春青夏紫，秋白冬黑。葛洪《抱朴子》云：芝有石芝、木芝、草芝、肉芝、菌芝，凡数百种也。石芝石象，生于海隅石山岛屿之涯。肉芝状如肉。附于大石，头尾具有，乃生物也。赤者如珊瑚，白者如截肪，黑者如泽漆，青者如翠羽，黄者如紫金，皆光明洞彻如坚冰也。大者十余斤，小者三四斤。凡求芝草，入名山，必以三月、九月，乃山开出神药之月……时珍尝疑：芝乃腐朽余气所生，正如人生瘤赘，而古今皆以为瑞草，又云服食可仙，诚为迂谬。近读成式之言，始知先得我所欲言，其揆一也。又方士以木积湿处，用药傅之，即生五色芝。嘉靖中王金尝生以献世宗。此昔人所未言者，不可不知。

【现代研究】

1. 化学成分　主要含多糖：葡聚糖A~G灵芝多糖；三萜类成分：灵芝酸A、B、C、C_2、D、E、F、K、M，齐墩果酸等；生物碱类成分：甜菜碱、灵芝碱甲、灵芝碱乙；甾醇类成分：麦角甾醇，麦角甾醇棕榈酸酯，麦角甾4,6,8,（14）22-四烯-3-酮等；核苷类成分：腺苷、腺嘌呤；还含多种氨基酸、多肽、蛋白质及真菌溶菌酶、有机酸等。

2. 心血管药理研究 灵芝能够改善自发性高血压，预防心肌梗死和纤维化，保护缺血性心肌损伤。

经研究证实使用的薄芝糖肽注射液能够增强利血平、氯丙嗪对中枢神经系统的镇静作用，拮抗苯丙胺的中枢兴奋作用，延长睡眠时间，且薄芝糖肽也可调节机体免疫功能，使得体液与细胞免疫作用得到正常的发挥。研究发现水提液中有效成分灵芝三萜类化合物灵芝酸（GA）可消除注射了 ISO 小鼠的心肌梗死和纤维化，从而得出 GA 可预防小鼠的应激性心肌损伤。通过造模大鼠心肌缺血模型，分组给药观察灵芝多糖（GLP）对心肌缺血大鼠各项指标的影响，发现 GLP 使大鼠心肌梗死面积明显缩小，血清 CK、Troponin 含量明显降低，表明灵芝可较好地保护缺血性心肌损伤。

前 胡

【概述】本品为伞形科植物白花前胡 *Peucedanum praeruptorum* Dunn 或紫花前胡 *Peucedanum decursivum* Maxim. 的干燥根。主产于浙江、湖南、四川。前者冬季至次春茎叶枯萎或未抽花茎时采挖，除去须根，洗净，晒干或低温干燥；后者秋、冬二季地上部分枯萎时采挖，除去须根，晒干。切薄片。气芳香，味微苦、辛。

【出处】《雷公炮炙论》。

【性味归经】苦、辛，微寒。归肺经。

【功效】降气化痰，散风清热。

【应用】

1. 痰热咳喘，咯痰黄稠 本品辛散苦降，性寒清热，宜于痰热壅肺，肺失宣降之咳喘胸满、咯痰黄稠量多，常配伍苦杏仁、桑白皮、浙贝母等药；因本品寒性不著，若配伍白前、半夏等温化寒痰药，亦可用于寒痰、湿痰证。

2. 风热咳嗽痰多 本品味辛性微寒，能疏散风热，宣肺化痰止咳。治外感风热，身热头痛、咳嗽痰多，常与桑叶、牛蒡子、桔梗等同用；若配辛温发散，宣肺之品如荆芥、紫苏等同用，也可治风寒咳嗽，如杏苏散（《温病条辨》）。

【用量与用法】煎服，3~10g。

【古籍论述】

1.《雷公炮炙论》：凡使前胡，勿用野蒿根，缘真似前胡，只是味粗酸。若误用，令人反胃不受食。

2.《证类本草》：味苦，微寒，无毒。主疗痰满，胸胁中痞，心腹结气，风头痛，去痰实，下气。治伤寒寒热，推陈致新，明目，益精。二月、八月采根，曝干。（半夏为之使，恶皂荚，畏藜芦）

3.《本草纲目》：前胡味甘、辛，气微平，阳中之阴，降也。乃手足太阴、阳明之药，与柴胡纯阳上升入少阳、厥阴者不同也。其功长于下气，故能治痰热喘嗽、痞膈呕逆诸疾，气下则火降，痰亦降矣。所以有推陈致新之绩，为痰气要药。陶弘景言其与柴胡同功，非矣。治证虽同，而所入所主则异。

4.《本草便读》：辛能散风邪，苦以泄肺气。寒堪清上，降可除痰。（前胡辛苦而寒，专入肺经，能解散外感风热，外邪解则肺气自降，痰火自除，故又能降气下痰耳，前胡之解表邪，唯肺胃结气有热者可用之。）

5.《雷公炮制药性解》：前胡，味苦甘辛，性微无毒，入肺、肝、脾、膀胱四经。主伤寒痰嗽痞满，心腹结气，解热开胃，推陈致新，亦止夜啼儿，佐使畏恶同柴胡。按：前胡辛可畅肺，以解风寒，甘可悦脾，以理胸腹，苦能泄厥阴之火，温能散太阳之邪。雷公云：凡使勿用野蒿根，缘真似前胡，只是味粗酸，若误用，令人反胃不受食。若是前胡，味甘气香，凡修事，先用刀刮去苍黑皮并髭，细锉，用甜水浸令润，于日中晒干用之。

【现代研究】

1. 化学成分 主要含香豆素类成分：白花前胡甲素、乙素、丙素、丁素等。还含皂苷类与挥发油等。

2. 心血管药理研究 前胡具有保护心肌、降血压、逆转心室重构的药理作用。

有研究得出，前胡丙素对大鼠缺血–再灌注（I–R）心肌肌浆网钙泵（SERCA）具有积极影响。通过 24 只雄性 SD 大鼠随机均分为正常对照组、I–R 组、前胡丙素+I–R 组和聚乙二醇 400+I–R 组。检测再灌注 15 分钟时冠状动脉流出量（CF）和冠状动脉流出液中乳酸脱氢酶（LDH）漏出量，采用改良对硝基苯酚棕榈酸酯（p–NPP）法和 Millipore 过滤技术测定 SERCA 的活性和三磷酸腺苷依赖的 SERCA45 Ca^{2+} 摄取率，Western blot 法检测心肌细胞 SERCA 蛋白表达水平。结果与 I–R 组相比，前胡丙素 +I–R 组 CF、SERCA 蛋白表达量、SERCA 的活性和 45 Ca^{2+} 摄取率增高（$P < 0.01$），LDH 漏出量降低（$P < 0.01$）。结论：前胡丙素对离体大鼠心脏 I–R 损伤有保护作用，可能与其减轻 I–R 损伤引起的心肌 SERCA 功能和蛋白表达抑制有关。此外，研究指出中药白花前胡有抗急性心肌梗死作用。方法：用结扎麻醉开胸猫左冠状动脉前降支诱发 AMI 模型，做冠脉循环及心脏血流动力学，心肌耗氧量，心外膜电图，血清酶活性，组织 N–BT 染色以及 AMI 程度（Σ–ST）和范围（N–ST）等检测。结果：白花前胡醇提物增加冠脉流量，降低冠脉阻力、左室压、左室舒张末压、左室最大上升速率、心率、心肌耗氧量、心肌氧摄取率和率压积。白花前胡丙素能使自发性高血压大鼠血压明显降低，并可通过上调肌浆网 PLB 基因表达，从而逆转大鼠的心室重构。

海 藻

【概述】本品为马尾藻科植物海蒿子 *Sargassum pallidum*（Turn.）C. Ag. 或羊栖菜 *Sargassum fusiforme*（Harv.）Setch. 的干燥藻体。前者习称"大叶海藻"，后者习称"小叶海藻"。主产于辽宁、山东、浙江、福建、广东。夏、秋二季采捞，除去杂质，洗净，切段，干燥。气腥，味微咸。以色黑褐、白霜少者为佳。生用。气腥，味微咸。

【出处】《神农本草经》。

【性味归经】苦、咸，性寒。归肝、胃、肾经。

【功效】消痰软坚散结，利水消肿。

【应用】

1. 瘿瘤，瘰疬，睾丸肿痛　本品咸寒，能软坚散结，清热消痰。治痰湿凝滞，气血瘀阻，项下结块，渐大不痛之瘿瘤，常与昆布相须为用，亦常配伍行气活血、燥湿化痰之青皮、当归、半夏等，如海藻玉壶汤（《外科正宗》）；痰火郁结之瘰疬结核者，常与夏枯草、玄参、牡蛎等配伍，以加强清热化痰散结功效，如内消瘰疬丸（《疡医大全》）；瘰疬坚而不溃，热毒偏盛者，常与玄参、黄连、三棱等同用。寒凝气滞而致睾丸肿胀疼痛者，取本品软坚散结之功，常与橘核、荔枝核、延胡索等同用。

2. 痰饮水肿　本品苦寒性降，有利水消肿之功，但单用力薄，多与茯苓、猪苓、泽泻等利水渗湿药同用。

【用量与用法】煎服，6~12g。

【使用注意】海藻反甘草。

【古籍论述】

1.《神农本草经》：海藻味苦寒。主瘿瘤气、颈下核、破结散气、痈肿癥瘕、腹中上下鸣，下十二水肿。生池泽。

2.《名医别录》：海藻生东海池泽，七月七日采，暴干。

3.《本草蒙筌》：海藻，东海所生，叶类萍藻。根着水底石上，茎而乱发如乌。七夕收采。

4.《本草从新》：海藻产胶州，有大叶、马尾两种。洗去咸水，其用在咸，不宜过洗。

【现代研究】

1. 化学成分　主要含多糖：羊栖菜多糖A、B、C，海藻多糖等。还含碘、钾、多种维生素、氨基酸与无机元素等。

2. 心血管药理研究　海藻提取物可以提高细胞表面的抗血栓活性、延缓心血管病的发生，具有抗动脉硬化、兴奋心脏、抗心绞痛、降压和溶解血栓的作用。

紫浆多糖（Porphyra Polysaccharide）是从红藻条斑紫菜中提取的一种多糖，能促进蛋白质生物合成，提高机体免疫功能，有增强心肌收缩力、降血脂、抑制血栓形成的作用，对预防动脉硬化、改善心肌梗死具有重要意义。海带多糖 L01 对内皮细胞具保护作用，能减少肾上腺素刺激下组织纤溶酶原激活物（Tissue Plasminogen Activator，t-PA）的快速释放。在内皮细胞受损血栓形成期时，t-PA 含量的增加有助于纤溶，保持血管的畅通，起到抗血栓的作用。褐藻氨酸（Laminine）又名海带素，是从海带中分离所得的一种降解成分。其降压机制是阻滞 α-受体、扩张外周血管及减慢心率的综合结果，减慢心率可能是通过抑制心肌 β-受体和兴奋迷走神经所致。

款冬花

【概述】本品为菊科植物款冬 *Tussilago farfara* L. 的干燥花蕾。主产于内蒙古、陕西、甘肃、青海、山西。12 月或地冻前当花尚未出土时采挖，除去花梗和泥沙，阴干。气香，味微苦而辛。

【出处】《神农本草经》。

【性味归经】辛、微苦，温。归肺经。

【功效】润肺下气，止咳化痰。

【应用】

新久咳嗽，喘咳痰多，劳嗽咳血　本品辛散而润，温而不燥，长于润肺下气止咳，略具化痰作用。治咳喘，无论外感内伤，寒热虚实，皆可应用，对肺寒咳喘尤宜，常与紫菀相须为用。如治外感风寒，内停痰饮，气逆喘咳，常与麻黄、细辛、半夏等同用，如射干麻黄汤（《金匮要略》）；若肺热咳喘，常与知母、浙贝母、桑白皮等同用；若肺气虚弱，咳嗽不已，常配伍补益肺气之人参、黄芪等药；若阴虚燥咳，常配伍养阴润肺之沙参、麦冬、阿胶等药；治喘咳日久，痰中带血，常与养阴清热、润肺止咳之百合同用；若肺痈咳吐脓痰，常与薏苡仁、桔梗、芦根等同用。

【用量与用法】煎服，5~10g。外感暴咳宜生用，内伤久咳蜜炙用。

【古籍论述】

1.《神农本草经》：主咳逆上气，善喘喉痹，诸惊痫，寒热邪气。

2.《本草新编》：款冬花，辛、甘而温，阳也，无毒。善止肺咳，消痰唾稠黏，润肺，泻火邪，下气定喘，安心惊胆怯，去邪热，除烦燥，平肝明目。烧烟吸之，亦善止嗽，尤能止肺咳肝嗽。

3.《本草便读》：治嗽化痰，性暖平和不燥。润金疏肺，味辛略带微甘。（款冬花，此花发于冬令，虽雪积冰坚，其花独艳，阴中含阳，故性温。凡花皆轻扬上达，故入肺。有邪可散，无邪可润，故一切咳嗽，皆可取用。然性虽温润，毕竟疏散之品，无补养之功耳，用者审之。款冬花温而不燥，润而不寒，散而不泄，故无论虚实寒热，一切咳嗽之属肺病者，皆可用也。）

4.《证类本草》：味辛、甘，温，无毒。主咳逆上气，善喘，喉痹，诸惊痫，寒热邪气，消渴，喘息呼吸。一名橐吾，一名颗东，一名虎须，一名菟奚，一名氐冬。生常山山谷及上党水旁。十一月采花，阴干。（杏仁为之使，得紫菀良，恶皂荚、硝石、玄参，畏贝母、辛夷、麻黄、黄芩、黄连、青葙。）

5.《名医别录》：款冬花，味甘，无毒。主消渴，喘息呼吸。

6.《神农本草经读》：款冬花，气味辛、温，无毒。主咳逆上气善喘，喉痹，诸惊痫，寒热邪气。

【现代研究】

1. 化学成分　主要含黄酮类成分：芦丁、金丝桃苷、槲皮素等；萜类成分：款冬酮、款冬花素、款冬二醇等；生物碱类成分：款冬花碱、千里光宁等。还含有机酸、甾体和挥发油等。

2. 心血管药理研究　款冬花中成分具有升压、强心、抗血栓的药理作用。

研究证明，款冬花制剂的升压作用，既与兴奋廷髓血管运动中枢有关，并有外周因素的参与。对血管 α 受体及血管平滑肌都有一定作用，而且还具有部分神经节兴奋药类似的作用。款冬酮能显著增加外周阻力，其程度大于多巴胺；心肌纤维等容收缩速度指标 Vpm 中心静脉压、冠状动脉和肾动脉流量无显著改变，心搏出量（SV）增加，心率减慢。然而对失血性休克狗，款冬酮使 Vpm 和心输出量（CO）明显增加，与多巴胺比较，款冬酮对失血性休克狗不仅升压作用强，维持时间长，并使心肌力量 - 速度向量环的形态恢复得更接近于正常。有研究者从款冬花中分离得到 2 个新结构的倍半萜化合物，命名为 tussi-lagonone 1 和 neotussilagolactone 2，通过血小板凝集实验表明，2 个新倍半萜化合物对由 PAF 引起的血小板聚集均有较强的抑制作用。

第四章

芳香性方剂

第一节　芳香温通剂

丁胡三建汤

【出处】《古今医鉴·卷之十·心痛》：治冷心疼，面青唇黑，手足厥冷。

【组方】丁香、良姜、官桂各一钱五分。

【功效】散寒止痛。

【主治】主冷心疼，面青唇黑，手足厥冷。

【用法】水一碗，煎七分，用胡椒五十粒，炒黄色为末，调入汤药内顿服。

【古籍论述】

《寿世保元》：论胃脘痛，属寒者。丁香、良姜、官桂各一钱五分。上剉一剂，水一碗，煎七分。用胡椒五十粒，炒为末，调入药内，顿服。方用良姜末三分，米汤调下，立止。治心胃刺痛，不可忍者，胃口冷气所致者。干姜（炒），官桂，苍术（米泔浸，炒），半夏（姜汁，炒）。上剉，生姜煎服。论一切气痛心痛，肚疼及冷气痛。良姜（一两五钱），吴茱萸（四两，炒），胡椒（一两）。上为末。每服五分，轻者三分，用飞过朱砂三分，酒调服。论气自腰腹间攻心，痛不可忍，腹中冰冷，自汗如洗，手足挛急厥冷。山栀子（大小四十九个，连皮捣碎，炒黑），大附子（一枚，炮，去皮脐）。上为粗末。每服二三钱，酒煎八分，入盐一捻，温服。治诸般心腹气痛，或瘀血作痛。

丁香止痛散

【出处】《卫生宝鉴·卷十三·心胃痛及腹中痛》：治心气痛不可忍。

【组方】良姜五两，茴香（炒）、甘草（炙）各一两半，丁香半两。

【功效】温胃散寒，理气止痛。

【主治】胃寒疼痛，不可忍者。

【用法】上为末，每服二钱，沸汤点服，不拘时。

【古籍论述】

1.《丹溪心法》：丁香止痛散治心气痛不可忍。良姜五两，茴香（炒）、甘草各一两半，丁香半两。上为末，每服二钱，沸汤点服。

2.《医方考》：丁香、小茴香、良姜、炒甘草，此亦治寒气腹痛之方也。寒气入经，涩而稽迟，故令腹痛。经曰：得炅则痛立止。炅，热也，故用丁香、茴香、良姜之辛热者以主之。而复佐以甘草者，和中气于痛损之余也。

3.《古今医统大全》：治心脾痛不可忍。丁香半两、良姜五两、茴香（炒）、甘草各两半。上为细末，每服二钱，不拘时，沸汤点服。

丁香汤

【出处】《圣济总录·卷五十五·心痛门·久心痛》：治久患心痛不止，丁香汤方。

【组方】丁香、胡椒（炒）各一分，陈橘皮（汤浸去白焙），桂（去粗皮），香子（炒），甘草（炙）。

【功效】温中行气，散寒止痛。

【主治】治久患心痛不止。

【用法】上六味，粗捣筛，每服三钱匕，水一盏，煎至七分，去滓温服。

【古籍论述】

1.《圣济总录》：治中恶心痛。丁香汤方：丁香、芍药（锉炒）、槟榔（湿纸裹煨锉）、吴茱萸（汤浸焙炒）各一两，白术三分。上五味，粗捣筛，每服三钱匕，水一盏，煎至七分，去滓温服。

2.《圣济总录》：治胃心痛不止。丁香汤方：丁香一分，桂（去粗皮）半两。上二味，粗捣筛，每服二钱匕，酒一盏，煎至六分，去滓温服。

人参汤（理中汤）

【出处】《金匮要略·胸痹心痛短气病脉证并治第九》：胸痹心中痞，留气结在胸，胸满，胁下逆抢心，枳实薤白桂枝汤主之；人参汤亦主之。

【组方】人参、甘草、干姜、白术。

【功效】温中祛寒，补气健脾。

【主治】主治脾胃虚寒证，自利不渴，呕吐腹痛，腹满不食及中寒霍乱，阳虚失血，如吐血、便血或崩漏，胸痹虚证，胸痛彻背，倦怠少气，四肢不温。

【用法】右四味，以水八升，煮取三升，温服一升，日三服。

【古籍论述】

1.《千金翼方》：主散发，诸气逆，心腹绞痛，不得气息。命在转烛方：人参、枳实（炙）、甘草（炙）各九分，栝楼根、干姜、白术各一两半，上六味，㕮咀，以水九升，煮取三升，分三服。若短气者，稍稍数服，无苦也，能如方者佳。冬月温食，胸腹热者便冷食。夏月冷食，以水服药冷食过多腹冷者，作汤即自解便止。

2.《三因极一病证方论》：能止伤胃吐血者，以其功最理中脘，分利阴阳，安定血脉，方证广如《局方》，但不出吐血证，学人当自知之。人参、白术、甘草（炙）、白姜（炮）各等分。上为锉散，每服四钱，水一盏，煎七分，去滓，不以时服；或只煮干姜甘草汤饮之亦妙。方见《养生必用》。

3.《阴证略例》：胸痹心下痞留，气结胸满，胁下逆气抢心，理中汤主之。治脾胃不和，中寒上冲，胸胁逆满，心腹痛，痰逆恶心，或时呕吐，心下虚痞，隔塞不通，饮食减少，短气羸瘦，温中逐水，止汗去湿。又治肠胃冷湿，泄泻注下，水谷不分，腹中雷鸣，及伤寒时气，及里寒外热，霍乱吐利，手足厥冷，胸痹心痛逆气，并皆治之。有寒者，加附子。胸痹胁下妨闷者，加枳实半两、茯苓半两。此方自晋宋以后至唐，名医治心腹病者，无有不用此汤，或作丸随证加减，各有其法。

4.《仁术便览》：治五脏直中寒邪，口噤失音，四肢强直，腹痛冷泄，兼治胃脘寒，冷气刺痛，加附子名附子理中汤，去人参名四逆汤，人参、白术、干姜、甘草，上水一盏半煎。

5.《古今名医方论》：治中气不运，腹中不实，口失滋味，病久不食，脏腑不调，与伤寒直中太阴，自利不渴，寒多而呕等证。人参、白术、干姜（炮）、甘草（炙）各一钱五分，水煎服。加附子，即名附子理中汤。程郊倩曰：阳之动，始于温，温气得而谷精运，谷气升而中气赡，故名曰理中。实以燮理之功，予中焦之阳也。若胃阳虚，即中气失宰，膻中无发宣之用，六腑无洒陈之功，犹如釜薪失焰，故下至清谷，上失滋味，五脏凌夺，诸症所由来也。参、术、炙草，所以固中州；干姜辛以守中，必假之以焰釜薪而腾阳气。是以谷入于阴，长气于阳，上输华盖，下摄州都，五脏六腑皆以受气矣。此理中之旨也。若水寒互胜，即当脾肾双温，附子之加，而命门益、土母温矣。

6.《冯氏锦囊秘录》：治脏腑中寒，四肢强直。人参、干姜（炮）、甘草（炙）、白术各等分，水煎服。

7.《退思集类方歌注》：治太阴病自利不渴，寒多而呕，腹痛，脉沉而细，以及中寒霍乱，胃中寒饮，喜唾并宜服之。人参、甘草（炙）、白术、干姜各三两。水八升，煮取三升，去滓，温服一升，日三服。理中汤主理中乡，理中者，理中焦之气，以交于阴阳也。

8.《张氏医通》：治胸痹心胸痞气，霍乱吐泻不渴，一切脾胃虚寒，呕吐清水，饮食不入，完谷不化。干姜（炮）半钱至一钱，人参一钱至三钱，白术（炒焦）一钱至二钱，甘草（炙）半钱至一钱。上四味，水煎，去滓，温服。

9.《汤头歌诀》：治太阴厥逆，自利不渴，脉沉无力。人参补气益脾为君，白术健脾燥湿为臣，甘草和中补土为佐，干姜温胃散寒为使。呕利腹痛阴寒盛，或加附子总扶阳。

10.《万氏秘传片玉心书》：此药桂热，所以治寒。人参、甘草（炙）、干姜（炒）、白术。水一盏煎服。若为丸，共为末，炼蜜临时为丸，滚水送下。如诸吐不纳药者，此阴盛拒阳也，必加童便、猪胆汁者，取童便味酸咸性寒，胆汁味苦性寒，以和理中汤服，则阴体渐消，阳性乃发。故《内经》曰"伏其所主，先其所因"之谓也。

11.《张氏医通》：瓜蒌薤白半夏汤《金匮》，治胸痹不得卧，心痛彻背。瓜蒌实一枚（捣），薤白三两，半夏二两，白酒一斗。上四味，合煮取四升，温服一升，日三服。《千金》，无白酒，多枳实、生姜。

12.《金匮方歌括》：人参汤即桂枝人参汤，人参、干姜、白术、桂枝、甘草。歌曰：理中加桂人参汤。尤云：速复其不振之阳。阳复阴邪不散藏，休讶补攻分两道，道消小人道消道长君子道长细推详。元犀按：此别胸痹证虚实之治。实者，邪气搏结，蔽塞心胸，故不用补虚之品。

13.《高注金匮要略》：人参、白术、甘草、干姜各三两。上四味，以水八升，煮取三升，温服一升，日三服。胸分之阳虚而下阴上凑，故心中痞。但痞之为病，常随阳气之起伏以为消长，故腹满时减者，痞之候也。今其气逗留而结在胸，以致胸满不减者，此留气也。譬之天地，寒云断脚，冷雾横拖，逗留于太虚，而不收不散之象，是从胃脘中路上浮，而已据胸中矣。加之胁下以肝胆之逆，从旁抢心，而争空处。此虽胸中阳虚之所招致，填膈之品固宜重以降逆阴。然其留气结胸，犹之贼据城郭，扫除之法不得不与抚绥兼施矣。故以散气之枳实，开痞之厚朴为主，而先煮之者，其意以微风荡云雾而去留气也。然后以薤白、桂枝之辛温而甘者填阳以引其气，以瓜蒌实之甘寒而润者走络脉以入其痹，犹之人尿、猪胆及柏叶等之反佐也。于是留气散而胸阳上复，则不治逆而逆将自靖矣。至于枳实、厚朴，欲并用其苦味以泄土邪，故久煮之以取其重浊。薤、桂二味，欲单用温阳以通天气，故略煮之以取其轻清耳。人参汤亦主之者，盖人参补气，白术填胸，干姜散结开痞，甘草浮缓上托，使一团太和之气氤氲胸中，上则旁导阳气而治痹，下则照临阴氛而消逆，其于留气之结胸者，舞干羽而有苗格化矣。或曰，前汤是治全症之方，后汤是单治胁下逆抢之方。又曰，服前汤而留气已散，痞结已开，后汤所以愈痹，而为善后之剂也。二说虽与仲景一条，而主两汤之文例不合，然皆近理，故俱存之，以俟有识者之鉴定焉。

14.《金匮要略浅注》：人参、干姜、白术各三两，桂枝、甘草各四两。上四味，以水九升，煮取五升，内桂枝更煮取三升，温服一升，日三服。更有病势之稍缓者，胸痹，病胸中时觉气之阻塞，息之出入，亦觉不流利，而短气，此水气滞而为病，若水盛于气者，则短气，以茯苓杏仁甘草汤主之。水利则气顺矣。若气盛于水者，则胸中气塞，橘枳生姜汤亦主之。气开则痹通矣。尤在泾云：此亦气闭气逆之证，视前条为稍缓矣。二方皆下气散结之剂，而有甘淡甘辛之异，亦在酌其强弱而用之。

【现代研究】

1. 心血管临床研究

（1）不稳定型心绞痛　一项人参汤配合埋针治疗中低危不稳定型心绞痛（脾胃虚寒型）的临床研究（随机、对照试验）：选取 80 例不稳定型心绞痛痰瘀互结证患者为研究对象，通过住院号末位数字奇偶值分组分为对照组（40 例，常规治疗），试验组（40 例，在对照组的基础上加以人参汤配合埋针），疗程 4 周。结果：①对静息心电图 ST 段及 T 波的疗效分析：治疗后，者治疗后心电图疗效经统计学分析，两组都能改善患者心电图心肌缺血表现，但试验组与对照组在静息心电图 ST 段和 T 波变化程度（$Z=0.123$，$P=0.902$）和总有效率（$\chi^2=0.123$，$P=0.902$）上的差异无显著统计学意义。②心绞痛疗效评定：经过治疗后，试验组的发作次数得分、持续时间得分、疼痛程度得分和总分较对照组低（$P < 0.05$），治疗组的心绞痛疗效（$Z=2.249$，$P=0.014$）和总有效率（$\chi^2=4.588$，$P=0.032$）较对照组治疗更优。③西雅图心绞痛量表结果：两组受试者经治疗后 5 个维度积分均较治疗前升高（$P < 0.05$），组间差值比较，试验组在改善躯体活动受限程度、提高心绞痛稳定状态、减少心绞痛发作情况方面明显优于对照组（$P < 0.05$）。④硝酸甘油停减率：两组患者经治疗后，都能减少甚至停用硝酸甘油，两组在硝酸甘油减停率方面有效。试验组的硝酸甘油停减效果（$Z=2.450$，$P=0.014$）和总有效率（$\chi^2=6.545$，$P=0.011$）较对照组治疗更优，说明治疗组比对照组更能减少硝酸甘油使用。结果提示：在常规西药治疗的基础上加以人参汤配合埋针治疗中低危不稳定型心绞痛（脾胃虚寒型）的患者，相对于对照组来说，试验组更加有效地改善患者的临床疗效，调节其血脂水平。

（2）稳定型心绞痛　一项人参汤加减联合西药治疗阳虚寒凝型胸痹的临床疗效研究（随机、对照试验）：选取 82 例阳虚寒凝型胸痹患者作为研究对象，以抽签的方式分为对照组（41 例，常规治疗）和试验组（41 例，采用人参汤加减联合西药治疗），疗程 2 周。结果：①证候积分：治疗后，试验组病证反应、证候积分较常规组均显著降低（$P < 0.05$）。②心绞痛发作：心绞痛发作持续时间、发作频次均较对照组有极大幅度改善（$P < 0.05$）。③不良反应发生率：试验组用药不良反应发生率与对照组相

比，差异无统计学意义（$P > 0.05$）。结果提示人参汤加减联合西药治疗阳虚寒凝型胸痹可改善患者症状。

2. 心血管实验研究

对动脉血管平滑肌的自噬作用及机制 一项基于 TRPV1 对动脉血管平滑肌的自噬作用探索《金匮要略》人参汤治疗动脉粥样硬化（AS）的作用机制的研究：采用 14 只 ApoE$^{-/-}$ 小鼠作正常空白对照组，8 周龄 ApoE$^{-/-}$ 小鼠 70 只作模型组。模型组采用高脂饲料喂食 8 周制备动脉粥样硬化（AS）小鼠模型，随后随机分为模型组，人参汤方低、中、高剂量〔2.715g/（kg·d）、5.43g/（kg·d）、10.68g/（kg·d）〕组和辛伐他汀〔0.02g/（kg·d）〕组，连续给药 8 周。结果：①血脂：人参汤降脂作用显著，可降低 AS 模型小鼠的总胆固醇（TC）、甘油三酯（TG）、低密度脂蛋白胆固醇（LDL-C）水平，该方低、中剂量组都显示出了显著的优势（$P < 0.01$）。②降低的斑块面积：辛伐他汀组、人参汤低、中、高剂量组均能明显减少主动脉根部斑块面积（$P < 0.05$），其中人参汤高剂量组减轻斑块效果最为明显（$P < 0.01$）。③作用机制：与正常组相比，模型组小鼠的 TRPV1、磷酸化腺苷酸活化蛋白激酶（p-AMPK）、自噬效应蛋白1（Beclin-1）、微管轻链蛋白 I（LC3 I）、微管轻链蛋白 II（LC3 II）的相对表达量均明显降低（$P < 0.01$，$P < 0.01$，$P < 0.01$，$P < 0.05$）；与模型组相比，人参汤方中剂量和高剂量组 TRPV1、磷酸化腺苷酸活化蛋白激酶（p-AMPK）、自噬效应蛋白 1（Beclin-1）、微管轻链蛋白 I（LC3 I）、微管轻链蛋白 II（LC3 II）的相对表达量均显著升高（$P < 0.05$）。免疫荧光结果也证实了这一点，模型组 TRPV1 平均荧光强度的表达明显上升（$P < 0.05$），辛伐他汀组、人参汤低、中剂量组的 TRPV1 平均荧光强度均较模型组有所上升，但差异无统计学意义。人参汤高剂量组可使 TRPV1 平均荧光强度较模型组明显上升（$P < 0.05$）。结果提示人参汤具有治疗动脉粥样硬化（AS）作用，其作用机制可能是通过调节 TRPV1 的表达上升，进而提高了由 AMPK 介导的自噬水平实现的。

九痛丸

【出处】《金匮要略·胸痹心痛短气病脉证治第九》：治九种心痛。兼治卒中恶，腹胀，口不能言，又治连年积冷，流注心胸痛，并冷冲上气，落马坠车血疾等皆主之，忌口如常法。

【组方】附子（炮）、生狼牙（炙香）、巴豆（去皮心，熬，研如脂）、人参、干姜、吴茱萸。

【功效】温阳散寒，杀虫止痛。

【主治】治九种心痛，兼治卒中恶，腹胀痛，口不能言；又治连年积冷，流注心胸痛，并冷冲上气，落马坠车血疾等。

【用法】上为末，炼蜜为丸，如梧桐子大。强人初服三丸，一日三次，酒送下，弱者二丸。

【古籍论述】

1.《太平惠民和剂局方》：治九种心痛，一虫心痛，二疰心痛，三风心痛，四悸心痛，五食心痛，六饮心痛，七冷心痛，八热心痛，九去来心痛。又治连年流注心胸痛，并疗冷冲上气，落马堕车，瘀血等疾。狼毒（炙香，一两）、附子（炮，去皮、脐，三两）、干姜（炮）、巴豆（去皮、心、膜，炒干，取霜）、人参、吴茱萸（汤洗七次）各一两。上六味为细末，炼蜜和丸，如梧桐子大。每服空腹温酒下一丸。卒中恶心腹胀痛，口不能言者，服二丸立瘥。

2.《鸡峰普济方》：治心痛。附子（三两）、干姜、巴豆（去油，取霜）、人参、吴茱萸、野狼牙草各一两。上为细末，炼蜜和丸，如梧桐子大，每服三丸，食前温酒下。

3.《三因极一病证方论》：治九种心痛，虫痛、疰痛、风痛、悸痛、食痛、饮痛、冷痛、热痛、往来痛。兼治卒中恶，腹胀痛，口不能言。又治连年积冷，流在心胸，并冷肿痛，上气，落马坠车，瘀血等疾。附子（三两，炮，去皮脐），狼毒（炙香），巴豆（去皮、心、膜，炒，秤一两）、人参、干姜（炮）、吴茱萸（浸洗）各一两，炒。上为末，炼蜜丸如梧子大，每服空腹温酒下三丸。卒中恶心痛，不能言，服三丸。

4.《成方切用》：（金匮）治久寒心痛，兼治卒中恶，腹胀痛，口不能言。又治连年积冷，流注心胸痛，并冷肿上气，落马坠车血疾等……治久寒心痛。以其久着之邪，不同暴病，故药则加峻。而汤改也。

5.《金匮玉函经二注》：丸以九名，能治九种心痛，吾不知其治何者为九也，且兼治卒中恶腹胀痛，口不能言。又治连年积冷，流注心胸痛，并冷冲上气，落马堕车血疾等，皆主之。由此言之，则知热以去冷，辛以开郁，降以治逆，香以散结，甘以补正，毒以攻毒。萃群力于一方，合诸毒而罔顾，用力少而成功多者。正以君主之地，无使窃发，故无礼于侧，鹰逐之，况于胞络受害，不啻震惊莘觳者乎，此宁速无宁缓者也。然则火痛亦可治欤，曰可，何也，此从治之法也。观落马堕车以及血疾，则皆因伤而滞。或素有瘀，所痛即不关于心者，无不可治也明矣。

6.《金匮要略浅注》：痛虽有九，而心痛不离于寒，故以姜附为主，而降浊去风逐滞补虚次之。

三圣散

【出处】《圣济总录·卷第五十五·心痛门·卒心痛》：治卒心痛不可忍。

【组方】附子（炮裂，去皮脐）、蓬莪术（锉）各一两，胡椒半两。

【功效】温阳散寒止痛。

【主治】治卒心痛。

【用法】上三味，捣罗为散，每服一钱匕，热酒调下，妇人醋汤调下，不拘时候。

【古籍论述】

1.《儒门事亲》：夫中风，失音闷乱，斜口眼。《内经》曰：风之为病，善行而数变。故百病皆生于风也。可用三圣散吐之。如不省人事，牙关紧闭，粥菜不能下者，煎三圣散，鼻内灌之，吐出涎，口自开也。次服通圣散、凉膈散、大人参半夏丸、桂苓甘露散等，大忌鸡、猪、鱼、兔、酒、醋、荞面动风引痰之物。吐痰之法，在方论中。头风眩运，手足时复麻痹，胃脘发痛，心腹满闷，按之如水声，可用独圣散吐之。吐讫，可服辛凉清上之药。仲景曰：此寒痰结于胸中之致然也。

2.《杂病心法要诀》：癫狂痫疾初起多痰者，先以三圣散吐之。风盛有痰者，用青州白丸子，热盛有痰者，用礞石滚痰丸。痰而形气实者用遂心散，甘遂、朱砂、猪心也。痰而兼气郁者用矾郁丸，白矾、郁金也。痰而兼惊者用控涎丹。无痰神轻因而惊悸者用镇心丹、抱胆丸，皆成方也。痫病发时灸百会，不抱壮数，以苏为止。再发再灸，以愈为度。初发用皂角汁灌鼻内，其风涎即从鼻口中涕唾而出，若苏后其涎不止，以盐汤服之自止。

三温散

【出处】《圣济总录·卷第九十四·诸疝门·心疝》：治心疝，冷痛不可忍。

【组方】附子（炮裂，去皮脐）一两，蓬莪术（煨，锉）一两，胡椒半两。

【主治】心疝，冷痛不可忍。

【用法】每服一钱匕，热酒调下，不拘时候；妇人醋汤调下。

大已寒丸

【出处】《太平惠民和剂局方·卷之二·绍兴续添方》：治久寒积冷，脏腑虚弱，心腹疗痛，胁肋胀满，泄泻肠鸣，自利自汗，米谷不化，阳气暴衰，阴气独胜，手足厥冷，伤寒阴盛，神昏脉短，四肢怠惰。

【组方】荜茇、肉桂各四斤，干姜（炮）、高良姜各六斤。

【功效】温阳散寒，杀虫止痛。

【主治】久寒积冷，脏腑虚弱，心腹疗痛，胁肋胀满，泄泻肠鸣，自利自汗，米谷不化，阳气暴衰，阴气独胜，手足厥冷，伤寒阴盛，神昏脉短，四肢怠惰。

【用法】上为细末，水煮面糊为丸，如梧桐子大。每服二十粒，米饮汤下，食前服之。

【古籍论述】

1.《儒门事亲》：附子（炮，去皮脐）、川乌头（炮，去皮脐，作豆大，再炒黄）、干姜（炮制）、良姜（炒）、官桂（去粗皮）、吴茱萸，以上各一两。上为细末，醋糊为丸，桐子大。每服五七十丸，米饮下，食前。

2.《儒门事亲》：夫寒者，是太阳寒水之主也。诸寒冷湿痹，肘臂挛急，秋湿既多，寒咳为嗽。痰厥心痛，心中澹澹大动，胸胁胃脘痛不可食，食已不饥，吐利腥秽，屈伸不便，上下所出不禁，目盲，坚痞，色宊，渴而饮冷积水，足浮肿，囊缩，四肢冷，爪甲青，心火为病。姜附汤、四逆汤、二姜汤、术附汤、大已寒丸、理中汤。

3.《中寒论辩证广注》：此药热燥，能治脏腑虚寒，滑而下利及泄泻肠鸣，水谷不化。若心腹疼痛中脘停寒，大便溏泄者，尤宜服之。琥按己者，中央阴土也，土寒则万物不生。上方药味皆辛热，乃温暖脾胃之剂。《此事难知》云：阴证身静重，语无声，气难布息，目睛不了了，鼻中呼不出，吸不入，往来口与鼻中气冷，水浆不入，大小便不禁，面上恶寒，有如刀刮。又云：身表凉，知在阴经也，名曰阴证。

4.《景岳全书》：星香汤（和二四三痰气厥），四逆汤（热十四寒厥），沉香桂附丸（热百十一厥冷），三建汤（热四二阴寒），姜附汤（热三二厥冷转筋），附子理中汤（热二虚寒），大已寒丸（热百七十中寒），养正丹（热一八八痰厥不降），四逆散（散二八热厥）。

大茱萸丸

【出处】《外台秘要·卷第七·寒疝心痛方三首》引《范汪方》：疗心腹寒疝，胸中有逆气，时上抢心痛，烦满不得卧，面目恶风，悸掉，惕惕时惊，不欲饮食而呕，变发寒热方。

【组方】吴茱萸半升，细辛半两，芍药半两，柴胡半两，旋覆花半两，黄芩半两，紫菀半两，人参半两，白术半两，茯苓半两，干姜半两，桂心半两，附子（炮）半两，甘草（炙）半两，半夏（洗）半两，当归半两。一方有前胡、干地黄、蜀椒，无柴胡、黄芩、桂心。

【功效】降逆止呕，散寒止痛。

【主治】心腹寒疝，胸中有逆气，时上抢心痛，烦满不得卧，面目恶风，悸掉，惕惕时惊，不欲饮食而呕，变发寒热。

【用法】每次三丸，食前服，一日三次，不知稍加。

【古籍论述】

《活幼口议》：治小儿饮食过度，膨胀胸膈，上下气不宣通，郁滞迷闷，情思少乐，大则作喘，强食不化，作渴烦躁，坐卧不任，肢体倦怠，腹胁疼痛，宜服大茱萸丸良方。蓬莪术、京三棱各一分（醋煮），干姜（炮）、青皮、陈皮（并去白）、木香、丁香各二两，巴豆二十一粒（去壳、心、膜，出油），绿小细茱萸二钱。上为末，醋糊为丸麻子大，每服七丸至十丸，大者加服，生姜枣子汤下。

川椒散

【出处】《太平圣惠方·卷第四十三·治久心痛诸方》：治久心痛，冷气积聚，四肢不和，唇口青，时时恶寒，川椒散方。

【组方】川椒一两（去目及闭口者，微炒去汗），当归半两（锉微炒），川乌头半两（炮裂，去皮脐），甘草（炮裂锉），桂心半两，吴茱萸半两（汤浸七遍，焙干微炒）。

【功效】散寒止痛。

【主治】治久心痛，冷气积聚，四肢不和，唇口青，时时恶寒。

【用法】上件药，捣粗罗为散，每服三钱，以水一中盏，入枣三枚，煎至六分，去滓，不计时候。

【古籍论述】

1.《太平圣惠方》：夫手阳明之支脉，入于齿，齿是骨之余，体之所养，若风冷客于经络，伤于骨，冷气入齿，根治齿疼川椒散方。

2.《普济方》：治牙风肿疼。

3.《证治准绳·类方》：川椒散治鼻流涕。川椒（开口者，炒出汗）、诃子（去核）、辣桂、川白姜（生用）、川芎、细辛、白术各等分。上为细末，每用二钱，食后温酒调下。

4.《古今医统大全》：川椒散治鼻流浊涕。川点椒（炒出汗）、诃子（煨去核）、白姜、川芎、官桂、细辛、白术各等分。上为细末，每服二钱，食后酒调服。

天麻羌活丸

【出处】《圣济总录·卷第一十六·风头眩》：治头目风眩，邪气鼓作，时或旋晕。天麻羌活丸方。

【组方】天麻二两，羌活（去芦头）二两，白芷二两，芎䓖二两，藁本（去苗土）二两，芍药二两，细辛（去苗叶）二两，麻黄（去根节）二两，麝香（研）、牛黄（研）各等分。

【主治】头目风眩，邪气鼓作，时或旋运。

【用法】上一十味，捣罗为末，炼蜜和丸，如皂子大，每服一丸研，薄荷酒下。

无比丸

【出处】《圣济总录·卷第五十六·九种心痛》：治九种心痛。

【组方】高良姜（炮）、缩砂仁、桂（去粗皮）、干姜（炮）、赤芍药各三两。

【功效】止心痛。

【主治】治九种心痛。

【用法】上五味，捣罗为末，醋面糊为丸。如小弹子大，每服一丸，生莱菔一片，和药细嚼。热汤下，不拘时。

木防己汤

【出处】《金匮要略·痰饮咳嗽病脉证并治第十二》：膈间支饮，其人喘满，心下痞坚，面色黧黑，其脉沉紧，得之数十日，医吐下之，不愈，木防己汤主之。虚者，即愈。实者，三日复发。复与不愈者，宜木防己汤去石膏加茯苓芒硝汤主之。

【组方】木防己三两，石膏（鸡子大）十二枚，桂枝二两，人参四两。

【主治】膈间支饮，喘满，心下痞坚，面色黧黑，脉沉紧，得之数十日，医吐下之不愈者。

【用法】水煎，分二次服。

【古籍论述】

1.《医门法律》：木防己味辛温，能散留饮结气，又主肺气喘满；石膏辛甘微寒，主心下逆气，清肺定喘；人参甘美，治喘消膈饮，补心肺不足；桂枝辛热，通血脉，开结气，宣导诸气，在气分服之即愈。

2.《千金方衍义》：用木防己以散留饮结气；石膏主心肺逆气；人参助胃祛水；桂心和荣开结，且支饮得温则行。若邪客之浅，在气分多而虚者，服之即愈；若邪客之深，在血分多而实者，则愈后必复发。

【现代研究】

1. 心血管临床研究

慢性心力衰竭（CHF）　一项观察木防己汤辅治慢性心力衰竭（CHF）的效果研究（随机、对照试验）：122 例按随机数字法分为观察组和对照组各 61 例。两组均用西药治疗，观察组加用木防己汤治疗。结果：总有效率观察组高于对照组（$P < 0.05$）。中医证候积分观察组低于对照组（$P < 0.05$）。两组 LVESV、左心室舒张末期容积（LVEDV）水平均降低，SV、LVEF 水平均升高，且观察组各指标改善幅度大于对照组（$P < 0.05$）。两组 BNP、cTnI、NT–proBNP 均下降，且观察组下降更明显（$P < 0.05$）。结论：木防己汤辅治 CHF 效果较好。

一项探讨木防己汤与曲美他嗪联合治疗慢性心力衰竭（CHF）的临床疗效研究（随机、对照试验）：选取 108 例 CHF 患者，根据治疗药物不同分为西药治疗组和中西药联合治疗组，每组 54 例。西药治疗组使用曲美他嗪进行治疗，中西药联合治疗组采用中药木防己汤与西药曲美他嗪联合治疗，分析两组临床疗效、中医证候积分、6 分钟步行距离、心功能相关指标、心室重构相关指标、相关血清因子。结果：中西药联合治疗组治疗总有效率 96.30%，高于西药治疗组 83.33%，差异有统计学意义（$P < 0.05$）；治疗 4 周后，中西药联合治疗组中医证候积分低于西药治疗组，而 6 分钟步行距离明显长于西药治疗组（$P < 0.05$）；中西药联合治疗组 LVEF 高于西药治疗组，左心室收缩末期内径（LVESD）、左心室舒张末期内径（LVEDD）则低于西药治疗组（$P < 0.05$）；中西药联合治疗组左心室质量指数（LVMI）、左心室缩短分数（LVFS）均高于西药治疗组，收缩末期室间隔厚度（IVSS）、收缩末期左心室后壁厚度（LVPWT）均低于西药治疗组（$P < 0.05$）；sCD146、sCD40、CyPA、CysC 也低于西药治疗组（$P < 0.05$）。结论：中药木防己汤与西药曲美他嗪联合治疗 CHF 患者具有较好的疗效，可抑制炎性反应，修复患者的心功能。

2. 心血管实验研究

对肺动脉高压所致右心衰的作用及机制　一项探讨木防己汤改善野百合碱诱导肺动脉高压所致右心衰的作用及对核受体 LXRα 调控信号通路表达的影响研究：将 SD 大鼠随机分为正常组、模型组、呋塞米组及木防己汤低、高剂量组。结果：与正常组比较，模型组肺动脉压力（P）和肺动脉压力与速度比值（P/V）显著升高，肺动脉血流加速时间（PA–AT）和肺动脉血流加速时间与射血时间比值（PA–AT/ET）显著降低，右心房、右心室以及左心室舒张末期容积显著增大，肾素（Renin）和 Ang Ⅱ 水平升高，心肌纤维出现自溶，断裂，纤维组织明显增生，间质大量纤维胶原沉积，心肌细胞凋亡数目明显增多，蛋白水平 LXRα 表达下调，NF–κB、TNF–α 表达上调；与模型组比较，木防己汤各剂量组干预后 P 和 P/V 不同程度降低，PA–AT 和 PA–AT/ET 则不同程度升高。右心功能改善，血浆 BNP，Renin 和 Ang Ⅱ 水平均显著降低，心肌纤维损伤及纤维化程度明显减轻，心肌细胞凋亡数目减少，并上调 LXRα 和下调 NF–κB、TNF–α 蛋白表达，整体以木防己汤高剂量组的变化差异更为显著（$P < 0.05$ 或 $P < 0.01$）。研究提示木防己汤可改善野百合碱诱导的肺动脉高压致右心衰大鼠的心功能和心肌纤维化，降低神经内分泌因子水平，减少心肌细胞凋亡，其机制可能与核受体 LXRα 调节的 NF–κB 信号通路有关。

木香煮散

【**出处**】《圣济总录·卷第五十六·九种心痛》：治九种心痛，木香煮散方。

【**组方**】木香一两，吴茱萸（汤浸一宿，炒）一两，陈橘皮（汤浸，去白，炒）一两，柴胡（去苗）一两，麝香（别研）半钱，槟榔（锉）半两，芍药半两，郁李仁（汤浸，去皮，炒）半两，当归（切，焙）半两。

【主治】九种心痛。

【用法】上九味，捣罗八味为散，入麝香和匀，每服三钱匕，水一盏，煎至七分，不拘时温服。

木香散（心疝）

【出处】《圣济总录卷·第九十四·诸疝门·心疝》：治心疝，心痛不可忍，木香散方。

【组方】木香一两，羌活一两（去芦头），槟榔一两（生，锉），牡丹皮一两，当归一两（切，炒），桂一两（去粗皮），青橘皮一两（汤浸，去白，切，炒），蓬莪术（煨）一两。

【主治】主治心疝，心痛不可忍。

【用法】每服二钱匕，沸汤或温酒调下，不拘时。

木香散（心痹）

【出处】《太平圣惠方·卷第四十二·治心诸方》治心痹，心中塞而痛，不能下食，木香散方。

【组方】木香三分，青橘皮三分（汤浸去白瓤焙），半夏三分（汤洗七遍，去滑），枳壳二分（麸炒，微分）。

【主治】主治心中塞而痛，不能下食。

【用法】上件药，捣筛为散，每服三钱，以水一中盏，入生姜半分，煎至六分，去滓，不计时候。

五苓散

【出处】《伤寒论·辨太阳病脉证并治中第六》：发汗已，脉浮数，烦渴者，五苓散主之。伤寒汗出而渴者，五苓散主之；不渴者，茯苓甘草汤主之。

【组方】猪苓十八铢（去皮），泽泻一两六铢，白术十八铢，茯苓十八铢，桂枝半两（去皮）。

【功效】温阳化气，利湿行水。

【主治】主治膀胱化气不利，水湿内聚引起的小便不利，水肿腹胀，呕逆泄泻，渴不思饮。

【用法】上药为末，每服一方寸匕，白开水冲服，日三次，多饮暖水，汗出愈。

【古籍论述】

1.《伤寒论类方》：胃中干而欲饮，此无水也，与水则愈，小便不利而欲饮，此蓄水也，利水则愈。同一渴，而治法不同，盖由同一渴，而渴之象不同，及渴之余症，亦各不同也。发汗已，脉浮数，烦渴者，五苓散主之。汗不尽，则有留饮。中风发热，六、七日不解而烦，有表里证，渴欲饮水，水入则吐者，名曰水逆，胸中有水，则不能容水矣，五苓散主之。桂枝治表，余四味治里。多饮暖水汗出愈，表里俱到。本以下之，故心下痞，与泻心汤，痞不解，其人渴而口燥烦，小便不利者，五苓散主之。治痞而痞不解，反渴，则为水停心下之故，非痞也。太阳病，寸缓、关浮、尺弱，皆为虚象。其人发热汗出，复恶寒，不呕，但心下痞者，此以医下之也，误治。如其不下者，病患不恶寒而渴者，此转属阳明也，此属实邪。小便数者，大便必硬，不更衣十日，无所苦也，渴欲饮水者，少少与之，但以法救之，随症施治，不执一端。渴者与五苓散。如其渴不止，五苓散亦一法也。霍乱头痛，发热，身疼痛，热多，欲饮水者，五苓散主之。此亦表里同治之法。

2.《张氏医通》：治伤寒表里未解，渴而小便不利。白术（生），茯苓、猪苓（各二钱），泽泻（三钱），桂（一钱）。上五味，为散，白饮和服方寸匕，日三服，或生料煎服，温覆取微似汗。按：五苓散，本治太阳经邪犯本，渴而小便不利，饮水即吐之水逆，故用二苓、泽、术，利水生津，又需桂以蒸动其津，则渴者自不渴矣。后人不达此义，每用五苓治阴虚泉竭之证，重涸其水，发热发渴，势必转加，岂方之咎欤。况有去桂而用四苓者，曷知此方全赖桂之辛温，则术不至壅满，用方者当须识此，无愧圣贤一脉。

3.《退思集类方歌注》：治太阳病发汗后，汗出恶寒，脉浮，小便不利，微热消渴及中风发热，六七日不烦，有表里证，渴欲饮水，水入即吐，名曰水逆，宜此主之。通治水肿，霍乱身疼，胸脐下悸，吐涎，头眩等证。此利水之祖方也。

4.《张卿子伤寒论》：膀胱者，津液之府，故东垣以渴为膀胱经本病，然则治渴者，当泻膀胱之热，泻膀胱之热者，利小便而已矣。发汗已，脉浮数，烦渴者，五苓散主之。发汗已，脉浮数者，表邪未尽也，烦渴，亡津液，胃燥也，与五苓散，和表润燥。伤寒，汗出而渴者，五苓散主之，不渴者，茯苓甘草汤主之。伤寒汗出而渴者，亡津液，胃燥，邪气渐传里也，五苓散以和表里。若汗出不渴者，邪气不传里，但在表而表虚也，与茯苓甘草汤，和表合卫。

5.《伤寒贯珠集》：中风发热，六七日不解而烦，有表里证，渴欲饮水，水入则吐者，名曰水逆，五苓散主之。太阳风邪，至六七日之久而不解，则风变热而传里，故烦而渴，有表里证，即身热烦渴之谓，渴欲饮水，水气不行，而反上逆则吐，名水逆者，言因水气而逆，非火逆气逆之谓，故当以五苓散辛甘淡药，导水而泄热也。

6.《伤寒论辩证广注》：苓，令也，号令之令，通行津液，克伐肾邪，专为号令者，苓之功也。五苓之中，茯苓为主，故曰五苓散。茯苓猪苓，味俱甘平，甘虽甘也，终归于淡，甘归于淡，如人多食甘，则口反淡，是也。《内经》曰，淡味渗泄为阳，利大便曰攻下，利小便曰渗泄。水饮内蓄，须当渗泄之必以甘淡为主，是以茯苓为君，猪苓为臣；白术味甘温，脾恶湿，水饮内蓄，则脾气不治，益脾胜湿，必以甘为助，故以白术为佐；泽泻味咸寒，《内经》曰咸味下泄为阴，泄阴导溺，必以咸为助，故以泽泻为使；桂枝味辛热，肾恶燥，水蓄不行，则肾气燥，《内经》曰，肾恶燥，急食辛以润之，散湿润燥，故以桂枝为使；多饮暖水，令汗出愈者，以辛散水气外泄，是以汗润而解也。

7.《伤寒悬解》：五苓散，泄水燥土以利小便，土燥则中气转运，浊降清升，痞硬自消也。

8.《瘴疟指南》：但五苓散，用桂正如小柴胡用人参，备急丸用干姜之类，欲其刚柔相济，亦存战守之意也。故方书谓五苓散，无桂及隔年陈者，俱不可用，如去桂而加人参，却谓之春泽汤，治烦躁效。

9.《金匮方歌括》：五苓散利水以发汗，为分利表里阴阳之法。

【现代研究】

1. 心血管临床研究

慢性心力衰竭 一项五苓散合桂枝茯苓丸治疗舒张性心力衰竭（阳虚血瘀水停型）患者的临床研究（随机、对照试验）：选择 60 例阳虚血瘀水停型舒张性心力衰竭患者随机分成对照组（30 例，采取常规西医治疗）和试验组（30 例，在对照组治疗基础上加服五苓散合桂枝茯苓丸），疗程 4 周。结果：①总有效率：治疗后，试验组临床疗效、心功能疗效总有效率优于对照组（$P < 0.05$）。②量表：试验组明尼苏达心衰量表评分（MLHFQ）、6 分钟步行距离优于对照组（$P < 0.05$）。③超声心动图指标：试验组左室射血分数（LVEF）、左室舒张早期血流速度峰值（E 值）、左室舒张晚期血流速度峰值（A 值）、E/A、E/ 舒张早期二尖瓣环运动速度（e'）改善程度优于对照组（$P < 0.05$），两组 A 值治疗前后组内比较、治疗后组间比较均无统计学意义（$P > 0.05$）。④血管内皮指标：试验组 N 末端利钠肽原（NT–ProBNP）、内皮缩血管肽 –1（ET–1）水平低于对照组（$P < 0.05$）。⑤安全性：两组治疗后肝肾功等安全性指标比较差异无统计学意义（$P > 0.05$）。结果提示五苓散合桂枝茯苓丸可显著改善舒张性心力衰竭（阳虚血瘀水停型）患者的临床症状、提高运动耐量。

一项五苓散对阳虚水泛型慢性心力衰竭患者 N 末端 B 型利钠肽原（NT–proBNP）、心肌肌钙蛋白 I（cTnI）以及胱抑素 C（CysC）水平影响的临床疗效研究（随机、对照试验）：选择 86 例阳虚水泛型慢性心力衰竭患者，按随机数字表法分为对照组（43 例，接受常规西医治疗）和试验组（43 例，在对照组的基础上口服五苓散），疗程 4 周。结果：①总有效率：试验组治疗总有效率为 95.35%（41/43），显著高于对照组81.40%（35/43）（$P < 0.05$）。②证候评分：治疗后，两组患者胸闷、呼吸困难、肺气肿、咳嗽气喘、夜间不能平卧及水肿症状评分均显著低于治疗前（$P < 0.05$），且试验组以上各项中医症状评分均显著低于对照组（$P < 0.01$）。③炎症因子：治疗后两组患者NT-proBNP、cTnI以及CysC含量均显著低于治疗前（$P < 0.05$），且试验组NT-proBNP、cTnI以及CysC含量均显著低于对照组（$P < 0.05$，$P < 0.01$）。④心功能：治疗后两组患者六分钟步行试验（6MWT）和左室射血分数（LVEF）均显著高于治疗前（$P < 0.05$），且试验组6MWT和LVEF均显著高于对照组（$P < 0.01$）。结果提示五苓散可能通过增强运动耐量、改善射血分数以及抑制交感神经减少心肌的能量消耗等机制发挥治疗慢性心衰的临床疗效，减轻临床症状。

2. 心血管实验研究

（1）对高血压病的治疗作用　一项基于网络药理学和分子对接探讨五苓散治疗高血压病的作用机制的研究：TCMSP、SwissTargePrediction等数据库筛选五苓散的活性成分及靶点；GeneCards等数据库检索高血压病靶点；Cytoscape软件构建中药复方调控网络以及蛋白互作网络，筛选核心靶点；Metascape数据库对核心靶点进行基因本体论（GO）和京都基因与基因组百科全书（KEGG）富集分析；AutoDockVina软件进行分子对接。结果：筛选到交集靶点493个、核心靶点42个；分子对接显示成分-靶点间均有强的对接活性；核心靶点主要富集在PI3K-Akt信号通路、Ras信号通路等通路上。研究提示五苓散治疗高血压病以多成分、多靶点、多通路的机制进行。

（2）对心肌梗死小鼠的心脏保护作用及机制　一项五苓散对急性心肌梗死小鼠的心脏保护作用及其机制的研究：采用结扎冠状动脉左前降支构建小鼠急性心肌梗死模型后分为模型组和五苓散组，每组8只，另取8只小鼠作为假手术组。结果：①心功能：与模型组比较，五苓散组左室射血分数（LVEF）和左室短轴缩短率（LVFS）升高，左室舒张末期内径（LVEDD）和左室收缩末期内径（LVESD）减小，血清血清乳酸脱氢酶（LDH）、心肌肌钙蛋白T（cTnT）和肌酸激酶同工酶（CK-MB）水平降低，活性的Caspase-3和Bax蛋白表达降低，而Bcl-2蛋白表达升高（$P < 0.05$）。②镜下观察：五苓散组小鼠心肌组织中心肌细胞坏死、炎症浸润及纤维化程度均较模型组轻（$P < 0.05$）。结果提示五苓散可通过干预急性心肌梗死小鼠心肌细胞凋亡通路，发挥心脏保护作用。

乌头赤石脂丸

【出处】《金匮要略·胸痹心痛短气病脉证治第九》：心痛彻背，背痛彻心，乌头赤石脂丸主之。乌头赤石脂丸即《金匮要略方论》记载的赤石脂丸的别名。

【组方】乌头一分（炮），赤石脂一两，附子半两（炮），干姜一两，蜀椒一两。

【功效】逐寒止痛。

【主治】心痛彻背，背痛彻心。现常用于阴寒腹痛和胃脘疼痛；其治疗十二指肠溃疡之心背痛，效果也很明显；也可用于心绞痛，阴寒下利，腹髀疼痛者。

【用法】上五味，末之，蜜丸如桐子大，先食服一丸，日三服，不知，稍加服。

【古籍论述】

1.《退思集类方歌注》：寒邪从背注于心，背痛彻心心彻背。（经曰：乌头、附子、椒、姜振阳气、逐寒邪，赤石脂安心气，填塞厥气横冲之孔道，俾胸背之气各不相犯，其患乃除。）

2.《成方切用》：此乃阴寒之气，厥逆而上干，横格于胸背经脉之间，牵连痛楚，乱其气血，搅其疆界。此而恐胸新隧今人哉。

3.《金匮方歌括》：前后牵连痛楚，气血疆界俱乱，若用气分诸药，转益其痛，势必危殆。仲景用蜀姜之不相气攻。

4.《药征续编》：赤石脂配干姜，则治腹痛下利。若无腹痛，则不配干姜。乌头赤石脂丸，证不具，但云治心痛彻背，背痛彻心者。虽然此方岂唯治心背彻痛乎？后世误载之《金匮要略·心痛病》篇内，故世医皆以为但治心痛之方也。

5.《本草图经》：又有乌头赤石脂丸，主心痛彻背者。乌头一分，附子二分，并炮，赤石脂、干姜、蜀椒各四分。五物同杵末，以蜜和丸，大如梧子，先食服一丸，不知，稍增之。

6.《医宗金鉴》：方中乌、附、椒、姜，一派大辛大热，别无他顾，峻逐阴邪而已。心痛在内而彻背，则内而达于外矣；背痛在外而彻心，则外而入于内矣。故既有附子之温，而复用乌头之迅，佐干姜行阳，大散其寒，佐蜀椒下气，大开其郁恐过于大散大开，故复佐赤石脂入心，以固涩而收阳气也。

7.《高注金匮要略》：乌头（一分炮），赤石脂（一两），附子（半两炮），干姜（一两），蜀椒（一两）。上五味，末之，蜜丸如梧子大，先食服一丸，日三服，不知，稍加服。（梧子大者服一丸，恐有误。）细按症治，其脉亦当阳微阴弦，但微脉固在寸口，而阴弦之脉，当在关以下之尺中耳。人身心胸中之真阳，外为周身卫气之根，内为中下二焦之主，真阳上虚，而脾胃之邪，就近犯之，则为四、五、六、七等条之症。若夫肾为牡脏，肝居至阴之下，其虚寒之邪，比之吴楚诸夷，周室既衰，而泽国蛮荆，亦来远窥王室矣。然肝肾之阴邪上犯，较之中土之逆为尤甚，故心痛彻背，与四条之症既同，而胸阳内亏，卫气衰薄，寒从背入，且与下阴之逆，起而贯痹者，同类而两相感召，故背痛而又内彻于心也。夫三焦之化，阳从底生，盖以命门之温热，蒸熟水谷而化悍气，然后上熏如雾而贮为胸阳者也。况本症又属下焦之寒逆乎？是非温下以温上不可也。故以乌头之老阳，壮先天之元气；以附子之生阳，发后天之化气；取蜀椒之辛敛者，所以补其阳而封之固之也；取干姜之辛散者，又所以种其根而升之举之也。总交于气重色赤之石中脂髓，以为使者，气重易致下行，色赤偏宜阴脏，石中之脂髓岂非欲其入精血中而温资始之化源乎？丸非汤散之仅行上中者可比，且先食服之，故知其责在下焦也。弦脉主痛，今心痛彻背，背痛彻心，皆由于肝肾之邪，故知其阴弦在尺中，而非三条之所谓关上脉云云者也。凡胸无痹病而乍中寒者，亦有心背彻痛之症，并主此丸，故曰此与上条俱就胸痹之症，而推展言之者。

8.《金匮玉函经二注》：乌头（一分，炮），赤石脂（一两），蜀椒（一两），附子（半两，炮），干姜（一两）。上五味，末之，蜜丸如梧子大，先食服一丸，日三服，不知，稍加服。心痛彻背，背痛彻心，乃阴寒之气厥逆而上干者，横格于胸背经脉之间，牵连痛楚，乱其气血，紊其疆界。此而用气分诸药，则转益其痛，势必危殆。仲景用蜀椒乌头，一派辛辣，以温散其阴邪。然恐胸背既乱之气难安，而即于温药队中，取用干姜之泥，赤石脂之涩，以填塞厥气所横冲之新队，俾胸之气自行于胸，背之气自行于背，各不相犯，其患乃除。此炼石补天之精义也。今人知有温气、补气、行气、散气诸法矣，亦知有堵塞邪气攻冲之窦，令胸背阴阳二气并行不悖者哉。

【现代研究】

1. 心血管临床研究

不稳定型心绞痛　一项乌头赤石脂丸联合西药治疗不稳定型心绞痛的临床疗效研究（随机、对照试验）：将 108 例住院的不稳定型心绞痛患者随机分为对照组（54 例，采取常规西医治疗）和试验组（54 例，在对照组治疗基础上给予乌头赤石脂丸），疗程 2 个月。结果：①心绞痛疗效：试验组显效 30 例，有效 20 例，无效 4 例，有效率占 92.59%；对照组显效 23 例，有效 16 例，无效 15 例，有效率占 72.22%。2 组对比，差别有统计学意义（$P < 0.05$）。②心电图疗效：试验组显效 31 例，有效 18 例，无效 5 例，有效率占 90.74%；对照组显效 24 例，有效 21 例，无效 9 例，有效率占 83.33%。2 组对比，差别无统计学意义（$P > 0.05$）。结果提示乌头赤石脂丸联合西药治疗不稳定型心绞痛可明显改善症状。

2. 心血管实验研究

（1）对心肌细胞氧化应激损伤的保护作用　一项乌头赤石脂丸汤方含药血清对 H9c2 细胞氧化应激损伤的保护作用与可能的分子机制的研究：采用过氧化氢处理 H9c2 细胞构建氧化应激损伤模型，以乌头赤石脂丸汤、参附汤连续灌胃 SD 大鼠 1 周，制备含药血清。将 H9c2 细胞随机分成空白对照组、模型组、阳性对照组、实验组、空白抑制剂组、模型抑制剂组、阳性抑制剂组、实验抑制剂组。结果：①与空白对照组比，模型组的细胞活力显著降低（$P < 0.01$），ERK1/2 磷酸化的水平降低，

Nrf2、HO-1 蛋白的表达降低（$P < 0.01$）。②与模型组相比，实验组、阳性对照组细胞活力显著升高（$P < 0.01$），Erk1/2 磷酸化水平降低，Nrf2、HO-1 蛋白的表达降低（$P < 0.01$）。③与阳性对照组相比，实验组细胞活力显著升高（$P < 0.01$），Erk1/2 磷酸化水平，Nrf2、HO-1 蛋白的表达升高（$P < 0.01$）；各组之间 Erk1/2 总蛋白表达无差异。④ GDC-0994（具有口服活性的 ERK 激酶抑制剂，抑制 ERK1 和 ERK2 能够抑制乌头赤石脂丸汤方对细胞活力的保护作用（$P < 0.01$），抑制乌头赤石脂丸汤方对 p-Erk1/2、Nrf2、HO-1 表达的上调作用（$P < 0.01$）。结果提示乌头赤石脂丸汤方可以通过抑制氧化应激途径发挥对 H9c2 心肌细胞的保护作用，对抗再灌注引起的心肌细胞损伤。该作用是通过促进 Erk1/2 磷酸化，增强 Nrf2、HO-1 蛋白的表达，活化 Erk1/2/Nrf2/HO-1 信号通路进行的。

（2）对大鼠心肌缺血再灌注损伤（MIRI）的保护作用　一项乌头赤石脂丸对大鼠心肌缺血再灌注损伤（MIRI）的保护作用的研究：40 只 SD 大鼠随机分为正常组、模型组、阳性药物组（尿激酶组）及乌头赤石脂丸组，每组 10 只，除正常组外，其余均建立大鼠心肌缺血再灌注损伤模型。结果：①与正常组比较，MIRI 模型组大鼠心电图出现显著心肌缺血损伤样改变，ST 段显著抬高，J 点显著升高，在 T1、T2、T3、T4 时期 HR 显著降低（$P < 0.05$，$P < 0.01$）；与模型组比较，乌头赤石脂丸使 MIRI 大鼠心电图，J 点改变显著减轻，在 T1、T2、T3、T4 时期心率（HR）升高（$P < 0.05$，$P < 0.01$）。②与正常组比较，模型组凝血酶原时间（PT），活化部分凝血活酶时间（APTT）和凝血酶时间（TT）均显著缩短（$P < 0.01$），纤维蛋白原（FIB）含量显著升高（$P < 0.01$）；模型组血清中前列环素（PGI2）水平显著降低，血清中内皮素-1（ET-1），血栓素 A2（TXA2）含量显著升高（$P < 0.01$），模型组心肌组织超氧化物歧化酶（SOD）含量和谷胱甘肽过氧化物酶（GSH-Px）活性显著降低（$P < 0.01$），丙二醛（MDA）含量升高（$P < 0.01$）。③与模型组比较，乌头赤石脂丸组 PT 延长（$P < 0.05$），APTT 稍有延长，TT 显著延长（$P < 0.01$），FIB 含量降低（$P < 0.05$），乌头赤石脂丸组 PGI2 水平升高（$P < 0.05$），ET-1，TXA2 含量显著降低（$P < 0.01$），MDA 含量降低且 SOD 含量和 GSH-Px 活性显著升高（$P < 0.01$）。同时乌头赤石脂丸组能够激活 Keap1/Nrf2 信号通路，使 Nrf2 表达明显升高，Keap1 表达显著下降（$P < 0.01$）。结果提示乌头赤石脂丸能保护心肌缺血再灌注大鼠心肌损伤，其具体机制可能是通过调节血管内皮细胞稳态，调节氧化应激水平及激活 Keap1/Nrf2 信号通路。

艾煎丸

【出处】《太平圣惠方·卷第四十三·治久心痛诸方》：治久心痛，积年不瘥及冷气结块，少思饮食，艾煎丸方。

【组方】熟艾一斤（末），木香，陈橘皮（汤浸，去白瓤，焙），厚朴（去粗皮，涂生姜汁，炙令香熟），桃仁（汤子仁）。

【功效】散寒止痛。

【主治】久心痛，积年不瘥，及冷气结块，少思饮食。

【用法】上件药，除熟艾，余并捣罗为末，入桃仁和研令匀，用酽醋五升，熬艾末成膏，入诸药，和。

术附汤

【出处】《太平惠民和剂局方·卷之二·治伤寒》：治风湿相搏，身体疼烦，不能转侧，不呕不渴，大便坚硬，小便自利及风虚甚者不知食味。此药暖肌补中，助阳气，止自汗。

【组方】白术二两，附子一枚半（炮，去皮），甘草一两（炙）。

【功效】暖肌补中，助阳气，止自汗。

【主治】风湿相搏，身体疼烦，不能转侧，不呕不渴，大便坚硬，小便自利及风虚头目眩重，甚者不知食味。

【用法】每服三钱，水一盏半，入生姜五片，枣一个擘破，同煎至一盏，去滓，温服，食前。

【古籍论述】

1.《张氏医通》：术附可以治寒湿，参附可以壮元神，三方亦相因为用。只用二物，不杂他味，取力锐以擅专功也。其外麻附、桂附、姜附、椒附、星附及大黄附子等，法度森森，分治九垓，各具转日回天之妙用，岂寻常可拟议乎?

2.《成方切用》：治风虚，头重，眩苦极，不知食味。暖肌，补中，益精气。附子（一枚半，炮，去皮），甘草（炙），白术（一两）。三味锉，每五钱，煨姜五片，枣一枚，水盏半。肾气空虚，风邪乘之，漫无出路。风夹肾中浊阴之气，厥逆上攻，故头重眩苦至极。

3.《金匮方歌括》：治风虚头重眩，苦极不知食味。暖肌补中，益精气。歌曰：一剂分服五钱匕，五片生姜一枣饵，枚半附子镇风虚，二术一草君须记。喻嘉言云：此方全不用风药，但以附子暖其水脏，术、草暖其土脏。

4.《冯氏锦囊秘录》：治风湿相搏，腰膝疼痛，中气不足，四肢重着。

5.《伤寒六书》：风湿，脉沉，先伤湿而后伤风也。其证肢体肿痛，不能转侧，额上微汗，恶寒不欲去衣，大便难，小便利，热至日晡而剧，治法但微解肌……大小便俱利，无黄者，术附汤。

【现代研究】

心血管临床研究

慢性心力衰竭　一项术附汤联合西药治疗慢性心力衰竭的临床疗效研究（随机、对照试验）：选择 80 例慢性心力衰竭患者作为研究对象，随机分成对照组（40 例，采取常规西医治疗）和试验组（40 例，在对照组的基础上加入术附汤治疗），疗程 2 周。结果：①临床总有效率：治疗 2 周后，试验临床总有效率 87.5% 优于对照组 67.5%（$P < 0.05$）。②血浆 B 型利钠肽原（Pro-BNP）水平：两组血浆 Pro-BNP 水平均较治疗前明显降低，且试验组治疗后明显低于对照组（$P < 0.05$）。③心脏射血分数（EF）：两组 EF 治疗后均较治疗前明显升高（$P < 0.05$），且试验组治疗后高于对照组（$P < 0.05$）。④不良反应：两组均未出现明显的不良反应（$P > 0.05$）。结果提示术附汤联合西药治疗慢性心力衰竭能改善心功能。

一项术附汤对慢性心力衰竭标志物及心室重构相关新型生物标志物的影响研究（随机、对照试验）：选择 106 例慢性心力衰竭患者作为研究对象，随机数字表法分组分成对照组（53 例，采取常规西医治疗）和试验组（53 例，在对照组的基础上加入术附汤治疗），疗程 2 周。结果：①临床总有效率：组治疗总有效率高于对照组（94.34% vs 81.13%）（$P < 0.05$）。②中医证候积分及心功能：试验组中医证候积分低于对照组（$P < 0.05$），治疗 2 周后试验组左心室射血分数（LVEF）、心搏出量（SV）、心排出量（CO）较对照组高（$P < 0.05$）。③血管内皮、心室重构等指标：两组血清半乳糖凝集素 –3（Gal-3）、可溶性人基质裂解素 2（sST2）、生长分化因子 –15（GDF-15）、内皮素 –1（ET-1）、红细胞聚集指数（EAI）、血浆黏度（PSV）较治疗前降低，一氧化氮（NO）较治疗前升高，且研究组优于对照组（$P < 0.05$）；治疗 2 周后试验组血浆 B 型利钠肽（BNP）、N 末端 B 型利钠肽原（NT–proBNP）水平低于对照组（$P < 0.05$）。④不良反应：两组间差异无统计学意义（7.55% vs 3.77%，$P > 0.05$）。结果提示术附汤辅助西药治疗能进一步改善慢性心衰患者心功能及血液流变学，下调心室重构相关新型生物标志物血清水平，抑制心室重构。

龙骨汤

【出处】《圣济总录·卷第三十一·伤寒后惊悸》：治伤寒后，心气虚悸，恍惚多忘，或梦寐惊魇，龙骨汤方。

【组方】龙骨（研）一两，人参一两，茯神（去木）一两，紫石英（研）一两，赤石脂一两，当归（切，焙）一两，干姜（炮）一两，桂（去粗皮）一两，甘草（炙）一两，白术一两，芍药一两，紫菀（去苗土）一两，防风（去叉）一两，远志（去心，焙）半两。

【主治】伤寒后心气虚悸，恍惚多忘，或梦寐惊魇。

【用法】每服五钱匕，水一盏半，加大枣三枚（擘破），同煎至七分，去滓，食前温服。

【古籍论述】

1.《普济方》：龙骨汤治宿惊失忘，忽忽善忘，悲伤不乐，阳气不起。

2.《证治准绳·幼科》：龙骨汤治服药下后，不止。龙骨五分，甘草（炙）、干姜、当归、黄连、赤石脂、附子（炮裂，去皮脐）、前胡各三分。上，以水四升，煮一升二合，为五服，旦服，至午令尽。

四逆汤

【出处】《伤寒论·辨太阳病脉证并治上第五》：问曰，证象阳旦，按法治之而增剧，厥逆，咽中干，两胫拘急而谵语。师曰：言夜半手足当温，两脚当伸，后如师言。何以知此？答曰：寸口脉浮而大，浮则为风，大则为虚，风则生微热，虚则两胫挛。病形象桂枝，因加附子参其间，增桂令汗出，附子温经，亡阳故也。厥逆，咽中干，烦躁，阳明内结，谵语烦乱，更饮甘草干姜汤。夜半阳气还，两足当热，胫尚微拘急，重与芍药甘草汤，尔乃胫伸，以承气汤微溏，则止其谵语，故知病可愈。

【组方】炙甘草二两，干姜一两半，附子一枚（生用，去皮，破八片）。

【功效】温中祛寒，回阳救逆。

【主治】阳虚欲脱，冷汗自出，四肢厥逆，下利清谷，脉微欲绝。

【用法】上三味，以水三升，煮取一升二合，去滓，分温再服。强人可大附子一枚，干姜三两。

【古籍论述】

1.《太平惠民和剂局方》：治伤寒自利不渴，呕哕不止，或吐利俱发，小便或涩、或利，或汗出过多，脉腹痛胀满，手足逆冷及一切虚寒厥冷，并宜服之。

2.《张氏医通》：治阴寒脉沉，四肢厥冷，呕吐泄泻。

3.《伤寒论类方》：此方温中散寒，故附子用生者。四逆、理中，皆温热之剂，而四逆一类，总不离干姜，以通阳也，治宜下焦；理中一类，总不离白术，以守中也，治宜中焦……寒饮无实物，温之则寒散，而饮亦去矣，凡治饮皆用温法，宜四逆汤。大汗出，热不去，内拘急，四肢疼，以上皆外症，其疼亦属阴疼，又下利清谷，厥逆而恶寒者，三者皆虚寒内症，四逆汤主之。按：此条诸症，皆属阴寒，因为易辨，唯"热不去"三字，则安知非表邪未尽。即恶寒，亦安知非太阳未罢之恶寒。唯下利厥逆，则所谓急当救里，不论其有表无表，而扶阳不可缓矣。大汗，若大下利，而厥冷者，四逆汤主之。汗下后而厥冷，则虚寒极矣。呕而脉弱，小便复利，身有微热，见厥者难治亦外热内虚寒之故，四逆汤主之。吐利汗出，发热恶寒，四肢拘急，手足厥冷者，四逆汤主之。既吐且利，小便复利而大汗出，下利清谷，内寒外热，脉微欲绝者，四逆汤主之。以上五条，皆系汗下之后，阳气大虚，故虽外有微热，而总以扶阳为急，大小便俱利，则内阳亦尽矣，不仅手足逆冷为阳微之验也。

4.《退思集类方歌注》：治少阴病下利清谷，里寒外热，手足厥冷，汗出而厥及膈上有寒饮干呕者；又治太阳发热，头痛脉沉，虽身疼痛，当救其里；又太阳病发汗后，大汗出，热不去，内拘急，四肢疼，下利厥逆而恶寒者，均宜以此主之。

5.《仲景伤寒补亡论》：仲景本论门自三阴三阳，至发汗吐下以后证而终，自病可温以下。本论原无门目，其论说皆仲景之言，其见于三阳三阴诸门者，王叔和重出于脉经以备仓猝寻按，今根据脉经所撰录诸后。仲景曰，大法，冬宜服热药及灸。又师曰，病发热头痛，脉反沉，若不瘥，身体疼痛，当救其里，宜温药，四逆汤。

6.《伤寒贯珠集》：病发热头痛，脉反沉，若不瘥，身体疼痛，当救其里，宜四逆汤。发热身疼痛，邪在表也，而脉反沉，则脉与病左矣，不瘥者，谓以汗药发之而不瘥也。以其里气虚寒，无以为发汗散邪之地，故与四逆汤，舍其表而救其里，如下利身疼痛之例也。

7.《金匮方歌括》：治呕而脉弱，小便复利，身有微热，见厥者难治，此汤主之。呕与热为阴邪所迫，小便利与见厥，证属无阳，脉弱者，真脏虚寒也，用四逆汤。

8.《伤寒寻源》：四逆者，手足厥冷也，方以四逆名，用治三阴经吐利厥逆之寒证也。干姜温中散寒，生附驱阴复阳，二味合用，乃能彻上彻下，开辟群阴，而挽垂绝之阳，复以甘草者，正取其甘缓留中，制雄锐之师，迅奏肤功，迎阳复辟，此三阴经中之第一方也。

9.《绛雪园古方选注》：四逆者，四肢逆冷，因证以名方也。凡三阴一阳证中，有厥者皆用之。故少阴用以救元海之者开故可缓制留中，而为外召阳气之良法。

10.《冯氏锦囊秘录》：四逆者，四肢厥逆也。治里寒外热，面赤烦躁，干呕脉微欲绝。

【现代研究】

1. 心血管临床研究

冠心病　一项四逆汤加减联合麝香保心丸辅治冠心病心绞痛的临床疗效研究（随机、对照试验）：选择128例冠心病心绞痛患者作为研究对象，随机分成对照组（64例，采取常规西药及麝香保心丸治疗）和试验组（64例，在对照组的基础上加入四逆汤治疗），疗程4周。结果：①总有效率：试验组总有效率高于对照组（$P < 0.05$）。②心绞痛发作：治疗后心绞痛发作次数、每次持续时间、硝酸甘油用量试验组少于对照组（$P < 0.05$）。③中医证候积分：治疗后胸痛胸闷、心悸气短、唇色紫暗、胸胁胀

满等中医证候积分，试验组低于对照组（$P < 0.05$）。④血清因子水平：治疗后血清N末端利钠肽原（NT–proBNP）、肿瘤坏死因子 – α（TNF-α）、白细胞介素 –6（IL-6）、超敏C反应蛋白（hs-CRP）、内皮缩血管肽 –1（ET-1）指标，试验组低于对照组（$P < 0.05$）。结果提示四逆汤加减联合麝香保心丸辅治冠心病心绞痛效果较好。

2. 心血管实验研究

（1）对脓毒症大鼠左心室功能的影响　一项四逆汤通过自噬途径对脓毒症大鼠左心室功能的影响的研究：将150只雌性SD大鼠随机选取30只作为空白组（8小时、16小时、24小时各10只），其余120只按盲肠结扎穿刺法造模，将造模成功的90只大鼠按随机数字表方法分为实验组、对照组、阻断组各30只，每组再分为8小时、16小时、24小时组各10只。实验组灌胃四逆汤，对照组与空白组灌胃生理盐水，阻断组灌胃四逆汤 +3-MA（6- 氨基 –3- 甲基嘌呤）注射阻断。结果：①左心室功能：干预8、16小时实验组大鼠左心室功能优于空白组、对照组、阻断组（$P < 0.05$），对照组与阻断组比较差异无统计学意义（$P > 0.05$），空白组左心室功能优于对照组和阻断组（$P < 0.05$）；干预24小时大鼠左心室功能实验组、对照组、阻断组两两比较差异无统计学意义（$P > 0.05$）。②自噬蛋白表达：干预8、16小时实验组大鼠自噬蛋白表达强于对照组、阻断组（$P < 0.05$），对照组与阻断组比较差异无统计学意义（$P > 0.05$）；干预24小时，大鼠自噬蛋白表达实验组、对照组、阻断组两两比较差异无统计学意义（$P > 0.05$）。结果提示四逆汤可能通过自噬途径改善脓毒症大鼠左心室功能。

（2）对大鼠急性心肌缺血模型的保护作用及机制　一项四逆汤对异丙肾上腺素诱导大鼠急性心肌缺血的保护作用及机制的研究：将60只SD雄性大鼠按体质量随机分为6组，分别为正常对照组、模型对照组、复方丹参滴丸组、四逆汤低、中、高组，连续灌胃给药10天，从第7天开始，灌胃给药1小时后，除正常对照组外，其余各组大鼠腹腔注射异丙肾上腺素（50mg/kg），连续4天，诱导建立大鼠急性心肌缺血模型。结果：①心电图：相较于正常对照组，模型组对照组大鼠心电图 S-T 段显著抬升（$P < 0.01$）。②血清因子：四逆汤组能不同程度改善异丙肾上腺素诱导的心肌组织病理损伤，降低血清中丙二醛（MDA）和炎性因子肿瘤坏死因子 – α（TNF-α）和白介素 –1β（IL-1β）水平（$P < 0.01$，$P < 0.05$），升高谷胱甘肽过氧化物酶（GSH-Px）、超氧化物歧化酶（SOD）水平（$P < 0.01$，$P < 0.05$）。③ TUNEL 检测：结果表明四逆汤能有效减少心肌细胞凋亡。④蛋白免疫印迹法：结果揭示四逆汤能降低心肌组织中 Bcl-2 相关 X 蛋白（Bax）蛋白表达，上调 B 细胞淋巴瘤 -2 基因（Bcl-2）蛋白的表达水平。结果提示四逆汤对异丙肾上腺素诱导大鼠急性心肌缺血模型具有显著保护作用，呈现多路径、多环节、多靶点协同作用，作用机制可能与抗氧化应激反应、抑制心肌炎症、调控细胞凋亡蛋白相关。

（3）对心肌病的线粒体功能障碍的调节作用及机制 一项从四逆汤中筛选改善心脏能量和线粒体功能障碍靶向成分的研究：在阿霉素诱导的H9c2细胞损伤模型中，应用新型心肌线粒体膜层析（CMMC）-TOFMS分析系统筛选有效成分组合；应用心肌线粒体代谢组学和蛋白质组学的综合模型在体外阐明其潜在的机制。结果：①有效化合物：心肌线粒体膜层柱寿命显著提高，达到10天以上。在H9c2细胞模型中，松果碱（S）、新诺林、他拉扎明、姜黄素-8（G）和异甘草素（I）在一维心肌线粒体膜层柱上表现出较强的保留作用，对阿霉素心脏毒性具有保护作用。②联合作用：在提高线粒体膜电位、提高三磷酸腺苷水平和抑制细胞内活性氧生成方面，松果碱（S）、姜黄素-8（G）和异甘草素（I）在体外联合使用比单独使用的任何一个组分产生更深刻的治疗作用。松果碱（S）、姜黄素-8（G）和异甘草素（I）可能通过调节线粒体能量代谢和线粒体功能障碍来减轻阿霉素引起的心肌病。结果提示来源于四逆汤的松果碱（S）、姜黄素-8（G）和异甘草素（I）组合可作为阿霉素引起的心肌病的益生制剂。

白芥子丸

【出处】《太平圣惠方·卷第四十三·治中恶心痛诸方》：治中恶心痛，闷乱不识人，白芥子丸方。

【组方】白芥子半两，安息香半两，麝香一钱（细研），乌药半两，桃仁半两（汤浸，去皮尖、双仁，麸炒微黄），陈橘皮半两（汤浸，去白瓤，焙）。

【功效】止心痛。

【主治】中恶心痛，闷乱不识人。

【用法】上件药，捣罗为末，入麝香，研令匀，以汤浸蒸饼，和捣一二百杵，丸如梧桐子大，不计时。

半夏汤

【出处】《圣济总录·卷第五十六·停饮心痛》：治痰饮在心，久不散，痛不可忍，半夏汤方。

【组成】半夏（汤洗七遍，晒干）三分，干姜（炮）三分，槟榔（半生半炮，锉）半两，桂（去粗皮）半两，旋覆花（微炒）半两，高良姜半两，丁香一分，木香一分。

【主治】痰饮在心，久不散，痛不可忍。

【用法】上八味，粗捣筛，每服五钱匕，水一盏半，入生姜一分拍破，同煎至八分，去滓温服。

半夏麻黄丸

【出处】《金匮要略·惊悸吐衄下血胸满瘀血病脉证并治》：心下悸者，半夏麻黄丸主之。

【组方】半夏、麻黄等分。

【主治】心下悸。

【用法】右二味，末之，炼蜜和丸小豆大，饮服三丸，日三服。

【古籍论述】

1.《肘后备急方》：治人心下虚悸方。麻黄、半夏等分。捣蜜丸，服如大豆三丸，日三，稍增之。

2.《本草图经》：半夏主胃冷呕哕，方药之最要。张仲景治反胃呕吐，大半夏汤。半夏三升，人参三两，白蜜一升，以水一斗二升，和扬之一百四十遍，煮取三升半，温服一升，日再。亦治膈间支饮。又主呕哕，谷不得下，眩悸，半夏加茯苓汤。半夏一升，生姜半斤，茯苓三两，切，以水七升，煎取一升半，分温服之。又主心下悸，半夏麻黄丸，二物等分，筛末，蜜丸，大如小豆，每服三丸，日三。其余主寒厥，赤风，四逆，呕吐。

3.《普济方》：半夏麻黄丸治心下悸。以半夏、麻黄二物等分，筛末，蜜丸如小豆大，每服三丸，日三。

4.《医宗金鉴》：火邪者，桂枝去芍药加蜀漆牡蛎龙骨救逆汤主之。心下悸者，半夏麻黄丸主之。

5.《金匮要略心典》：心下悸者，半夏麻黄丸主之。此治饮气抑其阳气者之法。半夏蠲饮气，麻黄发阳气，妙在作丸与服，缓以图之，则麻黄之辛甘，不能发越津气，而但升引阳气，即半夏之苦辛，亦不特蠲除饮气，而并和养中气；非仲景神明善变者，其孰能与于此哉。

【现代研究】

心血管实验研究

抗心律失常作用机制研究 一项基于网络药理学的半夏麻黄丸抗心律失常作用机制研究：借助中药系统药理学数据库和分析平台（TCMSP），以类药性（DL）、脂水分配系数对数值（ALogP）为条件筛选半夏麻黄丸的活性成分并收集靶点信息；使用人类基因数据库（Genecard）、人类孟德尔遗传数据库（OMIM）获取疾病靶点，进而构建韦恩图，得到半夏麻黄丸治疗心律失常的潜在作用靶点；采用Cystoscap3.7.2软件构建"中药–成分–疾病–靶点"网络，运用STRING数据库构建蛋白互相作用（PPI）网络，并对靶点基因功能（GO）和KEGG通路进行分析。结果：从半夏麻黄丸中共筛选出槲皮素、芹菜素、木犀草素等36个活性成分，涉及包括PTGS2、PRSS1、RXRA、ADRB2、DPP4在内的165个基因靶点，主要富集于2467条生物过程、155条分子功能和89个细胞组分，调节175条与心律失常相关的信号通路。

必应汤

【出处】《杂病源流犀烛·卷六》：治心痛方三十九，必应汤（类心痛）。

【组方】延胡索、香附、艾灰、归身、砂仁、生姜。

【功效】理气活血，祛寒止痛。

【主治】寒邪客于心脾，气血不和，胸脘疼痛。

【用法】水煎服。

【古籍论述】

《类证治裁》：心当歧骨陷处，居胸膈下，胃脘上，心痛与胸脘痛自别也。心为君主，义不受邪，故心痛多属心包络病。若真心痛，经言旦发夕死，夕发旦死。由寒邪攻触，猝大痛，无声，面青气冷，手足青至节，急用麻黄、桂、附、干姜之属温散其寒，亦死中求活也。若五脏之邪，干心包致痛，通用必应散。

芎辛汤

【出处】《严氏济生方·头面头痛门》：治风寒在脑，或感邪湿，头重头痛，眩晕欲倒，呕吐不定。

【组方】川芎一两，细辛（洗去土），白术、甘草（炙）各半两。

【功效】祛风除湿止眩。

【主治】风寒在脑，或感邪湿，头重头痛，眩晕欲倒，呕吐不定。

【用法】上㕮咀，每服四钱，水一盏半，生姜五片，茶芽少许，煎至七分，去滓，温服，不拘时候。

【古籍论述】

《祖剂》：芎辛汤治头风鼻塞声重，肩背拘急。川芎（半两），细辛（二钱），甘草（一钱半）。上为粗末，水煎去滓，临卧分二服；一法加白芷、辛夷、甘菊，治鼻出黄水浊涕不绝，脑痛目昏；一法以细辛。

芎菊散

【出处】《圣济总录·卷第一十七·风头旋》：治诸阳受风，头目旋晕，目视昏暗，肝气不清，芎菊散方。

【组方】芎䓖一两，甘菊花（择）一两，羌活（去芦头）三钱，防风（去叉）三分，细辛（去苗叶）三两，白僵蚕（炒）三两，草决明一钱，旋覆花（择）一钱，蝉蜕（洗，焙）一钱，密蒙花（择）半两，天麻半两，荆芥穗半两，甘草（炙）半两。

【主治】诸阳受风，头目旋晕，目视昏暗，肝气不清。

【用法】上一十三味，捣罗为细散，每服二钱匕，水一盏，煎至七分，食后温服，汤点亦得。

伏梁丸

【出处】《三因极一病证方论·卷之八·五积证治》：治心之积，起于脐上，上至心，大如臂，久久不已，病烦心，身体髀股皆肿，环脐而痛，其脉沉而芤。

【组方】茯苓、厚朴（姜汁炙）、人参、枳壳（麸炒）、白术、半夏（汤洗七次）、三棱（煨）各等分。

【主治】伏梁。心之积，起于脐下，上至心，大如臂，久久不已；病烦心，身体髀股皆肿，环脐而痛，脉沉而芤。

【用法】上等分，为末，煮糊丸，梧子大。每服二十丸，空腹米饮送下，日二服；或作散，酒调服。

安息香丸

【出处】《太平惠民和剂局方·卷之三·治一切气》：治一切冷气，心腹疼痛，胸膈噎塞，胁肋膨胀，心下坚痞，腹中虚鸣，哕逆，吞酸，胃中冷逆，呕吐不止，宿饮不消，胸膈刺痛，时吐清水，不思饮食。

【组方】肉桂（去粗皮）二两半，诃子（炮，取皮）二两，阿魏（细研，白面少许搜和作饼子，炙令香熟）一分，茯苓一两半，当归（汤洗，切片，焙干）一两半，干姜（炮，去皮）一两半，肉豆蔻（去壳）一两半，川芎一两半，丁香皮一两半，缩砂仁一两半，五味子（微炒）一两半，巴戟（去心，面炒）一两半，益智子（去皮）一两半，白豆蔻（去皮）一两半，硇砂（酒半盏化，去砂，入蜜）一两半，香附（去毛）一两半，茴香（微炒）一两半，胡椒一两，高良姜一两，木香一两，沉香一两，乳香（别研）一两，丁香一两。

【主治】一切冷气，心腹疼痛，胸膈噎塞，胁肋膨胀，心下坚痞，腹中虚鸣，哕逆，吞酸，胃中冷逆，呕吐不止，宿饮不消，胸膈刺痛，时吐清水，不思饮食。

【用法】每服一丸，细嚼，以温酒送下；浓煎生姜汤下亦得，食前服。

【古籍论述】

1.《圣济总录》：论曰脏腑内虚，寒气客之，与正气相击，故令痛也，又有冷积不散，乍间乍甚。为久腹痛者，若重遇于寒，则致肠鸣下利。盖腹为至阴之所居，又为阴邪客搏故也……治久冷腹痛不止。安息香丸方。

2.《瑞竹堂经验方》：治阴气下坠，肿胀，卵核偏大，坚硬如石，痛不能忍者。

3.《古今医统大全》：丹溪云，治气一门，有曰治一切气。冷气、逆气、上气用安息香丸、丁沉丸、大沉香丸、紫苏丸、匀气散、如神丸、集香丸、煨姜丸、盐煎散、七气汤、温白丸、生气汤，悉用热药。夫天地周流于人之一身以为主者，气也。阳往则阴来，阴往则阳来。一升一降，无有穷也。苟内不伤于七情，外不感于六淫，其为气也，何病之有？今曰滞气、逆气、上气，皆是肺受火邪，气得上炎之化，有升无降，熏蒸清道，甚而至于上焦不纳，中焦不化，下焦不渗，遂展转传变为呕、为吐、为嗝、为噎、为痰、为饮、为反胃、为吞酸。夫治寒以热，治热以寒，此正治之法也。治热用热，治寒用寒此反佐之法也。详味前有既非正治，又非反佐，此愚之所以不能无疑也。观其微意，可表者，汗之，可下者，利之；滞者，导之；郁者，扬之；热者，清之；寒者，温之；偏寒偏热，反佐而行之；夹湿者，淡以渗之；夹虚者，补以养之。何尝例用辛香燥热之剂，以火济火，实实虚虚，咎将谁执？

4.《普济方》：夫膈气呕逆，不下饮食者，由胃气不足，风冷乘之；或忧患气结，不得宣通，故令膈脘痞满……安息香丸治膈气，呕逆不下食，噎塞，腹肚膨胀。

5.《普济方》：安息香丸治一切风疰痛。

防风汤

【出处】《圣济总录·卷第一十六·风头眩》：治风头眩欲倒，眼旋脑痛，防风汤方。

【组方】防风（去叉）二两，赤茯苓（去黑皮）二两，芎䓖二两，枳壳（去瓤，麸炒）一两半，麻黄（去根节，先煎，掠去沫，焙）一两半，前胡（去芦头）一两半，细辛（去苗叶）一两，石膏（研碎）二两半。

【主治】风头眩欲倒，眼旋脑痛。

【用法】上八味，粗捣筛，每服五钱匕，水一盏半，煎至一盏，入竹沥半合，再煎令沸，去滓温服，日三不拘时。

防葵散

【出处】《太平圣惠方·卷第四·治心脏风邪诸方》：治心脏风邪，恍惚失常，言语错乱，宜服防葵散方。

【组方】防葵、人参（去芦头）、贯众、远志（去心）、茯神、犀角屑（水牛角代）、天雄（炮裂，去皮脐）、防风（去芦头）、桂心，以上各一两，甘草（炙微赤，锉）

三两。

【功效】祛风镇惊。

【主治】心脏风邪，恍惚失常，言语错乱。

【用法】上件药，捣筛为散。每服三钱，以水一中盏，煎至六分，去滓，不计时候温服。

【古籍论述】

1.《太平圣惠方》：治风癫，精神错乱，发作无时，宜服防葵散方。防葵（一两），代赭（一两，细研），人参（一两，去芦头），铅丹（一两半），钩藤（一两），茯神（一两），雷丸（一两），虎骨头（一两半，涂酥炙令黄），远志（一两，去心），白僵蚕（一两，微炒），生猪齿（一两），防风（一两，去芦头），卷柏（一两），川升麻（一两），附子（一两，炮裂，去皮脐），虎掌（三分，汤洗七遍，生姜汁拌炒令黄），朱砂（一两，细研），牡丹（一两），牛黄（半两，细研），龙齿（二两），蚱蝉（十四枚，微炒），蛇蜕皮（一条，烧为灰），白敛（一两），白马眼睛（一对，炙令微黄）。上件药，捣细罗为散，入研了药令匀，每服不计时候，以温酒调下一钱。

2.《普济方》：防葵散（出圣惠方）治心脏风邪，恍惚失常，语言失错。防葵、人参（去芦头）、贯众、远志（去心）、茯神、犀角、屑天雄（炮裂，去皮脐）、防风（去芦头）、桂心各一两，甘草半两（炙微赤，锉）。上为散，每服三钱，水一中盏，煎至六分，去滓，不拘时，温服。

赤茯苓汤

【出处】《圣济总录·卷第六十一·胸痹噎塞》：治胸痹连心气闷，喉中塞满，赤茯苓汤方。

【组方】赤茯苓（去黑皮）一两，细辛（去苗叶）一两，橘皮（汤浸，去白，焙）一三分，枳壳（去瓤，麸炒）一两，栝楼实（去皮）一枚，桂（去粗皮）三分。

【主治】胸痹连心气闷，喉中塞满。

【用法】上六味，粗捣筛，每服三钱匕，水一盏半，生姜一分拍破，同煎至七分，去滓，空心服，如人行五六里再服。

却痛散

【出处】《严氏济生方·心腹痛门·心痛论治》：治心痛不可忍者。

【组方】高良姜一两（锉如骰子，火煨），巴豆五枚（去壳）。

【功效】止痛。

【主治】心痛不可忍者。

【用法】高良姜火煨，巴豆去壳炒令转色，去巴豆不用，研为细末，每服二钱，用热酒调服，不拘时候。

【古籍论述】

《严氏济生方》：夫心痛之病，医经所载凡有九种，一曰虫心痛，二曰疰心痛，三曰风心痛，四曰悸心痛，五曰食心痛，六曰饮心痛，七曰寒心痛，八曰热心痛，九曰去来心痛。其名虽不同，而其所致，皆因外感六淫，内沮七情，或饮啖生冷果食之类，使邪气搏于正气，邪正交击，气道闭塞，郁于中焦，遂成心痛。夫心乃诸脏之主，正经不可伤，伤之则痛。若痛甚手足青过节者，则名曰真心痛。真心痛者，旦发夕死，夕发旦死。若乍间乍甚成疹而不死者，名曰厥心痛，不过邪气乘于心支别络也。寸口脉紧，心脉甚急，皆主心痛。又有痛甚而心脉沉伏者有之矣。王叔和云：心腹痛，脉沉细瘥；浮大弦长命必殂。治法当推其所自而调之，痛无不止矣。又论：夫心痛之病，有真心痛，有厥心痛，心乃五脏六腑之所主，法不受病。其痛甚，手足青而冷者，名曰真心痛，此神去气竭，旦发夕死，夕发旦死。或六淫七情之所伤，五脏之气冲逆，其痛乍间乍甚成疹而不死者，名曰厥心痛，此皆邪气乘于心支别络也。大抵痛为实痛宜下，寒宜温，温利之药，却痛散主之。

苏合香丸（吃力伽丸）

【出处】《外台秘要·卷第十三·鬼魅精魅方八首》引广济方：病源凡人有为鬼物所魅，则好悲而心自动，或心乱如醉，狂言惊怖，向壁悲啼，梦寐喜魇，或与鬼神交通，病苦乍寒乍热，心腹满，短气不能食，此魅之所持也。（出第二卷中）广济疗传尸骨蒸，肺痿，疰忤鬼气，卒心痛，霍乱吐痢，时气鬼魅瘴疟，赤白暴痢，瘀血月闭，癖丁肿，惊痫鬼忤中人，吐乳狐魅，吃力迦丸方。

【组方】吃力伽（白术）、光明砂（研）、麝香、诃黎勒皮、香附子（中白）、沉香（重者）、青木香、丁子香、安息香、白檀香、荜茇、犀角（水牛角代）各一两，熏陆香、苏合香、龙脑香各半两。

【功效】温通开窍，行气止痛。

【主治】寒闭证。突然昏倒，牙关紧闭，不省人事，苔白，脉迟。亦治心腹猝痛，甚则昏厥。中风、中气及感受时行瘴疠之气等属寒凝气滞之闭证者。

【用法】上为极细末，炼蜜为丸，如梧桐子大。腊月合之，藏于密器中，勿令泄气。每朝用四丸，取井花水于净器中研破服。老小每碎一丸服之，另取一丸如弹丸，蜡纸裹，绯袋盛，当心带之。

【古籍论述】

1.《苏沈良方》：治肺痿客忤，鬼气传尸，伏连等疾，卒得心痛，霍乱吐痢，时气。

诸疟瘀血，月闭癖，丁肿惊痫，邪气狐媚，瘴疠万疾……此方人家皆有，恐未知其神验耳。本出《广济方》，谓之白术丸，后人编入《外台》。

2.《太平惠民和剂局方》：早朝取井华水，温冷任意，化服四丸。老人、小儿可服一丸。温酒化服亦得，并空心服之。用蜡纸裹一丸如弹子大，绯绢袋盛，当心带之，一切邪神不敢近。

3.《医方考》：尸厥者，破阴绝阳，形静如死。医者不知针石，宜此二方主之。尸厥者，五尸之气，暴痊于人，乱人阴阳气血，上有绝阳之络，下有破阴之纽，形气相离，不相顺接，故令暴蹶如死。所谓一息不运则机缄穷，一毫不续则霄壤判也。昔虢太子病此，扁鹊以针石熨烙治之而愈。今之医者，多不识针石，苟临是证，将视其死而不救欤？故用二十四味流气饮和苏合香丸主之，使其气血流动，阳无绝络，阴无破纽，则亦五会之针、五分之熨、八减之剂尔。

4.《绛雪园古方选注》：方苏合香能通十二经络、三百六十五窍，故君之以名其方，与安息香相须，能内通脏腑。

5.《冯氏锦囊秘录》：专能顺气化痰，并治传尸骨蒸劳瘵，卒暴心痛，中恶，诸厥鬼魅瘴疟。

6.《目经大成》：因风、因厥，眼盲、睛斜，喉中痰沫壅盛，水饮难通，非辛香温热，不能开窍还阳，故集上项诸药。必用朱砂、诃子、犀角者，防湿热之过燥而耗心血，辛香之走散真气，以敛肺液尔。中寒中恶，用亦适宜。然终能耗元神，而动内风，备以救急可也，慎毋令人多服。诗曰：苏木丁沉乳麝脐，片檀安息荜粘泥，都来香附诃梨勒，油合丹砂即画犀。

7.《秘传证治要诀及类方》：中恶之证，因冒犯不正之气，忽然手足逆冷，肌肤粟起，头面青黑，精神不守，或错言妄语牙紧口噤，或头旋晕倒，昏不知人。即此是卒厥、客忤、飞尸、鬼击、吊死、问丧、入庙、登冢、多有此病，苏合香丸灌之。候稍苏，以调气散和平胃散服，名调脉平胃散。霍乱之病，挥霍变乱起于仓卒，与中恶相似，俗呼为触恶，但有吐利为异耳。其证胸痞腹气不升降，甚则手足厥逆，冷汗自出，或吐而不泻，或泻而不吐，或兼作吐泻，或吐泻不透，且苏合香丸以通其痞塞，继进藿香正气散加木香半钱，仍以苏合香丸调吞来复丹。

8.《医宗金鉴》：小儿初生，肛门内合有二，一者热毒太甚，壅结肛门，一者脂膜遮瞒，无隙可通，如肛门壅结者，急服黑白散，外用苏合香丸，作枣核状纳入孔中，取其香能开窍，又能润泽，大便一下，庶可望生，如脂膜遮瞒，无隙可通者，先以金玉簪透之，刺破脂膜，再以苏合香丸照前法导之，庶可挽回于万一耳。

9.《慈幼新书》：锁肚者，胎中热毒壅盛，结于肛门，急令妇人以温水漱口，吸咂儿前后心脐下手足心，共七处，凡四五次。外以轻粉五分，蜜少许，温水化服，以通为度。如更不通，以物透而通之。金簪为上，玉簪次之，须刺入二寸许，纳入苏合香丸，粪出为快。若至一七不通者死，不能通而又不乳者死。

10.《古今医统大全》：许学士云，世言气中者，虽不见方书，然暴怒伤阴，暴喜伤阳，忧愁不已，气多厥逆，往往得此疾。便觉涎潮昏塞，牙关紧急。若便作中风用药，多致杀人。唯宜苏合香丸灌之便醒。然后随寒热虚实而调之，无不愈者。经曰：无故而喑，脉不至，不治自已，谓气暴逆也，气复则已。审如是，虽不服药亦可。《玉机微义》云：中气即七情内火之动，气厥逆，由其本虚故也。用苏合香丸，通行经络，其决烈之性，如摧枯拉朽，恐气血虚者，非所宜也。后云不治自复之意，盖警用药之失，实胜误于庸医之所为也。

11.《幼科心法要诀》：天钓邪热积心胸，痰涎壅盛气不通，瘛壮热同惊证，头目仰视若钓形。九龙控涎医搐掣，牛黄散用善驱风，瘛减参钩藤饮，爪甲青色苏合精。小儿天钓证，由邪热痰涎壅塞胸间，不得宣通而成，发时惊悸壮热，眼目上翻，手足瘛，爪甲青色，证似惊风，但目多仰视，较惊风稍异。痰盛兼搐者，九龙控涎散主之；惊盛兼风者，牛黄散主之；搐盛多热者，钩藤饮主之；爪甲皆青者，苏合香丸主之。

【现代研究】

1.心血管临床研究

（1）冠心病心绞痛　一项苏合香丸联合比索洛尔治疗冠心病心绞痛患者的疗效观察（随机、对照试验）：选取冠心病心绞痛患者128例作为观察对象，随机分为对照组（比索洛尔）和试验组（苏合香丸联合比索洛尔），各64例，共治疗4周。结果：①总有效率：试验组总有效率明显高于对照组（$P < 0.05$）。②心功能相关指标：试验组治疗后左心室射血分数（LVEF）显著高于对照组，左心室舒张末期内径（LVEDD）水平低于对照组（$P < 0.05$）。③血清同型半胱氨酸（Hcy）及C反应蛋白（CRP）水平：血清Hcy、CRP水平低于对照组（$P < 0.05$）。结果提示苏合香丸联合比索洛尔治疗冠心病心绞痛患者的疗效观察疗效显著，能明显改善患者心功能，降低血清Hcy及CRP水平。

（2）新型冠状病毒感染后心动过速　一项苏合香丸治疗新型冠状病毒感染后心动过速患者的临床观察（随机、对照试验）：选择138例新型冠状病毒感染后心动过速患者，随机分为对照组（倍他乐克）和试验组（苏合香丸），试验组87例，对照组51例，连续治疗7天。结果：①总有效率：治疗后试验组总有效率98.85%，对照组总有效率90.20%（$P < 0.05$）。②治疗前后心率：治疗后两组患者心率均有下降（$P < 0.05$），试验组治疗后第7天时心率下降优于对照组（$P < 0.05$）。③心功能指标：试验组在治疗后第7天时LVEF显著高于对照组（$P < 0.05$）。④RR间期：两组患者最大RR间

期均在治疗后第 3 天达到正常值范围，试验组优于对照组（$P < 0.05$）。结果提示苏合香丸对新冠感染后心动过速患者心率改善有一定的疗效，能一定程度上保护心脏，改善心功能。

2. 不良反应 口服苏合香丸 10 天后使大鼠血清肌酐升高，肝肾组织汞蓄积，蓄积率肾脏高于肝脏。

吴茱萸丸

【出处】《太平圣惠方·卷四十三·治心腹卒胀满诸方》：治心腹俱冷，卒胀满，短气，吴茱萸丸方。

【组方】 吴茱萸一两（汤浸七遍，焙干微炒），青橘皮半两（汤浸，去白瓤，焙），干姜半两（炮裂，锉），附子一两（炮裂，去皮脐），细辛半两，人参半两（去芦头）。

【功效】 散寒止痛。

【主治】 心腹俱冷，卒腹满，短气。

【用法】 每服二十丸，以温酒送下，不拘时候。

【古籍论述】

1.《普济方》：吴茱萸丸治寒疝心腹痛，面目青黄，不下饮食，纵食呕逆。

2.《本草易读》：内寒泄泻，大肠一具，入吴茱萸丸服。

吴茱萸汤

【出处】《伤寒论·呕吐哕下利病脉证治第十七》：干呕吐涎沫，头痛者，吴茱萸汤主之。

【组方】 吴茱萸一升（洗），人参三两，生姜六两（切），大枣十二枚（擘）。

【功效】 温肝暖胃，降逆止呕。

【主治】 治肝胃虚寒，浊阴上逆证。食后泛泛欲吐，或呕吐酸水，或干呕，或吐清涎冷沫，胸满脘痛，颠顶头痛，畏寒肢冷，甚则伴手足逆冷，大便泄泻，烦躁不宁，舌淡苔白滑，脉沉弦或迟。现常用于慢性胃炎、妊娠呕吐、神经性呕吐、神经性头痛、耳源性眩晕等属肝胃虚寒者。

【用法】 上四味，以水七升，煮取二升，去滓，温服七合，日三服。

【古籍论述】

1.《阴证略例》：食谷欲呕，属阳明也，吴茱萸汤主之。得汤反剧者，属上焦也，治上焦。一少阴吐利，手厥逆冷，烦躁欲死者，吴茱萸汤主之。厥阴干呕，吐涎沫者，头痛极甚，吴茱萸汤主之。

2.《金镜内台方议》：干呕，吐涎沫，头痛，厥阴之寒气上攻也；吐利，手足逆冷者，寒气内甚也，烦躁欲死者，阳气内争也；食谷欲吐者，胃寒不受食也。

3.《医方考》：方中吴茱萸辛热而味厚，《经》曰味为阴，味厚为阴中之阴，故走下焦而温少阴、厥阴；佐以生姜，散其寒也；佐以人参、大枣，补中虚也。

4.《伤寒论类方》：食谷欲呕者，必食谷而呕，受病在纳谷之处，与干呕迥别。属阳明也，吴茱萸汤主之。得汤反剧者，属上焦也。上焦指胸中，阳明乃中焦也。少阴病，吐利，手足逆冷，烦躁欲死者，吴茱萸汤主之。此胃气虚寒之症。干呕吐涎沫，吐涎沫，非少阳之干呕。然亦云干呕者，谓不必食谷而亦呕也，头痛者，阳明之脉上于头。吴茱萸汤主之。此胃中有寒饮之症。

5.《伤寒论注》：少阴病吐利，手足厥冷，烦躁欲死者，吴茱萸汤主之。少阴病吐利，烦躁四逆者死。四逆者，四肢厥冷，兼臂胫而言。此云手足，是指指掌而言，四肢之阳犹在。岐伯曰："四末阴阳之会，气之大路也。四街者，气之经络也。络绝则经通，四末解则气从合。"故用吴茱萸汤以温之，吐利止而烦躁除。阴邪入于合者，更得从阳而出乎井矣。干呕、吐涎沫、头痛者，吴茱萸汤主之；不头痛者，半夏干姜汤主之。呕而无物，胃虚可知矣；吐唯涎沫，胃寒可知矣。头痛者，阳气不足，阴寒得以乘之也。吴茱萸汤温中益气，升阳散寒，呕、痛尽除矣。干呕、吐涎是二证，不是并见。食谷欲呕者，属阳明也，吴茱萸汤主之。得汤反剧者，属上焦也。胃热则消谷善饥，胃寒则水谷不纳。食谷欲呕，固是胃寒；服汤反剧者，以痰饮在上焦为患，呕尽自愈，非谓不宜服也。此与阳明不大便，服柴胡汤胃气因和者不同。

【现代研究】

心血管临床研究

冠心病合并高血压　一项观察和评价分析吴茱萸汤治疗对老年冠心病合并高血压患者心率变异性的影响（随机、对照试验）：选取 76 例老年冠心病合并高血压患者作为研究对象，按照随机数字表法，将研究对象分为对照组（38 例，给予硝苯地平控释片治疗）和试验组（38 例，在对照组基础上给予加味吴茱萸汤治疗），疗程 6 周。结果：治疗 6 周后，两组患者各心率变异性指标水平均较治疗前提高，差异具有统计学意义（$P < 0.05$）；试验组增幅高于对照组（$P < 0.05$）。结果提示吴茱萸汤治疗可改善老年冠心病合并高血压患者的心率变异性（HRV），改善患者的生活质量。

沉香汤

【出处】《圣济总录·卷第五十五·心痛门·久心痛》：治久心痛。沉香汤方。

【组方】沉香（锉）一两，鸡舌香一两，熏陆香（研）半两，麝香（研，去筋膜）一分。

【功效】芳香止痛。

【**主治**】主治久心痛。

【**用法**】上四味，捣为细末，每服三钱匕，水一中盏，煎至七分，去滓食后温服。

【**古籍论述**】

1.《杨氏家藏方》：温中快膈，进饮食，除呕逆。沉香（半两），甘草（半两，炙），檀香（三分），白豆蔻仁（三两），缩砂仁（六钱半），木香（半两），麝香（一字，别研）。上件为细末，入麝香研匀。每服一钱，盐少许，沸汤点服。

2.《普济方》：沉香汤治谷劳身重，食已好卧，困倦嗜眠。

3.《普济方》：夫《内经》曰，大肠移热于胃，善食而瘦，故谓之食。胃移热于胆，亦曰食。夫胃为水谷之消曰食，以胆为阳木，热气乘之，则烁土而消谷也……沉香汤治胃热消谷善饥，不生肌肤。

4.《医学摘粹》：不能食者，胃中元气虚也。然有虚冷虚热之异，虚冷者，胃阳败则湿胜其燥，虽食而不能消化，其证面黄白，身常恶寒，大便溏秘无常是也。虚热者，胃阴竭则燥胜其湿，不食而常觉饱闷，其证面黄赤，身常恶热，大便燥结不通是也。谷劳一证，其人怠惰嗜卧，肢体烦重，腹满善饥而不能食，食已则发，谷气不行使然也。如胃虚冷不能食者，以消食丸主之。如胃虚热不能食者，以资生丸主之。如谷劳不能食，以沉香汤，椒姜大麦汤主之。

5.《医学实在易》：谷劳食已即贪眠，责在胃虚气不前，《肘后》椒姜大麦研，沉香汤取善盘旋。食亦者，饮食不为肌肤，言虽食亦若饥也。《内经》云：大肠移热于胃，善食而瘦，谓之食亦。夫胃为水谷之海，所以化气味而为荣卫者也。若乃胃受热邪，消灼谷气，不能变化精血，故善食而瘦也。又胃移热于胆，亦名食亦，以胆为阳木，热气乘之，则烁土而消谷，宜甘露饮主之。

沉香散

【**出处**】《太平圣惠方·卷第四十三·治心悬急懊痛诸方》：治心悬急懊痛，腹胁妨闷，不能饮食，沉香散方。

【**组方**】沉香、木香、陈橘皮（汤浸，去白瓤，焙）、桂心，以上各半两，槟榔一两，郁李仁一两（汤浸，用皮）。

【**功效**】止心痛。

【**主治**】心悬急懊痛，腹胁妨闷，不能饮食。

【**用法**】上件药，捣细罗为散，不计时候，以生姜温酒调下一钱。

【**古籍论述**】

《太平圣惠方》：治中恶心痛不可忍，沉香散方。

诃黎勒丸

【出处】《太平圣惠方·卷第五·治脾脏冷气攻心腹疼痛诸方》：治脾脏积冷，气攻心腹疼痛，不能饮食，四肢无力，宜服诃黎勒丸方。

【组方】诃黎勒二两（煨，用皮），人参一两（去芦头），桂心半两，干姜半两（炮裂，锉），白茯苓一两，木香半两，肉豆蔻三枚（去壳），胡椒半两，京三棱半两（炮，锉），附子一两（炮裂，去皮脐），桔梗一两（去芦头），当归一两（锉，微炒），槟榔一两，陈橘皮半两（浸，去白瓤，焙），厚朴一两（去粗皮，涂生姜汁，炙令香熟）。

【功效】行气止痛。

【主治】治脾脏积冷，气攻心腹疼痛，不能饮食，四肢无力。

【用法】上为散，炼蜜为丸，如梧桐子大，每服三十丸，以温酒送下，不拘时候。

【古籍论述】

1.《医宗金鉴》：胃气下泄，阴吹而正喧，此谷气之实也，膏发煎导之，长服诃黎勒丸。"膏发煎导之"五字，当是衍文。此"谷气之实也"之下，当有"长服诃黎勒丸"之六字。后阴下气谓之气利，用诃黎勒散；前阴下气谓之阴吹，用诃黎勒丸，文义始属。盖诃黎勒丸以诃黎勒固下气之虚，以厚朴、陈皮平谷气之实，药病相合，此方错简在《杂疗篇》内。下小儿疳虫蚀齿一方，杀虫解毒，或另有小儿门，或列在杂方内，兹列于妇人杂病之末，亦错简也。

2.《本草思辨录》：诃黎勒苦温能开，酸涩能收。开则化痰涎，消胀满，下宿食，发音声；收则止喘息，已泻痢。然苦多酸少，虽涩肠而终泄气，古方用是物皆极有斟酌。仲圣诃黎勒散治气利。气利者，气与矢俱失也，必有痰涎阻于肠中。诃黎勒既涩肠而又化痰涎，最于是证相得。又以粥饮和服，安其中气。是诃黎勒之泄，亦有功无过矣。千金诃黎勒丸治气满闭塞，不能食喘息。不岂能即返，诃黎勒能一物而两治之。两治之物，无冲和之性，蜜丸又所以和之也。与仲圣用诃黎勒之意正复无异。若诃子清音汤治中风不语，是但用其泄矣；协以甘桔，则不至过泄而音可开。真人养脏汤治久痢脱肛，是但用其涩矣；协以参术归芍诸药，则不至徒涩而痢可止肛可收。凡此皆用药之权衡，不可不知者也。

补心汤

【出处】《千金翼方·卷十六·中风上心风第五》：主奄奄忽忽，朝瘥暮剧，惊悸，心中憧憧，胸满不下食饮，阴阳气衰，脾胃不磨，不欲闻人声，定志下气方。

【组方】人参、茯苓、龙齿（炙）、当归、远志（去心）、甘草（炙）各三两，桂心、半夏（洗）各三两，生姜（切）六两，大枣（擘）二十枚，大黄四两，枳实（炙）、枳梗、茯神各二两半。

【功效】定志下气。

【主治】奄奄忽忽，朝瘥暮剧，惊悸，心中憧憧，胸满不下食饮，阴阳气衰，脾胃不磨，不欲闻人声。

【用法】上一十四味，㕮咀，以水一斗二升，先煮粳米五合。令熟，去滓纳药，煮取四升，每服八合，日三，夜二服。

【古籍论述】

1.《千金翼方》：主心气不足，惊悸汗出，心中烦闷短气，喜怒悲忧，悉不自知，咽喉痛，口唇黑，呕吐，舌本强，水浆不通方。紫石英、紫苏、茯苓、人参、当归、茯神、远志（去心）、甘草（炙）各二两，赤小豆五合，大枣（擘）三十枚，麦门冬（去心）一升。上一十一味，㕮咀，以水一升，煮取三升，分四服。日二夜一。

2.《千金翼方》：主心气不足，多汗心烦，喜独语，多梦不自觉，喉咽痛，时吐血，舌本强，水浆不通方。麦门冬三两（去心），茯苓、紫石英、人参、桂心、大枣三十枚（擘），赤小豆二十枚，紫菀、甘草（炙）各一两。上九味，㕮咀，以水八升，煮取二升五合，分为三服，宜春夏服之。

附子散

【出处】《圣济总录·卷第一十六·风头眩》：治风眩目疼耳聋，附子散方。

【组方】附子（炮裂，去皮脐）一两，干姜（炮）一两，细辛（去苗叶）一两，防风（去叉）一两，山茱萸一两，山芋一两半。

【主治】风眩目疼耳聋。

【用法】上六味，为细散，每服一钱匕，空心温酒调下。

青橘皮丸

【出处】《太平圣惠方·卷第四十二·治心诸方》：治心气虚损，邪冷所乘，胸膈痞塞，心中痹痛，食饮不得，青橘皮丸方。

【组方】青橘皮（酒浸）一两，桂心一两，当归三分，诃黎勒皮一两，吴茱萸（汤浸七遍，焙）半两，萝卜子半两。

【功效】蠲痹止痛。

【主治】心气虚损，邪冷所乘，胸膈痞塞，心中痹痛，食饮不得。

【用法】上件药，捣罗为末，炼蜜和捣三二百杵，丸如梧桐子大，每服以温酒下三十丸，日三四服。

【古籍论述】

《普济方》: 青橘皮丸（出《圣惠方》），治心气虚损，邪令所乘，胸膈痞塞，心中痹疼，饮食不得。青橘皮一两（浸去瓤，焙），桂心一两，当归二分，诃黎勒皮一两，吴茱萸半两（浸七夜，焙炒），细辛半两，白术三分，赤茯苓三分，枳壳半两，面炒去瓤，萝卜子半两（炒），木香三分，蓬莪术、槟榔各三分。上为末，炼蜜和捣三二百杵，丸如桐子大，每服三十丸，酒下，日三四服。

拈痛丸

【出处】《杨氏家藏方·卷第五·心腹痛方二十二道》: 治沉寒积冷，心腹疼痛，胁肋胀，吐利自汗，甚者气奔，心胸大痛不止，痛极辄绝，口噤戴目，不能语言及伤寒阴证，手足逆冷，脐腹筑痛，吐利不止，脉息沉细，并宜服之。

【组方】附子（炮，去皮脐）、川乌头（大者，炮，去皮脐）、胡椒、干姜（炮）、高良姜、肉桂（去粗皮）、荜茇、当归（洗，焙）、吴茱萸（汤洗七遍，焙干，微炒）各等分。

【主治】沉寒积冷，心腹疼痛，胁肋胀，吐利自汗，甚者气奔，心胸大痛不止，痛极辄绝，口噤戴目，不能语言及伤寒阴证，手足逆冷，脐腹筑痛，吐利不止，脉息沉细。

【用法】上件为细末，酒煮面糊为丸如梧桐子大。每服五十丸，炒生姜、盐汤送下，不拘时候。

细辛散

【出处】《圣济总录·卷第六十一胸痹门·胸痹短气》: 治胸痹连背痛，短气，细辛散方。

【组方】细辛（去苗叶）一两半，熟干地黄（焙）一两半，甘草（炙，锉）一两半，桂（去粗皮）一两半，赤茯苓（去黑皮）二两半，枳实（麸炒）半两，白术（锉）一两半，干姜（炮）一两半，瓜蒌实（去皮）一两半。

【主治】胸痹连背痛，短气。

【用法】上九味，捣罗为散，每服二钱匕，温酒调下，空心日午临卧各一。

荜茇丸

【出处】《圣济总录·卷第六十七诸气门·上气》: 治上气倚息，不得卧，荜茇丸方。

【组方】荜茇一两，昆布（洗，炒干）一两，吴茱萸（汤洗，焙，微炒）一两，葶苈（隔纸炒紫色）一两，杏仁（汤去皮尖双仁，炒，研细）一两。

【主治】上气倚息，不得卧。

【用法】空腹粥饮送下五丸，稍加至十丸。

【古籍论述】

1.《太平圣惠方》：荜茇丸治五劳七伤，肾虚脾弱，上焦热，下元虚冷，腹内雷鸣，胸膈气滞，羸瘦无力。

2.《鸡峰普济方》：荜茇丸治脾胃冷气，大便滑泄及便白痢，腹中疼痛，荜茇、良姜、豆蔻仁、桂、缩砂、附子、白术、胡椒、诃黎勒各一两。上为细末，炼蜜和丸，如梧子大，每服空心米饮下三十丸。

3.《杨氏家藏方》：荜茇丸治脾胃虚冷，心腹痛，肠鸣泄泻，不思饮食。人参（去芦头）、肉桂（去粗皮）、胡椒、诃子（煨去核），四味各三分，荜茇、白茯苓（去皮）。上件为细末，炼蜜为丸如梧桐子大，每服五十丸，米饮送下，空心、食前。

4.《是斋百一选方》：荜茇丸亦名泼雪丹，又名缩水丹。灵苑有治疗方状甚详！荜茇、人参、白茯苓（去皮）、干姜（炮）各半两，胡椒、大附子（炮，去皮脐）、官桂（去皮）、荜澄茄、诃子（面裹煨，去核）各三分。上为细末，炼蜜搜和，杵三二百下，丸如梧桐子大，食前盐米饮下四五十粒。快脾饮子，陈庆长方。连皮、草果、甘草（炙）、附子（炮，去皮脐）、陈皮（去白）各五两，良姜、厚朴（去皮净秤）各五两三分。上咬咀为散，每服四钱，生姜十片，枣二枚，水一大盏半，煎至八分，去滓，空心服。

茯苓饮子

【出处】《严氏济生方·惊悸怔忡健忘门》：治痰饮蓄于心胃，怔忡不已。

【组方】赤茯苓（去皮）、半夏（汤泡七次）、茯神（去木）、橘皮（去白）、麦门冬（去心）各一两，沉香（不见火）、甘草（炙）、槟榔各半两。

【功效】化痰安神定悸。

【主治】痰饮蓄于心胃，怔忡不已。

【用法】上咬咀，每服四钱，水一盏半，生姜五片，煎至七分，去滓，温服，不拘时候。

【古籍论述】

1.《世医得效方》：茯苓饮子治痰饮蓄于心胃，怔忡不已。赤茯苓（去皮）、半夏（汤泡七次）、茯神（去木）、麦门冬（去心）、橘皮（去白）各一两，沉香（不见火）、甘草（炙）、槟榔各半两。上锉散，每服三钱，姜五片煎，不拘时候，温服。

2.《仁术便览》：治痰饮蓄于心经，怔忡不已。赤茯苓、半夏、麦门冬、陈皮各一两，沉香（不见火）、甘草、槟榔各五钱。上每服八钱，姜三片，水煎服。

茯苓桂枝白术甘草汤

【出处】《伤寒论·辨太阳病脉证并治中第六》：伤寒若吐若下后，心下逆满，气上冲胸，起则头眩，脉沉紧，发汗则动经，身为振振摇者，茯苓桂枝白术甘草汤主之。

【组方】茯苓四两，桂枝三两（去皮），白术、甘草（炙）各二两。

【功效】温化痰饮，健脾利湿。

【主治】治中阳不足，痰饮内停，胸胁支满，目眩心悸，咳而气短，舌苔白滑，脉弦滑。

【用法】右四味，以水六升，煮取三升，去滓，分温三服。

【古籍论述】

1.《伤寒明理论》：伤寒振者，何以明之？振者，森然若寒，耸然振动者是也。伤寒振者，皆责其虚寒也，至于欲汗之时，其人必虚，必蒸蒸而振，却发热汗出而解。振近战也，而轻者为振矣。战为正与邪争，争则为鼓栗而战，振但虚而不至争，故止耸动而振也。下后复发汗振寒者，谓其表里俱虚也，亡血家发汗，则寒栗而振者，谓其血气俱虚也。诸如此者，止于振耸尔。其振振欲擗地者，有身为振振摇者，二者皆发汗过多，亡阳经虚，不能自主持，故身为振摇也，又非若振栗之比。经曰：若吐若下后，心下逆满，气上冲胸，起则头眩，发汗则动经，身为振振摇者，茯苓桂枝白术甘草汤主之。太阳病，发汗不解，其人仍发热，心下悸，头眩，身瞤动，振振欲擗地者，真武汤主之。二汤者，皆温经益阳、滋血助气之剂，经虚阳弱得之，未有不获全济之功者。

2.《普济方》：伤寒振者，森然若寒，耸然振动者是也。伤寒振者，皆责其虚也，至于欲汗之时，其人本虚而战家发振若吐下后，心下逆，上冲胸，起则头眩，发汗则动经，身为振振摇，茯苓桂枝白术甘草汤主之。

3.《伤寒六书》：心悸者，筑筑然动，怔忡不能自安者是也。其证有二，一者气虚，一者停饮。其气虚者，阳气内弱，心中空虚而为悸。又有汗下之后正气内虚，亦令人悸，与气虚而悸者，则又甚也，法当定其气悸也。其停饮者，由饮水过多，停留心下，心火畏水，不能自安而为悸也。治法必先分水、气，虽有余邪，亦先治悸，免使水气散走而成他证也。伤寒二三日，心中悸而烦，小建中汤。经云：先烦而悸者，此为热；先悸而烦者，此为虚。故宜建中汤。太阳病，小便利者，以饮水多，故心下悸，茯苓桂枝白术甘草汤；小便少者，必里急，猪苓汤。阳明病，壮热来往，心下悸，小便不利，心烦喜呕，小柴胡汤。太阳病，发汗过多，其人叉手自冒，心下悸欲得按者，桂枝甘草汤。发汗后其人脐下悸，欲作奔豚，茯苓桂枝白术甘草汤。

4.《伤寒论类方》：伤寒若吐、若下后，心下逆满，气上冲胸，起则头眩，脉沉紧，发汗则动经，身为振振摇者，茯苓桂枝白术甘草汤主之。此亦阳虚而动肾水之症。即真武症之轻者，故其法亦仿真武之意。

5.《伤寒括要》：茯苓桂枝白术甘草吐下后，心下逆满，气上冲胸，起则头眩，脉沉紧，发汗则动经，身为振摇，此汤主之。吐误汗之，则外动经络，损伤阳气，阳气外虚，则不能主持诸脉，故身为振摇也。阳不足者，补之以甘，茯苓白术，生津液而益阳，里气逆者，散之以辛，桂枝甘草，行阳分而散气。

6.《医宗金鉴》：茯苓四两，桂枝、白术各三两，甘草二两。上四味，以水六升，煮取三升，分温三服，小便则利。

7.《长沙方歌括》：治伤寒若吐若下后，心下逆满，气上冲胸，起则头眩，脉沉紧，发汗者，此方主之。茯苓四两，桂枝三两，白术二两，甘草二两（炙）。上四味，以水六升，煮取三升，去滓，分温三服。歌曰：病因吐下气冲胸，起则头眩身振从，茯四桂三术草二，温中降逆效从容。张令韶曰：此治吐下后而伤肝气也。心下逆满者，心下为脾之部位，脾主中焦水谷之津，吐本脉本证，方金匮所谓知肝之病当先实脾是也。

8.《张卿子伤寒论》：阳不足者，补之以甘，茯苓白术，生津液而益阳也，里气逆者，散之以辛，桂枝甘草，行阳散气。沈亮宸云：满用术甘，非石山立斋，谁与言此。茯苓、松根气所结，故降逆气，虚者尤宜。

9.《伤寒寻源》：此方主治太阴湿困，而膀胱之气不行。经云：心下逆满，气上冲胸，起则头眩，脉沉紧，发汗则动经，身为振振摇者，此汤主之。按：心下逆满，乃伏饮搏膈，至于气冲头眩，则寒邪上涌，助饮为逆，饮本阴邪，故脉见沉紧。脉沉不宜发汗，误汗则阳益不支，而身为振摇。故以桂枝茯苓扶阳化饮，而加白术甘草伸太阴之权，以理脾而胜湿。脾乃能为胃行其津液，而膀胱之气始化也。再按：《金匮》用此方以治痰饮。其一曰：心下有痰饮，胸胁支满，目眩，苓桂术甘汤主之。又曰：短气有微饮，当从小便去之，苓桂术甘汤主之。盖治痰饮大法，当以温药和之，温则脾阳易于健运，而阴寒自化，白术茯苓虽能理脾而胜湿，必合桂枝化太阳之气以伐肾邪，而通水道，方能取效。

10.《伤寒论辩证广注》：阳不足者补之以甘茯苓白术，生津液而益阳也。里气逆者，散之以辛桂枝甘草，行阳散气。夫桂枝走表，非散里气逆之药，盖里虚气逆，以甘补之，即以甘缓之，故用茯苓白术炙甘草，表虚动经，以辛和之，复以甘助之，故用桂枝炙甘草。上方乃和营益气，表里兼主之剂。条辩以方中白术，删去白字，谓本草经止名术，乃是苍术。考之仲景时，无所谓白术者，故以茯苓与术，为胜湿导饮之药，竟以此条病，为饮气上逆证，大失仲景论中之意。

11.《伤寒贯珠集》：茯苓四两，桂枝三两，白术、炙甘草各二两。上四味，以水六升，煮取三升，分温三服。凡病若发汗，若吐，若下，若亡津液，阴阳自和者，必自愈。阴阳自和者，不偏于阴，不偏于阳，汗液自出，便溺自调之谓。汗吐下亡津液后，邪气既微，正气得守，故必自愈。

【现代研究】

1. 心血管临床研究

慢性心力衰竭　一项苓桂术甘汤加味辅治慢性充血性心力衰竭的临床疗效研究（随机、对照试验）：选择 90 例慢性充血性心力衰竭患者作为研究对象，随机分成对照组（45 例，采取常规西医治疗）和试验组（45 例，在对照组的基础上加用苓桂术甘汤治疗），疗程 1 个月。结果：①总有效率：试验组总有效率高于对照组（$P < 0.05$）。②主症、次症积分：治疗后两组主症、次症积分均较治疗前降低，且试验组降低程度大于对照组（$P < 0.05$）。③心功能：治疗后两组左室射血分数（LVEF）均升高，左室舒张末期内径（LVEDD）和左室收缩末期内径（LVESD）均降低（$P < 0.05$），且试验组优于对照组（$P < 0.05$）。④血管内皮指标：治疗后两组内皮素 -1（ET-1）、B 型利钠肽（BNP）均降低，一氧化氮（NO）均升高，且试验组 ET-1、BNP 低于对照组（$P < 0.05$），NO 高于对照组（$P < 0.05$）。结果提示苓桂术甘汤加味辅治慢性充血性心力衰竭疗效较好。

一项苓桂术甘汤加减联合曲美他嗪治疗慢性心力衰竭的临床疗效研究（随机、对照试验）：选择 114 例慢性心力衰竭患者，按随机数字表法分为对照组（57 例，接受常规抗心衰及曲美他嗪治疗）和试验组（57 例，在对照组基础上给予苓桂术甘汤加减治疗），疗程 2 周。结果：①总有效率：试验组总有效率为 87.72%，高于对照组 71.93%（$P < 0.05$）。②心功能：治疗后，2 组 N 末端 B 型利钠肽原（NT-proBNP）水平较治疗前降低，左室射血分数（LVEF）及 6 分钟步行距离较治疗前升高（$P < 0.05$），且试验组 NT-proBNP 水平低于对照组，LVEF 及 6 分钟步行距离高于对照组（$P < 0.05$）。③炎症因子：治疗后，2 组血清超敏 C- 反应蛋白（hs-CRP）、肿瘤坏死因子 -α（TNF-α）、白细胞介素 -6（IL-6）水平较治疗前降低（$P < 0.05$），且试验组 hs-CRP、TNF-α、IL-6 水平低于对照组（$P < 0.05$）。结果提示苓桂术甘汤加减联合曲美他嗪治疗慢性心力衰竭能够有效抑制炎症反应，改善心功能。

2. 心血管实验研究

（1）对心梗后心衰大鼠心功能的改善作用及机制　一项苓桂术甘汤抑制心室重构防治心肌梗死后心衰的作用是否与调节 Nrf2/BNIP3 通路有关的研究：冠脉结扎制备大鼠心肌梗死后心衰模型，造模 14 天后分成模型组、苓桂术甘汤组、卡托普利组，另设假手术组。结果：苓桂术甘汤可以显著改善心肌梗死后心衰大鼠的心功能，降低 B 型利钠肽（BNP）、N 末端 B 型利钠肽原（NT-proBNP）的含量，抑制心肌间质胶原的过度沉积，降低活性氧（ROS），提高超氧化物歧化酶（SOD）的含量，改善线粒体结构损伤，并可上调 Nrf2 的表达及核移位，降低 BNIP3 的表达。结果提示苓桂术甘汤可有效抑制心肌梗死后的心室重构阻抑心衰的发生发展，且其药效作用的发挥与调节 Nrf2/BNIP3 通路，减轻氧化应激损伤，保护线粒体，减少心肌细胞的凋亡有关。

（2）对心肌梗死后慢性心衰大鼠心肌纤维化的抑制作用及机制　一项苓桂术甘汤对心肌梗死后慢性心衰模型大鼠心肌纤维化及心肌组织 Wnt1/β-catenin 信号通路蛋白表达影响的研究：采用冠脉左前降支结扎法复制心肌梗死后慢性心衰大鼠模型；将造模成功大鼠随机分为模型组、苓桂术甘汤组、卡托普利组，每组 10 只，另设假手术组 10 只。结果：①与假手术组比较：模型组大鼠左心室收缩末期内径（LVIDd）、左心室舒张末期内径（LVIDs）水平显著升高，左室射血分数（LVEF）、左室短轴缩短率（LVFS）水平显著降低（$P < 0.01$），心肌组织出现明显的心肌细胞排列紊乱，心肌纤维部分断裂及间质纤维化等病理变化，血清肌酸激酶同工酶（CK-MB）、心肌肌钙蛋白 T（cTnT）和心肌组织 Collagen Ⅰ、Collagen Ⅲ 含量及 Collagen Ⅰ/Collagen Ⅲ 比值显著升高，心肌组织细胞质 GSK-3β 蛋白表达显著降低，心肌组织 α-SMA 蛋白及细胞质 Wnt1、β-catenin、pGSK-3β 蛋白和细胞核 β-catenin 表达显著升高，心肌组织 β-catenin、MMP-95mRNA 表达显著升高（$P < 0.01$）。②与模型组比较：苓桂术甘汤干预 4 周后，上述指标均显著改善（$P < 0.05$ 或 $P < 0.01$）。结果提示苓桂术甘汤能减轻心肌梗死后慢性心衰大鼠心肌损伤并抑制心肌纤维化，改善充血性心力衰竭（CHF）大鼠心功能，此作用与其抑制心肌组织 Wnt/β-catenin 信号通路激活有关。

（3）对心梗后大鼠心肌线粒体损伤及心肌重构的保护作用及机制　一项加味苓桂术甘汤改善心肌梗死后大鼠心肌线粒体损伤保护心肌重构的研究：采用 SD 大鼠心肌梗死模型和 H9c2 心肌细胞缺氧缺糖（OGD）模型，探讨加味苓桂术甘汤对心肌重构的影响及其机制。结果：①心室重构：试验组与对照组相比，心脏结构和功能明显改善，从而逆转了心室重构。②线粒体保护功能：加味苓桂术甘汤改善了线粒体结构破坏，保护线粒体免受动力学紊乱；恢复了受损的线粒体功能；抑制炎症，从而抑制细胞凋亡。此外，经加味苓桂术甘汤治疗后，SIRT3 表达下调的水平增强。加味苓桂术甘汤对 SIRT3 和线粒体的保护作用可被 SIRT3 的选择性抑制剂 3-TYP 阻断。结果提示加味苓桂术甘汤可通过改善心肌梗死大鼠心肌线粒体损伤及其相关的细胞凋亡而改善心肌梗死大鼠的心室重构，并可能通过靶向 SIRT3 发挥保护作用。

枳实汤

【出处】《圣济总录·卷第一十六·风头眩》：治风头晕倒眼旋，脑项急痛，枳实汤方。

【组方】枳实（去瓤，麸炒）一两半，防风（去叉）一两半，麻黄（去根节，先煎，掠去沫，焙干）一两半，芎䓖一两半，杏仁（去皮尖双仁，炒）一两，半夏（为末，生姜汁和作饼，晒干）二两，细辛（去苗叶）二两。

【主治】风头晕倒眼眩，脑项急痛。

【用法】上七味，粗捣筛，每服五钱匕，以水一盏半，煎至一盏去滓，入竹沥半合，更煎沸，早晚食前温服。

枳实薤白桂枝汤

【出处】《金匮要略·胸痹心痛短气病脉证并治第九》：胸痹心中痞，留气结在胸，胸满，胁下逆抢心，枳实薤白桂枝汤主之，人参汤亦主之。

【组方】枳实四枚，薤白半斤，桂枝一两，厚朴四两，瓜蒌实一枚（捣）。

【功效】通阳散结，祛痰下气。

【主治】胸阳不振痰气互结之胸痹。胸满而痛，甚或胸痛彻背，喘息咳唾，短气，气从胁下冲逆，上攻心胸，或者寒伤阳明太阴证，舌苔白腻，脉沉弦或紧。

【用法】以水五升，先煮枳实、厚朴，取二升，去滓，内诸药，煮数沸，分温三服。

【古籍论述】

1.《备急千金要方》：治胸痹，心中痞气结在胸，胸满胁下逆抢心，枳实薤白桂枝汤方。枳实（四两），薤白（一斤），桂枝（一两），厚朴（三两），瓜蒌实（一枚）。上五味咬咀，以水七升煮取二升，半分再服，仲景方用厚朴四两，薤白半斤，水五升，煮取二升，分三服。

2.《祖剂》：枳实薤白桂枝汤，即前方加枳实（四枚）、厚朴（四两）、桂枝（一两），不用白酒，以水五升，先煮枳实，浓升去滓，内诸药，煮数沸，分温三服，治胸痹，心中痞气，气结在胸，胸满胁下逆抢心。

3.《退思集类方歌注》：治胸痹心中痞气，气结在胸，胸满，胁下逆抢心。

4.《绛雪园古方选注》：枳实薤白桂枝汤，枳实四枚，厚朴四两，薤白半斤，桂枝一两，瓜蒌实一枚（捣）。上五味，以水五升，先煮枳实、厚朴取二升，去滓，纳诸药，煮数沸，分温三服。胸痹三方，皆用瓜蒌实、薤白，按其治法却微分三焦。《内经》言：淫气喘息，痹聚在肺。喘息之气和胃无足较。

5.《医宗金鉴》：枳实薤白桂枝汤方，枳实四枚，厚朴四两，薤白半斤，桂枝一两，瓜蒌实（捣）一枚。上五味，以水五升，先煮枳实、厚朴，取三升，去滓，内诸药，煮数沸，分温三服。

【现代研究】

1. 心血管临床研究

冠心病　一项枳实薤白桂枝汤治疗冠心病痰瘀痹阻证的临床疗效研究（随机、对照试验）：选择 88 例冠心病痰瘀痹阻证患者作为研究对象，通过抽签法分成对照组（44 例，采取常规西医治疗）和试验组（44 例，在对照组的基础上加入枳实薤白桂枝汤治疗），疗程 2 周。结果：治疗 2 周后，试验组的心功能各项指标均优于对照组（$P < 0.05$）；试验组的生活质量评分高于对照组（$P < 0.05$）。结果提示枳实薤白桂枝汤治疗冠心病痰瘀痹阻证有较为积极的临床治疗效果，能够有效改善心功能，促进生活质量的提高。

一项枳实薤白桂枝汤治疗冠心病心绞痛临床疗效研究（随机、对照试验）：选择 36 例冠心病心绞痛患者作为研究对象，随机分为两组，各 18 例。对照组（常规药物方案）、试验组（常规药物方案 + 加减枳实薤白桂枝汤），疗程 3 个月。结果：①血脂：治疗后，试验组总胆固醇（TC）、甘油三酯（TG）、低密度脂蛋白胆固醇（LDL-C）低于对照组，差异有统计学意义（$P < 0.05$）。②心绞痛：治疗后，试验组心绞痛发作持续时间短于对照组，试验组心绞痛发作频率低于对照组（$P < 0.05$）。③有效率：治疗后，试验组有效率 94.44% 高于对照组 61.11%（$P < 0.05$）。结果提示冠心病心绞痛可以采取加减枳实薤白桂枝汤治疗，有效改善病证、血脂情况。

2. 心血管实验研究

（1）对糖尿病心肌病的保护作用及机制　一项白虎人参汤合枳实薤白桂枝汤对糖尿病心肌病 MKR 小鼠心肌细胞焦亡的影响的研究：造模成功后将 MKR 小鼠随机分成模型组，中药低、中、高剂量组，二甲双胍组，同时设 FVB 鼠为正常组。结果：①血脂血糖：与正常组比较，模型组小鼠空腹血糖显著升高（$P < 0.01$），血清总胆固醇、甘油三酯、低密度脂蛋白水平升高（$P < 0.05$），高密度脂蛋白胆固醇水平降低（$P < 0.05$）。②细胞因子：左室射血分数、左室短轴缩短率数值明显降低（$P < 0.01$）；细胞肥大变形，心肌纤维排列紊乱，纹理不齐，血清白介素 -1β（IL-1β）、白介素 -18（IL-18）、肿瘤坏死因子 -α（TNF-α）含量升高（$P < 0.01$），心肌组织白介素 -1β（IL-1β）、白介素 -18（IL-18）、肿瘤坏死因子 -α（TNF-α）蛋白表达水平提升（$P < 0.01$），心肌组织 NLRP3（炎症小体）、ASC（接头蛋白）、Caspase-1 蛋白表达均显著增高（$P < 0.01$）；与模型组比较，各用药组小鼠空腹血糖（FBG）、血清总胆固醇（TC）、低密度脂蛋白（TG）、低密度脂蛋白胆固醇（LDL）水平降低（$P < 0.05$），高密度脂蛋白胆固醇（HDL-C）水平升高（$P < 0.05$），左室射血分数（EF）、左室短轴缩短率（FS）值均有升高（$P < 0.05$），小鼠心肌组织病理学损伤明显改善，血清白介素 -1β（IL-1β）、白介素 -18（IL-18）、肿瘤坏死因子

–α（TNF–α）含量降低（$P < 0.05$），NLRP3、ASC、Caspase-1 蛋白表达均明显降低（$P < 0.05$），其中中药高剂量组作用最为明显。结果提示白虎人参汤合枳实薤白桂枝汤对心肌有保护作用，其机制可能与抑制 NLRP3 炎症小体过度激活，减少心肌细胞焦亡，降低炎症反应有关。

（2）对心肌梗死的治疗作用及机制　一项基于网络药理学和实验验证探讨枳实薤白桂枝汤治疗心肌梗死的作用机制的研究：采用网络药理学方法构建"药材 – 成分 – 靶点 – 疾病"网络。采用结扎心脏冠状动脉左前降支建立心肌梗死小鼠模型，给予枳实薤白桂枝汤进行干预。结果：网络药理学分析显示，枳实薤白桂枝汤可能通过槲皮素、柚皮素、β – 谷甾醇、木犀草素等药理成分作用于白介素 –1β（IL-1β）、白介素 –6（IL-6）、肿瘤坏死因子 –α（TNF–α）、血管内皮生长因子 A（VEG–FA）、白介素 –10（IL-10）等靶点，参与 TNF 信号通路，从而治疗心肌梗死；动物实验发现，与模型组比较，枳实薤白桂枝汤组小鼠左心室心功能、流出道血流等超声指标明显升高（$P < 0.05$），以及梗死心肌组织中白介素 –1β（IL-1β）、白介素 –6（IL-6）、肿瘤坏死因子 –α（TNF–α）表达水平明显降低（$P < 0.05$），白介素 –10（IL-10）表达水平明显升高（$P < 0.05$）。结果提示枳实薤白桂枝汤能够通过调控白介素 –1β（IL-1β）、白介素 –6（IL-6）、肿瘤坏死因子 –α（TNF–α）、白介素 –10（IL-10）等炎症因子保护心肌，从而治疗心肌梗死。

复元丹

【出处】《三因极一病证方论·卷之十四·水肿证治脉例》：治水肿，夫心肾真火，能生脾肺真土，今真火气亏，不能滋养真土，故土不制水，水液妄行，三焦不泻，气脉闭塞，枢机不通，喘息奔急，水气盈溢，渗透经络，皮肤溢满，足胫尤甚，两目下肿，股间冷，口苦舌干，心腹坚胀，不得正偃，偃则咳嗽，小便不通，梦中虚惊，不能安卧。

【组方】附子（炮）二两，南木香（煨）、茴香（炒）、川椒（炒去汗）、独活、厚朴（去皮，锉，姜制炒）、白术（略炒）、陈橘皮、吴茱萸（炒）、桂心各一两，泽泻一两半，肉豆蔻（煨）、槟榔各半两。

【功效】助真火，养真土，运动枢机。

【主治】水肿。真火气亏，不能滋养真土，故土不制水，水液妄行，三焦不泻，气脉闭塞，枢机不通，喘息奔急，水气盈溢，渗透经络，皮肤溢满，足胫尤甚，两目下肿，腿股间冷，口苦舌干，心腹坚胀，不得正偃，偃则咳嗽，小便不通，梦中虚惊，不能安卧。脾肾两虚，发肿，怕风。

【用法】每服五十丸，紫苏汤送下，一日三次，不拘时候。先是旋利如倾，次乃肿消喘止。

【注意】禁欲并绝盐半年。

【古籍论述】

1.《医学入门》：肾虚，腰重脚肿湿热者，加味八味丸、滋肾丸；阳虚小便不利者，古沉附汤；二便俱利者，术附汤、复元丹。

2.《医灯续焰》：小便多少如常，有时赤，有时不赤。至晚则微赤，却无涩滞者，亦属阴也，不可遽补。木香流气饮，继进复元丹。

3.《证治汇补》：不食而胸膈满闷者，复元丹主之。

4.《儿科要略》：肿之来势缓而成于日积月累者，多属虚属气，然偶有夹水，非由肾之不利，实由脾肺皆虚，治宜实脾饮或复元丹。

5.《杂病广要》：经曰，治水之法，腰以上肿宜发汗，腰以下肿宜利小便。此至当之论，然肿满最慎于下，当辨其阴阳。阴水为病，脉来沉迟，色多青白，不烦不渴，小便涩少而清，大腑多泄，此阴水也，则宜用以温暖之剂，如实脾散、复元丹是也。

姜黄散

【出处】《圣济总录·卷第五十五·心痛门·久心痛》：治久心痛不可忍，姜黄散方。

【组方】姜黄（微炒）一两，当归（切，焙）一两，木香半两，乌药（微炒）半两。

【主治】久心痛不可忍。

【用法】上四味，捣罗为散，每服二钱匕，煎吴茱萸醋汤调下。

神捷丸

【出处】《杨氏家藏方·卷第五·心腹痛方二十二道》：治急心痛不可忍，浑身手足厥逆，呕吐冷沫。

【组方】吴茱萸（汤洗七次）、干姜（炮）、肉桂（去粗皮）、蓬莪术（煨香，切）、附子（炮，去皮脐）、川芎各等分。

【功效】降逆止痛。

【主治】急心痛不可忍，浑身手足厥逆，呕吐冷沫。

【用法】上件为细末，醋煮面糊为丸如梧桐子大。每服五十丸，熟醋汤送下，食前。

【古籍论述】

《古今医统大全》：神捷丸治急心痛不可忍，浑身手足厥冷，呕吐冷沫。吴茱萸

（汤泡）、干姜（炮）、肉桂（去皮）、蓬术（煨）、附子（炮，去皮脐）、川芎各等分。上为细末，醋煮糊丸，梧桐子大。每服五十丸，食前醋汤送下。

真武汤

【出处】《伤寒论·辨少阴病脉证并治第十一》：少阴病，二三日不已，至四五日，腹痛，小便不利，四肢沉重疼痛，自下利者，此为有水气，其人或咳，或小便利，或下利，或呕者，真武汤主之。

【组方】茯苓三两，芍药三两，生姜三两（切），白术二两，附子一枚（炮，去皮，破八片）。

【功效】温阳利水，散寒除湿。

【主治】脾肾阳虚，水气内停，小便不利，四肢沉重疼痛，腹痛下利，或肢体浮肿，苔白不渴，脉沉；太阳病误汗不解，发热，心下悸，头眩，身瞤动，振振欲擗地者；少阴病腹痛，自下利者，此为有水气，其人或咳，或呕者；虚劳之人，憎寒壮热，咳嗽下利；治少阴肾证，水饮与里寒合而作嗽。

【用法】上五味，以水八升，煮取三升，去滓，温服七合，日三服。

【方解】方中以大辛大热的附子为君药，温肾助阳，以化气行水，兼暖脾土，以温运水湿。臣以茯苓、白术健脾利湿，淡渗利水，使水气从小便而出。佐以生姜之温散，既助附子以温阳祛寒，又伍茯苓、白术以散水湿；其用白芍者，乃一药三用，一者利小便以行水气，一者柔肝以止腹痛，一者敛阴舒筋，以止筋惕肉瞤。诸药配伍，温脾肾，利水湿，共奏温阳利水之效。

【古籍论述】

1.《伤寒悬解》：盖木生于水而长于土，水寒土湿，木郁风生，是以悸动。根本摇撼，则悸在脐间；枝叶振摇，则悸在心下。振振欲擗地者，风动神摇，欲穴地以自安也。木郁风动，原于土湿而水寒，真武汤，生姜降浊而止呕，苓、术泄水而燥土，芍药清风而安振摇，附子温肾水以培阳根也。

2.《医学三字经》：肿甚、小便不利、气喘、尺脉虚者，宜真武汤暖土行水。间用桂苓甘术汤化太阳之气，守服十余剂；继用导水茯苓汤二剂愈。今人只重加味肾气丸，而不知其补助阴气，反益水邪，不可轻服也。

3.《伤寒论注》：少阴病，二三日不已，至四五日，腹痛，小便不利，四肢沉重疼痛，自下利者，此为有水气，其人或咳，或小便利，或下利，或呕者，真武汤主之。为有水气，是立真武汤本意。小便不利是病根。腹痛下利，四肢沉重疼痛，皆水气为患，因小便不利所致。然小便不利，实由坎中之无阳。坎中火用不宣，故肾家水体失职，是下焦虚寒，不能制水故也。法当壮元阳以消阴翳，逐留垢以清水源，因立此汤。

末句语意，直接有水气来。后三项是真武加减证，不是主证。若虽有水气而不属少阴，不得以真武主之也……真武，主北方水也。坎为水，而一阳居其中，柔中之刚，故名真武。是阳根于阴，静为动本之义。盖水体本静，动而不息者，火之用也。火失其位，则水逆行。君附子之辛温，以奠阴中之阳；佐芍药之酸寒，以收炎上之用；茯苓淡渗，以正润下之体；白术甘苦，以制水邪之溢。阴平阳秘，少阴之枢机有主，开阖得宜，小便自利，腹痛下利自止矣。生姜者，用以散四肢之水气，与肤中之浮热也。咳者，是水气射肺所致。加五味子之酸温，佐芍药以收肾中水气；细辛之辛温，佐生姜以散肺中水气。小便自利而下利者，胃中无阳，则腹痛不属相火，四肢困于脾湿，故去芍药之酸寒，加干姜之辛热，即茯苓之甘平亦去之。此为温中之剂，而非利水之剂矣。呕者是水气在中，故中焦不治。四肢不利者，不涉少阴，由于太阴湿化不宣也。与水气射肺不同法，不须附子之温肾，倍加生姜以散邪。此和中之剂，而非下焦之药矣。附子、芍药、茯苓、白术，皆真武所重。若去一，即非真武汤。

4.《退思集类方歌注》：治胸痹喘息咳唾，胸背痛，短气，寸口脉沉而迟，关上小紧数者。瓜蒌实一枚捣，薤白半升，白酒七升，同煮，取二升，分温再服。

5.《医方集解》：治胸痹喘息，咳唾，胸背痛，短气。（胸中者，心肺之分，故喘息而咳唾。诸阳受气于胸中，转行于背，气痹不行，故胸背为痛而短气。）瓜蒌一枚，薤白三两，白酒四斤。此上焦膻中药也（膻中，两乳中间。经曰：膻中者，臣使之官，喜乐出焉）。

6.《瘴疟指南》：又云少阴病二三日不已，至四五日腹痛，小便不利，四肢沉重，痛疼自利，或呕或咳，或小便利，此为有水气，真武汤主之。今并赘于此，以资用药者见闻庶不局于一偏也。瘴病头目昏沉，四肢沉重疼痛者，寒湿伤脾之外证也。腹痛自利，小便不利者，寒湿伤脾之内证也。脾恶湿，湿胜则濡泄，故用茯苓白术之甘以补脾去湿。寒淫所胜，治以辛热，附子生姜以补脾，益阳气而去寒；白芍收脾气除腹痛，又能停诸湿而益津液，使小便自行，然必须酒炒黄色以去寒性。名真武者，真武乃北方之神，能镇北方寒水气使不为祸也。

7.《伤寒括要》：真武，北方水神也，水在心下，外带表而属阳，必应辛散，故治以真武汤。真武生少阴之水，亦治太阳之悸，夫脾恶湿，腹有水气则不治，脾欲缓，甘以缓之则土调，故以茯苓甘平为君，白术甘温为臣。经曰：湿淫所胜，佐以酸辛。故以芍药、生姜为佐。经曰：寒淫所胜，平以辛热。故以附子为使。然水气内渍，则变动多端，故立加减之法。咳者，水寒射肺也。肺气逆，则以五味子酸收之；肺恶寒，则以细辛、干姜辛润之。小便利，则去茯苓，以其渗泄也；小便不利，则去芍药，以其酸涩也。加干姜者，散其寒也。呕者，必因于气逆，附子益气故去之，生姜散气，故加之。

8.《目经大成》：膀胱阳虚，不能营运水气，致寒湿内甚，骨节尽痛。或汗出而邪不散，仍发热，及湿胜水谷不别，则水上凌逼心肺，头眩目，真武汤主之。盖白术、茯苓，浓坤土而制坎邪；附子、生姜，壮实火而逐虚寒。芍药之用亦经湿淫所胜，佐以酸平尔。诗曰：真武汤，术苓附，芍药姜，暖水土。按真武，北方水神，以渠能治水怪，故名。此汉人佞佛结习，不必稽究，但义取乎斯。

9.《医方论》：北方曰幽都，乃阴寒湿浊之地，赖真武之神，运用水火以镇摄之，浊阴方渐得解散。此方取名真武，乃专治肾脏之剂。坎之为象，一阳居二阴之中。水中之火，是为真火，此火一衰，则肾水泛滥。停于下焦，则腹痛自利；水气犯中焦，则作哕，欲吐不吐；水气犯上焦，则咳嗽、心悸、头眩。方中姜、附以助真阳，用苓、术以制二阴，水气一收，则上中下三焦俱无病矣。

【现代研究】

1. 心血管临床研究

（1）慢性心力衰竭　一项真武汤联合西药治疗心肾阳虚型慢性心力衰竭的临床疗效的临床疗效研究（随机、对照试验）：选择80例心肾阳虚型慢性心力衰竭患者，按照随机数字表法分成对照组（40例，采取常规西医治疗）和试验组（40例，在对照组治疗的基础上加用真武汤），疗程4周。结果：①纽约心脏病协会（NYHA）心功能分级：治疗后，试验组患者纽约心脏病协会（NYHA）心功能分级（1.42±0.18）级低于对照组的（2.13±0.57）级，差异具有统计学意义（$P < 0.05$）。②证候积分：治疗后，试验组患者气短、浮肿、乏力、畏寒肢冷症状积分分别为（1.67±0.53）、（1.27±0.53）、（1.87±0.56）、（1.74±0.52）分，均低于对照组的（3.26±1.03）、（2.06±0.43）、（2.85±0.52）、（2.74±0.46）分（$P < 0.05$）。③有效率：试验组治疗总有效率97.50%高于对照组的82.50%（$P < 0.05$）。④心功能：治疗后，试验组患者左心室射血分数（LVEF）（56.85±7.12）%、每搏输出量（SV）（76.84±7.85）mL、心输出量（CO）（6.67±1.53）L/min均高于对照组的（45.16±5.28）%、（65.48±6.52）mL、（5.26±1.03）L/min（$P < 0.05$）。试验组不良反应发生率5.00%与对照组的12.50%比较，差异无统计学意义（$P > 0.05$）。结果提示心肾阳虚型慢性心力衰竭使用真武汤联合西药治疗能够改善患者中医症状、心功能，且并未增加不良反应的发生。

（2）急性心力衰竭　一项真武汤加味联合呋塞米治疗心肾阳虚型急性心力衰竭的临床疗效研究（随机、对照试验）：选择130例心肾阳虚型急性心力衰竭患者作为研究对象，采用随机数字表法将其分为对照组（65例，采取呋塞米治疗）和试验组（65例，真武汤加味联合呋塞米治疗），疗程2周。结果：①证候积分和有效率：试验组的治疗总有效率明显高于对照组（$P < 0.05$）；治疗后，试验组的24小时尿量高于对

照组，中医证候积分低于对照组（$P < 0.05$）。②心功能：治疗后，试验组的N末端B型利钠肽原（NT-proBNP）水平低于对照组，左心室射血分数（LVEF）高于对照组（$P < 0.05$）。③肾功能：治疗后，试验组的中性粒细胞明胶酶相关脂质运载蛋白（NGAL）、血肌酐（SCr）及血尿素氮（BUN）水平低于对照组（$P < 0.05$）。结果提示真武汤加味联合呋塞米治疗心肾阳虚型急性心力衰竭患者，能够增加患者的24小时尿量，减轻临床症状，改善心功能与肾功能。

2. 心血管实验研究

（1）对心力衰竭心肌细胞结构重构 – 电重构的影响及机制　一项基于p38-MAPK通路探讨真武汤对心力衰竭心肌细胞结构重构 – 电重构的影响的研究：用Ang Ⅱ诱导H9c2心肌细胞构建心肌肥大模型，实验共分六个组，分别为正常组（N）、模型组（M）和真武汤低剂量组（D）、中剂量组（Z）、高剂量组（G）及p38通路抑制剂组（S），正常组（N）用含有胎牛血清的高糖培养基培养，模型组（M）用血管紧张素Ⅱ（Ang Ⅱ）培养基处理，低（D）、中（Z）、高（G）剂量组分别予2%、4%、8%体积分数的真武汤含药血清及血管紧张素Ⅱ（Ang Ⅱ）培养基共同处理，抑制剂组（S）用含有p38MAPK抑制剂SB203580的培养基处理。结果：①肥大心肌细胞的表面积：高剂量的真武汤能够减轻肥大心肌细胞的表面积，中低剂量无明显效果。②心肌肥大标志物：真武汤能够降低心肌肥大标志物ANP（心房利钠肽）及其mRNA的水平，且其效果与剂量正相关。③肥大细胞的衰老情况：真武汤能改善肥大细胞的衰老情况，效果与抑制剂相似。④蛋白表达：真武汤能够降低肥大心肌细胞缝隙连接蛋白43（Cx43）、p38-MAPK、MMP2、MMP9、p53、p-Cx43蛋白的表达水平及Cx43、p38-MAPK、MMP2、MMP9的mRNA转录水平，且能够增加基质金属蛋白酶抑制因子1（TIMP-1）的表达水平及其mRNA转录水平，效果与剂量有关。⑤缝隙连接蛋白43（Cx43）分布：真武汤能够缓解肥大细胞表面缝隙连接蛋白43（Cx43）的分布紊乱及减少该蛋白在细胞侧 – 侧移位分布。结果提示真武汤能够通过p38信号通路调控心肌肥大细胞的衰老和纤维化，调节细胞外基质的代谢平衡，维持心肌细胞上缝隙连接蛋白43（Cx43）数量、磷酸化水平和分布定位，改善缝隙连接重构，实现对慢性心力衰竭（HF）心肌结构重构和电重构的统一调节，达到治疗心力衰竭及相关心律失常的目的。

（2）对转基因扩张型心肌病小鼠心功能的改善作用及机制　一项真武汤通过腺苷酸活化蛋白激酶（AMPK）/哺乳动物雷帕霉素靶蛋白（mTOR）信号通路对扩张型心肌病（DCM）小鼠心功能、心肌细胞自噬的影响及其机制的研究：将C57BL/6J小鼠10只作为正常组（A），cTnT^{R141W}转基因扩张型心肌病小鼠30只，按照体质量随机分为模型组（B）、真武汤组（C）、卡托普利组（D），每组10只。结果：①镜检：

cTnT^{R141W}转基因扩张型心肌病小鼠，显微镜下心肌纤维排列紊乱，胶原纤维含量明显增多，真武汤干预后可见细胞排列渐规整、心肌纤维化减少。②超声测量：cTnT^{R141W}转基因扩张型心肌病小鼠心室扩大，心室射血分数及短轴缩短率较正常组明显降低，真武汤和卡托普利治疗后心脏超声提示左室舒张末、收缩末内径明显减小，射血分数明显增加。③荧光定量 PCR：荧光定量 PCR2$^{-\triangle\triangle CT}$ 值比较发现，扩心病小鼠 ATG3和 ATG7 表达增加，经过真武汤治疗后进一步上调 ATG3 和 ATG7 表达。④ Western blot 结果：与正常组比较，模型组 AMPKα、p-AMPKα、p62、p-ULK1 表达上调，mTOR、p-mTOR、ULK1、TCS2、磷酸化结节性硬化复合物 2（p-TCS2）表达下调，相较于模型组，真武汤干预后明显上调 p-AMPKα 蛋白表达，下调 AMPKα、p-mTOR、p62、p-ULK1、P-TCS2 蛋白表达。结果提示真武汤通过温阳利水之功效治疗扩张型心肌病小鼠，可明显改善心脏功能，减少心肌纤维化，其机制可能与真武汤调控 AMPKα/mTOR 通路增加细胞自噬有关，此外真武汤的治疗还上调 ATG3、ATG7 表达，下调了 p62、p-ULK1、p-TCS2 蛋白表达，双向调控自噬的发生，不过度自噬，稳定细胞内阴阳平衡。

（3）对心肌肥厚的改善作用及机制 一项真武汤通过激活 sGC-cGMP-PKG 途径改善心肌肥厚机制的研究：用网络药理学方法突出真武汤在心肌肥厚中的潜在靶点和作用途径，并通过机制和功能研究加以验证。结果：①网络药理学分析表明，真武汤对心肌肥厚的保护作用与 cGMP- 蛋白激酶 G（PKG）途径有关。②随后的动物研究表明，真武汤能显著改善心功能下降、心肌肥厚、心肌纤维化和心肌细胞凋亡；激活了 sGC-cGMP-PKG 信号通路。阻断斑马鱼 sGC-cGMP-PKG 信号通路的 sGC 抑制剂 ODQ 可阻断真武汤的保护作用，提示 sGC-cGMP-PKG 是真武汤介导心肌肥大保护作用的主要信号通路。此外，真武汤中的三种主要成分：孔脂酸 C、长春花素和脱氢肿胀糖酸与原型 sGC 显示出较高的结合能。结果提示真武汤通过激活 sGC-cGMP-PKG 信号通路，减轻氧化应激和炎症反应，发挥心脏保护作用。

桂心丸

【出处】《圣济总录·卷第五十五·心痛门·久心痛》：心为诸脏之长，神之所舍也，其正经不可伤，伤之则旦发夕死，夕发旦死，是为真心痛，不可复治，其久成痛者，由风冷邪气，乘于心之支别络，停滞不去，发作有时，故经久不瘥也。治久心痛，桂心丸方。

【组方】桂（去粗皮）一两，赤石脂半两，干姜（炮）半两，蜀椒（去目及闭口者，炒出汗）三分，乌头（炮裂，去皮脐）三分。

【功效】温阳止痛。

【主治】久心痛、真心痛。

【用法】上五味，捣罗为末，炼蜜和丸，如小豆大，每服五丸，醋汤下，空心日午夜卧各一。

【古籍论述】

《妇人大全良方》：治产后血气不散，积聚成块，上攻心腹；或成寒热，四肢羸瘦，烦疼，不思饮食。桂心丸。

桂心散

【出处】《外台秘要·卷七》引《肘后备急方》：好桂，削去皮。捣筛，温酒服三方寸匕。不瘥者，须臾，可六七服。无桂者，末干姜，佳。

【组方】枳实（炙）、桂心各等分。

【功效】除满止痛。

【主治】治猝心腹胀满，又胸胁痛欲死。

【用法】上药治下筛。每服一匕，米汁送下。

【古籍论述】

1.《外台秘要》：桂心末，温酒服方寸匕，须臾六七服。干姜依上法服之亦佳。忌生葱。

2.《太平圣惠方》：治九种心痛，多吐腹胀，宜服桂心散方。

3.《太平圣惠方》：心悬急，懊恼痛，气闷，筑筑引两乳间或如锥刺。

桂枝甘草汤

【出处】《伤寒论·辨太阳病脉证并治中第六》：发汗过多，其人叉手自冒心，心下悸，欲得按者，桂枝甘草汤主之。

【组方】桂枝四两（去皮），甘草二两（炙）。

【功效】补助心阳，生阳化气。

【主治】发汗过多，其人叉手自冒心，心下悸，欲得按者。

【用法】上二味，以水三升，煮取一升，去滓，顿服。

【古籍论述】

1.《注解伤寒论》：桂枝之辛，走肺而益气；甘草之甘，入脾而缓中。

2.《伤寒论条辨》：汗多则血伤，血伤则心虚，心虚则动惕而悸，故叉手自冒覆而欲得人按也。桂枝走阴，敛液宅心，能固疏慢之表；甘草缓脾，和中益气，能调不足之阳。然则二物之为方，收阴补阳之为用也。

3.《绛雪园古方选注》：桂枝汤中采取二味成方，便另有精蕴，勿以平淡而忽之。

桂枝复甘草，是辛从甘化，为阳中有阴，故治胸中阳气欲失。且桂枝轻扬走表，佐以甘草留恋中宫，载还阳气，仍寓一表一里之义，故得以外止汗而内除烦。

4.《伤寒论类方》：发汗过多，其人叉手自冒心，心下悸，欲得按者，桂枝甘草汤主之。发汗不误，误在过多。汗为心之液，多则心气虚。二味扶阳补中，此乃阳虚之轻者，甚而振振欲擗地，则用真武汤矣。一症而轻重不同，用方迥异，其义精矣。

5.《伤寒寻源》：此于桂枝汤中摘取二味，遂变和营固卫之方，而为理虚护阳之剂也。经云：发汗过多，其人叉手自冒心，心下悸，欲得按者，桂枝甘草汤主之。汗者心之液，发汗过多，则心气虚，虚故悸，叉手冒心，心阳失护而求卫也，因虚而悸，故欲得按，乃于桂枝汤中尽撤生姜之辛散、大枣之泥滞，并无藉于芍药之酸收，独任桂枝入心营以助阳，又得甘草逗遛中土，载还阳气，则心君复辟，中宫谧泰矣。

6.《长沙方歌括》：治发汗过多，其人叉手自冒心，心下悸，欲得按者，此方主之。歌曰：桂枝炙草取甘温，四桂二甘药不烦，叉手冒心虚已极，汗多亡液究根源。张令韶曰：此发汗多而伤其心气也。汗为心液，汗出过多，则心液空而喜按。

7.《伤寒括要》：桂枝甘草发汗过多，其人叉手自冒心，心下悸，欲得按者，此汤主之。汗多亡阳，则胸中气怯，故叉手冒心；心悸欲得按者，虚故喜按也。与桂枝之辛，入肺而益气；甘草之甘，归脾而缓中。

8.《伤寒附翼》：桂枝本营分药，得麻黄、生姜，则令营气外发而为汗，从辛也；得芍药，则收敛营气而止汗，从酸也；得甘草，则内补营气而养血，从甘也。此方用桂枝为君，独任甘草为佐，以补心之阳，则汗出多者，不至于亡阳矣。

9.《伤寒贯珠集》：发汗过多，有动肾中之阳者，以阳为汗之根，而肾为阳之宅，枝伤者，其本必戕也。有动心中之阳者，以汗为心之液，而心为阳之脏，液亡者，气必从之也。救肾阳者，必以咸温；救心阳者，必以甘辛。咸性善下，而温能返阳，故四逆为救肾之剂；甘辛相合，而阳气乃生，故桂、甘为益心之法也。又曰桂枝、甘草，辛甘相合，乃生阳化气之良剂也。

10.《金镜内台方议》：汗者心之液，汗出太多，则心液不足，故心下悸欲得按也。与桂枝之辛，走肺而益气；甘草之甘，入脾而缓中，又桂能益心气，故用此方主之也。

11.《伤寒论辩证广注》：桂枝之辛走肺而益气，夫桂枝虽系护表助阳之药，然其味大辛反能散气，又云甘草之甘，入脾而缓中，意即千金所云心劳甚者，补脾气以益之，之谓欤。

12.《伤寒捷诀》：亡阳者，谓发汗过多而汗不止也，然有卫外之阳，为周身荣卫之主，此阳虚遂有汗漏不止，恶寒身痛之症，宜桂枝加附子汤主之。有膻中之阳，为上焦心肺之主，此阳虚遂有叉手冒心及奔豚之症，宜桂枝甘草汤及茯苓桂枝甘草汤主之。

【现代研究】

1. 心血管临床研究

（1）室性期前收缩　一项桂枝甘草龙骨牡蛎加味汤治疗冠心病室性期前收缩的临床效果研究（随机、对照试验）：选择 66 例冠心病室性期前收缩患者作为研究对象，以投掷硬币法作为分组依据分成对照组（33 例，采取普罗帕酮片药物治疗）和试验组（33 例，采用桂枝甘草龙骨牡蛎加味汤治疗），疗程 4 周。结果：①中医证候积分：治疗后，试验组中医证候积分优于对照组（$P < 0.05$）。②心电图：试验组 T 波改变数、24 小时室性期前收缩次数、ST 段压低幅度以及 ST 段压低数优于对照组（$P < 0.05$）。结果提示桂枝甘草龙骨牡蛎加味汤的有效应用，可将冠心病室性期前收缩治疗效果明显提升，将中医证候显著降低，并将 T 波改变数、24 小时室性期前收缩次数、ST 段压低数有效减少，将 ST 段压低幅度显著降低，促进良好预后。

（2）心房颤动　一项桂枝甘草汤联合稳心颗粒对心房颤动患者心功能及左心房电生理指标影响的临床疗效研究（随机、对照试验）：选择 90 例心房颤动患者，采用随机列表法分为对照组（45 例，采取常规治疗及口服胺碘酮）和试验组（45 例，在对照组基础上服用桂枝甘草汤联合稳心颗粒），疗程 4 周。结果：①总有效率及症状积分：试验组总有效率高于对照组（91.1% 比 75.6%，$P < 0.05$）治疗后，两组症状积分均降低，且试验组低于对照组（P 均 < 0.05）。②心功能：心功能均改善，试验组左室射血分数（LVEF）和心搏量（SV）大于对照组，左室舒张末期内径（LVEDD）和左室收缩末期内径（LVESD）小于对照组（P 均 < 0.05）；试验组左心房有效不应期（LAERP）大于对照组，心房颤动持续时间及发作次数均小于对照组（P 均 < 0.05）。结果提示桂枝甘草汤联合稳心颗粒的疗效更为理想，能够促进症状减轻，改善心功能及左心房电生理指标，减少心房颤动发作次数。

2. 心血管实验研究

（1）对心律失常的治疗作用及机制　一项桂枝甘草汤对豚鼠心室肌细胞缓慢激活延迟整流钾通道（IKs）及 HEK293 细胞快激活延迟整流钾电流（IKr）的影响的研究：将 30 只 SD 大鼠随机分为桂枝组（桂枝单煎液 120mg/mL）、甘草组（甘草单煎液 60mg/mL）、桂枝甘草单煎液混合组（桂枝单煎液 + 甘草单煎液混合 180mg/mL）、桂枝甘草汤同煎液组（桂枝和甘草同煎液 180mg/mL）、对照组（生理盐水），每组 6 只。各组每天灌胃相应药物，3 天后腔静脉取血制备含药血清。分离豚鼠心室肌细胞，设桂枝血清组、甘草血清组、桂枝甘草单煎液混合血清组、桂枝甘草汤同煎液血清组、对照血清组，每组 5 个复孔；各组以体积比分别加入 10% 和 15% 浓度含药血清，培养 24 小时后分别检测各组在 0mV、20mV、30mV、40mV、50mV 条件下慢激活延迟整流钾电流（IKs）电流密度。结果：① 10% 浓度药物：在 10% 浓度药物干预下，0mV、20mV、30mV、40mV、50mV 时各组缓慢激活延迟整流钾通道（IKs）电流密度比较差异均无统计学意义（$P > 0.05$），20mV、30mV、40mV、50mV 时各组快激活延迟整流钾电流（IKr）尾电流密度比较差异均无统计学意义（$P > 0.05$）。② 15% 浓度药物：在 15% 浓度药物干预下，与对照血清组比较，甘草血清组和桂枝甘草单煎液混合血清组各电压缓慢激活延迟整流钾通道（IKs）电流密度均降低，桂枝血清组 30mV、40mV、50mV 时缓慢激活延迟整流钾通道（IKs）电流密度降低，桂枝甘草汤同煎液血清组 50mV 时缓慢激活延迟整流钾通道（IKs）电流密度降低（$P < 0.05$）；桂枝甘草汤同煎液血清组各电压快激活延迟整流钾电流（IKr）尾电流密度均降低，桂枝甘草单煎液混合血清组 50mV 时快激活延迟整流钾电流（IKr）尾电流密度降低，甘草血清组 0mV 时快激活延迟整流钾电流（IKr）尾电流密度升高（$P < 0.05$）。在 15% 浓度药物干预下，与甘草血清组比较，桂枝甘草汤同煎液血清组 30mV 时缓慢激活延迟整流钾通道（IKs）电流密度升高，各电压快激活延迟整流钾电流（IKr）尾电流密度均降低（$P < 0.05$）；与桂枝血清组比较，桂枝甘草汤同煎液血清组 30mV、40mV、50mV 时快激活延迟整流钾电流（IKr）尾电流密度降低（$P < 0.05$）。与对照血清组比较，在 10% 药物浓度干预下，各组快激活延迟整流钾电流（IKr）尾电流激活半电压均减小（$P < 0.05$）；在 15% 药物浓度干预下，各组快激活延迟整流钾电流（IKr）尾电流激活半电压均减小（$P < 0.05$），甘草血清组、桂枝血清组斜率因子减小（$P < 0.05$）。结果提示桂枝甘草汤可在一定程度上抑制心室肌细胞 IKs 及 HEK293 细胞 IKr，这可能是其治疗心律失常的作用机制之一，且方中桂枝和甘草配伍具有协同增效的作用。

（2）对心肌缺血再灌注损伤后室性心律失常的干预作用及机制 一项桂枝甘草汤干预心肌缺血再灌注损伤大鼠心律失常作用机制的研究：建立心肌 I/R 损伤大鼠模型，随机分为对照组、心肌缺血再灌注损伤组、桂枝甘草汤低剂量组、桂枝甘草汤高剂量组、美托洛尔组。结果：①与对照组比较：心肌缺血再灌注损伤组大鼠室性期前收缩（VPC）次数明显增多，室性心动过速（VT）及心室纤颤（VF）的持续时间明显延长，心律失常评分增加，CK-MB 和 cTnI 明显增高，而 Na^+-K^+-ATP 酶和 Ca^{2+}-Mg^{2+}-ATP 酶活性、p-Cx43 和 Kir2.1 蛋白表达降低（$P < 0.01$）。②与心肌缺血再灌注损伤组相比：桂枝甘草汤低剂量组、桂枝甘草汤高剂量组和美托洛尔组血清肌酸激酶同工酶（CK-MB）和肌钙蛋白 I（cTnI）降低，Na^+-K^+-ATP 酶和 Ca^{2+}-Mg^{2+}-ATP 酶活性增高（$P < 0.05$ 或 $P < 0.01$）；与心肌缺血再灌注损伤组相比，桂枝甘草汤高剂量组和美托洛尔组室性期前收缩（VPC）发生次数减少，室性心动过速（VT）及心室纤颤（VF）持续时间缩短，心律失常评分降低，p-Cx43 和 Kir2.1 蛋白表达升高（$P < 0.05$ 或

$P < 0.01$）。结果提示桂枝甘草汤可能通过改善 Cx43 的表达、提高 Na^+–K^+–ATP 酶和 Ca^{2+}–Mg^{2+}–ATP 酶活性及上调 Kir2.1 蛋白表达，从而发挥改善心肌缺血再灌注损伤大鼠室性心律失常发生的作用。

桂枝生姜枳实汤

【出处】《金匮要略·胸痹心痛短气病脉证并治第九》：心中痞，诸逆心悬痛，桂枝生姜枳实汤主之。

【组方】桂枝、生姜各三两，枳实五枚。

【功效】通阳散寒，开结下气。

【主治】寒邪或水饮停留于胃，向上冲逆，心下痞闷，并向上牵引疼痛者。

【用法】上三味，以水六升，煮取三升，分温三服。

【古籍论述】

1.《金匮要略浅注》：桂枝、生姜各三两，枳实五两。上三味，以水六升，煮取三升，分温三服。上言心痛彻背，尚有休止之时，故以瓜蒌薤白白酒加半夏汤，平平之剂可治，今则心痛彻痛，背痛彻心，连连痛而不休，则为阴寒邪甚，浸浸乎阳光欲熄，非薤白之类所能治也，以乌头赤石脂丸主之。此言心痛牵引前后，阴邪僭于阳位，必用大剂以急救也。

2.《高注金匮要略》：桂枝、生姜各三两，枳实五枚。上三味，以水六升，煮取三升，分温三服。痞及诸逆之由于胸阳虚馁者，详已见。心之所以如有依辅者，真气为之旁薄故也。真气上虚，则心无凭借，有如空悬之状，故曰心悬。胸为阳位，阴邪留之，则阴阳不相宜，而阴沁作痛，故曰心悬痛也。以辛温之桂枝、生姜填真气者，所以治其心之虚悬；以苦温开痞之枳实破留气者，所以除其痛耳。大概即五条枳实薤白之汤意而变易之者也。此及下文二条，又就胸痹之症而推展言之。盖谓胸痹者，见种种等候，固宜主之，然不必执定胸痹，凡上虚而下气上犯，以致留而不散者俱主之。故于条端既不冠"胸痹"二字，而且曰"诸逆"云尔。

3.《张氏医通》：心中痞，诸逆心悬痛，桂枝生姜枳实汤主之。心中痞者，心气逆于上也，上气逆则中下亦逆，气逆则经脉亦逆，故为诸逆也。上下气逆，脉不交通，心主孤悬于上，不得营气以和之，故心悬痛也。桂枝行心气以散痞，姜、枣疏中焦以通经也。

4.《金匮玉函经二注》：枳实、生姜，原以治气塞，况于痞乎？故较前条稍减轻分两，使痞者下其气以开之。悬痛属饮者，得生姜以散之，既足建功矣。乃去橘皮而用桂枝者，以所逆非一，或肾气上冲，正未可知，桂伐肾邪，正其能事，不但调和营卫，为去痞臣也。

5.《金匮要略心典》：心中痞，诸逆，心悬痛，桂枝生姜枳实汤主之。诸逆，该痰饮、客气而言，心悬痛，谓如悬物动摇而痛，逆气使然也。桂枝、枳实、生姜，辛以散逆，苦以泄痞，温以祛寒也。

6.《金匮方歌括》：治心中痞，诸逆心悬痛者，此汤主之。桂枝、生姜各三两，枳实五两。上三味，以水六升，煮取三升，分温三服。歌曰：心悬而痛痞相连，痰饮上弥客气填，三两桂姜五两枳，祛寒散逆并攻坚。元犀按：心下痞者，心阳虚而不布，阴邪潜居心下而作痞也。

7.《医宗金鉴》：桂枝三两，生姜三两，枳实五枚。上三味，以水六升，煮取三升，分温三服。赵良曰：枳实、生姜，原以治气塞，况于痞乎？故较前条稍减轻分两，使痞者下其气以开之。悬痛属饮者，得生姜以散之，既足建功矣。乃去橘皮而用桂枝者，以所逆非一，或通阳气，或破结气，或散寒气，皆能去痹也。

【现代研究】

心血管实验研究

对冠心病不稳定型心绞痛（UA）的治疗作用及机制　一项基于网络药理学探讨桂枝生姜枳实汤治疗冠心病不稳定型心绞痛（UA）的作用机制的研究：利用 TCMSP 数据库筛选桂枝生姜枳实汤的药物成分及作用靶点，应用 GeneCards、PharmGkb、DrugBank 数据库筛选 UA 的疾病靶点。结果：桂枝生姜枳实汤有效成分 34 种，涉及靶标 139 个。"药物 – 成分 – 靶点"图中筛选出交集基因 77 个，其干预的 PPI 网络主要涉及 PTSG2、HSP90AA1、PTGS1 等关键基因，拓扑分析后发现 TP53、MAPK3、MAPK1、AKT1、ESR1、JUN 可能为核心靶标。GO 及 KEGG 富集分析结果显示桂枝生姜枳实汤干预 UA 主要涉及活性氧代谢过程、氧化应激反应、泛素样蛋白连接酶结合、转录因子活性等多种生物学途径以及 PI3K–Akt、IL–17、HIF–1、p53 等信号通路。结果提示桂枝生姜枳实汤对不稳定型心绞痛具有治疗作用，其潜在机制为激活 PI3K–Akt、IL–17、HIF–1、p53 等信号通路，调节 TP53、MAPK3、MAPK1、AKT1、ESR1、JUN 等靶基因，改善缺氧所致心肌损伤，从而达到干预 UA 的作用。

瓜蒌薤白半夏汤

【出处】《金匮要略·胸痹心痛短气病脉证并治第九》：胸痹不得卧，心痛彻背者，瓜蒌薤白半夏汤主之。

【组方】瓜蒌实一枚，薤白三两，半夏半升，白酒一斗。

【功效】行气解郁，通阳散结，祛痰宽胸。

【主治】胸痹，痰浊较甚，心痛彻背，不能安卧者。

【用法】上四味，同煮，取四升，温服一升，日三服。

【古籍论述】

1.《金匮要略心典》：胸痹不得卧，是肺气上而不下也；心痛彻背，是心气塞而不和也。其痹为尤甚矣。所以然者，有痰饮以为之援也，故于胸痹药中加半夏以逐痰饮。

2.《绛雪园古方选注》：君以薤白，滑利通阳；臣以瓜蒌实，润下通阴；佐以白酒，熟谷之气，上行药性，助其通经活络而痹自开；而结中焦而为心痛彻背者，但当加半夏一味，和胃而通阴阳。

3.《金匮方歌括》：治胸痹不得卧，心痛彻背者主之。瓜蒌实一枚（捣），薤白三两，半夏半升，白酒一斗。上四味，同煮，取三升，温服一升，日三服。歌曰：胸背牵疼不卧时，上言胸背痛，兹又加以不得卧，其痛甚矣。所以然者，有痰饮以为之援也。犀按：加半夏一味，不止涤饮，且能和胃而通阴阳。

4.《医宗金鉴》：瓜蒌实（捣）一枚，薤白三两，半夏半升，白酒一斗。上四味，同煮取四升，温服一升，日三服。魏荔彤曰：同半夏之苦，以开郁行气，痛甚则结甚，故减薤白之湿，用半夏之躁，更能使胶腻之物，随汤而荡涤也。日三服，亦从上治者，应徐取频服也。心痛彻背，背痛彻心，乌头赤石脂圆主之。上条心痛彻背，尚有休止之时，故以瓜蒌薤白白酒加半夏汤平剂治之。此条心痛彻背，背痛彻心，是连连痛而不休，则为阴寒邪甚，浸浸乎阳光欲熄，非薤白白酒之所能治也，故以乌头赤石脂圆主之。

5.《症因脉治》：《金匮》以喘息咳唾，胸背痛，短气，瓜蒌薤白白酒汤主之；加以不得卧，心痹彻背，瓜蒌薤白半夏汤主之；若心中痛，留气结在胸，胸满，兼以胁下逆抢心，枳实薤白桂枝汤。

6.《张氏医通》：瓜蒌薤白半夏汤《金匮》，治胸痹不得卧，心痛彻背。瓜蒌实一枚（捣），薤白一两，半夏二两，白酒一斗。上四味，合煮取四升，温服一升，日三服。《千金》，无白酒，多枳实、生姜。

7.《高注金匮要略》：瓜蒌实一枚，薤白三两，半夏半升，白酒一斗。上四味，同煎，取四升，温服一升，日三服。（以四升日三服计之，当缺"夜一服"三字。）胸痹二字，包上条之脉症在内，后仿此。前条之症，因胸中自虚，下吸胃气，胃家本无上犯之意，犹胸中之谩藏冶容，赇其淫盗耳。故以填阳通气之外，略无余议之及者此也。本条之症，胸中之虚未甚，却以胃家之浊邪方实，以盛凌衰而贯注之，浊气上浮而不下伏，故不得卧。且胸分虚而客气上乘，犹之盗贼所经，于墙垣门径之低小者缺者，则一往趋之。心后之络，外通于背，阳虚而痹，墙垣之低小，门径之残缺是也。浊气从胸之心后而贯，故痹痛如在心，又从痹之络脉而贯背，故痛彻背矣。于前汤中，减辛温填气之薤白，故知胸中之虚未甚。君平胃降气之半夏而用至半升，故知以盛凌衰，为胃中之邪过实也，是此汤即第一条太过不及而两责之者。盖以瓜蒌薤白本汤，责胸分之阳虚者十之三；加半夏为君，而责胃中之气实者十之七也。岐黄论卧与不卧，明明说是气伏于阴分，则神明收藏，故得卧；气出于阳分，则当醒。发越，故不得卧。半夏秫米汤主之，覆杯即卧者，以半夏乘春发生，入夏将半，即归根复命而苗便枯，故名。是圣人取半夏之性降，能伏其气以入于阴分故也。佐粳米者，滋胃中之阴液以覆庇阳神，犹之衣被之用而已。李氏旧注，引《甲乙》本《灵枢》之意，而以半夏治不眠，谓半夏入少阳经，已乖仲景用在阳明之旨。至其谓为转运阴阳之药，阴阳得通，其卧立至，则平人之白日不欲卧者，其阴阳俱不通者耶？冤哉。

8.《金匮要略浅注》：瓜蒌实一枚（捣），薤白三两，半夏半升，白酒一斗。上四味，同煎取四升，温服一升，日三服。更有病势之最急者，胸痹病更加心中痞，为羁留不去之客气结聚在胸，胸痹之外，又见胸满，胁下之气又逆而抢心，是胸既痹而且满，而又及于心中，牵及胁下，为留为结，为逆为抢，可谓阴邪之横行无忌矣。此际急兴问罪之师，以枳实薤白桂枝汤主之。抑或务为本源之计，人参汤亦主之。此言胸痹已甚之证，出二方以听人之临时择用也。或先后相间用之，唯在临时之活泼。尤在泾云：心中痞气，气痹而成痞也。胁下逆抢心，气逆不降，将为中之害也。是宜急通其痞结之气，否则速复其不振之阳，盖去邪之实，即以安正，养阳之虚，即以逐阴，是在审其病之久暂，与气之虚实而决之。

【现代研究】

1. 心血管临床研究

（1）不稳定型心绞痛　一项瓜蒌薤白半夏汤治疗不稳定型心绞痛的临床效果研究（随机、对照试验）：选取 82 例不稳定型心绞痛痰瘀互结证患者为研究对象，通过住院号末位数字奇偶值分组分为对照组（41 例，常规治疗）和试验组（41 例，在对照组的基础上加用瓜蒌薤白半夏汤进行治疗），疗程 4 周。结果：①总有效率：治疗后，试验组临床总有效率高于对照组（$P < 0.05$）。②证候评分：治疗前，两组患者中医证候积分比较，差异无统计学意义（$P > 0.05$）；治疗后，研究组低于对照组，（$P < 0.05$）。③心绞痛发作情况：治疗前，两组患者心绞痛发作情况比较，差异无统计学意义（$P > 0.05$）；治疗后，研究组优于对照组（$P < 0.05$）。试验组西雅图心绞痛量表（SAQ）各指标评分均高于对照组（$P < 0.05$）。结果提示瓜蒌薤白半夏汤可以帮助患者改善心绞痛发作情况，降低中医证候积分。

（2）稳定型心绞痛　一项瓜蒌薤白半夏汤治疗冠心病稳定型心绞痛痰浊闭阻证的临床疗效研究（随机、对照试验）：选取 60 例稳定型心绞痛患者为研究对象，通过随机数字表法分为对照组（30 例，常规治疗）和试验组（30 例，在对照组的基础上加用瓜蒌薤白半夏汤进行治疗），疗程 4 周。结果：①西雅图心绞痛量表（SAQ）和中医证候积分：治疗后，试验组西雅图心绞痛量表（SAQ）得分较对照组高（$P < 0.05$），中

医证候积分较对照组低（$P < 0.05$）。②血脂等：试验组血清甘油三酯（TG）、血清胆固醇（TC）、低密度脂蛋白胆固醇（LDL）水平均较对照组低，血清高密度脂蛋白胆固醇（HDL）水平较对照组高（$P < 0.05$）。试验组患者单核细胞计数（MHR）、C反应蛋白（CRP）水平较对照组低（$P < 0.05$）。纤维蛋白原、血浆黏度及全血黏度水平较对照组低（$P < 0.05$）。结果提示对于痰浊闭阻型稳定型心绞痛患者，联合瓜蒌薤白半夏汤治疗有助于调节患者血脂代谢，改善患者症状。

2. 心血管实验研究

（1）对心肌缺血再灌注损伤模型大鼠的心肌保护作用及机制　一项瓜蒌薤白半夏汤预处理对心肌缺血再灌注损伤模型大鼠的心肌保护作用及机制研究：采用随机数字表法将40只大鼠分为假手术组（A组）、模型组（B组）、瓜蒌薤白半夏汤组（C组）、核因子κB（NF-κB）抑制剂组（D组），每组10只。C组、D组大鼠给予瓜蒌薤白半夏汤预处理，A组、B组大鼠给予等量0.9%氯化钠溶液预处理。结果：①心肌梗死面积：B组大鼠心肌梗死面积百分比高于A组，C组和D组大鼠心肌梗死面积百分比低于B组，D组心肌梗死面积百分比高于C组（$P < 0.05$）。②HE染色：C组大鼠心肌组织纤维排列、心肌组织形态改变、横纹结构改变均优于B组；D组大鼠细胞核散落在外侧明显。③Masson染色：B组大鼠心肌细胞排列紊乱，少部分胶原纤维染色阳性；C组和D组大鼠心肌细胞排列较规则，几乎无胶原纤维染色阳性。④细胞因子和氧化应激指标：B组大鼠血清白介素-1β（IL-1β）、肿瘤坏死因子-α（TNF-α）、丙二醛（MDA）及乳酸脱氢酶（LDH）活性高于A组，血清超氧化物歧化酶（SOD）活性低于A组（$P < 0.05$）；C组和D组大鼠血清白介素-1β（IL-1β）、肿瘤坏死因子-α（TNF-α）、丙二醛（MDA）及乳酸脱氢酶（LDH）活性低于B组，超氧化物歧化酶（SOD）活性高于B组（$P < 0.05$）；D组大鼠白介素-1β（IL-1β）、肿瘤坏死因子-α（TNF-α）、丙二醛（MDA）及乳酸脱氢酶（LDH）活性低于C组，血清超氧化物歧化酶（SOD）活性高于C组（$P < 0.05$）。⑤透射电镜扫描结果：B组大鼠细胞质中存在较多空泡，自噬体较多，C组大鼠细胞质中可见少数自噬泡，D组大鼠细胞质部分呈空泡化。B组大鼠心肌组织Toll样受体4（TLR4）、NF-κB p65蛋白表达水平、mRNA相对表达量高于A组，C组和D组大鼠心肌组织Toll样受体4（TLR4）、NF-κB p65蛋白表达水平、mRNA相对表达量低于B组，D组大鼠心肌组织Toll样受体4（TLR4）、NF-κBp65蛋白表达水平、mRNA相对表达量低于C组（$P < 0.05$）。结果提示瓜蒌薤白半夏汤预处理可减轻炎症反应、氧化应激及抑制心肌细胞自噬小体产生，进而缩小MIRI模型大鼠心肌梗死面积，保护心肌细胞，其机制可能与瓜蒌薤白半夏汤抑制TLR4/NF-κB信号通路有关。

（2）对2型糖尿病合并急性心肌梗死的干预作用及机制　一项瓜蒌薤白半夏汤

通过 chemerin/CMKLR1/PPARα 信号通路干预 2 型糖尿病合并急性心肌梗死的研究：采用灌胃高脂乳剂（HFE）和腹腔注射链脲佐菌素（STZ）的方法建立 2 型糖尿病（T2DM）模型，然后冠状动脉结扎以诱导形成急性心肌梗死（AMI），造模成功后将大鼠分为空白对照组（Ctrl）、模型组（T2DM-AMI）、阳性对照组（复方丹参片，DS）、瓜蒌薤白半夏汤高剂量组（GXBD-H）和瓜蒌薤白半夏汤低剂量组（GXBD-L）。空白对照组和模型组灌胃等量生理盐水，各给药组给予相应药物灌胃。结果：①心脏病理损伤等：瓜蒌薤白半夏汤改善了 T2DM-AMI 的心脏病理损伤，降低了血脂、心肌酶和炎性因子水平，但对血糖变化不明显。②蛋白表达：与模型组相比，瓜蒌薤白半夏汤降低了外周血中 chemerin 的表达，升高了肝脏中环磷酸腺苷（cAMP）和蛋白激酶 A（PKA）的水平，且经瓜蒌薤白半夏汤治疗后肝脏、腹腔脂肪和心脏中 chemerin、CMKLR1 蛋白表达水平降低，肝脏和腹腔脂肪中 PPARα 蛋白表达水平上升。结果提示瓜蒌薤白半夏汤可显著改善 T2DM-AMI 的糖脂代谢紊乱，进而对受损心肌具有保护作用。其机制可能与干预 chemerin/CMKLR1/PPARα 信号通路有关。

（3）对缺血性心肌损伤大鼠心肌细胞凋亡的改善作用及机制 一项瓜蒌薤白半夏汤对缺血性心肌损伤大鼠的心肌内质网应激和细胞凋亡影响的研究：49 只 SD 大鼠，随机取 6 只为空白对照组（CON），其余给予高脂饲料喂养，8 周后大鼠眶静脉采血，其中检测血脂显著升高大鼠判定为高脂血症。建立高脂血症为基础的缺血性心脏病大鼠模型，将纳入的 21 只模型大鼠，随机分为模型组（MOD）、瓜蒌薤白半夏汤组（GXBD）、美托洛尔组（MET），每组 7 只。结果：①心功能变化：与空白组相比，模型组的左室收缩末期压（LVESP）和左室舒张末期压（LVEDP）显著升高（$P < 0.01$）。心室收缩时室内压最大上升速率（+dP/dt max）和左室舒张时室内压最大下降速率（-dP/dt max）显著降低（$P < 0.01$）。与模型组比较，瓜蒌薤白半夏汤组的左室收缩末期压（LVESP）（$P < 0.01$）、左室舒张末期压（LVEDP）（$P < 0.05$），心室收缩时室内压最大上升速率（+dP/dt max）（$P < 0.01$）和左室舒张时室内压最大下降速率（-dP/dt max）（$P < 0.01$）均显著改善；美托洛尔组的左室收缩末期压（LVESP）（$P < 0.05$）、心室收缩时室内压最大上升速率（+dP/dt max）（$P < 0.01$）和左室舒张时室内压最大下降速率（-dP/dt max）（$P < 0.05$）也呈现明显改变。②病理形态：空白组大鼠心肌纤维排列整齐，形态规则核分布均匀，少量炎性细胞浸润。模型组大鼠心肌排列紊乱，心肌肥大，肌纤维发生溶解，细胞核排列无序，显著炎性细胞浸润瓜蒌薤白半夏汤组和美托洛尔组大鼠心肌纤维排列相对整齐，可见部分心肌纤维溶解和炎性细胞浸润。③心肌凋亡：与空白组相比，模型组大鼠的心肌凋亡率明显升高（$P < 0.01$），Bcl-2/Bax 值显著降低（$P < 0.01$）与模型组相比，瓜蒌薤白半夏

汤组的心肌凋亡率和 Bcl-2/Bax 值均显著改善（$P < 0.01$）；美托洛尔组的心肌凋亡率和 Bcl-2/Bax 值也均可见明显改变（$P < 0.05$）。④心肌内质网应激分子表达：与空白组比较，模型组的心肌组织的 GRP78、P-PERK、ATF4 和 CHOP 蛋白表达水平显著升高（$P < 0.01$）；与模型组比较，瓜蒌薤白半夏汤组的心肌组织 GRP78、P-PERK、ATF4 和 CHOP 蛋白表达显著降低（$P < 0.01$），美托洛尔组大鼠的心肌 P-PERK（$P < 0.05$）、ATF4（$P < 0.05$）和 CHOP（$P < 0.05$）的蛋白表达也显著下调。⑤心肌组织 GRP78 和 CHOP mRNA 的表达：与空白组比较，模型组的心肌组织的 GRP78 mRNA 和 CHOP MRNA 水平显著升高（$P < 0.01$）；与模型组比较，瓜蒌薤白半夏汤组的心肌组织 GRP78 mRNA 和 CHOP mRNA 表达水平显著降低（$P < 0.01$）；美托洛尔组大鼠的 CHOP mRNA 表达也显著下降（$P < 0.05$）。结果提示瓜蒌薤白半夏汤可通过改善内质网应激介导的心肌细胞凋亡治疗缺血性心肌损伤。

瓜蒌薤白白酒汤

【出处】《金匮要略·胸痹心痛短气病脉证并治第九》：胸痹之病，喘息咳唾，胸背痛，短气，寸口脉沉而迟，关上小紧数，瓜蒌薤白白酒汤主之。

【组方】瓜蒌实一枚，薤白半斤，白酒七升。

【功效】化痰行气，通阳散结。

【主治】胸痹，喘息咳唾，胸背痛，短气，寸口脉沉而迟，关上小紧数。

【用法】上三味，同煮，取二升，分温再服。

【古籍论述】

1.《外台秘要》：仲景伤寒论，胸痹之病，喘息咳唾，胸背痛，短气，寸脉沉而迟，关脉小紧数者，瓜蒌薤白白酒汤主之方。瓜蒌实一枚，薤白切半升。上二味，以白酒七升，煮取二升，去滓，温分再服。肘后论，胸痹之病，令人心中坚痞急痛，肌中苦痹，绞急如刺，不得俯仰，其胸前及背皆痛，手不得犯，胸满短气，咳唾引痛，烦闷，白汗出，或彻引背膂，不即疗，数日杀人。

2.《医述》：胸痹与胸痞不同，胸痞有暴寒郁结于胸者，有火郁于中者，有寒热互郁者，有气实填胸而痞者，有气衰而成虚痞者，有肺胃津液枯涩，因燥而痞者，有上焦湿浊弥漫而痞者。若夫胸痹，但因胸中阳虚不运，久而成痹。《内经》未曾详言，唯《金匮》立方俱用辛滑温通，所云：寸口脉沉而迟，阳微阴弦，是知但有寒证而无热证矣。治法亦唯温通上焦清阳为主。莫与胸痞、结胸、噎膈、痰食等证混治，斯得之矣。

3.《退思集类方歌注》：治胸痹喘息咳唾，胸背痛，短气，寸口脉沉而迟，关上小紧数者。瓜蒌实一枚（捣），薤白半升，白酒七升，同煮，取二升，分温再服。

4.《医方集解》：治胸痹喘息，咳唾，胸背痛，短气。（胸中者，心肺之分，故喘息而咳唾。诸阳受气于胸中，转行于背，气痹不行，故胸背为痛而短气。）瓜蒌一枚，薤白三两，白酒四斤。此上焦膻中药也（膻中，两乳中间。经曰：膻中者，臣使之官，喜乐出焉）。

5.《医方论》：瓜蒌一枚，薤白三两，白酒四斤。薤白通阳，瓜蒌散团结之气，再加白酒以行气血，自能消阴翳而开痹结。故不必用辛散耗血之品，以伤至高之元气也。

6.《成方切用》：喻嘉言曰：胸中阳气，如离照当空，旷然无外。设地气一上，则窒塞有加。故知胸痹者，阴气上逆之候也，仲景微则用薤白、白酒以益其阳，（薤叶光滑，露亦难伫，故曰薤露。其性滑泄，能通气滞，故胸痹下重并用之。）甚则用附子、干姜以消其阴。世医不知胸痹为何病，习用豆蔻、木香、诃子、三棱、神曲、麦芽等药，坐耗其胸中之阳，亦相悬矣。

7.《医方简义》：治胸中痹痛，欲吐不吐者。瓜蒌一枚，薤白二钱，加白酒一盏，水煎；或加桂枝五分，水煎，冲入白酒可也。

8.《金匮方歌括》：治胸痹病，喘息咳唾，胸背痛，短气，寸口脉沉而迟，关上小紧数者，此汤主之。瓜蒌实一枚（捣），薤白半升，白酒七升。上三味，同煮，取二升，分温再服。歌曰：胸为阳位似天空，阴气弥沦痹不通，薤白半升瓜蒌一个，七升白酒奏奇功。孙男心典禀按：胸为气息之路，若阴邪占居其间，则阻其阳气不通，故生喘息、咳唾、胸背痛诸证。

9.《金匮要略心典》：师曰，夫脉当取太过不及，阳微阴弦，即胸痹而痛，所以然者，责其极虚也。今阳虚知在上焦，所以胸痹、心痛者，以其阴弦故也。阳微，阳不足也。阴弦，阴太过也。阳主开，阴主闭，阳虚而阴干之，即胸痹而痛。痹者，闭也。夫上焦为阳之位，而微脉为虚之甚，故曰责其极虚。以虚阳而受阴邪之击，故为心痛。平人无寒热，短气不足以息者，实也。平人，素无疾之人也。无寒热，无新邪也，而乃短气不足以息，当是里气暴实，或痰或食或饮碍其升降之气而然。盖短气有以素虚宿疾而来者，有以新邪暴遏而得者，二端并否，其为里实无疑。此审因察病之法也。胸痹之病，喘息咳唾，胸背痛，短气，寸口脉沉而迟，关上小紧数，瓜蒌薤白白酒汤主之。胸中，阳也，而反痹，则阳不用矣。阳不用，则气之上下不相顺接，前后不能贯通，而喘息、咳唾、胸背痛、短气等证见矣。更审其脉，寸口亦阳也，而沉迟，则等于微矣。关上小紧，亦阴弦之意，而反数者，阳气失位，阴反得而主之，《易》所谓阴凝于阳，《书》所谓牝鸡之晨也。是当以通胸中之阳为主。薤白、白酒，辛以开痹，温以行阳，瓜蒌实者，以阳痹之处，必有痰浊阻其间耳。

10.《医宗金鉴》：瓜蒌实（捣）一枚，薤白半斤，白酒七升。上三味，同煮，取二升，分温再服。胸痹，不得卧，心痛彻背者，瓜蒌薤白半夏汤主之。上条胸痹胸背痛，尚能卧，以痛微而气不逆也；此条心痛彻背，不得卧，是痛甚而气上逆也，故仍用前方，大加半夏以降逆也。尤怡曰：胸痹不得卧，是胸中痛甚，肺气上而不下也；心痛彻背，是气闭塞而前后不通故也，其痹为尤甚矣。所以然者，有痰饮以为之援也。

11.《高注金匮要略》：瓜蒌实一枚，薤白半斤，白酒七升。上三味，同煮，取二升，分温再服。此言胸痹之全症也。喘息及短气者，胸中之本气虚，而胃邪实之，以致呼吸之气不能深入远出之义。肺气逆，故咳，肺液与气俱逆，故咳而且唾也。胸背痛者，胸中阴维、阴跷之脉，其孙络与督脉及阳维、阳跷之在背者相实，其痛从胸透背，故胸背阴沁而切痛也。"寸口"二句，又即首条阳微阴弦而深细言之。盖寸口为胸之应，沉为阳不能上鼓，迟为气不能连续，是沉迟为微脉之根蒂。寸口外微而内沉迟，故知胸中之阳气虚而病痹也。关上为胃之应，紧即首条之弦脉，与伤寒之紧脉不同。伤寒之紧脉，因寒气凝敛，脉从两头中缩而紧，其体常短，故曰形如转索。转索者，以中缩而紧也。弦脉之紧，因阴弛阳急，脉从两头扯拔而紧，其体较长，故曰状如弓弦。弓弦者，以绷急而紧也。胸膈上虚，下吸有力，以致中焦之气奔之，吸张乘两就之势，故其脉数也。小紧数，犹言略略紧数之谓，盖终不比有余者之上射也。关上小紧数，故知胸病虚，胃以阴弛阳急之气赴之，而致痛矣。夫胸膈象天，常喜轻清。薤白气味俱薄，而性辛温，薄则应在天之气而走胸分，辛温则能迎夺其阳气而发越之。佐以蔓生甘润而善于通窍之瓜蒌，蔓生则走经络，甘润而通窍，则又能入络脉，而行其阴中之气矣。然后以浮缓之酒托之，取气味俱薄之白酒者，一则以轻清应天，再则以少火生气，将阳回春满，从胸温络，而痹自愈矣。薤独取白者，以白取上行之性故也，且南方种之以供蔬，常留白而就地刈之，不数天而苗长如故，则尤见其上行之最速者矣。此胸痹之正病正方，单责胸分之阳虚，而未责中下者也。

【现代研究】

1. 心血管临床研究

冠心病 一项瓜蒌薤白白酒汤治疗冠心病心绞痛的临床价值研究（随机、对照试验）：选取 100 例冠心病心绞痛患者，通过随机数字表法分为对照组（50 例，使用硝酸异山梨酯和阿司匹林进行治疗）和试验组（50 例，在对照组的基础上加用瓜蒌薤白白酒汤进行治疗），疗程 20 天。结果：①有效率：治疗后，试验组临床总有效率 94.00% 高于对照组的 76.00%（$P < 0.05$）。②证候评分及血脂指标：治疗后两组心悸、疲乏、胸闷、胸痛、气短、自汗评分、中医证候总分及血清甘油三酯（TG）、血清胆固醇（TC）、低密度脂蛋白胆固醇（LDL）水平、高切全血黏度、低切全血黏度、全血纤维蛋白原（FIB）水平、血浆黏度均显著低于治疗前，试验组显著低于对照组（$P < 0.05$）；两组血清高密度脂蛋白胆固醇（HDL）水平高于治疗前，试验组高于对照组（$P < 0.05$）。结果提示使用瓜蒌薤白白酒汤治疗冠心病心绞痛，可有效调节血

脂，降低血液黏度，调节血液流变学指标水平，改善中医证候。

一项瓜蒌薤白白酒汤治疗老年冠心病心绞痛患者的临床疗效研究（对照试验）：选择 78 例老年冠心病心绞痛患者作为研究对象，根据治疗方法的不同分为两组。对照组（38 例，常规西药治疗）、试验组（在对照组基础上给予瓜蒌薤白白酒汤治疗），疗程 2 周。结果：①有效率：试验组的治疗总有效率为 95.00%，显著高于对照组的 73.68%（$P < 0.05$）。②血脂指标：两组的血清甘油三酯（TG）、血清胆固醇（TC）、低密度脂蛋白胆固醇（LDL）水平均显著降低，且试验组的各指标水平均显著低于对照组（$P < 0.05$）；两组血清高密度脂蛋白胆固醇（HDL）水平均显著升高，且试验组的高密度脂蛋白胆固醇（HDL）水平显著高于对照组（$P < 0.05$）。结果提示用瓜蒌薤白白酒汤治疗冠心病心绞痛，可有效调节血脂，降低血液黏度，调节血液流变学指标水平，改善中医证候。

2. 心血管实验研究

（1）对大鼠心肌缺血再灌注损伤保护作用　一项关于瓜蒌薤白白酒汤对大鼠心肌缺血再灌注损伤保护作用的研究：采用冠状动脉左前降支近端结扎的方法建立大鼠心肌缺血模型，造模成功后将大鼠随机分为 5 组，每组 10 只。假手术组给予等容积生理盐水；心肌缺血再灌注模型组给予等容积生理盐水；阳性药组给予诺迪康胶囊 160mg/kg；瓜蒌薤白白酒汤小剂量组给予瓜蒌薤白白酒汤 250mg/（kg·d）；瓜蒌薤白白酒汤大剂量组给予瓜蒌薤白白酒汤 1000mg/（kg·d）；瓜蒌薤白白酒汤剂量取人用量的 0.5 倍、2 倍。结果：①对心肌缺血再灌注后大鼠心电图 ST 段的影响：缺血再灌注后实验各组部分大鼠心脏出现室性心律失常，所有大鼠均出现 ST 段的抬高，其中假手术组变化不显著，模型组与假手术组相比，ST 段抬高显著（$P < 0.05$），T 波与 ORS 波出现逐渐融合，表明结扎及再灌注均可引起心肌缺血损伤；模型组与诺迪康组、瓜蒌薤白白酒汤小剂量组、大剂量组相比，具有统计学差异（$P < 005$），表明诺迪康和瓜蒌薤白白酒汤对心肌缺血再灌注损伤有一定程度的保护作用；高剂量瓜蒌薤白白酒汤对心肌缺血再灌注损伤具有更好的保护作用。②血浆中磷酸肌酸脱氢酶（CK）和乳酸脱氢酶（LDH）水平的影响：心肌细胞缺血再灌注后血浆中磷酸肌酸脱氢酶（CK）和乳酸脱氢酶（LDH）水平增加，心肌细胞受损，瓜蒌薤白白酒汤和诺迪康两种药物均能减轻此种损伤，而瓜蒌薤白白酒汤高剂量对心肌缺血再灌注大鼠损伤有更好的保护作用。③心肌病理组织学：肉眼观察：假手术组心脏未见病变，模型组心脏体积增大，尤以左室为甚，左室前壁见不规则失去光泽病灶，其余各组体积增大较轻，无明显病灶。镜下观检：镜下假手术组心肌纤维排列整齐，间质无血管扩张和炎细胞浸润；模型组病变区均有心肌纤维肿胀，排列紊乱，横纹不清，部分区域肌纤维呈波浪状，间质血管扩张充血，肌纤维间有弥漫或散在炎细胞浸润，心内膜和心外

膜未见明显病变。诺迪康组有少数心间质充血水肿及炎细胞浸润。瓜蒌薤白白酒汤大剂量组、小剂量组较模型组病变减轻，但略重于阳性组，其中大剂量组较小剂量组病变减轻。结果提示瓜蒌薤白白酒汤对大鼠实验性心肌缺血再灌损伤具有保护作用。

（2）对硬膜下血肿模型大鼠的抗凝血作用　一项瓜蒌薤白白酒汤对硬膜下血肿模型大鼠抗凝血实验的研究：建立硬膜下血肿模型，造模成功后将大鼠随机分为假手术组、模型对照组、阳性组（天丹通络胶囊）、瓜蒌薤白白酒汤大、中、小剂量组，每组 10 只。结果：①膜下血肿模型大鼠血肿面积：对比假手术组大鼠右侧脑，模型组大鼠右侧血肿面积较大，血肿块消散不好；大、中、小剂量组对比模型组均有改善，其中大剂量组效果最明显，作用与阳性药相当，中剂量组次之小剂量组有效，但效果欠佳。②凝血酶水平：与假手术组比较，模型组凝血酶水平升高较多（$P < 0.05$）；与模型对照组比较，瓜蒌薤白白酒汤的中剂量组、大剂量组凝血酶水平下降（$P < 0.05$）。③凝血酶原、纤维蛋白原水平：同假手术组比较，模型对照组凝血酶原水平下降较多（$P < 0.01$），与模型对照组比较，瓜蒌薤白白酒汤大剂量组、中剂量组、小剂量组的凝血酶原水平上升（$P < 001$）；与假手术组比较，模型组纤维蛋白原水平下降（$P < 0.01$），与模型组比较，瓜蒌薤白白酒汤大剂量组、中剂量组、小剂量组纤维蛋白原水平上升（$P < 0.01$，$P < 0.05$）。结果提示瓜蒌薤白白酒汤能减小血肿面积，从而起到脑保护作用，并且能降低血液中凝血酶水平，升高纤维蛋白原和凝血酶原水平，发挥抑制凝血系统的功能，从而对硬膜下血肿具有治疗作用。

桃仁丸

【出处】《太平圣惠方·卷四十八·治心疝诸方》：治心疝，心腹痛，四肢逆冷，面色青黑，宜服桃仁丸方。

【组方】桃仁（汤浸，去皮尖双仁，麸炒微黄）一分，没药一分，安息香一分，乳香一分，麝香（细研）一分，木香一分，吴茱萸（汤浸七遍，焙干微炒）一分，桂心一分。

【功效】芳香止痛。

【主治】心疝，心腹痛，四肢逆冷，面色青黑。

【用法】汤上件药，捣罗为末，都研令匀，用蒸饼和丸，如小豆大，不计时候，以暖酒嚼下二十丸。

【古籍论述】

《女科精要》：盖气者，水之母，血者，气所化，非气无法以生血，非血无以养气。若经水不通，则血病气亦病，岂有水不通而能化血乎？血不通而化水者，乃是气壅不能化血而成水也，观桃仁丸可见矣。

高良姜汤

【出处】《备急千金要方·卷十三·心脏方心腹痛第六》：治卒心腹绞痛如刺，两胁支满，烦闷不可忍方。

【组方】高良姜五两，厚朴二两，当归三两，桂心三两。

【功效】温里散寒，下气行滞。

【主治】心腹突然绞痛如刺，两胁支满烦闷不可忍。

【用法】上四味㕮咀，以水八升，煮取一升八合，分二服，日三。若一服痛止便停，不须更服，强者作二服，弱者分三服。

【古籍论述】

1.《外台秘要》：久心痛刺肋，冷气结痛不能食。

2.《圣济总录》：破气消食。主霍乱，心腹胀满疼痛。

3.《洪氏集验方》：治阴寒积冷，心腹大痛，呕逆恶心，手足厥冷，心胸不快，腰背疼痛。

4.《医学正传》：腹痛有寒，有积热，有食积，有痰，有死血。脉弦者多属食，宜温散之，盖食得寒则滞，得热则行，更宜以行气或利药助之，无不愈者。脉滑者是痰，痰因气滞而聚，阻碍道路，气不得宣通而痛，宜导痰解郁。凡痛必用温散，以其郁结不行，阻气不运故也。脐下忽大痛，人中黑色者，多死。腹中水鸣，乃火击动其水也。戴氏曰：痛甚便欲大便，去后则痛减者，是食积也。绵绵痛而无增减者，是寒也。时痛时止者，是热也。其痛有常处而不移动者，是死血也。痛而小便不利者，痰也……（东垣）治因寒心腹大痛。高良姜三钱，厚朴（姜制）、官桂各一钱，上细切，作一服，水一盏半，煎至一盏，去渣稍热服。

5.《千金方衍义》：心腹绞痛而见胁满如刺，明系木邪凌上之实证，故用良姜、厚朴温散滞气，当归、桂心温散结血，兼行心肝肺三经以破寒积也。

6.《竹林女科证治》：产后霍乱或渴而饮水，宜五苓散。或寒多不渴，宜人参理中汤。或吐利厥冷，宜附子理中汤。或腹痛甚而手足寒，宜高良姜散。或转筋，宜木瓜散。不止用辣蓼煎汤洗之。

涤痰汤

【出处】《奇效良方·卷之一·风门（附论）·风证通治方》：治中风痰迷心窍，舌强不能言。

【组方】南星（姜制）二钱半，半夏（汤洗七次）二钱半，枳实（麸炒）二钱，茯苓（去皮）二钱，橘红一钱半，石菖蒲一钱，人参一钱，竹茹七分，甘草半钱。

【主治】中风痰迷心窍证。症见舌强不能言，喉中痰鸣，辘辘有声，舌苔白腻，脉沉滑或沉缓。

【用法】上作一服，水二钟，生姜五片，煎至一钟。食后服。

【古籍论述】

1.《汤头歌诀》：涤痰汤严氏用半夏星，甘草橘红参茯苓，竹茹菖蒲兼枳实，痰迷舌强服之醒。治中风痰迷心窍，舌强不能言。半夏（姜制）、胆星各二钱半，橘红、枳实、茯苓各三钱，人参、菖蒲各一钱，竹茹七分，甘草五分，加姜煎，此即导痰汤。加人参扶正，菖蒲开痰，竹茹清金。

2.《仁术便览》：治中风痰迷心窍，舌强不能言。南星（姜制）、半夏（姜制）各二钱半，枳实（麸炒）二钱，茯苓（去皮）二钱，橘红一钱半，石菖蒲、人参各一钱，竹茹七分，甘草五分。水二钟，生姜五片，煎服。

3.《成方切用》：心在窍为舌，心别脉系舌根，脾脉连舌本，散舌下，肾脉夹舌本。三脉虚，则痰涎乘虚，闭其脉道，故舌不能转运言语也。若三脉亡血，不能荣养而喑者，又当加补血药。风痰塞其经络，舌强不能言，其证为重。若壅热上攻，舌肿不能转者，其证为轻。半夏（姜制）、胆星二钱五分，橘红、枳实、茯苓二钱，人参、菖蒲一钱，竹茹七分。心脾不足，风邪乘之，而痰与火塞其经络，故舌本强而难语也。人参、茯苓、甘草，补心益脾而使实有风中心脾者，有痰塞心窍者，有风寒壅滞者，致舌本木强。又有气虚血虚肾虚及老人暴不能言者，宜十全大补汤加菖蒲远志。

【现代研究】

心血管实验研究

对慢性间歇缺氧大鼠心肌损伤的心肌保护作用及机制　一项加味涤痰汤对慢性间歇缺氧模型大鼠心肌损伤及 miR-200a/Nrf2 信号通路影响的研究：雄性 SD 大鼠，随机分为常氧＋加味涤痰汤组、常氧对照组、间歇缺氧＋加味涤痰汤组、间歇缺氧组，每组 10 只。间歇缺氧＋加味涤痰汤组、间歇缺氧组置于低氧舱中制备间歇缺氧模型。常氧＋加味涤痰汤组、间歇缺氧组＋加味涤痰汤组每天造模前给予加味涤痰汤干预，常氧对照组给予生理盐水灌胃，实验干预 12 周。结果：①间歇缺氧组与常氧对照组相比：大鼠心肌损伤明显，细胞界限不均，心肌纤维断裂，微血管扩张，并且出现淋巴细胞浸润，心肌细胞轻微水肿；TUNEL 染色显示间歇缺氧组心肌凋亡增加（$P < 0.01$）；Bax/Bcl-2 比率上调，Chop、Grp78、Caspase-3、Keap1 的 mRNA 的表达水平升高，Nrf2 表达降低，Atf6、p-Perk、p-Ire1 表达升高（$P < 0.05$）。②间歇缺氧＋加味涤痰汤组与间歇缺氧组相比：心肌细胞结构有所改善，凋亡下降，Bax/Bcl-2 比率下调，Chop、Grp78、Caspase-3、Keap1 的表达水平降低，Nrf2 表达升高，Atf6、p-Perk、p-Ire1 表达降低（$P < 0.05$）。③常氧对照＋加味涤痰汤组与常氧对照组相比

无明显差异（$P > 0.05$）。结果提示加味涤痰汤可能通过调节 MiRNA-200a/Nrf2 信号轴减轻内质网应激和细胞凋亡，从而对慢性间歇缺氧模型大鼠心肌损伤起到一定的保护作用。

通气汤

【出处】《备急千金要方·卷十三·心脏方胸痹第七》：治胸满短气噎塞方。

【组方】半夏八两，生姜六两，橘皮三两，吴茱萸四十枚。

【功效】行气止痛。

【主治】胸满短气噎塞。

【用法】上四味㕮咀，以水八升煮取三升，分三服。一方，无橘皮，用桂枝三两。

【古籍论述】

1.《外台秘要》：《千金》通气汤，疗胸满短气噎塞方。半夏八两（洗），生姜六两，桂心三两，吴茱萸四十枚。上四味切，以水八升，煮取三升，去滓，分温三服，忌羊肉饧生葱。

2.《卫生宝鉴》：通气汤主胸膈气逆，桂（去皮）三钱，生姜六钱，吴茱萸（炒）四钱，半夏（汤泡）八钱，大枣四个。上㕮咀，用水一升，煎取四合，分作三服，放温服之，对病增损。

菊花丸

【出处】《圣济总录·卷第一十六·风头眩》：治风邪注头，头目俱晕，轻则心闷，重则倒仆，菊花丸方。甘菊花（择去梗）、羌活（去芦头）、枳壳（去瓤，麸炒）、芎、防风（去叉）、桂（去粗皮）各半两，细辛（去苗叶）一两，槟榔（锉）一枚。上八味，捣罗为末，以生姜汁，煮薄面糊，丸如梧桐子大，每服二十丸，空心酒下，日再服。

【组方】甘菊花（择去梗）半两，羌活（去芦头）半两，枳壳（去瓤，麸炒）半两，芎䓖半两，防风（去叉）半两，桂（去粗皮）半两，细辛（去苗叶）一两，槟榔（锉）一枚。

【主治】风邪注头，头目俱晕，轻则心闷，重则倒仆。

【用法】上八味，捣罗为末，以生姜汁，煮薄面糊，丸如梧桐子大，每服二十丸，空心酒下，日再服。

救急五香丸

【出处】《外台秘要·卷三十一·古今诸家丸方一十八首》引《延年秘录》：救急五

香丸，疗诸毒痓气，心腹胀满，大小便不通，鬼痓心痛不可忍方。

【组方】牛黄（研）三分，犀角屑（水牛角代）三分，升麻四分，沉香四分，熏陆香四分，当归四分，桂心四分，青木香四分，麝香（研）四分，雄黄（研如粉）四分，鬼箭羽四分，巴豆（去心皮，熬）四分，诃梨勒皮四分，朱砂（研）四分，槟榔仁四分，干姜四分，吴茱萸四分，甘草（炙）四分，豆蔻四分，桃仁（去尖皮，熬）五分，附子（炮）五分。

【功效】芳香止痛。

【主治】诸毒痓气，心腹胀满，大小便不通，鬼痓心痛不可忍。

【用法】上二十一味捣筛，蜜和丸如梧子，以暖水服三丸至五丸，如不利，更服，以利为度，此方甚验，人久不传。忌海藻、菘菜、猪肉、冷水、生葱、芦笋、生血物等。

【古籍论述】

1.《幼幼新书》：《千金》论曰，有臭，有为人所染臭者，天生臭者。为人所染者易治，然须三年醋敷矾石为散勿止，并服五香丸乃可得瘥。勿言一度敷药即瘥，止可敷药时暂得一瘥耳。忌食芸薹、五辛，治之终身不瘥。

2.《奇效良方》：治口臭及身臭，止肿痛，散血气……时含之咽津，五日内口香，十日身香，二七日衣被香，三七日下风人闻香，四十七日净洗手不落地香，五十七日把他人手亦香。禁五辛去臭气之物。

3.《经验奇方》：善能消食，消积，消痞，消痰，消气，消滞，消肿，消痛，消血，消痫，消蛊，消隔，消胀。香附（去净毛水浸一日）、五灵脂各一斤，黑丑、白丑各二两。上药共研细末，以一半微火炒熟，一半生用，和匀，真米醋糊为丸如莱菔子大，每服一钱。

麻黄细辛附子汤

【出处】《伤寒论·辨少阴病脉证并治第十一》：少阴病，始得之，反发热，脉沉者，麻黄细辛附子汤主之。

【组方】麻黄二两（去节），细辛二两，附子一枚（炮，去皮，破八片）。

【功效】助阳解表。

【主治】素体阳虚，外感风寒，无汗恶寒，发热倦卧，苔白，脉反沉者。

【用法】上三味，以水一斗，先煮麻黄，减二升，去沫，内诸药，煮取三升，去滓，温服一升，日三服。

【古籍论述】

1.《伤寒论类方》：少阴病，始得之，反发热，脉沉者，麻黄附子细辛汤主之。少阴病三字，所该者广，必从少阴诸现症，细细详审，然后反发热，知为少阴之发热，否则何以知其非太阳阳明之发热耶？又必候其脉象之沉，然后益知其为少阴无疑也，凡审症皆当如此。附子、细辛，为少阴温经之药，夫人知之。用麻黄者，以其发热，则邪犹连太阳，未尽入阴，犹可引之外达。不用桂枝而用麻黄者，盖桂枝表里通用，亦能温里，故阴经诸药皆用之，麻黄则专于发表。今欲散少阴始入之邪，非麻黄不可，况已有附子足以温少阴之经矣。

2.《医方集解》：此足少阴药也。太阳证发热，脉当浮，今反沉；少阴证脉沉，当无热，今发热，故曰反也。热为邪在表，当汗；脉沉属阴，又当温。故以附子温少阴之经，以麻黄散太阳之寒而发汗，以细辛肾经表药，联属其间，是汗剂之重者。赵嗣真曰：仲景太阳篇云，病发热头痛，脉反沉，身体疼痛，当救其里，宜四逆汤；少阴病，始得之，反发热，脉沉者，麻黄附子细辛汤。均是发热脉沉，以其头痛，故属太阳阳证，脉当浮而反不能浮者，以里久虚寒，正气衰微，又身体疼痛，故宜救里，使正气内强，逼邪外出，而干姜、附子亦能出汗而散；假令里不虚寒而脉浮，则正属太阳麻黄证矣。均是脉沉为热，以无头痛，故名少阴病。

3.《退思集类方歌注》：麻黄附子细辛汤，发表温经两法彰。无汗恶寒（与太阳同）头不痛，脉沉欲寐（俱少阴证）少阴殃。若无发热当温补，（用附子汤）反热邪犹连太阳。故用麻辛兼发表，温经熟附恐亡阳。（少阴主里，应无表证，今始受风寒，即便发热，则邪犹连太阳，未尽入阴，犹可引之外达，故用细辛引麻黄入于少阴，以提始入之邪，仍从太阳而解。然恐肾中真阳随汗外亡，必用熟附温经固肾，庶无过汗亡阳之虑。此少阴表病无里证者发汗之法也。）

4.《成方切用》：（仲景）治伤寒少阴病，始得之，反发热，脉沉者。（少阴病，脉微细但欲寐是也。太阳膀胱，与少阴肾，相为表里。肾虚，故太阳之邪，直入而脉沉，余邪未尽入里，此证谓之表里传，非两感也。）

5.《张卿子伤寒论》：《内经》曰，寒淫于内，治以甘热，佐以苦辛，以辛润之。麻黄之甘，以解少阴之寒；细辛、附子之辛，以温少阴之经。少阴病，得之二三日，麻黄附子甘草汤，微发汗，以二三日无里证，故微发汗也。二三日，邪未深也，既无吐利厥逆诸里证，则可与麻黄附子甘草汤，微汗以散之。

6.《医学衷中参西录》：少阴病，始得之，反发热脉沉者，麻黄附子细辛汤主之。此外感之寒凉，由太阳直透少阴，乃太阳与少阴合病也。为少阴与太阳合病，是以少阴已为寒凉所伤，而外表纵有发热之时，然此非外表之壮热，乃恶寒中之发热耳。是以其脉不浮而沉，盖少阴之脉微细，微细原近于沉也。故用附子以解里寒，用麻黄以解外寒，而复佐以辛温香窜之细辛，既能助附子以解里寒，更能助麻黄以解外寒，俾其自太阳透入之寒，仍由太阳作汗而解，此麻黄附子细辛汤之妙用也。

7.《伤寒寻源》：少阴病，始得之，反发热脉沉者，麻黄附子细辛汤主之。按：少阴病不当发热，今始得之而反发热，则邪始入少阴，犹兼表邪矣。发热脉浮者，当从太阳解肌发汗之例，今脉沉，则谛实少阴病无疑。少阴本有发汗之禁，以其始得发热，故借细辛为向导，引麻黄入散少阴之邪，而亟亟加附子温经助阳，托住其里，俾肾中真阳，不致随汗飞越，此少阴温经散邪之大法也。徐灵胎曰：此条必先从少阴诸现症细细详审，然后反发热，知为少阴之发热，否则何以知其非太阳阳明之发热耶？又必候其脉象之沉，然后益知其为少阴无疑也。凡审证皆当如此。

8.《长沙方歌括》：少阴病始得之，是当无热，而反发热，为太阳标阳外呈，脉沉为少阴之生气不升。恐阴阳内外不相接，故以熟附子助太阳之表阳而内合于少阴，麻黄、细辛启少阴之水阴而外合于太阳。须知此汤非发汗法，乃交阴阳法。

9.《中寒论辩证广注》：少阴属肾为里，当无热，为有相火之位，亦能发热。其脉虽沉细，必当取微汗而后已也。琥按上方议，犹未明畅。愚以炮附子之辛热，用以温少阴之里；细辛之辛热，专以走少阴之经；麻黄之辛甘热，大能发表。三者相合，使里温而阳气不脱，表透而寒邪得散。

10.《医方论》：此症机窍，全在"反发热，脉沉"五字。盖太阳之邪，初传少阴，故脉症如此。方中用细辛、附子温肾，以捍卫本经，格外来之邪不使深入；用麻黄以散太阳之邪，使之仍从原路而出。只此三味，而治法之妙如此，非仲景其孰能之？

【现代研究】

1. 心血管临床研究

缓慢性心律失常 一项麻黄附子细辛汤联合阿托品治疗冠心病缓慢性心律失常对患者心电图的改善效果的研究（随机、对照试验）：选择 130 例冠心病缓慢性心律失常患者作为研究对象，通过摸球法分成对照组（65 例，采用阿托品治疗）和试验组（65 例，采用麻黄附子细辛汤联合阿托品治疗），疗程 1 个月。结果：①总有效率和中医证候评分：试验组治疗总有效率高于对照组，中医证候评分低于对照组，不良反应发生率低于对照组（$P < 0.05$）。②心功能：治疗后，试验组 24 小时最慢心率、24 小时心率、平静心率、24 小时总心搏数均多于对照组和同组治疗前（$P < 0.05$）。结果提示麻黄附子细辛汤联合阿托品治疗冠心病缓慢性心律失常患者具有疗效。

一项麻黄附子细辛汤联合针刺治疗心肾阳虚型缓慢性心律失常的临床研究（随机、对照试验）：选择 90 例心肾阳虚型缓慢性心律失常患者分为 3 组，对照组（30 例，采用口服心宝丸治疗）、试验组 1（30 例，采用麻黄附子细辛汤治疗）、试验组 2（30 例，采用麻黄附子细辛汤联合针刺内关穴治疗），疗程 1 个月。结果：麻黄附子细辛汤联合针刺内关穴组的临床总有效率明显高于其他 2 组患者（$P < 0.05$），而不良反应发生率

比其他两组低（$P < 0.05$）。结果提示麻黄附子细辛汤联合针刺治疗心肾阳虚型缓慢性心律失常患者具有疗效。

2. 心血管实验研究

对窦房结纤维化的改善作用及机制　一项麻黄附子细辛汤配合电针介导 TGF-β1/Smad 通路调控钙通道改善窦房结纤维化的研究：将小鼠随机分为对照组、模型组、麻黄附子细辛汤配合电针治疗组，其中模型组、麻黄附子细辛汤配合电针治疗组饲养至18 月龄进行实验，麻黄附子细辛汤配合电针治疗组灌胃麻黄附子细辛汤配合电针处理，持续 21 天。结果：麻黄附子细辛汤配合电针治疗能够提高窦房结纤维化小鼠的心率，从而改善窦房结纤维化损伤，同时上调 Klotho 蛋白的表达，增加钙通道调节蛋白 TRPV3、TRPV6 蛋白的表达，抑制转化生长因子 β1（TGF-β1）、Smad2、Smad3 蛋白表达。结果提示麻黄附子细辛汤配合电针可通过调控 TGF-β1/Smad 通路降低窦房结纤维化损伤，促进窦房结纤维化小鼠的钙离子转运。

续命汤

【出处】《千金翼方·卷第十六·中风上心风第五》：治大风，风邪入心，心痛达背，背痛达心，前后痛去来上下，或大腹胀满微痛，一寒一热，心中烦闷，进退无常，面或青或黄，皆是房内太过，虚损劳伤，交会后汗出，汗出未除或因把扇，或出当风而成劳，五俞大伤，风因外入，下有水，因变成邪。虽病如此，然于饮食无退，坐起无异，至卒不知是五内受气故也，名曰行尸，宜预备此方。

【组方】麻黄六分（去节），大枣十个（擘），桂心三分，防风三分，细辛三分，芎䓖三分，甘草三分，芍药三分，人参三分，秦艽三分，独活三分，黄芩三分，防己三分，附子（炮，去皮）三分，白术三分，生姜五分。

【功效】祛风止痛。

【主治】风邪入心，心痛达背，背痛达心，前后痛去来上下，或大腹胀满微痛，一寒一热，心中烦闷，进退无常，面或青或黄。

【用法】上一十六味，切，以水一斗三升，先煮麻黄一沸去上沫，纳诸药，煮取五升，去滓。纳枣煎取三升，分为三服。老小久病，服五合取汗，忌生葱、海藻、菘菜、生菜、猪肉、冷水、桃。

【古籍论述】

1.《千金翼方》：（续命汤）主久风卧在床，起死人神方。麻黄（去节）、人参、桂心、附子（炮，去皮）、茯苓各一两，防己、防风、黄芩各一两半，生姜六两（切），半夏五两（洗），枳实二两（炙，上气闷者加之），甘草一两（炙）。上一十二味，咬咀，以水一斗，先煮麻黄取九升，去上沫，停冷去滓，纳药煮取三升，分三服。若下须半夏去之，加芍药三两。

2.《景岳全书》：按历代相传治中风之方，皆以续命等汤为主。考其所自，则始于《金匮要略》附方中有《古今录验》续命汤，然此必宋时校正之所增，而非仲景本方也。此自隋唐以来，则孙氏《千金方》乃有小续命、大续命、西川续命、排风等汤，故后世宗之。无不以此为中风主治矣。夫续命汤以麻黄为君，而以姜、桂并用，本发散外邪之佳方也。至小续命、大续命、西川续命等汤，则复加黄芩以兼桂、附，虽曰相制，而水火冰炭，道本不同，即有神妙，终非余之心服者。

椒附丸

【出处】《圣济总录·卷五十一·肾脏门·厥逆头痛》：治厥逆头痛齿痛骨寒，椒附丸方。

【组方】蜀椒（去目并闭口，炒出汗）一分，附子（炮裂，去皮脐）一两，木香（炮）半两，细辛（去苗叶）半两。

【主治】厥逆头痛，齿痛骨寒。

【用法】每服二十丸，空心、日午、临睡温酒送下。

【古籍论述】

1.《圣济总录》：治阴疝，疼痛，或上攻脐腹，椒附丸方。蜀椒（去目并合口炒出汗）一两，附子（炮裂，去皮脐）、桂（去粗皮）、巴戟天（去心）、桃仁（去皮尖，双仁炒研）、芎、当归（切炒）各半两。上七味，捣罗为末，炼蜜丸如梧桐子大，每服二十丸，空心日午夜卧，温酒下。

2.《世医得效方》：椒附丸治脐下极冷，痛楚异常，手足亦冷，不任冷水冷食，面黄肌瘦，按之痛稍止者。绵附一个（十二钱者），胡椒一百粒。上为末，姜汁糊为丸如梧子大，每服五十丸，姜汤或盐汤空心吞下。

3.《证治汇补》：有经年脾泻，用桂香丸、椒附丸。椒附丸治肾脏虚寒，大便久泻。

4.《金匮翼》：《本事方》云，一亲患项筋痛，连及背胛不可转，服诸风药皆不效。余尝忆及《千金》有肾气攻背椒附丸，予强与之两服，顿瘥。自后与人皆有验。盖肾气自腰夹脊，上至曹溪，然后入泥丸宫，曹溪一穴，非精于搬运者不能透，今逆行至此不得通，用椒以引归经，则安矣。

紫石英散

【出处】《太平圣惠方·卷第四·治心脏风虚惊悸诸方》：治心脏风虚，惊悸失志，或恚悲愁，志意不乐，惕惕若惊怖，宜服紫石英散方。

【组方】紫石英（细研，水飞过）一两，防风（去芦头）三分，朱砂（细研如粉）

一两，龙骨一两，远志（细研如粉）三分，牛黄一分。

【功效】祛风镇惊。

【主治】心脏风虚，惊悸失志，或恚悲愁，志意不乐，惕惕若惊怖。

【用法】上件药，捣筛为散，入研了药令匀。每服不计时候，煎枣汤调下一钱。

【古籍论述】

《普济方》：紫石英散（出圣惠方）治心脏风虚，惊悸失志，或恚悲愁，志意不乐，惕惕若惊怖。紫石英一两半（细研水飞过），防风（去芦头），人参（去芦头），细辛、羚羊角屑、远志（去心草）半两。每服不拘时。

温胆汤

【出处】《三因极一病证方论·卷之十·惊悸证治·温胆汤》：治心胆虚怯，触事易惊，或梦寐不祥，或异象惑，遂致心惊……胆慑，气郁生涎，涎与气搏，变生诸证，或短气悸乏，或复自汗，四肢浮肿，饮食无味，心虚烦闷，坐卧不安。

【组方】半夏（汤洗七次），竹茹、枳实（麸炒，去瓤）各二两，橘皮（去白）三两，甘草（炙）一两，白茯苓一两半。

【功效】理气化痰，清胆和胃。

【主治】胆胃不和，痰热内扰证。胆怯易惊，虚烦不宁，失眠多梦，或呕恶呃逆，或眩晕，或癫痫等，苔腻微黄，脉弦滑。

【用法】上为剉散，每服四大钱，水一盏半，姜五片，枣一枚，煎七分，去滓，食前服。

【古籍论述】

1.《三因极一病证方论》：治胆虚寒，眩厥足痿，指不能摇，躄不能起，僵仆，目黄失精，虚劳烦扰，因惊胆慑，奔气在胸，喘满浮肿，不睡。半夏（汤洗，去滑）、麦门冬（去心）各一两半，茯苓二两，酸枣仁三两（炒），甘草（炙）、桂心、远志（去心，姜汁合炒）、黄芩、萆薢、人参各一两。上为剉散。每服四大钱，用长流水一斗，糯米煮，如泻胆汤法。一方，见虚烦门。

2.《三因极一病证方论》：治大病后，虚烦不得眠，此胆寒故也，此药主之。又治惊悸。半夏（汤洗七次）、竹茹、枳实（麸炒，去瓤）各二两，陈皮三两，甘草一两（炙），茯苓一两半。上为剉散。每服四大钱，水一盏半，姜五片，枣一枚，煎七分，去滓，食前服。

3.《绛雪园古方选注》：温胆汤，膈腑求治之方也。热入足少阳之本，胆气横逆，移于胃而为呕，苦不眠，乃治手少阳三焦，欲其旁通胆气，退热为温，而成不寒不燥之体，非以胆寒而温之也。

4.《时方歌括》：治热呕吐，虚烦惊悸不眠，痰气上逆。温胆汤方本二陈，竹茹枳实合和匀。二陈加竹茹、枳实。不眠惊悸虚烦呕，日暖风和木气伸。陈修园曰：二陈汤为安胃祛痰之剂，加竹茹以清膈上之虚热，枳实以除三焦之痰壅。热除痰清而胆自宁和，即温也。温之者，实凉之也。

5.《医方集解》：治胆虚痰热不眠，虚烦惊悸，口苦呕涎。（胆以温为候，虚则寒，寒则不眠；惊悸亦由于胆虚；虚火上溢故口苦；呕吐多属半表半里少阳胆经之邪；胆虚气郁，致脾生痰涎而烦呕；伤寒病后多有此证。陈皮（去白）、半夏（姜制）、茯苓（或用茯神）、甘草、枳实（麸炒）、竹茹，加姜煎，或加枣。《局方》无茯苓。如心虚加人参、枣仁；心内烦热加黄连、麦冬；口燥舌干去半夏（半夏行水耗津），加麦冬、五味、花粉；表热未清加柴胡；内虚大便自利去枳实，加白术；内实心烦加黑栀子。此足少阳、阳明药也。橘半生姜之辛温，以之导痰止呕，即之之温胆（戴氏云：痰在胆经，神不归舍，亦令人不寐）；枳实破滞，茯苓渗湿，甘草和中，竹茹开胃土之郁、清肺金之燥、凉肺金即所以平甲木也（胆为甲木，金能平木）。如是则不寒不燥而胆常温矣。经又曰：胃不和则卧不安；又曰：阳气满不得入于阴，阴气虚故目不得瞑。半夏能和胃而通阴阳，故《内经》用治不眠，二陈非特温胆，亦以和胃也。《三因》云：心虚胆怯，气郁生涎，涎与气搏，变生诸证，触事易惊，或梦寐不祥，或短气悸乏，或自汗，并温胆汤主之。呕则以人参代竹茹。

【现代研究】

1. 心血管临床研究

稳定型心绞痛　一项温胆汤合四君子汤加味治疗冠心病稳定型心绞痛气虚痰瘀证的临床研究（随机、对照试验）：选择 80 例冠心病稳定型心绞痛气虚痰瘀证患者，随机分为两组，对照组（40 例，心脏骤停恢复自主循环后立刻静脉滴注纳洛酮）和试验组（40 例，在对照组基础上给予安宫牛黄丸），疗程 4 周。结果：①有效率：对照组总有效率 67.5%，试验组总有效率 90.0%（$P < 0.05$）。②血液流变学指标：治疗前，2 组全血黏度高切、全血黏度低切、血浆黏度、红细胞比积和纤维蛋白原水平比较，差异均无统计学意义（$P > 0.05$）。治疗后，试验组 5 项血液流变学指标及对照组的全血黏度低切和红细胞比积均较治疗前改善（$P < 0.01$，$P < 0.05$）；试验组全血黏度低切、血浆黏度、红细胞比积和纤维蛋白原水平的改善情况均优于对照组（$P < 0.01$）。③心功能：治疗后，2 组 ST 段压低次数及 ST 段压低持续总时间均较治疗前减少（$P < 0.01$），心肌缺血总负荷均较治疗前降低（$P < 0.01$）；试验组 ST 段压低次数及 ST 段压低持续总时间均少于对照组（$P < 0.01$），心肌缺血总负荷低于对照组（$P < 0.01$）。结果提示在常规药物治疗的基础上服用温胆汤合四君子汤加味治疗冠心病稳定型心绞痛气虚痰瘀证，可提高治疗效果。

2. 心血管实验研究

抗动脉粥样硬化作用及机制 一项基于冠心病痰证理论探讨温胆汤的体内药效物质和抗动脉粥样硬化作用机制的研究：细胞研究基于 ox-LDL 诱导的 THP-1 源性巨噬细胞泡沫化模型；动物研究基于高脂饲料喂养的 ApoE$^{-/-}$ 小鼠动脉粥样硬化模型。结果：①细胞研究：温胆汤浓度依赖性抑制 ox-LDL 诱导的巨噬细胞泡沫化，减少巨噬泡沫细胞内胆固醇、胆固醇酯的形成以及胆固醇酯化率（$P < 0.01$），而对细胞内游离胆固醇影响不显著，与对照组比较差异无统计学意义（$P > 0.05$）。温胆汤浓度依赖性的促进巨噬泡沫细胞内胆固醇外流（$P < 0.01$）。温胆汤浓度依赖性的抑制巨噬细胞清道夫受体 CD36 蛋白表达，各浓度组与对照组比较差异均有统计学意义（$P < 0.01$）。温胆汤高剂量干预显著降低细胞膜 SR-A 蛋白水平（$P < 0.05$），而温胆汤低、中剂量组细胞膜 SR-A 蛋白水平与对照组比较有降低趋势，但差异无统计学意义（$P > 0.05$）。温胆汤中、高剂量干预能够显著促进细胞膜 ABCA1、SR-BI 蛋白表达（$P < 0.05$ 或 $P < 0.01$），而温胆汤低剂量组细胞膜 ABCA1、SR-BI 蛋白水平与对照组比较差异无统计学意义（$P > 0.05$）。柚皮素、橙皮素、橙皮内酯各浓度组均有效抑制 ox-LDL 诱导的巨噬细胞泡沫化，减少巨噬泡沫细胞内胆固醇、胆固醇酯的形成（$P < 0.05$ 或 $P < 0.01$），而对细胞内游离胆固醇影响不显著，与对照组比较差异无统计学意义（$P > 0.05$）。柚皮素、橙皮素、橙皮内酯各浓度组均显著促进细胞内胆固醇外流（$P < 0.01$）。②动物实验：温胆汤各剂量干预均能够抑制主动脉整体粥样硬化斑块的形成（$P < 0.05$ 或 $P < 0.01$）；中、高剂量能够改善小鼠主动脉根部斑块形成情况（$P < 0.05$），而低剂量组小鼠主动脉根部斑块占比与模型组比较差异无统计学意义（$P > 0.05$）。温胆汤各剂量组均能够促进小鼠主动脉 ABCA1 蛋白表达水平，并抑制 caveolin-1 蛋白的表达（$P < 0.01$）。温胆汤中、高剂量能够提高小鼠肝脏 SR-BI 蛋白表达（$P < 0.01$），而温胆汤低剂量对小鼠肝脏 SR-BI 蛋白表达影响不显著（$P > 0.05$）；温胆汤各剂量组对小鼠肝脏 CD36 蛋白表达水平无明显影响，与模型组比较差异无统计学意义（$P > 0.05$）。结果提示温胆汤调节血脂异常，治疗冠心脏病；通过降低巨噬细胞 CD36、SR-A 蛋白表达水平抑制巨噬细胞对胆固醇的过量吞噬，并通过提高巨噬细胞 ABCA1、SR-BI 蛋白表达水平促进细胞内胆固醇外流，从而抑制巨噬细胞内胆固醇沉积和泡沫细胞形成；温胆汤能够降低高脂饲料喂养的 ApoE$^{-/-}$ 小鼠体重增长、血脂水平，并抑制主动脉粥样硬化斑块形成，其机制可能通过降低主动脉 caveolin-1 蛋白水平抑制主动脉壁胆固醇沉积，并通过升高主动脉 ABCA1 蛋白水平、肝脏 SR-BI 蛋白水平促进粥样硬化病变处胆固醇外流，逆转运至肝脏。柚皮素、橙皮素、橙皮内酯在抑制巨噬细胞泡沫化药效上与复方一致性较好，可认为是温胆汤调节胆固醇逆转运，从而发挥抗动脉粥样硬化的部分药效成分。

犀角半夏丸

【出处】《圣济总录·卷六十四·膈痰风厥头痛》：治风痰攻冲头痛，利咽膈，和胃气，进饮食，去风气，犀角半夏丸方。

【组方】犀角（生镑，水牛角代）半两，木香、桔梗（锉炒）各半两，半夏（汤洗七遍去滑，焙）二两，人参一两，丹砂（细研）三分，槟榔（煨，锉）三分，青橘皮（汤浸去白，焙）三分。

【功效】利咽膈，和胃气，进饮食，去风气。

【主治】风痰攻冲头痛。

【用法】每服十五丸，加至二十丸，淡生姜汤送下，不拘时候。

【古籍论述】

1.《圣济总录》：治风痰攻冲头痛，利咽膈，和胃气，进饮食，去风气，犀角半夏丸方。犀角（生镑）、木香、桔梗（锉炒）各半两，半夏（汤洗七遍，去滑焙）二两，天麻、人参各一两，丹砂。捣研为细末，拌和匀，以生姜自然汁。煮面糊和丸，梧桐子大，每服十五丸、加至二十丸，淡生姜汤下，不计时候。

2.《普济方》：犀角半夏丸治风痰攻冲头痛，利咽膈，和胃气，进饮食，去风气。

犀角散

【出处】《太平圣惠方·卷第四十三·治恶疰心痛诸方》：治恶疰心痛，烦乱不可忍，犀角散方。

【组方】犀角屑（水牛角代）一两，安息香半两，槟榔一两，没药半两，肉桂（去皱皮）一两，麝香。

【功效】止心痛。

【主治】恶疰心痛，烦乱不可忍。

【用法】上件药，捣罗为散，入麝香，研令匀，每服，不计时候，以热酒调下一钱。

【古籍论述】

《太平圣惠方》：治中恶，心痛不可忍，如蛊毒恶疾之状，犀角散方。犀角屑一分，木通一分，羌活一分，黑豆半合，甘草一分（炙，微赤锉），牛黄半钱。上件药，细锉，都以水二大盏，煎至一盏二分，去滓，入牛黄、麝香搅令匀，分温三服。

槐实散

【出处】《圣济总录·卷第一十六·风头痛》：治风头痛，清头目，化风痰，槐实散方。

【组方】槐实（炒）八两，荆芥穗四两，甘草（炙）一两，防风（去叉）三两。

【主治】清头目，化风痰。主风头痛。

【用法】每服一钱匕，食后茶、酒任调下。

【古籍论述】

《圣济总录》：治肠风，槐实散方。槐实（酥炒）、防风（去叉）、枳壳（去瓤，麸炒，焦黑为度）各半两，黄芪（锉炒）一两。上四味，捣罗为细散，每服一钱匕，茶清调下。

蜀椒丸

【出处】《圣济总录·卷第四十八·肺气喘急》：治肺气喘急，坐卧不得，蜀椒丸方。

【组方】蜀椒（去目并闭口，炒出汗）一两，干姜（炮）半两，猪牙皂荚（去皮，涂酥炙）一两，葶苈子（隔纸炒）三分。

【主治】肺气喘急，坐卧不得。

【用法】每服三丸，煎桑根白皮汤送下，不拘时候。

【古籍论述】

《圣济总录》：治咳嗽上气，蜀椒丸方。蜀椒（去目及闭口，炒出汗）、乌头（炮裂，去皮脐）、杏仁（汤浸，去皮尖，双仁炒）、皂荚酥（炙，去皮子，锉）、白矾枯各半两，细辛（去苗叶）、款冬花（去梗）、紫菀（去苗土）、干姜（炮）各三分，吴茱萸（汤浸，洗焙）。上一十一味，捣罗为末，炼蜜为丸，如梧桐子大，每服二十丸，临卧用熟水下，至三十丸。

治上气咳逆，喘息短气，蜀椒丸方。蜀椒（出目及闷口者，炒出汗）三两，麦门冬（去心，焙）、甘草（炙）各五两，远志（去心）、桂（去粗皮）、细辛（去苗叶）各三两，附子（炮裂，去皮脐）一两半，人参（四两），干姜（炮）二两。上九味，捣罗为末，炼蜜和丸如弹子大，每服一丸，食前含化细咽之，喉中胸中当热，药力稍尽，更进一丸，日三夜二服。

镇心牛黄丸

【出处】《圣济总录·卷第九十·虚劳惊悸》：治老少气虚弱惊悸，语则劳乏气短，镇心牛黄丸方。

【组方】牛黄（研）、紫菀（去苗、土）、菖蒲各二两，防风（去叉）、人参、细辛（去苗叶）、蜀椒（去目及合口者，炒出汗）、茯神（去木）、附子（炮裂，去皮脐）、紫石英（研）、防葵各一两，铁精一分半，桂（去粗皮）、干姜（炮）各一两半，丹参、远志（去心）、麦门冬（去心，焙）、甘草（炙）各一两一分。

【主治】治老少气虚弱惊悸，语则劳乏气短。

【用法】每服十丸，空腹时用米饮送下，一日二次。

【古籍论述】

《圣济总录》：治老少气虚弱惊悸，语则劳乏气短，镇心牛黄丸方。

熨背散

【出处】《备急千金要方·卷十三·心脏方胸痹第七》：治胸背疼痛而闷，熨背散方。

【组方】乌头、细辛、附子、羌活、蜀椒、桂心各五两，川芎一两六铢。

【功效】温中祛寒止痛。

【主治】胸背疼痛而闷。

【用法】上七味，治下筛，帛裹，微火炙令暖，以熨背上，取瘥乃止，慎生冷如常法。

【古籍论述】

1.《太平圣惠方》：治胸痹，心背疼痛气闷，熨背散方。细辛二两，附子一两，羌活二两，川椒二两（去目），桂心二两，川乌头二两，芎二两。上件药，捣筛为散，入少醋，拌炒令极热，分二处，用熟帛裹熨背，冷即换之。

2.《普济方》：熨背散（出《千金方》）治胸痹，心背疼痛气闷。乌头、细辛、附子、羌活、蜀椒、桂心各五分，芎一两六铢。上治下筛，以少醋拌。

3.《类证治裁》：熨背散，乌头、桂、附、羌、辛、芎、椒为末，绵裹，烘令暖。

薏苡附子散

【出处】《金匮要略·胸痹心痛短气病脉证并治第九》：胸痹缓急者，薏苡附子散主之。

【组方】薏苡仁十五两，大附子十枚（炮）。

【功效】舒筋脉，通阳痹。

【主治】胸痹缓急者，胸痹疼痛，拘急不舒，时缓时急，喜温喜按，口不渴，舌苔白，脉沉紧；寒湿痹证，腰膝重痛，筋脉拘急，屈伸不利，得热则减，遇寒则剧。

【用法】上二味，杵为散，服方寸匕，日三服。

【古籍论述】

1.《金匮要略浅注》：薏苡仁十五两，大附子十枚（炮）。上二味，杵为散，服方寸匕，日三服。若胸痹之外，病有同类者，不可不知。心中闷瘖，或痰饮客气诸逆心悬而空，如空中悬物，动摇而痛，以桂枝生姜枳实汤主之。此下不言胸痹，是不必有胸痹的证矣。

2.《金匮要略心典》：胸痹缓急者，薏苡附子散主之。阳气者，精则养神，柔则养筋，阳痹不用，则筋失养而或缓或急，所谓大筋软短，小筋弛长者是也，故以薏苡仁舒筋脉，附子通阳痹。

3.《高注金匮要略》：薏苡仁十五两，大附子十枚（炮）。上二味，杵为散，服方寸匕，日三服。此即前条茯苓杏仁及橘枳汤之合症合方也。缓急统胸痹之全症而言。凡喘息咳唾、背痛短气及不得卧等候，有时而缓，有时而急者，以其人之脾胃素有客湿客寒之邪，上冲下伏之所致也。夫阴阳五行，生扶囚谢之化，人身之脏腑，与天地准，故火土之气衰，而水木为妖者，得丙丁、戊己而持，得壬癸、甲乙而甚，持则病缓，而甚则病急者，一也。且湿气浸淫，寒气劲迫，是湿邪为害尚缓，而寒邪为害则急者，又一也。故其谓病痹之人，其诸痹症，或缓或急，此湿寒之气在中焦，以上窥胸阳之往复，而为更迭入寇之象。故主祛湿利水之薏苡者，即上条茯苓甘草杏仁汤之义；配温中行阳之附子者，即上条橘枳生姜汤之义，而进之者也。至杵为散而连服其渣质，则留连胃中，使寒湿既去，而其干温之化，还浮于太虚，则填胸贯络，而痹自愈。此虽似乎单责阴弦之脉，注意在讨贼一边，不知荡平之后，阳微大振，而贺太平者，却正在朝廷也。噫，神矣哉。

4.《金匮玉函经二注》：薏苡仁十五两，大附子十枚（炮）。上二味，杵为散，服方寸匕，日三服。胸痹缓急者，痹之急证也。寒饮上聚心膈，使阳气不达，危急为何如乎。故取薏苡逐水为君，附子之辛热为佐，驱除寒结，席卷而下，又乌能不胜任而愉快耶。

5.《成方切用》：胸中与太空相似，天日照临之所，而膻中之宗气，又赖以苞举一身之气者也。今胸中之阳，痹而不舒，其经脉所过，非缓即急，失其常度，总由阳气不运，故致然也，用薏苡仁以舒其经脉，用附子以复其阳，则宗气大转，阴浊不留，胸际旷若太空，所谓化日舒长，曾何缓急之有哉。

6.《金匮方歌括》：治胸痹缓急者，此散主之。薏苡仁十五两，大附子十枚（炮）。上二味，杵为散，服方寸匕，日三服。歌曰：痹来缓急属阳微。经云：阳气者，精则养神，柔则养筋。附子十枚切莫违……元犀按：薏苡禀阳明金气，金能制风，肝为风脏而主筋，取治筋之缓急，人之所知也。合附子以大补阳气，其旨甚奥。

7.《医宗金鉴》：缓急者，或缓而痛暂止，或急而痛，复作也。薏苡仁入肺利气，附子温中行阳，为散服，则其效更速矣。魏荔彤曰：薏苡下气宽胸，附子温中散邪，为邪盛甚而阳微亦甚者立法也。

8.《张氏医通》：胸痹缓急者，薏苡附子散主之。胸中为阳气所居之位，今胸中之阳，痹而不舒，其经脉所过，非缓即急，失其常度，总由阳气不运故也。用薏苡舒其经脉，附子复其胸中之阳，则大气一转，阴浊不留，胸际旷然若太空矣。

【现代研究】

1. 心血管临床研究

不稳定型心绞痛　一项薏苡附子散加减治疗冠心病不稳定型心绞痛（阳气虚衰型）的临床疗效研究（随机、对照试验）：选取 40 例冠心病不稳定型心绞痛辨证分型为阳气虚衰型患者，采用治疗前后自身对照的方法，入院前的西医常规治疗药物，入院后在上述治疗基础上给予以薏苡附子散，疗程 2 周。结果：①中医证候疗效：患者经过治疗后有效率达 80.0%，其中显效 16 例，有效 16 例。中医证候总积分治疗后较治疗前下降，且对比有统计学差异（$P < 0.01$）。②心电图：治疗后优于治疗前，有效率达 72.5%，其中显效 16 例，有效 13 例，无效 11 例，加重 0 例。③后期的随访：试验结束 90 天后，其中有 3 例患者因心绞痛再住院，再住院率为 7.5%。结果提示薏苡附子散加减治疗冠心病不稳定型心绞痛（阳气虚衰型），可改善患者的临床症状。

2. 心血管实验研究

（1）对小鼠心肌缺血和血管内皮功能损伤的保护作用及机制　一项薏苡附子散对小鼠心肌缺血和血管内皮功能损伤保护作用的研究：采用冠状动脉左前降支近端结扎的方法建立小鼠心肌缺血模型，造模成功后将 60 只小鼠随机分为空白组、假手术组、急性心肌缺血（AMI）组、低剂量薏苡附子散组、中剂量薏苡附子散组和高剂量薏苡附子散组，每组 10 只，人冠脉内皮细胞（HCAECs）随机分为空白组、缺氧组、缺氧 + 低剂量薏苡附子散组、缺氧 + 中剂量薏苡附子散组和缺氧 + 高剂量薏苡附子散组，除空白组外，其余各组细胞采用三气培养箱培养 24 小时建立缺氧模型。药物干预 28 天。结果：①对心肌缺血再灌注后小鼠心电图 ST 段的影响：建立 AMI 模型后小鼠心电图 ST 段明显抬高。② Western blotting：与空白组比较，注射 N– 硝基 –L– 精氨酸甲酯（一氧化氮合酶竞争性抑制剂）后假手术组、AMI 组和低、中及高剂量薏苡附子散组小鼠心肌组织中一氧化氮合酶（eNOS）蛋白表达水平降低（$P < 0.05$）；与生理盐水组比较，低、中和高剂量薏苡附子散组小鼠胸主动脉舒张率升高（$P < 0.05$）；与空白组和假手术组比较，AMI 组小鼠血清中总一氧化氮（NO）水平降低（$P < 0.05$），高剂量薏苡附子散组小鼠血清中 NO 水平升高（$P < 0.05$）；与 AMI 组比较，低、中和高剂量薏苡附子散组小鼠血清中 NO 水平升高（$P < 0.05$）。③染色观察：TTC 染色观察，与空白组和假手术组比较，AMI 组和低、中及高剂量薏苡附子散组小鼠心肌组织均有不同程度心肌缺血；与 AMI 组比较，低、中和高剂量薏苡附子散组小鼠心

肌组织缺血面积减少，心肌组织缺血面积百分率降低（$P < 0.05$）。HE 染色，空白组和假手术组小鼠心肌细胞排列整齐，胞核清晰完整，大小均匀，未见炎性细胞浸润；AMI 组小鼠可见明显的心肌组织损伤，心肌细胞排列紊乱、破裂坏死，有炎性细胞浸润；低、中和高剂量薏苡附子散组小鼠可见心肌组织病理性损伤恢复。④荧光染色法检测：与空白组比较，缺氧组、缺氧＋低剂量薏苡附子散组和缺氧＋中剂量薏苡附子散组 HCAECs 中线粒体膜电位（MMP）水平降低（$P < 0.05$），活性氧（ROS）水平升高（$P < 0.05$）；与缺氧组比较，缺氧＋中剂量薏苡附子散组和缺氧＋高剂量薏苡附子散组 HCAECs 中 MMP 水平升高（$P < 0.05$），缺氧＋低剂量薏苡附子散组、缺氧＋中剂量薏苡附子散组和缺氧＋高剂量薏苡附子散组 HCAECs 中 ROS 水平降低（$P < 0.05$）。结果提示薏苡附子散可通过增强 NO 生物活性，增加主动脉血管活性，改善心肌缺血病理状态，恢复，减少 ROS 的生成，改善线粒体及血管内皮细胞功能障碍。

（2）对胸痹急痛的药理作用及机制　一项基于生物信息技术的薏苡附子散网络药理学研究：依托 BATMAN-TCM 数据库对薏苡附子散进行成分筛选和靶点预测，利用 STRING 平台构建靶蛋白相互作用网络，利用 BiNGO 和 MCODE 插件对靶基因进行 GO 生物过程富集和聚类模块分析，通过 DAVID 服务器对薏苡附子散潜在靶基因进行 KEGG 信号通路富集。结果：薏苡附子散中去甲乌药碱、薏苡素、苯甲酰乌头原碱、薏苡酯等 14 个活性成分，作用于 5- 羟色胺受体、多巴胺受体、M2 胆碱受体、前列腺素受体 E2、肾上腺素受体等 66 个靶点，涉及 cAMP 信号转导、钙离子调节、神经调节、细胞周期、细胞凋亡等多种生物过程，参与神经调节、内分泌调节、信号转导、糖类代谢、精神疾病、炎症及其他 7 大类 19 条信号通路。结果提示薏苡附子散不仅具有治疗胸痹急痛、强心、中枢止痛的作用，还可能具有抗癌、抗炎、抗抑郁及调节血糖等作用。

橘皮枳实生姜汤

【出处】《金匮要略·胸痹心痛短气病脉证并治第九》：胸痹，胸中气塞，短气，茯苓杏仁甘草汤主之，橘枳姜汤亦主之。

【组方】橘皮一斤，枳实三两，生姜半斤。

【功效】行气除满，散结化饮。

【主治】治胸痹，胸中气塞，呼吸短促，心下硬满，呕吐哕逆。

【用法】上三味，以水五升，煮取二升，分温再服。

【古籍论述】

1.《金匮要略浅注》：橘皮一斤，枳实三两，生姜半斤。上三味，以水五升，煮取二升，分温再服。又有本脏病，而殃及他脏者，不可不知。胸痹为手少阴之君火衰微，以致足少阴之阴气上弥，势盛而及于肝，肝主通身之筋，今筋时见缓急者，乙癸同病也，以薏苡附子散主之。此方胸痹之兼证也。

2.《三因极一病证方论》：治胸痞，胸中噎塞，如满，习习如痒，喉中涩，咳唾燥沫。橘皮一两，枳实（麸炒，去瓤）二钱，生姜半两。上为锉散，分二服，水二盏，煎七分，为一服，去滓，食前服。

3.《金匮要略直解》：气塞短气，非辛温之药不足以行之，橘皮、枳实、生姜辛温，同为下气药也。《内经》曰：病有缓急，方有大小。此胸痹之缓者，故用君一臣二之小方也。

4.《证治准绳·杂病》：心下满而不痛为痞，心下满而痛为胸痹。《金匮》方：胸痹胸中气塞短气，茯苓杏仁甘草汤主之，橘枳姜汤主之。胸痹缓急者，薏苡仁附子散主之。此二条不言痛。支饮胸满者，枳朴大黄汤主之。不言痹。胸痹之病，喘息咳唾，胸背痛，短气，寸口脉沉而迟，关上小紧数者，以瓜蒌薤白白酒汤主之。胸痹不得卧，心痛彻背，瓜蒌薤白半夏汤主之。胸痹心中痞，留气结在胸，胸满胁下逆抢心，枳实薤白桂枝汤主之，人参汤亦主之。一味瓜蒌，取子熟炒，连皮或煎或丸，最能荡涤胸中垢腻。

5.《金匮方歌括》：橘皮一斤，枳实三两，生姜半斤。上三味，以水五升，煮取二升，分温再服。歌曰：痹而气塞又何施，枳实辛香三两宜，橘用一斤姜减半，气开（则）结（自）散勿迟疑。

6.《张氏医通》：痰气结聚于胸中，胸满溢于经脉，故从胁下逆上以抢心也。二汤一以治胸中实痰外溢，用薤白桂枝以解散之；一以治胸中虚痰内结，即用人参理中以清理之。一病二治，因人素禀而施，两不移易之法也。胸痹胸中气塞，短气，茯苓杏仁甘草汤主之，橘皮枳实生姜汤亦主之。夫短气不足以息者，实也，故二方皆利气之剂，一以疏利肺气，一以疏利胃气也。

7.《张氏医通》：橘皮枳实生姜汤《金匮》，治胸痹胸中愊愊如满，噎塞习习如痒，喉中涩燥吐沫。橘皮一两，枳实二枚，生姜一两。上三味，以水五升，煮取二升，分温再服。

8.《医学纲目》：陈皮一斤，枳实三两，生姜半斤。上三味，以水五升，煮取二升，分温再服。《千金》治胸痹气满壅，心膈不利，枳实二两，麸炒微黄为末，非时以清粥饮调下二钱。

9.《症因脉治》：若心中痛，留气结在胸，胸满，兼以胁下逆抢心，枳实薤白桂枝汤，后以人参汤补气。若甚而胸中气塞，加以短气，茯苓杏仁甘草汤，后以橘枳生姜汤。

10.《高注金匮要略》：橘皮一斤，枳实三两，生姜半斤。上三味，以水五升，煮取二升，分温再服。胸痹上虚而中下之逆邪有二，湿与寒是也。肺性恶湿复恶寒，湿则肺滞，寒则肺敛，俱能使膈膜之痹处作痛外，而又能令其气塞且短也。湿气上逆者，以茯苓之温胸燥湿者为主，佐杏仁以利肺窍，而以浮缓之甘草，托之上行而留恋之，则湿去滞通，而气之塞且短者可愈矣，故主之。寒气上逆者，以辛温之橘皮为君，温则暖膈，辛则散结也。生姜祛寒止逆，而性复宣通，与犀利之橘皮相济，则成和风爽气之象。然后佐以破留气之枳实，则寒去而肺畅，气之塞且短者亦愈，故曰"亦主之"，然二汤皆微、弦两责之方也。

11.《金匮玉函经二注》：橘皮一斤，枳实三两，生姜半斤。上三味，以水五升，煮取二升，分温再服。胸痹既有虚实，又有轻重，故痹之重者，必彻背彻心者也，轻者不然，然而何以亦言痹，以其气塞而不舒，短而弗畅也。然一属手太阴肺，肺有饮，则气每壅而不利，故以茯苓逐水，杏仁散结，用之当矣。又何取于甘草，盖以短气则中土不足也。土为金之母也，一属足阳明胃，胃中实，故君橘皮以理气，枳实以消满，且使积滞去而机窍通，更加生姜之辛，无处不宣，靡有遏抑，庶邪去而正自快。此同一实证中，而又有脏腑之别也。

12.《订正仲景全书金匮要略注》：胸痹胸中急痛，胸痹之重者也；胸中气塞，胸痹之轻者也。胸为气海，一有其隙，若阳邪干之则化火，火性气开不病痹也。若阴邪干之则化水，水性气阖，故令胸中气塞短气，不足以息，而为胸痹也。水盛气者，则息促，主以茯苓杏仁甘草汤，以利其水，水利则气顺矣。气盛水者，则痞塞，主以橘皮枳实生姜汤，以开其气，气开则痹通矣。沈明宗曰：邪气阻塞胸膈，肺气不得往来流利，则胸中气塞短气。方用杏仁使肺气下通，以茯苓导引湿下行，甘草和中，俾邪去则痹开而气不短矣。然胸痹乃胸中气塞，土湿寒浊阴气以夹外邪上逆所致，故橘、枳、生姜善于散邪下浊，所以亦主之。魏荔彤曰：此证乃邪实而正不甚虚，阳微而阴不甚盛。盖痹则气必塞，气塞则必短气，前言之矣。今开降其气，而诸证自除矣。

【现代研究】

1. 心血管临床研究

不稳定型心绞痛　一项橘枳姜汤治疗冠心病不稳定型心绞痛的临床价值研究（随机、对照试验）：选取符合冠心病不稳定型心绞痛（气滞痰凝型）的患者100例，按照随机数字表随机分为对照组（50例，使用冠心病二级预防治疗）和试验组（50例，在对照组的基础上加用橘枳姜汤进行治疗），疗程30天。结果：①有效率：治疗后，试验组临总有效率90%明显优于对照组60%（$P < 0.05$）。②心绞痛改善：试验组心绞痛改善情况总有效率为90%，高于对照组74%（$P < 0.05$）。③安全性监测：试验组和

对照组所有入选患者治疗前后均行肝功、肾功监测，组内治疗前后比较，无明显的不良反应（$P > 0.05$）。结果提示使用橘枳姜汤治疗气滞痰凝型不稳定型心绞痛可改善患者症状。

2. 心血管实验研究

（1）对冠心病的治疗作用及干预机制　一项基于网络药理学方法探讨茯苓杏仁甘草汤与橘枳姜汤治疗冠心病的作用靶点及可能作用机制的研究：采用口服生物利用度和药物相似性筛选获取茯苓杏仁甘草汤与橘枳姜汤的成分和靶点，通过 CTD、DrugBank 数据库筛选抗冠心病相关的蛋白，构建成分 - 靶点网络图，用 DAVID 数据库对基因富集分析，通过 KEGG 通路分析结果，获得参与相关通路的候选基因及功能。结果：①靶点：茯苓杏仁甘草汤与橘枳姜汤的化学成分分别为 186 个、163 个，茯苓杏仁甘草汤与橘枳姜汤共有 270 个潜在靶点，其中 256 个潜在靶点与冠心病相关；成分 - 靶点网络图显示两方可能通过 CHRM2、PTGS2.SLC6A2、CHRM1 与 PTGS1 等关键基因，经由神经信号传递通路、cGMP-PKG 信号通路、钙离子信号通道、血清素神经突触和甲状腺激素信号通路等干预冠心病的进程。②共同靶点：两复方中存在 CHRM2、PTGS2、SLC6A2、CHRM1、PTGS1 等共有靶点及共有靶点所在的生物过程和通路，可以共同干预冠心病。③橘枳姜汤特有机制：F12、CHRM5、SELE、OPRD1 与 HAS2 基因及抗生素的生物合成、脯氨酸代谢等通路的调控为橘枳姜汤特有的治疗冠心病机制。结果提示茯苓杏仁甘草汤与橘枳姜汤在组方上差异明显，对冠心病有明确干预作用的化学成分及靶点既有重合，也有差异。

（2）对急性心肌缺血大鼠心肌细胞凋亡的影响　一项茯苓杏仁甘草汤合橘枳姜汤影响急性心肌缺血大鼠心肌细胞凋亡的研究：采用异丙肾上腺素腹腔注射制备大鼠急性心肌缺血模型，造模成功后将 50 只 SD 大鼠随机分为正常对照组、急性心肌缺血模型组、中药低剂量组、中药高剂量组及欣康组，每组 10 只。结果：①心肌细胞凋亡变化：空白组未见明显坏死变性的心肌细胞，可见少量阳性凋亡细胞；模型组可见大量凋亡心肌细胞；药物组细胞凋亡较模型组均显著减少，其中中药高浓度组较欣康组及中药低浓度组减少更为明显。② Bax 及 Bcl-2 蛋白表达：与空白组比较，模型组细胞凋亡数量、Bax 及 Bcl-2 蛋白表达明显增多（$P < 0.01$）；与模型组比较，各药物组细胞凋亡数量及 Bax 蛋白表达均明显减少（$P < 0.05$），Bcl-2 蛋白表达明显增多（$P < 0.05$）；其中中药高剂量组抑制细胞凋亡作用明显，与中药低剂量组及欣康组差异具有统计学意义（$P < 0.05$），中药低剂量组与欣康组差异无统计学意义（$P > 0.05$）。结果提示茯苓杏仁甘草汤合橘枳姜汤能通过上调 Bcl-2 蛋白和下调 Bax 蛋白的表达，降低细胞凋亡率，达到抑制心肌细胞凋亡的目，从而起到抗心肌缺血的作用。

麝香天麻丸

【出处】《圣济总录·卷六十四·膈痰风厥头痛》：治风痰气厥，头痛目眩，旋运欲倒，四肢倦怠，精神不爽，多饶伸欠，眠睡不宁，麝香天麻丸方。

【组方】天麻（酒浸一宿，焙干）一两，芎䓖一两，防风（去叉）一两，甘菊花三分，麝香二钱（研），天南星一个（及一两者，先用白矾汤洗七遍，然后水煮软，切作片，焙干）。

【主治】风痰气厥，头痛目眩，旋运欲倒，四肢倦怠，精神不爽，多饶伸欠，眠睡不宁。

【用法】每服一丸，细嚼，荆芥汤送下，不拘时候。

【古籍论述】

1.《普济方》：麝香天麻丸，出《圣济总录》。治风头旋，目黑，肩背拘急，恍惚松悸，肢节疼痛，宜服。

麝香天麻丸，出《和剂方》。治风手足不遂，或少力颤掉，血脉凝涩，肌肉顽痹，遍体疼痛，转侧无力，筋脉拘挛，不得屈伸。紫背浮萍草（干去土）四两，麻黄（去根）二两，防风（去芦）、天麻（去芦）一两。以上四味为末，没药（别研，极细）、朱砂（研飞）各一两，安息香（别研）、麝香（研）各一两，血竭（别研极），鬼箭（别研细）三两，木月一两半。上除药外，将碾出药同研拌匀，炼滤白沙蜜，与安息香同熬过，搜成剂，入臼捣杵，熟为丸，如弹子大。

麝香天麻丸治风痰，气厥头疼，目眩旋晕，四肢倦怠，精神不爽，眠睡不宁。

2.《证治准绳·类方》：麝香天麻丸治风痰，气厥头疼，目眩旋晕，四肢倦怠，睡卧不宁，精神不爽。麝香二钱（研），天麻（酒浸）、防风、芎各一两，甘菊花七钱五分，南星一枚（重一两者，先用白矾汤洗七次，后用水煮令软，切片焙干）。上为细末，炼蜜丸，鸡头实大。每服一丸，不拘时，细嚼，荆芥汤送下。

3.《本草简要方》：如一切痈疽发背疔疮内毒，未溃者，以针刺破，捻一丸以膏药贴之，即溃。麝香天麻丸：麝香（另研）二钱，天麻（酒浸）、防风、川芎各一两，甘菊花七钱五分，天南星一枚（重一两者，先以白矾汤浸洗七次后以水煮软，切片焙干）。研末，蜜丸鸡头实大。每服一丸，不拘时，细嚼，荆芥汤下。

麝香汤

【出处】《圣济总录·卷五十五·心痛门·厥心痛》：治厥心痛，麝香汤方。

【组方】麝香（别研，每汤成旋下）、木香一两（锉），桃仁（去皮尖，双仁，麸炒）三十五枚，吴茱萸（水浸一宿，炒干）一两，槟榔（煨）三枚。

【功效】芳香止痛。

【主治】厥心痛。

【用法】上五味，除麝香、桃仁外，粗捣筛，入桃仁再同和研匀，每服三钱匕，水半盏，童子小便半盏，同煎至六分，去滓入麝香末半钱匕，搅匀温服，日二服。

【古籍论述】

1.《世医得效方》：平胃散加丁香、麝香为末，热盐汤调服。麝香汤下阿魏丸三十粒，立效。

2.《奇效良方》：治缠喉风，咽中如束，气不通。上用甜瓜蒂，不限多少，细研为末，壮年一字，十五岁以上及年老者服半字，早晨用井花水调下，一时须含砂糖一块，食久涎如水出。年深者涎尽有一块如涎布，水上如鉴矣。涎尽食粥一两日。如吐多困甚，即咽麝香汤一盏，即止矣，麝香须细研，以温水调下，此药不大吐逆，只吐涎水。

3.《本草纲目》：鬼疰气痛，秫米泔汁和作饼，烧热绵裹熨之。又主肿毒，和醋敷之，极效（藏器）。孕妇腹内钟鸣，研末二钱，麝香汤下，立愈。

第二节　芳香凉达剂

川芎丸

【出处】《太平惠民和剂局方·卷之一·治诸风》：川芎丸，消风壅，化痰涎，利咽膈，清头目。治头痛眩晕，心忪烦热，颈项紧急，肩背拘倦，肢体烦疼，皮肤瘙痒，脑昏目疼，鼻塞声重，面上游风，状如虫行。

【组方】川芎、薄荷叶各七十两，细辛五两，防风二十五两，桔梗一百两，甘草三十五两。

【主治】消风壅，化痰涎，利咽膈，清头目。治头痛眩晕。

【用法】每服一丸，细嚼，临卧茶水调下。

马牙硝散

【出处】《太平圣惠方·卷五十五·心黄证候》：治心黄，心神恍惚，口干烦闷，马牙硝散方。

【组方】马牙硝一两（细锉），朱砂一两（细研），龙齿一两，犀角屑一两（水牛角代），黄芩一两，甘草一两（炙微赤，锉）。

【主治】治心黄，心神恍惚，口干烦闷。

【用法】不计时候，以生地黄汁调下二钱。

天麻丸

【出处】《圣济总录·卷一百八·眼眉骨及头痛》：治胸膈风痰，头目旋晕，时发昏痛，天麻丸方。

【组方】天麻一两半，羌活（去芦头）一两半，芎䓖一两半，羚羊角（镑）一两，干薄荷叶二两，人参一两，干蝎（炒）四钱，白僵蚕（直者，微炙）一两，天南星（牛胆制者）半两，龙脑（研）二钱，麝香（研）二钱。

【主治】胸膈风痰，头目旋晕，时发昏痛。

【用法】上一十一味，先将九味，捣罗为末，入龙脑、麝香同研匀，炼蜜和丸如鸡头大，以丹砂为衣，每服一丸，细嚼，茶、酒任下，食后服。

牛黄丸

【出处】《圣济总录·卷第一十四·风惊悸》：治风化涎，保精神，益肝胆，压惊悸，镇心，牛黄丸方。

【组方】牛黄（别研）一分，龙脑（别研）半两，人参二两，玳瑁末一两，丹砂（别研）二两，麝香（别研）一分，白茯苓（去黑皮）一两，安息香半两（捣碎，以酒浸，研细，滤，银器内慢火熬成膏）。

【功效】功在治风，化涎，保精神，益肝胆，压惊悸，镇心。

【主治】风惊悸。

【用法】每服三丸，薄荷汤嚼下；小儿惊热风虚，每服一丸，以金银薄荷汤化下，食后、临卧服。

【古籍论述】

1.《温病条辨》：阳明温病，无汗，小便不利，谵语者，先与牛黄丸；不大便，再与调胃承气汤。无汗而小便不利，则大便未定成硬，谵语之不因燥屎可知。不因燥屎而谵语者，犹系心包络证也，故先与牛黄丸，以开内窍，服牛黄丸，内窍开，大便当下，盖牛黄丸亦有下大便之功能。

2.《吴鞠通医案》：十三日肢厥、脉厥俱有渐回之象，仍服前方二帖。晚间再服紫雪丹一钱，牛黄丸一粒。明早有谵语，仍服紫雪丹一钱，不然不必服。

牛黄清心丸

【出处】《太平惠民和剂局方·卷之一·治诸风》：治诸风缓纵不随，语言謇涩，心忪健忘，恍惚去来，头目眩冒，胸中烦郁，痰涎壅塞，精神昏愦。又治心气不足，神志不定，惊恐怕怖，悲忧惨戚，虚烦少睡，喜怒无时，或发狂癫，神情昏乱。

【组方】白芍药、麦门冬、黄芩、当归、防风、白术各一两半，柴胡、桔梗、川芎、茯苓、杏仁各一两二钱半，神曲、蒲黄、人参各二两半，羚羊角末、麝香、冰片各一两，肉桂、大豆黄卷、阿胶各一两七钱半，白蔹、干姜各七钱半，牛黄一两二钱，犀角末（水牛角代）二两，雄黄八钱，干山药七两，甘草五两，金箔一千二百箔（内四百箔为衣），大枣一百枚（蒸熟，去皮、核，研成膏）。

【功效】清心化痰，镇惊祛风。

【主治】诸风缓纵不遂，语言謇涩，心神恍惚，怔忡健忘，头目眩冒，胸中烦郁，痰涎壅塞，精神昏愦及心气不足，惊悸悲忧，虚烦少眠，喜怒无时，或发狂癫，神情烦乱。

【用法】每服一丸，温水化下，食后服。小儿惊痫，酌量多少，竹叶汤温水化下。

【古籍论述】

1.《症因脉治》：胆火乘脾者，清胆竹茹汤。左关独大，龙胆泻肝汤加胆星。胆涎沃心者，胆星汤合泻心汤、牛黄清心丸。

2.《幼科折衷》：滞颐之症口流涎，脾家有热涌而然；亦有胃寒而作者，虫痛涎流湿热兼。《内经》曰：足太阴之经通于口。盖脾之液为涎，小儿口流涎出而积于颐间者，因脾家受病，不能收摄耳。凡作渴饮冷者属实热，宜泻胃火；作渴饮汤者属虚热，宜补中气。若脾经实热而廉泉不能约制者，用牛黄清心丸。

3.《祖剂》：治诸风，语言謇涩，心怔健忘，恍惚去来，头目眩冒，胸中烦郁，痰涎壅塞，精神昏愦。又治心气不足，神志怕怖悲忧惨，虚烦少睡，喜怒无时，或发狂癫，神情昏乱。

4.《奇方类编》：专治中风中痰，昏晕不醒，口噤痰喘及小儿惊风，发搐五痫等症。

5.《绛囊撮要》：专治痰厥，昏晕不醒，口噤痰喘及小儿惊风，发搐五痫等症。

6.《凌临灵方》：犀角能透少阴阳明之邪，疹当为要药。牛黄清心丸清心包之痰火，与热证相宜，若疹家非其长也。

7.《外科心法要诀》：锁喉毒生因积热，外感风寒耳前结，外似瘰疬渐攻喉，心与小肠听会穴。此证由心与小肠积热，外感风寒，凝结而成。初生于耳前听会穴，形如瘰疬，渐攻咽喉，肿塞疼痛，妨碍饮食。证须速治，宜服牛黄清心丸开关解热，兼服清咽利膈汤，吹冰硼散。

牛黄散

【出处】《太平圣惠方·卷第四·治心脏风邪诸方》：治心脏风邪，神魂恍惚，心烦语涩，宜服牛黄散方。

【组方】牛黄（细研）、龙脑（细研）、朱砂（细研）、雄黄（细研）、麝香（细研）以上各一分，沙参（去芦头）、独活、羚羊角屑、犀角屑（水牛角代）、乌蛇（酒浸，去皮、骨，炙令黄）、蝉壳、天竺黄（细研）、防风（去芦头）、柏子仁、细辛、麦门冬（去心，焙）、茯神、人参（去芦头），以上各一两。

【功效】祛风镇惊。

【主治】心脏风邪，神魂恍惚，心烦语涩。

【用法】上件药，捣细罗为散，入研了药，都研令匀。每服不计时候，煎金银汤调下一钱。

【古籍论述】

1.《太平圣惠方》：治心脏中风，心神恍惚，恐畏闷乱，不得睡卧，志意不定，言语错误，宜服牛黄散方。牛黄一分（细研），犀角屑一分，朱砂半两（细研），麝香一分（细研），羚羊角屑一分，防沙参一分，麦门冬半两（去心，炙微赤，锉）。上件药，捣细罗为散，都研令匀。每服一钱，煎麦门冬汤调下，不计时候服。

2.《普济方》：牛黄散出《圣惠方》。治心脏风邪，神魂恍惚，心烦语涩。牛黄（细研）、龙脑（细研）、朱砂（细研）、雄黄（细研）、麝香（细研）各一钱，沙参（去芦头）、独活、羚羊角屑、乌头（酒浸，去皮骨，炙令黄）、蝉壳、天竺黄（细研）、防风（去芦头）、柏子仁、细辛、麦门冬（去心，焙）、茯神、人参（去芦头）各一两。

六神散

【出处】《圣济总录·卷第一十六·风头痛》：治头痛眼睛痛，六神散方。

【组方】鸡苏二钱，芎劳二钱，马牙硝（研）二钱，石膏（研）一钱，乳香（研）一钱，龙脑（研）一字。

【主治】主治头痛，眼睛痛。

【用法】每用一字，含水搐于鼻中。

石膏散

【出处】《圣济总录·卷第一十六·风头痛》：治风壅头痛，眉骨疼，石膏散方。

【组方】石膏（研）一两，芎劳一两，旋覆花一两，白附子（炮）一分，细辛（去苗叶）一分，甘草（炙）一分。

【主治】风壅头痛，眉骨疼。

【用法】每服半钱匕，腊茶调下，不拘时候。

【古籍论述】

1.《秘传眼科龙木论》：第十四问，目中常早晨昏者何也？答曰，此乃头风攻冲于头。目者太阳之首，肝脏为阳，气旺故使头风攻注于目，宜服局方芎菊散、白蒺藜散、石膏散。

2.《明目至宝》：十七问曰，早晨目昏者，何也？答曰，乃头风攻注也。头为六阳之会，清晨阳气初会于首，又寅卯之时肝木大旺，肝主风木，故云头风攻注也。宜服芎劳散、石膏散、白蒺藜散。

3.《证治汇补》：石膏散治痰火头痛。川芎（下），石膏（上），黄芩（中），白芷（下），水煎。

龙脑芎辛丸

【出处】《圣济总录·卷第一十六·风头痛》：治风热头痛，痰涎壅闷，旋晕昏倦，龙脑芎辛丸方。

【组方】芎劳二两，细辛半两（去苗叶），甘草（炙）半两，龙脑（研）一分，天南星一两（炮），秦艽一两（去苗土），丹砂（研）一两。

【主治】风热头痛，痰涎壅闷，眩晕昏倦。

【用法】每服一丸，食后嚼，以茶清或荆芥汤送下。

【古籍论述】

1.《圣济总录》：治风热头痛，痰涎壅闷，旋晕昏倦，龙脑芎辛丸方。

2.《普济方》：龙脑芎辛丸，治风热头痛，痰涎壅闷，眩晕昏倦。

龙脑芎犀丸

【出处】《太平惠民和剂局方·卷之一·治诸风》：龙脑芎犀丸消风化痰，除心肺邪热，去头面诸风。治偏正头痛，心忪烦郁，面热目眴，鼻塞脑昏，痰热咳嗽，咽膈不利。石膏（细研）、川芎各四两，生龙脑（别研）、生犀角、山栀子（去皮）各一两，朱砂（研飞，四两，内一两为衣），人参（去芦）、茯苓（去皮，用白者）、细辛（去苗）、甘草（炙）各二两，阿胶（碎炒）一两半，麦门冬（去心）三两。上除别研、后入外，并捣罗为细末，炼蜜为丸。每服一丸至二丸，细嚼，茶、酒任下，食后服。

【组方】石膏四两（细研），川芎四两，生龙脑一两（别研），生犀角一两（水牛角代），山栀子（去皮）一两，朱砂（研飞，四两，内一两为衣），人参二两（去芦），茯苓二两（去皮，用白者），细辛二两（去苗），甘草（炙）二两，阿胶（碎炒）一两半，麦门冬（去心）三两。

【主治】消风化痰，除心肺邪热，去头面诸风。主偏正头痛，心忪烦郁，面热目眴，鼻塞脑昏，痰热咳嗽，咽膈不利。

【用法】每服一丸至二丸，食后细嚼，茶、酒任下。

至宝丹

【出处】《苏沈良方》卷五引自《灵苑方》：旧说主疾甚多，大体专疗心热血凝，心胆虚弱，喜惊多涎，眼中惊魇，小儿惊热，女子忧劳，血滞血厥，产后心虚怔忡尤效。

【组方】生乌犀（水牛角代）、生玳瑁、琥珀、朱砂、雄黄各一两，牛黄一分，龙脑一分，麝香一分，安息香一两半。酒浸，重汤煮令化，滤过滓，约取一两净金银箔各五十片。

【功效】化浊开窍，清热解毒。

【主治】痰热内闭心包证。神昏谵语，身热烦躁，痰盛气粗，舌绛苔黄垢腻，脉滑数。亦治中风、中暑、小儿惊厥属于痰热内闭者。

【用法】上丸如皂角子大，人参汤下一丸，小儿量减。

【古籍论述】

1.《温病条辨》：此方荟萃各种灵异，皆能补心体，通心用，除邪秽，解热结，共成拨乱反正之功。大抵安宫牛黄丸最凉，紫雪次之，至宝又次之，主治略同，而各有所长，临用对证斟酌可也。

2.《绛雪园古方选注》：暹罗犀角（镑）、朱砂（研，水飞，观音面者佳）、雄黄（研，水飞）、琥珀（研）、玳瑁（镑）各一两，牛黄五钱，麝香（研）、龙脑（研）各一钱，金银箔各五十片，水安息香一两（无灰酒熬成膏，如无，以旱安息香代之）。上将犀、玳为细末，入余药研匀，将安息膏重汤煮，入诸药搜和，分作百丸，蜡护，临服剖用，参汤化下。至宝丹，治心脏神昏，从表透里之方也。

3.《冯氏锦囊秘录》：治卒中恶，客忤诸痫急惊。

4.《奇方类编》：至宝丹治一切痈疽，肿毒，对口背疽，乳痈结毒危难诸症。

5.《六因条辨》：冬温烦热，舌绛，神昏谵妄，斑紫或黑，脉数或促，此邪入血分，宜用犀角地黄汤加鲜石斛、元参心、连翘心、人中黄、广郁金、鲜菖蒲、至宝丹、青竹叶等味，凉血透邪也。上条舌绛苔黄，斑疹隐约虽已神昏，邪尚在营；此条舌绛而焦，斑紫而黑，神昏谵妄，是邪已入血，非凉血清热则万无生理，故用犀角、生地、丹皮、赤芍，合元参，连翘、中黄、石斛，菖蒲凉血破瘀，兼至宝丹芳香逐邪。若再不解，则邪无泄越，症必危矣。

朱砂丸

【出处】《太平圣惠方·卷第四·治心脏中风诸方》：治心脏中风，手足惊掣，心神狂乱，恍惚烦闷，言语謇涩，宜服朱砂丸方。

【组方】朱砂（细研，水飞过）一两，龙齿一两，犀角屑（水牛角代）一两，天麻

（去芦头）一两，秦艽三分，黄芩半两，铁霜（细研）三分。

【功效】祛风镇惊。

【主治】心脏中风，手足惊掣，心神狂乱，恍惚烦闷，言语謇涩。

【用法】上件药，捣罗为末，都入乳钵内，同研令匀，炼蜜和捣三二百杵，丸如梧桐子大。每服不计时候，以粳米粥饮下二十丸。

【古籍论述】

《太平圣惠方》：治心脏风热，多惊恍惚，烦躁语涩，宜服朱砂丸方。朱砂一两（细研水飞过），龙脑一分（细研），牛黄一分（细研），龙齿一两（细研），天竺黄一两（细研），金银箔各一百片（细研），虎睛三对（酒浸一宿，微炙），马牙硝一两（麝香心焙）。上件药，捣罗为末，入研了药令匀，炼蜜和捣三二百杵，丸如梧桐子大。每服不计时候，以荆芥汤嚼下十丸。

朱砂散

【出处】《太平圣惠方·卷第四·治心风狂言诸方》：治心风烦躁狂言，胸膈壅滞，神思不安，宜服朱砂散方。

【组方】朱砂（细研如粉）一两，牛黄（细研）一分，龙脑（细研）一分，麝香（细研）一分，茯神一两，门冬一两，地黄（细研）一两。

【功效】祛风镇惊。

【主治】心风烦躁狂言，胸膈壅滞，神思不安。

【用法】上件药，捣细罗为散，入研了药，都研令匀。每服不计时候，煎金银汤调下一钱。

安宫牛黄丸

【出处】《温病条辨·卷一·上焦篇·风温、温热、温疫、温毒、冬温》：治飞尸卒厥，五痫中恶，大人小儿痉厥之因于热者。

【组方】牛黄一两，郁金一两，犀角（水牛角代）一两，黄连一两，朱砂一两，梅片二钱五分，麝香二钱五分，真珠五钱，山栀一两，雄黄一两，金箔衣黄芩一两。

【功效】清热解毒，豁痰开窍。

【主治】邪热内陷心包证。高热烦躁，神昏谵语，或舌謇肢厥，舌红或绛，脉数。亦治中风昏迷，小儿惊厥，属邪热内闭者。

【用法】脉虚者人参汤下，脉实者银花薄荷汤下，每服一丸。兼治飞尸卒厥、五痫、中恶、大人小儿痉厥之因于热者。大人病重体实者，日再服，甚至日三服；小儿服半丸，不知再服半丸。

【古籍论述】

1.《温病条辨》：此芳香化秽浊而利诸窍，咸寒保肾水而安心体，苦寒通火腑而泻心用之方也。牛黄得日月之精，通心主之神。犀角主治百毒，邪鬼瘴气。真珠得太阴之精，而通神明，合犀角补水救火。郁金草之香，梅片木之香（按冰片，洋外老杉木浸成，近世以樟脑打成伪之，樟脑发水中之火，为害甚大，断不可用），雄黄石之香，麝香乃精血之香。合四香以为用，使闭固之邪热温毒深在厥阴之分者，一齐从内透出，而邪秽自消，神明可复也。黄连泻心火，栀子泻心与三焦之火，黄芩泻胆、肺之火，使邪火随诸香一齐俱散也。朱砂补心体，泻心用，合金箔坠痰而镇固，再合真珠、犀角为督战之主帅也。

2.《温病条辨》：手厥阴暑温，身热不恶寒，清神不了了，时时谵语者，安宫牛黄丸主之，紫雪丹亦主之。身热不恶寒，已无手太阴证。神气欲昏，而又时时谵语，不比上条时有谵语，谨防内闭，故以芳香开窍、苦寒清热为急。

3.《温病指南》：阳明温病，斑疹、温痘、温疮、温毒、发黄，凡神昏谵语者，安宫牛黄丸主之。

【现代研究】

1. 心血管临床研究

心肺复苏术后 一项安宫牛黄丸在心脏骤停患者心肺复苏术后的应用效果的临床研究（随机、对照试验）：选择 90 例急诊心脏骤停患者，按随机数字表法分为两组，对照组（50 例，心脏骤停恢复自主循环后立刻静脉滴注纳洛酮）和试验组（50 例，在对照组基础上给予安宫牛黄丸），疗程 1 周。结果：①脑氧代谢率：试验组治疗后 3 天、7 天时的脑氧代谢率均显著高于对照组（均 $P < 0.05$）。②氧化应激损伤：治疗后试验组超氧化物歧化酶 [（96.45±9.47）U/mL]、谷胱甘肽过氧化物酶 [（82.58±11.49）U/L] 显著高于对照组 [（84.25±8.87）U/mL、（73.60±10.75）U/L]，丙二醛 [（9.52±1.88）nmol/mL] 显著低于对照组 [（11.03±3.06）nmol/mL，均 $P < 0.05$]。③血清 S100β 和基质金属蛋白酶 -9：治疗后试验组血清 S100β、基质金属蛋白酶 -9 显著低于对照组；试验组脑复苏成功率显著高于对照组，脑复苏成功时间较对照组短，且治疗后试验组格拉斯哥昏迷量表评分显著高于对照组，格拉斯哥 - 匹兹堡脑功能表现计评分显著低于对照组（均 $P < 0.05$）。结果提示安宫牛黄丸用于急诊心脏骤停患者心肺复苏术后可有效改善脑氧代谢，减轻氧化应激损伤及脑损伤。

2. 心血管实验研究

对脓毒症脑血管血友病因子（vWF）表达的调控机制 一项安宫牛黄丸对脓毒症脑血管血友病因子（vWF）表达的调控机制的研究：选用 C57BL/6J 小鼠 60 只，随机分为对照组、模型组、安宫牛黄丸低 / 中 / 高剂量组、右美托咪定组。腹腔注射 20mg/

kg 脂多糖（LPS）复制脓毒症模型。结果：①脑水肿：与模型组相比，各用药组小鼠海马神经细胞排列较整齐，神经细胞核固缩深染情况明显改善，组织疏松、水肿减轻。②血友病因子（vWF）的表达：安宫牛黄丸可显著降低小鼠脑含水量（$P < 0.01$）；安宫牛黄丸各治疗组小鼠血清中 vWF 含量显著降低（$P < 0.01$），脑血管中 vWF 阳性表达明显降低；脑血管中 vWF 蛋白表达显著降低（$P < 0.01$），脑血管中 vWF mRNA 表达显著降低（$P < 0.01$）。结果提示安宫牛黄丸可以降低脓毒症小鼠血清中 vWF 的含量及脑血管中 vWF 的表达，减轻脑水肿，对脓毒症小鼠脑组织起到保护的作用。

防风丸

【出处】《太平惠民和剂局方·卷之一·治诸风》：治一切风及痰热上攻，头痛恶心，项背拘急，目眩旋运，心忪烦闷，手足无力，骨节疼痹，言语謇涩，口眼瞤动，神思恍惚，痰涎壅滞，昏愦健忘，虚烦少睡。

【组方】防风、川芎、天麻（酒浸一宿）、炙甘草各二两，朱砂五钱。

【主治】风及痰热上攻，头痛恶心，项背拘急，目眩旋运，心忪烦闷，手足无力，骨节疼痹，言语謇涩，口眼瞤动，神思恍惚，痰涎壅滞，昏愦健忘，虚烦少睡。

【用法】每服一丸，荆芥汤化服，或茶、酒嚼下，不拘时候。

香甲散

【出处】《圣济总录·卷一百八·眼眉骨及头痛》：治风热头目疼痛，连绕额角。香甲散方。

【组方】甘菊花二两，芎䓖一两，甘草（生用）半两，青橘皮（汤浸去白，焙）半两，檀香（锉）半两。

【主治】风热头目疼痛，连绕额角。

【用法】每服二钱匕，沸汤入盐少许点服，不拘时候。

【古籍论述】

1.《博济方》：香甲散治妇人血风虚劳，四肢少力，肌肉黄瘁，多困减食，遍身酸疼，真邪相击。心木香三分，鳖甲（去皮肉，醋炙令香）二两，牡丹皮、赤芍、陈皮（去白）、官桂（去皮）、人参、茯苓、秦艽、柴胡（去芦）、白术、当归（炒）、热干地黄、黑附子（炮制，去皮脐）各一两，干姜三分（炮），甘草半两（炙）。上一十六味，同为末，每服二钱，水一盏煎，入生姜三片，枣二枚，同煎至七分，去滓，稍热服。如烦渴心躁，更入乌梅一两，同杵为末。

2.《妇人大全良方》：香甲散治妇人血气虚劳，四肢少力，肌肉黄瘁，多困减食，遍身酸疼，真邪相击，心腹撮疼。木香、干姜各三分，鳖甲（醋炙）二两，牡丹皮、赤芍药、橘红、桂心、人参、茯苓、熟地黄、秦艽、柴胡、白术（炒）、当归（炒）、附子（炮，去皮）各一两，甘草半两。上为粗末，每服二钱。水一盏，生姜三片，枣二枚，煎至七分，去滓，稍热服。如烦渴心躁，入乌梅一两，同杵为末。

3.《普济方》：香甲散治热病后虚劳，或四肢倦怠，脚手疼痛，饮食无味，肌肤黄瘦，或热疟盗汗。

真珠丸

【出处】《圣济总录·卷第一百七十·小儿惊悸》：治小儿风热，心神惊悸，卧不眠安，真珠丸方。

【组方】真珠末一分，伏龙肝一分，丹砂一分，麝香一钱。

【主治】小儿惊啼及夜啼不止。

【用法】每服一丸，候啼即温水送下。

【古籍论述】

1.《幼幼新书》：真珠丸方真珠末、牛黄、雄黄、龙齿各一分，犀角末（水牛角代）、朱砂（细研，水飞过）各半两，麝香（二钱），金银箔各三十片。上件药同研如粉，以糯米饭和丸如绿豆大。不计时候，煎金银汤下三丸。《玉诀》真珠丸治小儿寒热虚积，五脏烦满及下风涎积滞，惊食疳积。南星、半夏、滑石各末二钱，轻粉四钱匕，巴豆二七粒（去心、油）。上末之，面糊丸芥子大。每服十五、二十丸。煎葱汤吞下。

2.《太平圣惠方》：真珠丸补元气，益精髓，悦泽颜色，治一切冷气，明耳目，助脏腑，安心神，强筋力。

3.《普济方》：真珠丸（出《永类钤方》），治肝虚为风邪所干，卧则魂散而不守，状若惊悸。

桑根白皮饮

【出处】《圣济总录·卷第八十八·虚劳上气》：治虚劳上气，咳嗽喘息不得卧，桑根白皮饮方。

【组方】桑根白皮（锉）一两半，木通（锉）一两半，桔梗（锉，炒）一两半，紫苏一两半，槟榔二枚（锉），款冬花一两，郁李仁（炒，去皮，研）一两。

【主治】虚劳上气，咳嗽喘息不得卧。

【用法】每服三钱匕，水一盏，煎至六分，去滓，食后温服，日二次。

【古籍论述】

《普济方》：桑根白皮饮专疗脾胃水气，面目手足肿，胃坚腹满，短气不能动摇。

黄芩散

【出处】《太平圣惠方·卷第四·治心胸烦热诸方》：治心胸烦热，头疼目涩，烦渴不止，宜服黄芩散方。

【组方】黄芩一两，赤茯苓一两，石膏二两，麦门冬（去心）一两，甘草（炙微赤，锉）半两，葛根（锉）半两，甘菊花（半两）。

【功效】疏风散热定惊。

【主治】心胸烦热，头疼目涩，烦渴不止。

【用法】上件药，捣粗罗为散。每服三钱，以水一中盏，入豉二七粒，淡竹叶二七片，煎至五分，去滓，入生地黄汁一合，更煎一两沸，不计时候温服。

【古籍论述】

《妇人大全良方》：治妊妇患疟，寒热头痛，心烦，黄芩散。黄芩、麦门冬（去心）各一两，石膏二两，甘草半两，乌梅十四个。上咬咀，每服四钱。水一盏，煎至六分，去滓温服。

菊花散

【出处】《严氏济生方·头面头痛门》：治风热上攻，头痛不止，口干颊热。

【组方】石膏、甘菊花（去梗）、防风（去芦）、旋覆花子、甘草（炙）、川羌活（去芦）各等分。

【功效】疏风散热止痛。

【主治】风热上攻，头痛不止，口干颊热。

【用法】上咬咀，每服四钱，水一盏半，姜五片，煎至七分，去滓，温服，不拘时候。

【古籍论述】

1.《仁术便览》：治风热上攻，头痛不止。石膏、菊花、防风、旋覆花、枳壳、蔓荆子、甘草、羌活各一钱半。上水二钟，煎至七分，食远热服，加生姜五片。

2.《冯氏锦囊秘录》：治风热上攻，头痛不止。甘菊花、石膏、防风、旋覆花、枳壳、蔓荆子、甘草、羌活各一钱五分。姜水煎服。

羚羊角汤

【出处】《圣济总录·卷第一十七·风头旋》：治热毒风上攻，头旋目运，耳内虚鸣，或身体瘾疹麻痹，羚羊角汤方。

【组方】羚羊角（镑）二两，菊花三两，防风一两（去叉），羌活一两（去芦头），前胡一两（去芦头），藁本一两（去苗土），玄参一两，黄芩一两（去黑心），杏仁一两（去皮尖双仁，炒令黄），菖蒲一两，甘草（炙，锉）一两。

【主治】热毒风上攻，头旋目运，耳内虚鸣，或身体瘾疹麻痹。

【用法】每服五钱匕，以水一盏半，煎至八分，去滓，食后温服。

【古籍论述】

1.《博济方》：羚羊角汤治丈夫妇人风毒攻冲头面，生疮虚肿等。羚羊角、犀角（水牛角代）、羌活、槟榔、人参，以上各一两，当归少许。上件，锉碎，略焙，杵过，分作四帖，每帖用水一升，煎至四合，分作两服，空心临卧分服，其每帖两服，滓更用水半升，煎至七分，又作一服，吃之，温服立瘥。

2.《普济本事方》：羚羊角汤治筋痹肢节束痛。（秋服之）羚羊角（镑）、肉桂（不见火）、附子（炮，去皮脐）、独活（黄色如鬼眼者，去芦，洗，焙，秤）各一两三钱半，白芍药、防风（去钗股，炙）、芎各一两。上为粗末，每服三大钱，水一盏半，生姜三片，同煎至八分，取清汁服，日可二三服。

3.《秘传眼科龙木论》：此眼初患之时，微有痛涩，头旋脑痛，或眼先见有花无花，瞳人不开不大，渐渐昏暗，或因劳倦，渐加昏重，宜令将息，便须服药，恐久结为内障，不宜针拨，皆因五脏虚劳所作，致令然也，宜服羚羊角汤、还睛散即瘥。

羚犀汤

【出处】《圣济总录·卷第一十七·风头旋》：治暗风头旋，眼黑，昏眩倦怠，痰涎壅盛，骨节疼痛。羚犀汤方。

【组方】羚羊角（镑）一两，石膏（碎）一两，甘草（炙，锉）一两，旋覆花一两，紫菀（去苗）一两，前胡（去芦头）三分，细辛（去苗叶）半两，犀角（镑，水牛角代）一分。

【主治】暗风头旋，眼黑，昏眩倦怠，痰涎壅盛，骨节疼痛。

【用法】上八味，粗捣筛，每服三钱匕，水一盏，入生姜一枣大拍碎，煎至七分，去滓食后温服。

清宫汤

【出处】《温病条辨·卷一·上焦篇·风温、温热、温疫、温毒、冬温》：此咸寒甘苦法，清膻中之方也。谓之清宫者，以膻中为心之宫城也。俱用心者，凡心有生生不已之意，心能入心，即以清秽浊之品，便补心中生生不已之生气，救性命于微芒也。火能令人昏，水能令人清。神昏谵语，水不足而火有余，又有秽浊也。且离以坎为体，元参味苦属水，补离中之虚；犀角灵异味咸，辟秽解毒，所谓灵犀一点通，善通心气，色黑补水，亦能补离中之虚，故以二物为君。莲心甘苦咸，倒生根，由心走肾，能使心火下通于肾，又回环上升，能使肾水上潮于心，故以为使。连翘象心，心能退心热。竹叶心锐而中空，能通窍清心，故以之为佐。麦冬之所以用心者，《本经》称其主心腹结气、伤中伤饱、胃脉络绝、试问去心，焉能散结气、补伤中、通伤饱、续胃脉络绝哉？盖麦冬禀少阴癸水之气，一本横生，根颗联系，有十二枚者，有十四、五枚者，所以然之故，手足三阳三阴之络，共有十二，加任之尾翳，督之长强，共十四，又加脾之大络，共十五。此物性合人身自然之妙也，唯圣人能体物象，察物情，用麦冬以通续络脉。命名与天冬并称门冬者，冬主闭藏，门主开转，谓其有开合之功能也。其妙处全在一心之用，从古并未有去心之明文。张隐庵谓不知始自何人，相沿已久而不可改。瑭遍考始知自陶弘景始也，盖陶氏惑于"诸心入心，能令人烦"之一语，不知麦冬无毒，载在上品，久服身轻，安能令人烦哉！如参、术、芪、草，以及诸仁诸子，莫不有心，亦皆能令人烦而悉去之哉！陶氏之去麦冬心，智者千虑之失也。此方独取其心，以散心中秽浊之结气，故以之为臣。

【组方】玄参心三钱，莲子心五分，竹叶卷心二钱，连翘心二钱，犀角尖二钱（磨冲，水牛角代），连心麦冬三钱。

【功效】清心解毒，养阴生津。

【主治】治温病，邪陷心包，发热，神昏谵语者。

【用法】水煎服。痰热盛，加竹沥、梨汁各五匙；咯痰不清，加瓜蒌皮一钱五分；热毒盛，加金汁人中黄；渐欲神昏，加银花三钱、荷叶二钱、石菖蒲一钱。

【古籍论述】

《温病条辨》：加味清宫汤方即于前清宫汤内加知母三钱、银花二钱、竹沥五茶匙冲入。方论：此苦辛寒法也。清宫汤前已论之矣。加此三味者，知母泻阳明独胜之热，而保肺清金；银花败毒而清络；竹沥除胸中大热，止烦闷消渴。合清宫汤为暑延三焦血分之治也。四十二、暑温、伏暑，三焦均受，舌灰白，胸痞闷，潮热呕恶，烦渴自利，汗出溺短者，杏仁滑石汤主之。舌白胸痞，自利呕恶，湿为之也。潮热烦渴，汗出溺短，热为之也。热处湿中，湿蕴生热，湿热交混，非偏寒偏热可治，故以杏仁、滑石、通草，先宣肺气，由肺而达膀胱以利湿，厚朴苦温而泻湿满，芩、连清里而止湿热之利，郁金芳香走窍而开闭结，橘、半强胃而宣湿化痰以止呕恶，俾三焦混处之邪，各得分解矣。

【现代研究】

心血管临床研究

急性病毒性心肌炎　一项清宫汤加味治疗急性病毒性心肌炎（热毒侵心证）的临

床效果研究（随机、对照试验）：选取 62 例急性病毒性心肌炎（热毒侵心证）患者为研究对象，根据随机数字表法分为对照组（31 例，据临床实践指按行常规治疗），试验组（31 例，在对照组的基础上采取清宫汤加味内服），疗程 2 周。结果：①疗效：试验组临床总有效率为 90.32%，高于对照组的 64.52%（$P < 0.05$）。②心功能：治疗 14 天后，两组左心室射血分数（LVEF）、舒张早期 / 舒张晚期最大血流速度（E/A）值显著提升，且试验组提升更为明显（$P < 0.05$）；治疗后，两组血清肌钙蛋白 I（cTnI）和心型游离脂肪酸结合蛋白（H-FABP）水平显著减少，且试验组减少更为明显（$P < 0.05$）。③抗氧化作用：治疗 14 天后，两组血清超氧化物歧化酶（SOD）、谷胱甘肽过氧化物酶（GSH-Px）水平显著增加，且试验组增加更为明显（$P < 0.05$）。结果提示于西医常规治疗基础上予清宫汤加味治疗急性病毒性心肌炎（热毒侵心证）有助于患者心功能的改善，减轻心肌损伤，以及发挥抗氧化作用。

葶苈丸

【出处】《圣济总录·卷第八十·水肿咳逆上气》：治内虚外实，久有积聚，营卫不通，甚者变为赤水，此为病从心起，入于皮肤，肿满皮浓，体重上气，卧烦而躁，葶苈丸方。

【组方】葶苈（炒令紫）半合，防己一两半，椒目一两半，大黄（锉碎，醋拌炒）一两半，蓖麻子（去皮）半两，郁李仁（汤浸，去皮，炒）一两。

【主治】水肿。内虚外实，久有积聚，荣卫不通，甚者变为赤水。此为病从心起，入于皮肤，肿满皮厚，体重上气，卧烦而躁。

【用法】每服十丸，空心以温酒送下，如不动加至十五至二十丸。

【古籍论述】

1.《普济本事方》：葶苈丸定喘急肺积。苦葶苈一两一分（隔纸炒香）、当归（洗去芦，薄切，焙干）、肉桂（去粗皮，不见火）、白蒺藜（去角炒）、干姜（炮）、川乌头（炮，去皮尖）、吴茱萸（汤浸，焙七次）、大杏仁（去皮尖，微炒）、鳖甲（淡醋煮去裙膜，净洗，酸醋炙黄）、茯苓（去皮）、人参（去芦）各半两，槟榔一两。上为细末，煮枣肉和杵，丸如梧子大。每服二三十丸，姜枣汤下，日三四服，不拘时候。

2.《严氏济生方》：葶苈丸治肿满，水气蛊胀。

3.《绛雪园古方选注》：葶苈丸葶苈（隔纸炒）、杏仁（麸炒，去皮尖）、桑根白皮（锉）、猪苓（去黑皮）、泽泻、椒目，以上各五钱。上捣罗为末，炼蜜为丸如桐子大，每服二十丸，葱白汤下，病不知，加至三十丸。《圣济》葶苈丸治涌水。涌或作湧。按《经》义，肺移寒于肾为涌水者，无形之邪移于肺之子也。

紫 雪

【出处】《外台秘要·卷十八·服汤药色目方一十九首》引《苏恭方》之紫雪：疗脚气毒遍内外，烦热，口中生疮，狂易叫走及解诸石草热药毒发，邪热卒黄等。瘴疫毒疠，卒死温疟，五尸五注，心腹诸疾，绞刺切痛，蛊毒鬼魅，野道热毒，小儿惊痫，百病最良方。

【组方】黄金百两，寒水石三斤，石膏三斤，磁石三斤，滑石三斤，玄参一斤，羚羊角屑五两，犀角屑（水牛角代）五两，升麻一斤，沉香五两，丁香一两，青木香五两，甘草八两（炙）。

【功效】清热开窍，息风止痉。

【主治】温热病，热闭心包及热盛动风证。高热烦躁，神昏谵语，痉厥，口渴唇焦，尿赤便闭，舌质红绛，苔黄燥，脉数有力或弦数；以及小儿热盛惊厥。

【用法】上十三味，以水一斛，先煮五种金石药，得四斗，去滓后内八物，煮取一斗五升，去滓。取硝石四升，芒硝亦可，用朴硝精者十斤投汁中，微火上煮，柳木篦搅，勿住手，有七升，投入木盆中，半日欲凝，内成研朱砂三两，细研麝香五分，内中搅调，寒之二日成霜雪紫色。病人强壮者，一服二分，当利热毒；老弱人或热毒微者，一服一分，以意节之。

【古籍论述】

1.《伤寒括要》：又主暑中三阳，大热烦躁发渴，一切热症……按紫雪乃阳明经药也，以升麻清阳明之标热，以石膏清阳明之本热，凝水、玄参壮水以制火，犀角、羚羊抑火以清金。三香性温，一取其入热分，为向导之兵，使无拒格之患；一取其宣气分，为下降之用，使无炎逆之愆。黄金重坠，可以镇定南方；甘草和平，可以调和中气。水强则热自化，气降则火自清，阳明蕴蓄之邪，肌表灼燔之苦，不期其愈而自愈也。

2.《医方集解》：此手足少阴、足厥阴、阳明药也。寒水石、石膏、滑石、硝石以泻诸经之火，而兼利水，为君；磁石、玄参以滋肾水而兼补阴，为臣；犀角、羚角以清心宁肝，升麻、甘草以升阳解毒，沉香、木香、丁香以温胃调气，麝香以透骨通窍，丹砂、黄金以镇惊安魂、泻心肝之热，为佐使。诸药用气，硝独用质者，以其水卤结成，性峻而易消，以泻火而散结也。

3.《验方新编》：治丹毒入里，腹痛音哑，烦热狂叫及口疮脚气，瘴毒热毒，急惊癫。

4.《医方论》：清火解毒，清神辟秽，色色俱备，治温疫热毒瘴气极佳。

5.《重楼玉钥》：治一切咽喉肿痛及重舌、重舌疔等症。

6.《重订囊秘喉书》：此方治热症内陷痉厥，用此可开。若热症而偏于风者，用至宝。热蒙心包而见谵语，用牛黄清心。若系痰蒙气闭，则用苏合香丸。一症有一方，何今人一遇闭厥，辄手忙脚乱，恐吓病家，不问其症之为痰、为风、为气、为热，乱写清心、至宝、紫雪，误人生命，毫厘千里，可不慎哉！

犀角丸

【**出处**】《太平圣惠方·卷第四·治心脏风热诸方》：治心脏风热，上冲头面，心系挛（牵）急，时时惊恐，狂言不定，神志不安，宜服犀角丸方。

【**组方**】犀角屑（水牛角代）三分，防风（去芦头）半两，人参（去芦头）半两，川升麻半两，槟榔半两，天竺黄（细研）半两。

【**功效**】疏风散热，安神镇惊。

【**主治**】心脏风热，上冲头面，心系挛（牵）急，时时惊恐，狂言不定，神志不安。

【**用法**】上件药，捣罗为末，入研了药，都研令匀，炼蜜和捣一二百杵，丸如梧桐子大。每服不计时候，温水下二十丸。

【**古籍论述**】

《太平圣惠方》：治心痛，积年不瘥，发即数日不食，及腹中积聚，邪毒气不散，犀角丸方。犀角屑（水牛角代）、麝香（细研）、雄黄（细研）、桔梗（去芦头）、朱砂（细研）、莽草（微炒，炙）、鬼臼（去须）、附子（炮裂，去皮脐）、桂心、甘草（煨令微黄）、芫花（醋拌炒令干），以上各半两，巴豆二十枚（去皮心研，纸裹压去油），赤足蜈蚣二枚（微炒去足），贝齿五枚（烧赤）。上件药，捣罗为末，入研了药令匀，炼蜜和捣三二百杵，丸如梧桐子大，每于食前，以粥饮下二丸。

犀角地黄汤（芍药地黄汤）

【**出处**】《备急千金要方·卷十二·胆腑方吐血第六》：治伤寒及温病应发汗而不汗之，内蓄血者，及鼻衄、吐血不尽，内余瘀血，面黄，大便黑，消瘀血方。《外台秘要》卷二引《小品方》之芍药地黄汤及《严氏济生方》卷二之犀角地黄丸的组成、主治均与本方相同。

【**组方**】犀角（水牛角代）一两，生地黄八两，芍药三两，牡丹皮二两。

【**功效**】清热解毒，凉血散瘀。

【**主治**】伤寒及温病，热入营血、心包而致的高热，神志不清，吐血，衄血，便血，发斑发疹，舌质红绛，脉细数。亦主治热入血分证及热伤血络证：①热入血分证。症见身热谵语，斑色紫黑，舌绛起刺，脉细数；或善忘如狂，漱水不欲咽，大便色黑易解等。②热伤血络证。症见吐血、衄血、便血、尿血等，舌红绛，脉数。

【用法】上切，以水一升，煮取四升，去滓，温服一升，一日二三次。为粗末，分三次服。

【古籍论述】

1.《伤寒括要》：芍药、生地、丹皮、犀角屑（水牛角代）。主伤寒应汗失汗，内有瘀血，鼻衄，吐血，面黄大便黑，此方消化瘀血。按去瘀之剂，抵当汤丸最紧，桃仁承气汤次之，犀角地黄汤又次之。紧者主下焦，次者主中焦，缓者主上焦。此方行中有补，血家中和之品也。

2.《医方集解》：治伤寒胃火热盛，吐血衄血，嗽血便血，蓄血如狂，漱水不欲咽及阳毒发斑。生地黄两半，白芍一两，丹皮、犀角二钱半（角尖尤良。鹿取茸，犀取尖，其精气尽在是也。作器物者，多被蒸煮，不堪入药），每服五钱。热甚如狂者，加黄芩一两；因怒致血者，加栀子、柴胡。节庵加当归、红花、桔梗、陈皮、甘草、藕汁，名加味犀角地黄汤，治同。此足阳明、太阴药也。血属阴本静，因诸经火逼，遂不安其位而妄行。犀角大寒，解胃热而清心火；芍药酸寒，和阴血而泻肝火，肝者心之母；丹皮苦寒，泻血中之伏火；生地大寒，凉血而滋水；以共平诸经之僭逆也。（海藏曰：血分三部，药有重轻。犀角地黄汤治上血，如吐衄之类；桃仁承气治中血，如血蓄中焦，下痢脓血之类；抵当汤丸治下血，如蓄血如狂之类。又曰：此证足太阴所主，脾不裹血，越而上行，实者犀角地黄汤，虚者黄芩芍药汤。凡病呕吐血者，咸用芍药主之，故知太阴药也。）

3.《冯氏锦囊秘录》：治血虚火盛，吐衄妄行，溺血便血。犀角镑末（水牛角代）、生地黄、白芍药、牡丹皮各一钱五分。水煎去渣，入犀角末（水牛角代）服之，如忿怒致血者，加山栀、柴胡。凡禀阴气至纯者，莫过于犀角，得浊阴下降者，莫过于地黄，白芍酸收，丹皮清降凉血止血之要品，泻南实北之神方也。因于怒者，气必逆上，故加山栀以屈曲下行；肝喜疏泄，故加柴胡以达其木郁。本用四味独名犀角地黄者，所重在二味，白芍、丹皮不过佐助耳。

4.《医方论》：犀角化斑解毒，凉血清心，又能引地黄直达肾经，壮水制火，故吐衄症中多用之。然治心肾则有余，而非肺肝之正药，若治衄血等，不如羚羊角之效。至谓升麻可代犀角，则其说尤谬。既有郁火，再加风药，逼血上升，不旋踵而败矣！

5.《仁术便览》：治吐呕血，衄血通治。犀角（水牛角代）、生地黄、芍药、牡丹皮各等。每服五钱，水煎，食远服。一方加麦门冬、炒黑栀子，或加芩连。面色萎黄，大便黑，尤宜。又方童便一茶盏，黄酒一小钟，捣侧柏叶投入。去渣温服，非酒不能行血。唯呕血、衄血不用酒，以水煎服。一方诸见血，童便饮三两钟，甚好。

薄荷散

【**出处**】《圣济总录·卷第一十六·风头眩》：治风邪上攻，头目眩晕，心膈烦闷，薄荷散方。

【**组方**】薄荷叶、甘菊花（择去梗）、甘草（炙，锉）、白芷、石膏（碎）、芎劳各等分。

【**主治**】风邪上攻，头目眩晕，心膈烦闷。

【**用法**】上六味，等分，捣罗为散，每服一钱匕，荆芥茶调下。

第五章

芳香性中成药

第一节　片剂

心无忧片

【组成】黄杨木、射干、细辛、川芎、青木香、丹参、瓜蒌皮、茵陈。

【功用】理气活血，宽胸止痛。

【主治】用于胸痹气滞血瘀证，症见胸痛、胸闷、心悸、气短、头昏、乏力等，也可用于冠心病、心绞痛。

【规格】每片重 0.25g。

【用量与用法】口服。一次 4 片，一日 3 次，或遵医嘱。疗程 28 天。

【不良反应】尚未明确。

【禁忌】尚不明确。

【注意事项】请遵医嘱。

【现代研究】

心血管临床研究

冠心病心绞痛　一项心无忧片治疗冠心病心绞痛 40 例的临床疗效研究（随机、对照试验）：选择冠心病心绞痛患者 40 例，采取简单随机方法分为两组，对照组（20 例，复方丹参片治疗）和试验组（20 例，心无忧片治疗），治疗 4 周。结果：①有效率：试验治疗组 40 例，显效 11 例（27.5%），有效 25 例（62.5%），无效 4 例（10.0%），总有效率为 90.0%；对照组 40 例中，显效 4 例（10.0%），有效 25 例（62.5%），无效 11 例（27.5%），总有效率为 72.5%。两组显效率及总有效率均有显著性差异（$P < 0.05$）。②心电图：试验组 40 例，显效 5 例（12.5%），有效 15 例（37.5%），无效 20 例（50.0%），总有效率 50.0%；对照组 40 例，显效 3 例（7.5%），

有效 11 例（27.5%），无效 26 例（65.0%），总有效率 35.0%，两组总有效率无显著性差异（$P < 0.05$）。结果提示心无忧片对冠心病心绞痛患者有较好疗效。

血栓心脉宁

【组成】川芎、槐花、丹参、水蛭、毛冬青、人工牛黄、人工麝香、人参茎叶总皂苷、冰片、蟾酥。

【功用】益气活血，开窍止痛。

【主治】用于气虚血瘀所致的中风、胸痹，症见头晕目眩、半身不遂、胸闷心痛、心悸气短；缺血性中风恢复期、冠心病心绞痛见上述证候者。

【规格】①每片重 0.40g；②每粒装 0.5g。

【用量与用法】①口服，一次 2 片，一日 3 次；②口服，一次 4 粒，一日 3 次。

【方解】人参性温、平，味甘、微苦，具有通畅筋脉、气旺血行以及养血益气功效；蟾酥性温，味辛、甘，有止痛、强心、消肿和解毒作用；冰片可清热散毒、开窍醒神、清香宣散；槐花性微寒、味苦，并有抗炎、清肝泻火和凉血止血之功；麝香可止痛消肿、活血散结以及开窍醒神；牛黄能够泻火清心；毛冬青有活血通脉和清热解毒作用；水蛭有抗血栓和抗凝血之功；丹参有凉血消痈、清心除烦、通经止痛和活血化瘀之效；川芎有活血止痛、祛风燥湿、行气开郁的功效。诸药合用，起到瘀滞消散和扶助正气之效。

【不良反应】尚未明确。

【禁忌】孕妇忌服。

【注意事项】孕妇忌服。

【现代研究】

1. 心血管临床研究

（1）隐匿性冠心病 一项稳心颗粒联合血栓心脉宁对老年隐匿性冠心病疗效及心率变异性的影响研究（随机、对照试验）：选择老年隐匿性冠心病患者 107 例，在二级预防基础上，随机分为两组，对照组（53 例，曲美他嗪等西药治疗）和试验组（54 例，稳心颗粒联合血栓心脉宁治疗），治疗 12 周。结果：①总有效率：试验组心电图疗效（有效率 72.22%）优于对照组（有效率 50.94%），$P < 0.05$。②心率变异性（HRV）分析：试验组 SDNN（全部窦性心搏）、SDANN（连续 5 分钟内所有 NN 间期平均值的标准差）、RMSSD（全部相邻 NN 间期差值的均方根）、PNN50（相邻 NN 间期差异 50 毫秒的心搏百分数）、高频功率（HF）均升高，低频功率（LF）、低频和高频功率之比（LF/HF）下降，$P < 0.05$，试验组 SDNN、SDANN、RMSSD、LF、HF、LF/HF 改善情况优于对照组，$P < 0.05$。③不良心血管事件（MACE）：试验组 MACE

（9.26%）低于对照组（24.53%），$P < 0.05$。结果提示稳心颗粒联合血栓心脉宁可以提高老年隐匿性冠心病疗效，有效改善心率变异，减少 MACE，且不良反应小。

（2）冠心病　一项 Meta 分析研究共纳入 8 篇文献，涉及患者 751 例。Meta 分析结果显示，试验组心绞痛改善总有效率［$RR=1.24$，95%CI（1.15，1.33），$P < 0.00001$］、心电图改善总有效率［$RR=1.24$，95%CI（1.10，1.39），$P=0.0005$］高于对照组；试验组与对照组不良反应发生率比较差异无统计学意义［$RR=0.77$，95%CI（0.36，1.64），$P=0.50$］。证据等级显示，心绞痛改善总有效率及心电图改善总有效率为低级，不良反应为极低级。结果提示血栓心脉宁能够有效提高冠心病心绞痛及心电图改善总有效率，且具有良好的安全性。

（3）高血压缺血性脑卒中　一项血栓心脉宁联合缬沙坦在高血压缺血性脑卒中二级预防中的效果分析研究（随机、对照试验）：选取 94 例高血压缺血性脑卒中患者，随机分为试验组（血栓心脉宁联合缬沙坦治疗）和对照组（常规治疗），每组 47 例，治疗 14 天。结果：①不良事件：试验组不良事件发生率和全因死亡率均低于对照组（$P < 0.05$）。②血压指标、血液流变学指标：治疗后试验组收缩压、舒张压、全血高切黏度、全血低切黏度、血浆黏度、纤维蛋白原、血细胞比容均低于对照组，差异均有统计学意义（$P < 0.05$）。结果提示在高血压缺血性脑卒中二级预防中，应用血栓心脉宁联合缬沙坦治疗取得理想效果，可有效控制血压，改善血流流变学指标，降低高血压缺血性脑卒中复发等不良事件，值得推广应用。

2. 心血管实验研究

对冠心病的治疗作用及药理机制　基于药物靶点 – 疾病基因相互作用网络探讨血栓心脉宁片（XXNT）治疗冠心病的药理机制：构建 XXNT 假定靶点 – 已知冠心病（CHD）相关基因的相互作用网络，并通过计算 3 个主要网络拓扑特征，确定与其治疗 CHD 效果相关的候选 XXNT 靶点，进行功能富集分析以研究作用于 CHD 的候选 XXNT 靶点所涉及的特定功能和途径，并通过体外实验进一步验证。结果显示，共预测出 XXNT 中 126 个化学成分的 742 个预测靶标。通过构建 XXNT 推定靶点 – 已知 CHD 相关基因网络，并计算网络拓扑特征，筛选出 51 个与其治疗 CHD 相关的候选靶点。在功能上，这些候选 XXNT 靶点与各种心血管系统相关通路、镇静相关通路、炎症和免疫相关通路以及内分泌 / 代谢系统相关通路显著相关。更重要的是，基于内皮损伤细胞模型，体外实验验证了 XXNT 对 SRC、VEGF 和 VEGFR–1 的调节作用，它们在 VEGF 信号通路中发挥作用。结果提示 XXNT 可能通过调节其候选靶点，参与神经 – 内分泌 – 免疫 – 心血管 – 代谢系统的信号转导，从而减轻冠心病的主要病理变化。

3. 不良反应　血栓心脉宁治疗冠心病血液流变学变化及不良反应研究：通过收集 100 例门诊患者使用血栓心脉宁治疗冠心病的案例，对比治疗前后血流流变学指标、血脂等变化，结果显示治疗后多项指标较治疗前有明显差异（$P < 0.01$）。同时，在100 例患者使用该药过程中，出现 2 例头晕和药疹。一例头晕症状在服该药 20 天后出现，即停服 3 天，后又继服之，一周后又出现上述症状，故该患者在用药过程中呈现间断性用药。另一例在用药 4 周后出现在颈、胸、背、双上肢针帽大淡红色丘疹，瘙痒明显，部分融合成片，即刻停药，经口服脱敏药治疗，二周后痊愈。有患者在服药5 天后曾感颜面灼热发胀，因无继续加重未引起注意，继续服用该药诱发全身皮疹，相当于一次激发试验，故皮疹确属血栓心脉宁所致。

脉管复康片

【组成】丹参、鸡血藤、郁金、乳香、没药。

【功用】活血化瘀，通经活络。

【主治】用于瘀血阻滞，脉络不通引起的脉管炎、硬皮病、动脉硬化性下肢血管闭塞症，对冠心病、脑血栓后遗症属上述证候者也有一定治疗作用。

【规格】

①糖衣片（片心重 0.3 g，相当于饮片 0.7 g）。

②薄膜衣片每片重 0.6 g（相当于饮片 1.4 g）。

【用量与用法】口服。一次 8 片，一日 3 次。

【方解】脉管复康片是根据清代名医张锡纯创制的名方活络效灵丹化裁而来，该方主要由丹参、鸡血藤、郁金、乳香和没药配伍而成，方中以擅长活血化瘀的丹参和具有活血补血、止痛、舒经活络作用的鸡血藤为君药，共同发挥活血止痛、祛瘀通经之效。郁金具有活血止痛、行气解郁、清心凉血之功，与具有行气活血止痛、消肿生肌的乳香和散瘀定痛、消肿生肌的没药共为臣药，共助丹参、鸡血藤活血化瘀、通络止痛之功。全方共奏活血化瘀、通经活络之效。

【不良反应】尚不明确。

【禁忌】尚不明确。

【注意事项】经期减量，孕妇及肺结核患者遵医嘱服用。

【现代研究】

心血管临床研究

冠心病 一项脉管复康片联合氯吡格雷治疗冠状动脉粥样硬化性心脏病的临床效果研究：将 100 例冠心病患者随机分为对照组（氯吡格雷组）和试验组（脉管复康片联合氯吡格雷组），各 50 例，治疗 3 个月。结果：①心功能指标：治疗后，两组患者左心室射血分数（LVEF）大于治疗前，左心室收缩末期内径（LVESD）、左心室舒张末期内径（LVEDD）小于治疗前，且两药联合组患者 LVEF 大于氯吡格雷组，LVESD、LVEDD 小于氯吡格雷组（$P < 0.05$）。②血清学指标：治疗后，两组患者内皮素 –1（ET-1）、B 型利钠肽（BNP）水平均低于治疗前，一氧化氮（NO）水平、血管内皮生长因子（VEGF）水平高于治疗前，且两药联合组患者 ET-1、BNP 水平低于氯吡格雷组，NO、VEGF 水平高于氯吡格雷组（$P < 0.05$）。③心血管不良事件发生情况：两药联合组患者心力衰竭、心源性猝死、心绞痛发生率分别为 12.00%、10.00%、4.00%，均低于氯吡格雷组的 30.00%、26.00%、16.00%（$P < 0.05$）。④治疗效果：两药联合组患者治疗总有效率 90.00% 高于氯吡格雷组的 72.00%（$P < 0.05$）。⑤不良反应发生情况：两组患者不良反应发生率比较，差异无统计学意义（$P > 0.05$）。结果提示脉管复康片联合氯吡格雷治疗冠状动脉粥样硬化性心脏病效果显著，可有效改善患者心功能，降低心血管不良事件发生率。

活血通脉片

【组成】鸡血藤、桃仁、丹参、赤芍、红花、降香、郁金、三七、川芎、陈皮、木香、石菖蒲、枸杞子、酒黄精、人参、麦冬、冰片。

【功用】行气活血，通脉止痛。

【主治】用于冠心病心绞痛气滞血瘀证。

【规格】本品每片含丹参以丹酚酸 B（$C_{36}H_{30}O_{16}$）计，大片不得少于 2.1mg，小片不得少于 1.3mg。

【用量与用法】口服。一次 5 片（大片）或一次 8 片（小片），一日 3~4 次；或遵医嘱。

【方解】活血通脉片中桃仁、红花活血化瘀、止痛为君药；丹参、赤芍、郁金、三七、川芎活血祛瘀为臣药；鸡血藤、枸杞子、人参、麦冬、黄精益气养阴为佐药；陈皮、降香、冰片行气引经为使药。诸药合用，具有活血化瘀之功，故获良效。

【不良反应】尚不明确。

【禁忌】孕妇慎服。

【注意事项】尚不明确。

【现代研究】

1. 心血管临床研究

冠心病　一项活血通脉片联合曲美他嗪治疗冠心病的临床研究（随机、对照试验）：选取冠心病患者 60 例，根据治疗方案的差别分成对照组（常规治疗＋口服盐酸曲美他嗪片）与试验组（常规治疗＋口服盐酸曲美他嗪片＋活血通脉片），每组各 30 例，连续治疗 4 周。结果：①总有效率：治疗后，对照组和试验组总有效率分别为 80.00%、96.67%，试验组优于对照组（$P < 0.05$）。②血清炎性因子：治疗后，两组

患者超敏 C- 反应蛋白（hs-CRP）、肿瘤坏死因子 -α（TNF-α）和丙二醛（MDA）水平较治疗前明显下降（$P < 0.05$）；且试验组上述血清炎性因子水平降低更明显（$P < 0.05$）。③血管内皮功能因子：治疗后，两组患者内皮素 -1（ET-1）水平均较治疗前明显下降，NO、降钙素基因相关肽（CGRP）水平较治疗前明显升高（$P < 0.05$）；且试验组这些观察指标的改善程度优于对照组（$P < 0.05$）。④心功能指标：治疗后，两组患者左心室舒张末期内径（LVEDD）和左室后壁舒张末期厚度（LVPWd）明显降低，左心室射血分数（LVEF）指标升高（$P < 0.05$）；且试验组这些心功能指标改善程度优于对照组（$P < 0.05$）。结果提示活血通脉片联合曲美他嗪治疗冠心病疗效显著，可明显改善患者心脏功能和血管内皮功能，降低炎性因子水平，具有一定的临床推广应用价值。

2. 心血管实验研究

对急性心肌缺血及冠心病心绞痛的改善作用 观察中药复方制剂活血通脉片（HXTMT）对实验性心肌缺血状态下犬和缺血性心脏病患者的血液流变学的影响研究：用犬作为实验材料，结扎其冠状动脉，造成急性心肌缺血（"血瘀证"）模型。经十二指肠灌入实验药物，从犬心大静脉留取血样。结果：该中药制剂能降低实验性心肌缺血犬及冠心病心绞痛患者的全血高切、低切、血浆黏度和加快红细胞电泳时间，与对照组比较有显著差异（$P < 0.05$，$P < 0.01$）。结果提示活血通脉片能改善犬急性心肌缺血及冠心病心绞痛患者血液高黏滞综合征的血液流变学行为。

冠心静片

【组成】丹参、赤芍、川芎、红花、玉竹、三七、人参、苏合香、冰片。

【功用】活血化瘀，益气通脉，宣痹止痛。

【主治】用于气虚血瘀，胸痹心痛，气短，心悸，冠心病，心绞痛，陈旧性心肌梗死属上述证候者。

【规格】每片相当于原药材 0.84g。

【用量与用法】口服。一次 4 片，一日 3 次。

【方解】"冠心静"由丹参、玉竹、川芎、冰片、红花、赤芍、人参、三七、苏合香组成。其中丹参有活血祛瘀、通经止痛的作用；玉竹养阴生津止渴；川芎可以活血行气、散风止痛；红花活血通经；赤芍散瘀活血；人参大补元气、生津安神；三七化瘀止痛；苏合香通窍开郁、活血止痛。

【不良反应】尚未明确。

【禁忌】患出血性疾病者慎用。

【注意事项】患出血性疾病者慎用。

【现代研究】

1. 心血管临床研究

冠心病　一项冠心静治疗冠心病疗效的观察：观察服用"冠心静"的患者31例，近疗效观察初步结果，总有效率是93.54%，心电图改善率为74.19%，且对中西医各型冠心病都有一定疗效。多数患者精神、体力、饮食、睡眠均有不同程度的好转，少数患者有血压和血脂降低的情况。

2. 心血管实验研究

抗心肌缺血和耐常压缺氧作用　冠心静胶囊和冠心静片均有明显的对抗垂体后叶素引起的家兔心肌缺血作用和小鼠耐常压缺氧作用，而且与冠心静片比较无显著差异。

3. 不良反应　连服3个月，绝大多数患者无不良反应，仅个别患者自述月经量多，胃部不适。

附：冠心静胶囊

【现代研究】

心血管临床研究

冠心病伴焦虑抑郁　一项冠心静胶囊治疗冠心病伴焦虑抑郁的临床疗效研究（随机、对照研究）：将300例冠心病伴焦虑抑郁患者，随机分为试验组（冠心病常规＋冠心静胶囊治疗）与对照组（冠心病常规治疗），各150例，治疗6个月。结果显示试验组不稳定型心绞痛、心肌梗死、心律失常发生率明显低于对照组，差异有统计学意义（$P < 0.05$）。结果提示冠心静胶囊治疗冠心病伴焦虑抑郁有效。

冠脉通片

【组成】枸杞子、何首乌、淫羊藿、红花、石菖蒲、丹参、桑寄生、冰片。

【功用】活血化瘀，芳香开窍，补益肝肾。

【主治】用于肝肾不足，痰瘀阻络之胸痹，表现为心悸胸闷、胸痛头晕；冠心病心绞痛见以上证候者。

【规格】每片0.3g。

【用量与用法】口服。一次5片，一日3次。

【方解】冠脉通片以丹参、石菖蒲、何首乌为君药。丹参祛瘀活血止痛；石菖蒲，味辛苦，开心窍而通气；何首乌补肝肾、益精血。此三味合用，直达心肾两脏，水火既济。因胸痹不寐者多为中老年人，久病肾虚，恐首乌一味药力不足，辅以桑寄生、枸杞子、淫羊藿三味为臣，助何首乌增加其补肝肾、益精血、培肾元之疗效。红花、冰片为佐使，与丹参、石菖蒲合用增加其散瘀止痛、开窍豁痰功效。诸药合用，通补兼施，心肾同治，肾气充足，心肾相交，心阳振奋，鼓动有力，心血畅行，神得以养，则心痛不寐顽疾，如阴霾尽散。

【不良反应】尚不明确。

【禁忌】尚不明确。

【注意事项】尚不明确。

【现代研究】

1. 心血管临床研究

（1）冠心病合并失眠患者　一项冠脉通片治疗冠心病失眠疗效观察研究（随机、对照试验）：将 60 例冠心病合并失眠患者随机分为对照组（常规治疗＋佐匹克隆）和试验组（常规治疗＋佐匹克隆＋冠脉通片），每组各 30 例，14 日为 1 个疗程，治疗 2 个疗程。结果：心绞痛症状的缓解情况，对照组的心绞痛改善总有效率低于试验组；在失眠症的治疗方面，对照组阿森斯平均得分高于试验组（该量表评分越高失眠症状越严重）；而失眠治疗的总有效率对比显示，对照组低于试验组（$P < 0.05$）。结果提示临床治疗冠心病合并失眠症的患者，采用冠脉通片联合常规西药，在心绞痛症状、失眠的改善情况上优于单纯应用佐匹克隆。

（2）冠心病心绞痛　一项冠脉通片联合氯吡格雷治疗冠心病心绞痛的临床研究（随机、对照试验）：选取冠心病心绞痛患者 94 例，根据就诊顺序分为对照组（47 例，硫酸氢氯吡格雷片）和试验组（47 例，硫酸氢氯吡格雷片＋冠脉通片），治疗 4 周。结果：①心绞痛和心电图疗效：对照组心绞痛和心电图有效率分别为 80.65% 和 82.98%，均分别显著低于试验组的 95.74% 和 97.87%（$P < 0.05$）。②心绞痛发作次数和持续时间：两组心绞痛发作次数和持续时间均显著下降（$P < 0.05$），且试验组下降更明显（$P < 0.05$）。③治疗后，两组血清血小板颗粒膜蛋白 -140（GMP-140）、可溶性细胞间黏附分子 -1（sICAM-1）、纤溶酶原激活剂抑制物 -1（PAI-1）、白细胞三烯 E4（LTB4）、髓过氧化物酶（MPO）、血小板黏附率（PAR）、血浆黏度（PV）、纤维蛋白原（FIB）、全血黏度（WBV）、磷酸肌酸激酶（CK）、磷酸肌酸酶同工酶（CK-MB）、乳酸肌氢酶（LDH）和羟丁酸脱氢酶（HBDH）水平均显著下降（$P < 0.05$），而脂联素（APN）显著升高（$P < 0.05$），且试验组这些血清学指标改善更明显（$P < 0.05$）。结果提示冠心病心绞痛患者给予氯吡格雷治疗的同时口服冠脉通片可促进心绞痛症状改善，有利于心肌酶谱及血清 GMP-140、sICAM-1、PAI-1、LTB4、MPO、APN 水平改善，具有一定的临床推广应用价值。

2. 心血管实验研究

（1）对肾阳虚心肌梗死证候的治疗作用及拆方研究　冠脉通片补肾活血法对大鼠肾阳虚心肌梗死模型的拆方研究：用腺嘌呤灌胃＋左冠状动脉前降支结扎法制备肾阳

虚心肌梗死大鼠模型，结扎前 2 天给予冠脉通片全方 2.6g 生药 /kg，补肾拆方、活血开窍拆方灌胃给药连续 5 天。结果：冠脉通片全方组对 ST 段、小动物超声心动图射血分数（EF%）、梗死面积均有显著作用，可有效降低血清肌酐（Cr）、升高总三碘甲状腺原氨酸（T3）、总甲状腺激素（T4）水平，补肾与活血拆方药效作用均不及冠脉通全方组。结果提示冠脉通片全方补肾、活血功效兼备，为冠脉通片治疗心肌梗死的证候特点提供药理学数据参考。

（2）对心肌梗死的保护作用及机制 冠脉通片对实验性心肌梗死大鼠的保护作用及机制研究：采用冠状动脉左前降支结扎术制备大鼠急性心肌梗死模型，术前预防性给药 3 天，1 次 / 天，术后继续给药 7 天。结果：冠脉通大鼠冠状动脉结扎即刻死亡率均较模型对照组低，以 1.3g 生药 /kg 组最明显，死亡率为 0；冠脉通各剂量组术后即刻心电图 ST 段变化较模型对照组明显改善，且术后 7 天仍较模型对照组明显改善。冠脉通 2.6、1.3g 生药 /kg 组肌钙蛋白 T 明显低于模型对照组。各剂量组心肌梗死重量百分比均较模型对照组明显减少。心肌连接蛋白（Cx）染色可见模型对照组 Cx 表达明显减少，分布紊乱，冠脉通 2.6g 生药 /kg 组较模型对照组表达明显增多。结果提示冠脉通预防给药后，可明显降低冠状动脉结扎即刻大鼠死亡率，改善心电图 ST 抬高，降低心肌梗死范围，增加心肌 Cx43 表达，改善心肌胶原纤维化。

理气舒心片

【组成】当归、沉香、茯苓、木香、香附（醋制）、姜黄、莪术（醋制）、蒲黄、佛手、五灵脂、陈皮、枳实（炒）、青皮（醋制）、枳壳（炒）、麦芽（炒）、香橼、三棱（醋制）、丹参。

【功用】解肝郁，行气滞，祛胸痹。

【主治】用于气滞血瘀证冠心病，心绞痛，心律不齐，气短腹胀，胸闷心悸。

【规格】每片重 0.58g，12 片 ×3 板 / 盒。

【用量与用法】口服。一次 3 片，一日 3 次；或遵医嘱。

【不良反应】孕妇慎用。

【禁忌】孕妇或体弱者忌服。

【注意事项】请按说明书规定剂量服用。

【现代研究】

心血管实验研究

对坏死心肌的保护作用 理气舒心片对大鼠实验性心肌坏死的保护作用研究：将大鼠 104 只随机分为正常对照组，大鼠 26 只，分别于实验第 8、第 9、第 10 日皮下注射与阳性对照组等容积生理盐水。异丙肾上腺素组（阳性对照组），大鼠 26 只，分别于实验第8、第9、第10日皮下注射异丙肾上腺素2mg/kg体重。理气舒心组，大鼠27只，实验第1日始，连续10天每日腹腔注射400%理气舒心液26.25g/kg，并分别于第8、第9、第10日注射理气舒心液后，皮下注射异丙肾上腺素2mg/kg。心得安（普萘洛尔）硝酸甘油组，大鼠25只，实验第5、第6、第7、第8、第9、第10日各皮下注射心得安6mg/kg，腹腔注射硝酸甘油5mg/kg。并分别于第8、第9、第10日给药后，皮下注射异丙肾上腺素，用量同阳性对照组。结果：①心电图：异丙肾上腺素组（阳性对照组）心电图出现明显缺血性变化，T波高尖或低平、双相、倒置、R波显著降低，J点升高（或下移），少数动物出现Q波。正常对照组心电图全部正常，理气舒心组和心得安硝酸甘油组对异丙肾上腺素所致的心电图改变均有不同程度改善。正常对照组与异丙肾上腺素组比差别非常显著（$P < 0.005$），理气舒心组，心得安 + 硝酸甘油组相比差异均非常显著（$P < 0.01$）。理气舒心组与心得安 + 硝酸甘油组比差异不显著（$P > 0.05$）。②对心肌损伤的组织学变化的影响：异丙肾上腺素组26只动物心肌均有损伤，且程度严重者居多，正常对照组动物心肌全部正常。理气舒心组和心得安 + 硝酸甘油组动物心肌病变均较轻，表明理气舒心片对异丙肾上腺素诱发实验性心肌坏死有一定保护作用。理气舒心组和心得安硝酸甘油组与异丙肾上腺素组相比差异均非常显著（$P < 0.01$），但理气舒组与心得安硝酸甘油组比差异亦显著（$P < 0.05$）。结果提示理气舒心片具有保护心肌的作用。

麝香心痛宁片

【组成】延胡索（醋炙）、人工麝香、苏合香、川芎、人参、冰片。

【功用】行气开窍，活血化瘀，通络止痛。

【主治】用于气滞血瘀型冠心病心绞痛所致胸痛、胸闷、两胁胀痛、气短、心悸。

【规格】每片重0.25g。

【用量与用法】口服。一次2片，一日3次，餐后半小时服用。

【方解】麝香心痛宁片主要由人工麝香、川芎、延胡索及冰片等多味中药组成。方中取开窍醒神、活血通经的麝香为君药，麝香始载于《神农本草经》，味辛，性温，归心、脾经，具有开窍醒神、活血通经、消肿止痛的作用。以活血行气止痛的川芎、延胡索为臣药，川芎具有活血行气、祛风止痛的作用，延胡索活血行气、止痛。以冰片为佐药，冰片始载于《新修本草》，味辛、苦，性微寒，归心、脾、肺经，具有开窍醒神、清热止痛的功效。诸药合用共奏理气活血之功效。

【不良反应】尚不明确。

【禁忌】孕妇禁服，运动员慎用。

【注意事项】孕妇禁服，运动员慎用。

【现代研究】

1. 心血管临床研究

冠心病心绞痛（气滞血瘀证） 一项麝香心痛宁片治疗冠心病心绞痛（气滞血瘀证）的临床研究（随机、双盲双模拟、阳性药平行对照、多中心试验）：选择206例受试者随机分为麝香心痛宁组（服用麝香心痛宁片）和对照组（服用心可舒片），各103例，治疗4周。结果：①疗效：麝香心痛宁组心绞痛显效率为48.54%，总有效率为90.29%，对中医症状的总有效率91.26%，优于心可舒组（$P < 0.01$）。②症状：麝香心痛宁组试验后心绞痛平均发作次数、中医症状平均积分均有明显减少（$P < 0.01$），低于心可舒组（$P < 0.05$），麝香心痛宁组胸痛、胸闷、气短、心悸症状与心可舒组比较有显著减少（$P < 0.05$）。③血液流变学：麝香心痛宁组试验后血液流变学主要指标均有明显改善（$P > 0.05$）。结果提示麝香心痛宁片治疗冠心病心绞痛（气滞血瘀证）疗效确切，临床试验期间无不良反应发生。

2. 心血管实验研究

对心肌缺血的治疗作用及机制 通过网络药理学的方法预测麝香心痛宁可能通过抑制白细胞介素-6（interleukin-6，IL-6）、肿瘤坏死因子-α（tumor necrosis factor-α，TNF-α）、转化生长因子-β（transforming growth factor-β，TGF-β）等炎症相关分子，抑制了核转录因子（nuclear factor-kaPPaB，NF-κB）的活化及参与炎症反应相关信号通路，从而发挥治疗心肌缺血的作用。

第二节 丸剂

二十味沉香丸

【组成】沉香、丁香、木瓜、肉豆蔻、红花、广枣、藏木香、石灰华、鹿角、乳香、珍珠母、木香、马钱子、诃子、短穗兔耳草、木棉花、余甘子、降香、兔心、牛黄。

【功用】调和气血，安神镇静。

【主治】用于偏瘫、高血压、神志紊乱、口眼歪斜、肢体麻木、失眠。

【规格】每10丸重5.6g。

【用量与用法】口服。每次3~4g，每日2次。

【方解】二十味沉香丸方中以沉香为君药行气，辅以肉豆蔻温中行气，佐以木瓜、藏木香、余甘子化痰祛湿，木香、诃子、木棉花行气消胀，珍珠母、兔心、牛黄清心安神，红花、广枣活血。

【不良反应】尚不明确。

【禁忌】尚不明确。

【注意事项】请遵医嘱。

【现代研究】

1. 心血管临床研究

高血压　一项二十味沉香丸联合二十五味珊瑚丸治疗高血压的临床效果研究（随机、对照试验）：选择 30 例高血压患者作为研究对象，随机数字表法分为对照组（15 例，采用单纯药物治疗）和试验组（15 例，选择二十味沉香丸＋二十五味珊瑚丸治疗），治疗 3 周。结果：治疗前，两组血压水平与证候积分值无差异（$P > 0.05$）；治疗后，试验组的证候积分小于对照组，收缩压（SBP）、舒张压（DBP）水平低于对照组（$P < 0.05$）。结果提示高血压患者在选择二十五味珊瑚丸＋二十味沉香丸治疗后，可有效改善其临床病证，降低血压水平，提高疗效。

2. 心血管实验研究

（1）对卒中后 PTSD 模型大鼠焦虑的改善作用及机制　一项藏药二十味沉香丸对卒中后 PTSD（创伤后应激障碍）模型大鼠行为和 5- 羟色胺 1A 受体（5-HT1AR）的调节作用的研究：将 48 只大鼠随机分为假手术组、模型组、二十味沉香丸组、帕罗西汀组，每组各 12 只，造模后未达到观察时点死亡的大鼠排除本研究，筛选出符合条件的大鼠并通过随机抽样原则补齐动物。造模后每天分别给予相应的药物或生理盐水进行灌胃，灌胃 2 周后采用旷场实验检测各组剩余大鼠行为学变化。结果：与假手术组相比较，模型组运动总距离（$P < 0.01$）、单次最大运动距离（$P < 0.05$）、穿格次数（$P < 0.01$）、直立次数（$P < 0.01$）、直立时间（$P < 0.01$）、修饰时间（$P < 0.01$）、修饰次数（$P < 0.05$）减少，差异有统计学意义，5-HT1AR 基因（$P < 0.05$）及蛋白表达水平下降；与模型组相比较，二十味沉香丸组运动总距离（$P < 0.05$）、穿格次数（$P < 0.05$）、直立时间（$P < 0.05$）、直立次数（$P < 0.01$）增加差异具有统计学意义，且 5-HT1AR 的基因（$P < 0.05$）及蛋白水平表达升高；与模型组相比较，帕罗西汀组穿格次数（$P < 0.05$）、运动总距离（$P < 0.05$）、直立时间增加（$P < 0.05$），5-HT1AR 的基因及蛋白表达水平升高（$P < 0.01$）。结果提示中药二十味沉香丸能在一定程度上改善卒中后 PTSD 模型大鼠的焦虑样行为，其效用与西药帕罗西汀类似，且作用机制可能与调节 5-HT1AR 有关。

一项观察二十味沉香丸对卒中后创伤后应激障碍模型大鼠的调节作用研究：将 42 只大鼠随机分为正常组、假手术组、模型组、二十味沉香丸组、帕罗西汀组。正常组及假手术组每组 6 只，模型组、二十味沉香丸组及帕罗西汀组每组 10 只。造模后 2

周，每天分别给予相对应的药物或生理盐水进行灌胃，静养 1 周后进行旷场实验，检测各组间大鼠行为学变化。结果：运动总距离、穿格次数，模型组与正常组比较差异有统计学意义（$P < 0.05$）；运动总距离、穿格次数、直立次数、直立时间、修饰次数及修饰时间，模型组与假手术组比较，差异有统计学意义（$P < 0.05$）；运动总距离、穿格次数、直立次数及直立时间，二十味沉香丸组与模型组比较差异有统计学意义（$P < 0.05$）；运动总距离、穿格次数及直立次数，帕罗西汀组与模型组比较，差异均有统计学意义（$P < 0.05$）。结果提示二十味沉香丸对卒中后 PTSD 模型大鼠焦虑样行为具有一定的改善作用。

（2）对"萨滞布病"（脑卒中）的治疗作用及机制　一项藏药二十味沉香丸（CX20）治疗"萨滞布病"（脑卒中）的作用机制的研究：采用网络药理学方法，预测 CX20 治疗萨滞布病潜在作用靶标；取 104 只 SD 雄性大鼠，随机分为假手术组、MCAO 模型组、尼莫地平组、二十味沉香丸（CX20）低剂量组、二十味沉香丸（CX20）高剂量组，预给药 7 天后建立 MCAO 模型。结果：预测得到二十味沉香丸（CX20）中沉香四醇、羟基黄色红花素 A 等 127 个化合物，作用于 PRKCB、PRKCG、GRIN3B、CAMK2D、ATF4、JUN 等 31 个关键靶标；二十味沉香丸（CX20）可降低脑梗死面积，抑制细胞凋亡，降低血清中 MDA、LDH 和升高 SOD 含量，并显著降低白介素 -6（IL-6）、白介素 -1β（IL-1β）、肿瘤坏死因子 α（TNF-α）含量，同时，二十味沉香丸（CX20）能显著降低大鼠缺血侧脑组织中 ATF4、JUN、GRIN3B、PRKCB 的 mRNA 表达，升高 PRKCG 和 CAMK2D 的 mRNA 表达。结果提示藏药二十味沉香丸（CX20）具有脑神经保护作用，其治疗萨滞布病机制主要通过降低炎症因子释放，减轻氧化应激反应，调控脑组织中蛋白的 mRNA 表达发挥作用。

牛黄降压丸

【组成】羚羊角、珍珠、水牛角浓缩粉、人工牛黄、冰片、白芍、党参、黄芪、决明子、川芎、黄芩提取物、甘松、薄荷、郁金。

【功用】清心化痰，平肝安神。

【主治】心肝火旺、痰热壅盛所致的头晕目眩、头痛失眠、烦躁不安；高血压病见上述证候者。

【规格】大蜜丸，每丸重 1.6g。

【用量与用法】口服。大蜜丸一次 1～2 丸，一日 1 次。

【方解】方中羚羊角入肝经，凉肝息风；珍珠平肝潜阳、清肝泻火；水牛角浓缩粉清热凉血；牛黄清热解毒、息风止痉；白芍、党参、黄芪益气生津、滋阴增液、柔肝舒筋；决明子清泻肝火，兼滋肾阴；川芎上行头目，祛风止痛；黄芩清热泻火、凉血；

甘松行气止痛、开郁醒脾；薄荷清利头目、疏肝解郁；郁金解郁开窍、清心凉血。诸药合用，共奏清心化痰、镇静降压之功。

【不良反应】尚不明确。

【禁忌】

1.腹泻者忌服。

2.气血不足所致的头晕目眩、失眠患者忌服。

【注意事项】

1.孕妇慎用。

2.服药期间忌寒凉、油腻食品。

3.服用前应除去蜡皮，塑料球壳。

4.本品不可整丸吞服。

【现代研究】

1.心脑血管临床研究

（1）高血压　一项关于加味杞菊地黄汤联合牛黄降压丸对高血压患者血压控制及生活质量的影响的临床研究（随机、对照试验）：选取89例高血压患者，按照随机数字表法分为对照组（氨氯地平，44例）与试验组（氨氯地平＋加味杞菊地黄汤联合牛黄降压丸，45例）。结果：观察组用药1个月后舒张压及收缩压均小于对照组（$P < 0.05$）；观察组毒副反应发生率为6.67%（3/45），对照组为6.82%（3/44），组间比较差异无统计学意义（$P > 0.05$）；观察组用药1个月后生活质量（QOL）评分较对照组高（$P < 0.05$）。结果提示加味杞菊地黄汤联合牛黄降压丸可有效调控高血压患者血压水平，改善其生活质量，且安全性高。

（2）老年单纯收缩期高血压　一项牛黄降压丸治疗老年单纯性收缩期高血压病疗效观察研究（随机、对照试验）：将98例老年单纯性收缩期高血压病患者随机分成治疗组（牛黄降压丸组）和对照组（尼群地平片组）。治疗期间两组均不使用其他降压药物。结果：治疗组49例，显效33例，有效13例，无效3例，总有效率93.88%。结果提示牛黄降压丸治疗老年单纯性收缩期高血压安全有效、不良反应小，远期效应好。

2.心脑血管药理研究

对血小板功能的影响及作用机制　一项关于牛黄降压丸对正常大鼠血小板功能的影响与作用机制的实验研究：健康SD大鼠分别给予牛黄降压丸不同剂量（0.3、0.15、0.075g/kg）灌胃7天，观察正常大鼠的血小板黏附率，二磷酸腺苷二钠（ADP）诱导的血小板聚集率；采用放免法检测血小板中钙调蛋白（CaM）含量以及ADP诱导的血小板聚集时血栓素A2（TXA2）的释放。结果：牛黄降压丸可以抑制正常大鼠血小板黏附及ADP诱导的血小板聚集，降低血小板中CaM含量与TXA2的释放。结果提示牛黄降压丸通过对引起血小板活化功能的不同途径的干预，抑制血小板的黏附及聚集。

心灵丸

【**组成**】人工麝香、牛黄、熊胆、蟾酥、珍珠、冰片、三七、人参、水牛角干浸膏。

【**功用**】活血化瘀，益气通脉，宁心安神。

【**主治**】用于胸痹心痛、心悸气短、头痛眩晕等症，以及心绞痛、心律失常及伴有高血压病者。

【**规格**】每丸20mg。

【**用量与用法**】舌下含服或咀嚼后咽服。一次2丸，一日1~3次。也可在临睡前或发病时服用，或遵医嘱用药。

【**方解**】心灵丸中三七活血化瘀、消肿止痛，兼有滋补强壮之力；熊胆清热平肝、明目；犀角凉血、解毒、化斑、清热定惊；麝香开窍、回苏、散结止痛、活血通络；冰片开窍、散热、消炎止痛，有类似麝香的开窍醒脑功效；蟾酥解毒消肿、止痛；牛黄清心开窍、豁痰定惊、镇痉、清热解毒；珍珠镇心安神、平肝定惊、收敛生肌、解毒，心虚有热则神气浮游，珍珠除心肝二经之热，能镇心安神；人参补气救急、益气复脉、养心安神、补肺定喘。诸药合用具有活血化瘀、益气强心、定心安神之功。

【**不良反应**】尚未明确。

【**禁忌**】孕妇禁用。

【**注意事项**】心脏传导阻滞者应遵医嘱服用。

【**现代研究**】

1. 心血管临床研究

（1）稳定型劳力性心绞痛　一项心灵丸治疗稳定型劳力性心绞痛患者的临床研究（随机、对照试验）：选择稳定型劳力性心绞痛患者190例，随机分为对照组（硝酸甘油片0.25~0.5mg）和试验组（硝酸甘油片0.25~0.5mg+心灵丸40mg），每组90例，每天给药3次，2组均持续治疗4周。结果：①总有效率：治疗4周后，试验组和对照组的总有效率分别为83.16%（79例/95例）和40.00%（38例/95例），试验组优于对照组（$P < 0.05$）。②平板运动试验总运动时间：治疗4周后，试验组和对照组的平板运动试验总运动时间分别为（462.77±141.04）和（415.29±149.25）s，试验组优于对照组（$P < 0.05$）。③心绞痛发作频率：两组分别为（1.65±2.10）和（4.72±2.97）次，试验组优于对照组（$P < 0.05$）。④心绞痛症状积分：两组分别为（3.84±2.93）和（8.35±3.01）分，试验组低于对照组（$P < 0.05$）。⑤中医症状积分：两组分别为（3.77±0.31）和（7.54±2.13）分，试验组低于对照组（$P < 0.05$）。⑥硝酸甘油用

量：硝酸甘油用量分别为每周（0.44±0.59）和（2.24±2.37）片，试验组低于对照组（$P < 0.05$）。⑦不良反应发生率：试验组药物不良反应发生率为 4.21%，对照组药物不良反应发生率为 3.16%，试验组优于对照组（$P > 0.05$）。结果心绞痛心灵丸可明显改善稳定型劳力性心绞痛患者的中医症状及心绞痛症状，并可提高患者运动耐受量，有效抗心肌缺血，有利于提高临床疗效。

（2）冠心病经皮冠状动脉介入治疗（PCI）术后合并焦虑状态 一项心灵丸对冠心病经皮冠状动脉介入治疗（PCI）术后合并焦虑状态患者的临床疗效观察研究（随机、对照试验）：将 80 例接受冠心病 PCI 术治疗成功的患者，按随机数字表法分为对照组（常规冠心病二级预防药物及心理疏导）与试验组（在常规西药治疗基础上联合心灵丸），每组 40 例，观察治疗 3 个月。结果：①心率及心肌耗氧量：治疗后 3 个月试验组患者在心率及心肌耗氧量方面较对照组改善（$P < 0.05$）。②西雅图心绞痛量表评分：试验组患者在心绞痛发作情况及疾病认知程度方面优于对照组（$P < 0.05$）。③心电图及左室射血分数：试验组均优于对照组（$P < 0.05$）。④中医证候疗效总有效率：试验组在治疗 3 个月后的总有效率高于对照组（$P < 0.05$）。⑤汉密尔顿焦虑量表评分：试验组较对照组有明显下降（$P < 0.05$），且试验组治疗前后组内对比较有明显下降（$P < 0.05$）。结果提示心灵丸在改善冠心病 PCI 术后合并焦虑患者中临床效果显著。

2. 心血管实验研究

对动脉粥样硬化（AS）小鼠易损斑块及斑块内血管新生的影响 心灵丸对载脂蛋白 E 基因敲除（ApoE$^{-/-}$）小鼠动脉粥样硬化（AS）易损斑块及斑块内血管新生的作用研究：选择雄性 ApoE$^{-/-}$ 小鼠 45 只，以高脂饲料喂养 13 周，复制 AS 小鼠模型。将 AS 模型小鼠随机分成模型组（给予等量蒸馏水）、辛伐他汀组（2.6 mg/kg）、心灵丸组（15.6 mg/kg），每组 15 只，灌胃给药，每天 1 次，连续 13 周。结果：与模型组比较，辛伐他汀组及心灵丸组的斑块易损指数、斑块内新生血管密度均有明显降低（$P < 0.05$）；心灵丸组与辛伐他汀组在降低斑块易损指数、斑块内新生血管密度方面的差异无统计学意义（$P > 0.05$）。结果提示心灵丸可通过减少 AS 斑块内泡沫细胞，增加斑块内平滑肌及胶原成分，降低斑块内新生血管的表达以稳定 AS 斑块。

心宝丸

【组成】洋金花、人参、鹿茸、肉桂、附子、三七、冰片、麝香、蟾酥。

【功用】温补心肾，益气助阳，活血通脉。

【主治】用于治疗心肾阳虚、心脉瘀阻引起的慢性心功能不全；窦房结功能不全引起的心动过缓、病态窦房结综合征，以及缺血性心脏病引起的心绞痛及心电图缺血性改变。

【规格】每丸重 60mg。

【用量与用法】口服。慢性心功能不全按心功能 1、2、3 级一次分别服用 120、240、360mg，一日 3 次，一个疗程为 2 个月；在心功能正常后改为日维持量 60~120mg。病态窦房结综合征病情严重者一次 300~600mg，一日 3 次，疗程为 3~6 个月；其他心律失常（期外收缩）及心房颤动，心肌缺血或心绞痛一次 120~240mg，一日 3 次，一个疗程为 1~2 个月。

【方解】心宝丸由洋金花、人参、鹿茸、肉桂、附子、三七、冰片、麝香、蟾酥等中药复方组成，具有温补心肾、益气助阳、活血通脉、定悸复脉之功效。其中人参补中益气，三七活血化瘀，鹿茸、肉桂、附子温肾补火助阳，洋金花、冰片、麝香、蟾酥具有醒神开窍的作用。

【不良反应】尚不明确。

【禁忌】阴虚内热、肝阳上亢、痰火内盛者以及孕妇、青光眼患者忌服。

【注意事项】服药后若觉口干者，可饮淡盐开水或每日用生地 10g 水煎送饮。运动员慎用。

【现代研究】

1. 心血管临床研究

（1）慢性心力衰竭合并窦性心动过缓　一项厄贝沙坦联合心宝丸治疗老年慢性心力衰竭合并窦性心动过缓的临床效果分析研究：选取 120 例老年慢性心力衰竭合并窦性心动过缓患者作为研究对象，随机均分为对照组（厄贝沙坦治疗）和试验组（厄贝沙坦联合心宝丸），各 60 例，连续治疗 12 周。结果：①心功能指标：治疗后，对照组的心功能指标显著差于试验组（$P < 0.05$）。②不良反应：对照组的不良反应显著多于试验组（$P < 0.05$）。结果提示厄贝沙坦联合心宝丸治疗老年慢性心力衰竭合并窦性心动过缓临床效果十分明显，减少了不良反应，提高了心功能。

一项心宝丸联合常规西药治疗慢性心力衰竭伴窦性心动过缓的 Meta 分析：共纳入 5 个 RCT，包括 486 例患者。结果显示在常规西药治疗基础上联用心宝丸，可有效改善慢性心力衰竭伴窦性心动过缓患者的 NYHA 心功能分级（$RR=1.23$，$95\%CI$：1.14~1.32，$P < 0.00001$）、提高左室射血分数（$MD=6.85$，$95\%CI$：4.00~9.71，$P < 0.00001$）、增加 24 小时平均心率（$MD=11.69$，$95\%CI$：8.03~15.34，$P < 0.00001$）、增加心输出量（$MD=0.58$，$95\%CI$：0.40~0.76，$P < 0.00001$）、增加心脏每搏输出量（$MD=3.72$，$95\%CI$：2.33~5.11，$P < 0.00001$）、改善 6 分钟步行试验（$MD=26.83$，$95\%CI$：13.65~40.02，$P < 0.0001$）、降低 N 末端 B 型利钠肽原水平（$MD=-0.24$，$95\%CI$：-0.33~-0.14，$P < 0.00001$）、减小左室舒张末期内径（$MD=-2.23$，$95\%CI$：-3.45~-1.00，$P=0.0004$）、减小左室收缩末期内径（$MD=-2.35$，$95\%CI$：

–3.42~–1.28，$P < 0.0001$）。结果提示心宝丸联合常规西药可改善慢性心力衰竭伴窦性心动过缓患者的心功能并提高心率。

（2）慢性心力衰竭 一项心宝丸联合沙库巴曲缬沙坦治疗慢性心力衰竭的临床研究：选取64例慢性心力衰竭患者随机分为对照组（口服沙库巴曲缬沙坦钠片）和试验组（口服沙库巴曲缬沙坦钠片＋心宝丸），每组各32例，疗程均为8周。结果：①总有效率：治疗后，试验组总有效率是93.75%，显著高于对照组的75.00%（$P < 0.05$）。②36项健康调查简表（SF–36）总分，6分钟步行距离（6MWD）：治疗后，两组SF–36总分均显著增加，6MWD均显著延长（$P < 0.05$），且以试验组改善更显著（$P < 0.05$）。③左室心肌做功指数（Tei指数）、左心房前后径（LAD）：治疗后，两组LVEF、E/A均显著增加，左室Tei指数、LAD均显著降低（$P < 0.05$）；以试验组改善更显著（$P < 0.05$）。④外周血中性粒细胞与淋巴细胞比值（NLR）以及血清C反应蛋白（CRP）、同型半胱氨酸（Hcy）、B型利钠肽（BNP）、醛固酮（ALD）水平：治疗后，两组外周血NLR和血清CRP、Hcy、BNP、ALD水平均显著下降（$P < 0.05$）；且治疗后，试验组外周血NLR和血清CRP、Hcy、BNP、ALD水平均显著低于对照组（$P < 0.05$）。结果提示心宝丸联合沙库巴曲缬沙坦能有效提高慢性心力衰竭患者的整体疗效，减轻机体炎症反应和心肌损害，利于改善患者心功能与运动耐力，提高生活质量，且安全性好。

（3）病态窦房结综合征合并慢性心功能不全 一项心宝丸对病态窦房结综合征合并慢性心功能不全的治疗效果分析研究（随机单盲）：将60例病态窦房结综合征合并慢性心功能不全患者随机单盲分为对照组（硫酸沙丁胺醇）和试验组（硫酸沙丁胺醇＋心宝丸），每组30例，连续治疗14天。结果：①心率变化：治疗前，两组患者的最慢心率、最快心率、平均心率无差异（$P > 0.05$）；治疗后，试验组患者的最快心率、最慢心率、平均心率均高于对照组（$P < 0.05$）。②症状积分：治疗前，两组患者的症状积分比较差异无统计学意义（$P > 0.05$）；治疗后，试验组患者的症状积分低于对照组，差异具有统计学意义（$P < 0.05$）。③不良反应发生率：试验组患者的不良反应发生率6.7%低于对照组的26.7%（$\chi^2=4.32$，$P < 0.05$）。结果提示病态窦房结综合征合并慢性心功能不全患者应用心宝丸治疗临床效果显著。磷酸肌酸钠联合心宝丸治疗病态窦房结综合征疗效显著，能有效改善心率，且无明显不良反应。

2. 心血管实验研究

（1）对慢性心力衰竭大鼠的抗心肌肥厚作用及机制 基于PI3K/Akt/GSK3β信号通路研究心宝丸对慢性心力衰竭（CHF）大鼠心肌肥厚的影响：将60只雄性SD大鼠按体重随机分为假手术组，模型组，心宝丸低、中、高剂量组和贝那普利组。除假手术组外，所有大鼠采用腹主动脉缩窄法复制CHF模型，假手术组只分离腹主动脉，不结扎，术后4周心宝丸药物干预组 [40、80、120mg/（kg·d）] 和贝那普利组 [1.05mg/（kg·d）] 开始灌胃给药8周，假手术组和模型组用等体积生理盐水灌胃8周。结果：与假手术组比较，模型组大鼠术后第12周左心室射血分数（LVEF）、短轴缩短率（FS）降低（$P < 0.01$），左心室收缩末期内径（LVIDs）升高（$P < 0.05$），心肌细胞横截面积（CSA）增大（$P < 0.01$），血清NT-proBNP水平升高（$P < 0.01$），ANP、Myh7 mRNA及p-PI3K、p-AKT、p-GSK3β蛋白表达水平上调（$P < 0.01$，$P < 0.05$），GSK3β表达水平下调（$P < 0.01$）；与模型组比较，心宝丸低、中、高剂量组和贝那普利组LVEF升高（$P < 0.05$，$P < 0.01$），心肌细胞大小减小（$P < 0.01$），Myh7 mRNA表达水平降低（$P < 0.05$，$P < 0.01$），血清中NT-proBNP水平降低（$P < 0.01$），p-PI3K、p-AKT、p-GSK3β表达水平下调（$P < 0.01$），GSK3β表达水平上调（$P < 0.01$），心宝丸中、高剂量组FS升高（$P < 0.05$），心宝丸中、高剂量组和贝那普利组LVIDs减小（$P < 0.05$），心宝丸高剂量组和贝那普利组ANP mRNA表达水平降低（$P < 0.01$）；HE染色结果显示心宝丸可以改善心肌肥厚，心肌细胞排列紊乱，间隙增宽的病理变化。结果提示心宝丸可以抗心肌肥厚，提升心脏功能，其机制可能与抑制PI3K/Akt信号的磷酸化激活，抑制GSK3β的磷酸化有关。

（2）对H9c2心肌细胞损伤药效研究　基于网络药理学研究心宝丸对大鼠H9c2心肌细胞损伤的药效研究：网络药理研究，建立心宝丸与CHF的"成分－靶点－通路－疾病"网络药理模型。结果：①心宝丸中洋金花、人参、麝香、蟾酥4味中药可能是心宝丸治疗慢性心力衰竭的主要药物，与细胞线粒体功能、能量代谢、心肌细胞炎症、氧化应激以及纤维化有关，心宝丸具有治疗肥厚型心肌病、高血压、Ⅱ型糖尿病、扩张型心肌病、冠状动脉疾病等疾病的潜在药效。②心宝丸药效研究证明心宝丸可不同程度地抑制H_2O_2诱导大鼠H9c2心肌细胞的损伤和氧化应激水平、线粒体功能障碍、生物活性损伤与能量代谢。③心宝丸作为新开发的中成药，对慢性心力衰竭具有一定的作用并对细胞损伤模型产生药效，可以作为潜在的抗慢性心力衰竭药物。

（3）对慢性心力衰竭心功能的改善作用及机制　心宝丸（XBP）通过抑制β－肾上腺素能受体泛素化减轻慢性心力衰竭研究：雄性SD大鼠结扎左前降支（LAD）8周后，从第4周开始给予不同剂量的XBP治疗。结果：XBP能改善LAD慢性心力衰竭大鼠的心功能，减轻心肌纤维化。同时，XBP对AC16细胞和H9c2细胞的氧糖剥夺（OGD）损伤具有保护作用。XBP还能增加$β_1$-AR和$β_2$-AR的表达，抑制其泛素化。进一步的机制研究表明，XBP上调USP18的表达，而USP18的沉默减弱了XBP的心肌保护作用和XBP增加$β_2$-AR的作用。此外，XBP还能增加MDM2和β-arrestin2的表达，并破坏Nedd4与$β_2$-AR的相互作用。应用MDM2抑制剂SP141后，XBP的心肌保护作用和对$β_2$-AR泛素化的抑制作用也被阻断。结果提示本研究首次发现

XBP 通过抑制 USP18 和 MDM 2/β–arrestin 2/Nedd4 介导的 $β_1$–AR 和 $β_2$–AR 的泛素化而改善 CHF 患者的心功能。

3. 不良反应　心宝丸中因洋金花有阻断 M 胆碱受体作用，除对平滑肌有解痉作用外，尚有阻断神经节及神经肌肉接头作用，对呼吸中枢有兴奋作用，对大脑皮质有抑制作用。附子为毛茛科植物乌头的旁生块根，辛甘，热，有毒，具有回阳补火、散寒除湿的功用，含次乌头碱、乌头碱、新乌头碱等 6 种生物碱，可使心率减慢，脉搏柔软而弱，血压微降。乌头碱具有致心房颤动、强心作用。

安宫牛黄丸

【**组成**】黄连、栀子、朱砂、郁金、黄芩、牛黄、犀角（水牛角代）、雄黄、梅片、麝香、珍珠、金箔、老蜜。

【**功用**】清热解毒，镇静开窍。

【**主治**】用于热病，邪入心包，高热惊厥，神昏谵语；中风昏迷及脑炎、脑膜炎、中毒性脑病、脑出血、败血症见上述证候者。

【**规格**】①每丸重 1.5g；②每丸重 3g。

【**用量与用法**】口服。一次 1 丸，一日 1 次；小儿三岁以内一次 1/4 丸，四岁至六岁一次 1/2 丸，一日 1 次；或遵医嘱。

【**方解**】方中牛黄清心凉肝、豁痰开窍、息风止痉；水牛角清营凉血、解毒定惊；麝香芳香开窍、通络醒神，共为君药。黄连、黄芩、栀子清热泻火解毒，雄黄解毒豁痰，共为臣药。冰片、郁金通窍醒神、化浊开郁；朱砂、珍珠镇心安神、定惊止搐，共为佐药。诸药合用，共奏清热解毒、镇静开窍之效。

【**不良反应**】有文献报道不当使用本品致体温过低，亦有个别患者引起过敏反应。

【**禁忌**】孕妇慎用，运动员慎用。

【**注意事项**】

1. 本品处方中含麝香，芳香走窜，有损胎气，孕妇慎用。

2. 服药期间饮食宜清淡，忌食辛辣油腻之品，以免助火生痰。

3. 本品处方中含朱砂、雄黄，不宜过量久服，肝肾功能不全者慎用。

4. 在治疗过程中如出现肢寒畏冷、面色苍白、冷汗不止、脉微欲绝，由闭证变为脱证时，应立即停药。

5. 高热神昏、中风昏迷等口服本品困难者，当鼻饲给药。

6. 孕妇及哺乳期妇女、儿童、老年人使用本品应遵医嘱。

7. 运动员慎用。

8. 过敏体质者慎用。

9. 儿童必须在成人的监护下使用。

10. 如正在服用其他药品，使用本品前请咨询医师。

11. 服用前应除去蜡皮、塑料球壳及玻璃纸；本品可嚼服，也可分份吞服。

【现代研究】

1. 心血管临床研究

（1）高血压脑出血　一项安宫牛黄丸联合尼莫地平治疗对高血压脑出血患者神经功能的影响（随机、对照研究）：回顾性选取高血压脑出血患者 112 例，按治疗方法进行分组，分别为试验组（对症支持治疗 + 安宫牛黄丸联合尼莫地平）和对照组（对症支持治疗 + 尼莫地平），各 56 例，用药 4 周。结果：①治疗前后神经功能缺损评分（NIHSS 评分）、日常生活能力评分（ADL 评分）、昏迷情况（GCS 评分）比较：治疗后两组患者 NIHSS 评分较治疗前降低，ADL 及 GCS 评分较治疗前升高，试验组变化幅度均优于对照组（$P < 0.05$）。②两组临床疗效：试验组优于对照组（$P < 0.05$）。③血清神经递质水平：治疗后两组患者血清 NSE 水平较治疗前降低，血清 NTF 及 NGF 水平较治疗前升高，试验组变化幅度均优于对照组（$P < 0.05$）。④不良反应：两组患者不良反应对比无统计学差异（$P > 0.05$）。结果提示安宫牛黄丸联合尼莫地平治疗可显著改善患者神经功能，改善临床疗效，提高日常生活能力，安全性可靠。

（2）心脏骤停心肺复苏　一项安宫牛黄丸联合亚低温对心脏骤停心肺复苏后患者脑氧代谢率及氧化应激损伤的影响研究：将急诊室抢救的 118 例心脏骤停心肺复苏后患者随机分对照组（亚低温等西医基础治疗）与试验组（亚低温等西医基础治疗 + 安宫牛黄丸）各 59 例。结果：①临床疗效：治疗后，试验组预后良好率高于对照组（$P < 0.05$）。②急性生理学与慢性健康状况评分Ⅱ（APACHE Ⅱ）、格拉斯哥昏迷评分（GCS 昏迷）、序贯器官衰竭评估（SOFA）评分：试验组 APACHE Ⅱ、SOFA 评分显著低于对照组，GCS 昏迷评分显著高于对照组（$P < 0.05$）。③脑氧代谢率（CMRO-2）值：试验组 CMRO-2 水平显著高于对照组（$P < 0.05$）。④超氧化物歧化酶（SOD）、谷胱甘肽过氧化物酶（GSH-Px）、丙二醛（MDA）、S-100 蛋白（S-100）、基质金属蛋白酶 -9（MMP-9）水平：试验组 SOD、GSH-Px 水平显著高于对照组，MDA、S-100、MMP-9 水平显著低于对照组（$P < 0.05$）。结果提示安宫牛黄丸联合亚低温显著提高心脏骤停 CPR 后患者脑氧代谢率，降低氧化应激损伤，提高预后。

2. 不良反应　在使用安宫牛黄丸治病时，为了适应患者的不同病情，缓解病情发展，需要与其他药物配合使用。可以根据患者的病情选择用药方式，还要根据年龄、病情等需要和体质强弱决定用药时间和剂量。安宫牛黄丸在临床应用上也会有不良反应发生，临床发现 1 例疑似安宫牛黄丸治疗脑出血引起转氨酶升高；口服安宫牛黄丸致过敏性紫癜 1 例；安宫牛黄丸致消化道出血 1 例。

苏合香丸

【组成】苏合香、安息香、冰片、水牛角浓缩粉、人工麝香、檀香、沉香、丁香、香附、木香、乳香（制）、荜茇、白术、诃子肉、朱砂。

【功用】芳香开窍，行气止痛。

【主治】用于痰迷心窍所致的痰厥昏迷、中风偏瘫、肢体不利，以及中暑、心胃气痛。

【规格】①水蜜丸，每丸重 2.4g；②大蜜丸，每丸重 3g。

【用量与用法】口服。一次 1 丸，一日 1~2 次。

【方解】方中苏合香、安息香、麝香、冰片芳香走窜、开窍醒脑，共为君药。沉香、檀香行气止痛、散寒化浊；木香、香附理气解郁、和胃止痛；制乳香活血定痛；丁香、荜茇温中降逆、散寒止痛，共为臣药。白术燥湿化浊，朱砂镇静安神，水牛角凉血清心，诃子肉温涩敛气，可防诸药辛散太过，耗伤正气，共为佐药。全方配伍，共奏芳香开窍、行气止痛之功。

【不良反应】尚不明确。

【禁忌】孕妇禁用，运动员慎用。

【注意事项】孕妇禁用，运动员慎用。

【现代研究】见芳香性方剂苏合香丸（吃力伽丸）处。

灵宝护心丹

【组成】麝香、蟾酥、牛黄、冰片、红参、三七、琥珀、丹参、苏合香油。

【功用】强心益气，通阳复脉，芳香开窍，活血镇痛。

【主治】用于心动过缓型病态窦房结综合征及冠心病心绞痛，对某些心功能不全及部分心律失常的患者也有一定疗效。

【规格】每 10 丸重 0.08g。

【用量与用法】口服。一次 3~4 丸，一日 3~4 次，饭后服用或遵医嘱。

【方解】麝香开窍醒神、活血通络，蟾酥强心止痛，牛黄开窍止痉，冰片开窍醒神止痛，红参大补元气、益气复脉，三七及琥珀化瘀止痛，丹参活血化瘀、通络止痛，苏合香油开窍止痛。该成药方剂具有强心益气、通阳复脉、芳香开窍、活血化瘀止痛的功效。

【不良反应】尚未明确。

【禁忌】孕妇忌服。

【注意事项】请遵医嘱。

【现代研究】

1. 心血管临床研究

（1）窦性心动过缓　一项灵宝护心丹联合参松养心胶囊治疗窦性心动过缓的临床疗效研究（随机、对照试验）：选择窦性心动过缓患者100例，采取简单随机方法分为两组，对照组（50例，给予参松养心胶囊，每天3次，每次4粒）和试验组（50例，在对照组的基础上给予灵宝护心丹，每天3次，每次4粒），治疗24周。结果：①有效率：试验组中医证候有效率84.0%，对照组为60.0%，试验组优于对照组（$P < 0.05$），试验组动态心电图总有效率86.0%，对照组64.0%，试验组优于对照组（$P < 0.05$）。②心功能：治疗后，两组平均心率、总心率、最快心率、最慢心率、24小时全部正常心室搏动间距（R–R），间期标准差（SDNN）、24小时连续5分钟节段正常R–R间期的标准差（SDANN）、24小时内连续5分钟节段平均正常R–R间期标准差平均数（SDNN index）、24小时连续正常R–R间期差值均方的平方根（RMSSD）、2个相邻R–R间期差＞50ms心率数所占分析信息期内HR数的百分比（PNN50）均显著升高（$P < 0.05$），且治疗组平均心率、总心率、最快心率、最慢心率、间期标准差（SDNN）、24小时连续5分钟节段正常R–R间期的标准差（SDANN）、24小时内连续5分钟节段平均正常R–R间期标准差平均数（SDNN index）明显高于对照组。治疗期间两组安全性较好，两组之间无显著性差异（$P > 0.05$）。结果提示灵宝护心丹联合参松养心胶囊治疗窦性心动过缓疗效良好。

（2）射血分数保留性心力衰竭　一项灵宝护心丹对射血分数保留性心力衰竭（HFpEF）老年患者生活质量及疲乏感的改善作用临床疗效研究（随机、对照试验）：选择认知功能正常的HFpEF患者59例，采取简单随机方法分为两组，对照组（28例，仅采取常规治疗）和试验组（31例，在常规治疗基础上给予灵宝护心丹干预），治疗24周。结果：①随访前：两组患者随访前基线水平运动耐力采用徒手6分钟步行（6MWT）、汉密顿焦虑量表（HAMA）、汉密顿抑郁量表（HAMD）、匹兹堡睡眠量表（PSQI）、明尼苏达心衰生活质量量表（MLHFFQ）和多维疲乏问卷（MFI–20）评分比较均无统计学差异存在（$P > 0.05$）。②随访12周后：观察组患者随访12周后，明尼苏达心衰生活质量量表（MLHFFQ）和多维疲乏问卷（MFI–20）评分均显著降低，运动耐力采用徒手6分钟步行（6MWT）的距离显著增加，汉密顿焦虑量表（HAMA）、汉密顿抑郁量表（HAMD）、匹兹堡睡眠量表（PSQI）评分均显著降低，差异有统计学意义（$P < 0.05$）。对照组患者随访12周后，尼苏达心衰生活质量量表（MLHFFQ）和多维疲乏问卷（MFI–20）、运动耐力采用徒手6分钟步行（6MWT）、汉密顿焦虑量表（HAMA）、汉密顿抑郁量表（HAMD）、匹兹堡睡眠量表（PSQI）评分均未出现明显的统计学差异（$P > 0.05$）。结果提示灵宝护心丹联合参松养心胶囊治疗窦性心动过缓疗效良好。

2. 心血管实验研究

（1）对心肌梗死大鼠心肌损伤的改善作用及机制 灵宝护心丹对心肌梗死大鼠心肌 NLRP3/Caspase-1 细胞焦亡信号通路的影响研究：将 50 只健康 Wistar 大鼠按随机数字表法分为假手术组、模型组、倍他乐克组（0.9mg/kg）、灵宝护心丹低剂量组（0.9mg/kg）、灵宝护心丹高剂量组（1.8mg/kg），每组 10 只，连续灌胃 3 周，末次给药 24 小时后行急性心肌梗死造模手术，假手术组只穿线不结扎。结果：与假手术组比较，模型组大鼠均出现不同程度的心肌梗死范围（$P < 0.01$），心肌组织发生炎症反应、心肌缺血情况，大鼠血清白介素 -1β（IL-1β）、白介素 -18（IL-18）水平升高（$P < 0.01$），心肌组织 NLRP3、Caspase-1 蛋白表达水平升高（$P < 0.01$）；与模型组比较，倍他乐克组和灵宝护心丹高剂量组大鼠心肌梗死面积减少（$P < 0.05$），大鼠心肌组织炎症反应、心肌缺血情况减轻，大鼠血清白介素 -1β（IL-1β）、白介素 -18（IL-18）水平下降（$P < 0.05$），心肌组织 NLRP3、Caspase-1 水平有所下降（$P < 0.05$）。结果提示灵宝护心丹能够减轻心肌梗死大鼠心肌损伤，其机制可能与影响 NLRP3/Caspase-1 细胞焦亡信号通路有关。

（2）对急性心肌梗死的治疗作用及潜在机制 一项灵宝护心丹所含 9 味中药相关活性化合物和作用靶点；通过人类基因数据库 GeneCards 获得 AMI 相关基因，利用 String11.0 数据库获得目标基因；利用 Cytoscape3.7.2 软件构建化合物 - 靶标网络，根据拓扑学参数筛选灵宝护心丹治疗 AMI 的核心靶点；利用 Cytoscape3.7.2 插件 ClueGO+Cluepedia 对疾病和药物交集靶点进行基因本体（GO）生物学过程富集分析和京都基因与基因组百科全书（KEGG）通路注释分析。结果：灵宝护心丹化合物 -AMI 靶点网络包含 57 个疾病靶点和 104 个活性化合物，核心靶点包括叉头转录因子（FoxO1）、沉默信息调节因子 1（Sirt1）、CASP3、白介素 -6（IL-6）、AKT1、SOD2、Bcl2 等。GO 功能富集得到 73 个条目；KEGG 富集到 111 个通路，并且被分类为 16 个具有统计学意义的亚组，主要涉及 FoxO 信号通路、HIF-1 信号通路、凋亡信号通路、NF-κB 信号通路等。研究结果提示，灵宝护心丹可能通过以下途径发挥其治疗作用：①作用于 FoxO1 信号通路，通过抑制氧化应激作用诱导的内源性细胞凋亡，控制线粒体损伤，减少 ROS 的产生，从而发挥对缺血心肌细胞的保护作用。②作用于 NF-κB 信号通路，调节肿瘤坏死因子 -α（TNF-α）、白介素 -6（IL-6）、白介素 -1β（IL-1β）、人内皮细胞中细胞间黏附分子 -1（ICAM-1）等多种细胞因子的表达，减少心肌梗死后由于组织缺血缺氧、室壁张力增加等引发的心肌组织坏死，抑制急性炎症反应，挽救缺血心肌组织。

活心丸

【组成】人工麝香、灵芝、蟾酥、附子、红花、熊胆、体外培育牛黄、龙脑、人参、珍珠。

【功用】益气活血，温经通脉。

【主治】胸痹心痛，适用于冠心病、心绞痛。

【规格】每丸重 20mg。

【用量与用法】一次 40mg，一日 3 次。

【方解】方中人参、附子、灵芝共为君药，益气强心、补阳消阴。臣以红花、麝香、牛黄配伍，开心脉、祛瘀滞、定惊醒神，为治心腹暴痛之佳品。珍珠、熊胆、蟾酥、冰片同入心经，共奏清心、解毒、止痛、开窍、安神之功，共为佐药。诸药合用，补散并行，芳香辟秽兼行瘀通脉、开心脉、祛瘀滞、补心血、益心气、助心阳、安心神，共奏益气活血、温经通脉之效。

【不良反应】尚不明确。

【禁忌】尚不明确。

【注意事项】本品可引起子宫平滑肌收缩，妇女经期及孕妇慎用。

【现代研究】

1. 心血管临床研究

（1）冠心病慢性稳定性心绞痛（气虚血瘀证） 一项活心丸（浓缩丸）治疗冠心病慢性稳定性心绞痛（气虚血瘀证）有效性与安全性研究（多中心、随机、双盲、阳性药平行对照临床试验）：纳入 395 例冠心病慢性稳定性心绞痛（气虚血瘀证）患者，按 1：1：1 比例分为芳香温通组（麝香保心丸）132 例、活血化瘀组（血塞通滴丸）131 例和益气活血组（活心丸）132 例。以次症基线分数 ≥ 4 分为亚组，其中亚组芳香温通组 78 例、活血化瘀组 82 例和益气活血组 69 例，疗程 24 周。结果：①心绞痛严重程度：3 组心绞痛严重度和心绞痛每周发作次数均降低（$P < 0.01$）、西雅图心绞痛量表（SAQ）各维度评分均增加（$P < 0.01$）。②亚组益气活血组 6 分钟步行总距离用药前后差值高于芳香温通组和活血化瘀组（$P < 0.05$）。③中医证候积分有效率：益气活血组较芳香温通组和活血化瘀组中医证候积分有效率升高（$\chi^2=7.6634$，$P < 0.01$；$\chi^2=9.9652$，$P < 0.01$）。④心电图疗效：益气活血组较芳香温通组和活血化瘀组心电图疗效升高（$\chi^2=7.6142$，$P < 0.01$；$\chi^2=6.5211$，$P < 0.05$）。⑤硝酸甘油停减率：益气活血组 12、24 周硝酸甘油停减率均高于活血化瘀组（χ^2 分别为 8.3624、4.6102，$P < 0.05$）。⑥不良反应：3 组不良反应发生率比较无差异（$P > 0.05$）。结果提示活心丸（浓缩丸）能明显改善冠心病慢性稳定性心绞痛（气虚血瘀证）患者的中医临床症状、6分钟步行总距离、硝酸甘油使用情况和心电图疗效，并且具有良好的安全性。

（2）急性心肌梗死经皮冠状动脉介入治疗（PCI）术后心绞痛 一项活心丸对急性心肌梗死经皮冠状动脉介入治疗（PCI）术后心绞痛临床疗效研究（随机、对照试验）：选取急性心肌梗死 PCI 术后再发心绞痛患者 70 例，随机分为对照组（常规西药治疗）与试验组（常规西药治疗 + 活心丸），每组 35 例，持续 8 周。结果：①心绞痛疗效：试验组治疗第 8 周的疗效优于对照组；试验组总有效率高于对照组（$P < 0.05$）。②心绞痛发作次数、心绞痛发作持续时间：试验组治疗第 8 周的心绞痛发作次数、持续时间及发作后硝酸甘油剂量均低于同期对照组，硝酸甘油含服缓解率高于同期对照组（$P < 0.05$）。③心肌酶水平：试验组治疗第 8 周的肌酸激酶（CK）、α–羟丁酸脱氢酶（α–HBDH）、肌酸激酶同工酶（CK–MB）、肌钙蛋白 T（cTnT）水平均低于同期对照组（$P < 0.05$）。④西雅图心绞痛量表（SAQ）生活质量评分：试验组治疗第 8 周的 SAQ 量表的躯体活动受限程度、心绞痛稳定状态、心绞痛发作频率、治疗满意度维度得分均高于同期对照组（$P < 0.05$）。结果提示活心丸能提升急性心肌梗死 PCI 术后心绞痛疗效，减轻心绞痛发作次数、持续时间、减少硝酸甘油服用剂量，减轻心肌功能受损，提升生活质量。

2. 心血管实验研究

对心肌梗死小鼠心功能的改善作用及机制 活心丸（HXP）减轻心肌梗死（MI）诱导的细胞凋亡和纤维化的作用研究：将 18 只雄性 C57BL/6 小鼠随机分为 3 组，分为假手术组和心肌梗死（MI）组（左前降支冠状动脉的外科结扎），造模成功后随机分为空白组（Sham 组）、心肌梗死组（生理盐水持续灌胃 2 周）和 HXP 组（活心丸持续灌胃 2 周）。使用 RNA 测序和 KEGG 通路分析鉴定了 660 个差异表达基因和多种富集的信号通路，包括 p53 和 TGF–β。①心功能：与 Sham 组相比，MI 组的 EF 和 FS 均显著降低（$P < 0.05$），表明 MI 模型的成功建立；与 MI 组相比，HXP 组治疗减弱了 EF 和 FS 的下降（$P < 0.05$）。②心肌病理变化：与 Sham 组相比，MI 组小鼠的心脏重量与体重（H/W）比显著升高（$P < 0.05$）；与 MI 组相比，HXP 治疗后减轻（$P < 0.05$）；此外，心脏组织的苏木精和伊红（H&E）染色显示，MI 小鼠的所有梗死心脏中都有大量的炎性细胞浸润，而在 HXP 组中这种浸润有所减少。在 HXP 组中，在梗死区观察到健康的肌肉组织，而在 MI 组中几乎没有。③与 Sham 组相比，MI 组心脏组织中 TUNEL 阳性凋亡细胞的百分比增加（$P < 0.05$），与 MI 组相比，HXP 治疗限制了这种作用（$P < 0.05$）；与 Sham 组相比，MI 组的心脏组织中 p53 蛋白水平增加，而在 HXP 治疗后降低（$P < 0.05$）；与 Sham 组相比，在 MI 小鼠的心脏组织中，HXP 下调 Bax 表达的蛋白水平，同时上调 Bcl-2 蛋白水平（$P < 0.05$）；HXP 处理降低了线粒体上 Bax 的表达，增加了 Bcl-2 的表达（$P < 0.05$，与 Sham 组相比；

$P < 0.05$，与 MI 组相比）。MI 组的心脏组织中有少量健康肌肉的胶原沉积，这通过 HXP 治疗而减弱（$P < 0.05$，与 Sham 组相比；$P < 0.05$，与 MI 组相比）。TGFβ1 的蛋白水平和 p-Smad2/3 在 MI 小鼠的心脏组织中显著增加，并通过 HXP 治疗下调（$P < 0.05$，与 Sham 组相比；$P < 0.05$，与 MI 组相比）。结果提示 HXP 可以增强 MI 小鼠的心功能，并减弱心脏重量指数（HWI）的增加和病理变化。HXP 可以通过抑制 p53/Bax/Bcl-2 和 TGF-β1/Smad2/3 通路来减轻心肌细胞凋亡和纤维化，从而改善 MI 后小鼠的心脏功能。

3. 不良反应 观察活心丸对小鼠的急性毒性研究，小鼠口服给药活心丸的最大耐受量为 3.5g/kg，为 60kg 成人每日用药剂量的 1750 倍，口服活心丸毒性较小，安全性良好。

冠心苏合丸

【组成】苏合香、冰片、乳香、檀香、土木香。

【功用】理气宽胸，止痛。

【主治】用于寒凝气滞、心脉不通所致的胸痹，症见胸闷、心前区疼痛；冠心病心绞痛见上述证候者。

【规格】丸剂：每丸重 1g。滴丸：每丸重 40mg。胶囊剂：每粒装 0.35g。软胶囊：每粒 0.5g。

【用量与用法】

1. 丸剂：嚼碎服。一次 1 丸，每日 1~3 次，或遵医嘱。

2. 滴丸：含服或口服。每次 10~15 丸，每日 3 次，或遵医嘱。

3. 胶囊：含服或吞服。一次 2 粒，每日 1~3 次，临睡前或发病时服用。

4. 软胶囊：口服或急重症时嚼碎服。每次 2 粒，每日 3 次。

【方解】苏合香辛温走窜，冰片辛凉走窜、芳香开窍、辟秽化浊、开郁止痛，共为君药。乳香、檀香辛温行散、温经活血、行气宽胸、通痹止痛，共为臣药。青木香健脾和胃以资化源、调气解郁、散寒止痛，为佐药。诸药合用有芳香开窍、宽胸、理气、温经止痛的功效。

【不良反应】尚不明确。

【禁忌】孕妇禁用。

【注意事项】

1. 热郁神昏、气虚津伤者不宜用。

2. 本药属温开，阴虚血瘀、瘀痰互阻所致胸痹者不宜用。

3. 本品多为芳香开窍药，不宜长期服用。

4. 苏合香、冰片对胃黏膜有一定的刺激作用，胃炎、胃溃疡、食管炎患者慎用。

5. 本品含乳香，脾胃虚弱者慎用。

6. 服药期间忌食生冷、辛辣、油腻之品，忌烟酒、浓茶。

7. 在治疗期间，心绞痛持续发作，宜加用硝酸酯类药物。如果出现剧烈心绞痛、心肌梗死等，应及时救治。

8. 孕妇禁用。

【现代研究】

1. 心血管临床研究

（1）冠心病心绞痛 一项冠心苏合丸联合替格瑞洛治疗冠心病心绞痛的临床研究（随机、对照研究）：选取 112 例冠心病心绞痛患者，根据随机数字法分为对照组（替格瑞洛片）和试验组（对照组的基础上咀嚼冠心苏合丸），每组 56 例，两组连续治疗 12 个月。结果：①总有效率：治疗组总有效率为 96.43%，显著高于对照组的 76.78%（$P < 0.05$）。②心绞痛发作频率、发作持续时间、发作情况：治疗后，试验组心绞痛发作情况改善优于对照组（$P < 0.05$）。③心功能指标左心室射血分数（LVEF）、心脏每搏输出量（SV）和心输出量（CO）指标：治疗后，试验组患者心功能 LVEF、SV、CO 指标明显高于对照组（$P < 0.05$）。④血清因子白细胞介素 6（IL-6）、超敏 C 反应蛋白（hs-CRP）、血管内皮生长因子（VEGF）、内皮素 -1（ET-1）水平指标：治疗后，试验组患者 IL-6、hs-CRP、ET-1 均明显低于对照组，而 VEGF 指标明显高于对照组（$P < 0.05$）。⑤不良反应发生率：试验组患者不良反应发生率明显低于对照组（$P < 0.05$）。结果提示冠心苏合丸联合替格瑞洛治疗冠心病心绞痛疗效明显，能有效改善临床症状，降低炎性因子，心功能改善显著，且安全有效。

（2）急性心肌梗死 一项冠心苏合丸配合 PCI 治疗急性心肌梗死的疗效观察及对心功能、氧化应激指标水平的影响研究（随机、对照试验）：收集急性心肌梗死患者 110 例，通过随机数字表法分为对照组（PCI 手术治疗）与试验组（PCI 术第 3 天后予以冠心苏合丸口服），每组 55 例，治疗 4 周。结果：①左室舒张末期内径（LVEDD）、左室射血分数（LVEF）：经 4 周治疗后，试验组左室舒张末期内径（LVEDD）、左室射血分数（LVEF）改善水平均优于对照组（$P < 0.05$）。②血清 cTnI 水平：试验组治疗 2 周及 4 周后血清 cTnI 水平均较对照组降低（$P < 0.05$）。③心脏不良事件发生率：试验组心脏不良事件发生率（16.36%）明显低于对照组（32.72%，$P < 0.05$）。④血清丙二醛（MDA）、超氧化物歧化酶（SOD）、还原型谷胱甘肽（GSH）表达水平：试验组血清 SOD、GSH 升高水平及 MDA 降低水平优于对照组（$P < 0.05$）。结果提示冠心苏合丸配合 PCI 治疗急性心肌梗死可显著提高临床疗效，改善心功能，并且可以有效缓解患者过度的氧化应激水平。

（3）双心疾病　一项冠心苏合丸联合帕罗西汀对双心疾病患者的疗效和生活质量的影响研究（前瞻性、随机、对照研究）：选取收治的双心疾病患者90例，分为试验组（帕罗西汀基础上加用冠心苏合丸）和对照组（帕罗西汀），每组45例，两组疗程均为8周。结果：①总有效率：试验组有效率为95.6%（43/45），显著高于对照组的77.8%（35/45）（$P < 0.05$）。②心功能及SF-36量表评分：试验组心功能和SF-36各项目评分及总分改善幅度显著优于对照组（$P < 0.05$）。结果提示冠心苏合丸联合帕罗西汀治疗双心疾病可获得较好的临床应用效果，并可以改善患者生活质量。

（4）防治PCI术后再狭窄　一项冠心苏合丸联合双联抗血小板药物防治PCI术后再狭窄的临床观察研究（随机、对照试验）：将符合纳入标准的72例冠心病PCI术后患者，随机分为试验组（西医常规药物基础上联合冠心苏合丸口服）和对照组（西医常规药物治疗），每组36例，治疗6个月。结果：①临床总有效率：试验组临床总有效率为86.1%，高于对照组的66.7%，试验组优于对照组（$P < 0.05$）。②心绞痛评分：试验组低于对照组（$P < 0.05$）。③术后再狭窄发生率：试验组术后再狭窄发生率为8.3%，低于对照组的13.9%（$P < 0.05$）。结果提示冠心苏合丸联合双联抗血小板药物防治冠心病患者PCI术后再狭窄有较好的疗效，可改善术后心绞痛不适症状，降低术后再狭窄发生率。

2. 不良反应　有临床研究发现，患者肾功能受损情况与服用冠心苏合丸的时间长短、服用剂量不平行，个体差异较大；肾功能呈进行性损害，对出现贫血、肾功能损害及肾脏大小改变的患者应追问其服药史，以求尽快确诊救治。冠心苏合丸引起的慢性间质性肾炎多是临床滥用中药及对中药毒性认识不足而引起的肾损害，因此使用中药应遵循辨证施治的原则，尽快诊治，避免延误病情。

附：冠心苏合胶囊

【现代研究】

1. 心血管临床研究

急性心肌梗死　一项PCI联合冠心苏合胶囊治疗急性心肌梗死患者心功能及氧化应激水平影响的研究（随机、对照试验）：选择收治的急性心肌梗死患者80例，分为对照组（PCI术）和试验组（PCI术后3天予冠心苏合胶囊），每组40例，连续治疗4周。结果：①心功能：治疗后4周，试验组左室射血分数和左室舒张末期内径水平明显高于对照组（$P < 0.01$）。②肌钙蛋白I（cTnI）：治疗后2周和4周，试验组血清cTnI水平明显低于对照组（$P < 0.01$）。③主要心脏不良事件：试验组心脏不良事件发生率为15.0%，低于对照组的37.5%（$P < 0.05$）。④血清还原型谷胱甘肽（GSH）、超氧化物歧化酶（SOD）和丙二醛（MDA）水平：治疗后4周，试验组患者血清GSH

和 SOD 明显高于对照组，MDA 明显低于对照组（$P < 0.01$）。结果提示 PCI 联合冠心苏合胶囊治疗急性心肌梗死，可明显改善患者心功能，缓解患者氧化应激水平。

2. 心血管实验研究

对氧化损伤心肌细胞的抗心肌凋亡的作用及机制　冠心苏合胶囊大鼠含药血清对氧化损伤心肌细胞凋亡的作用及其机制研究：选择 40 只 SD 大鼠，雌雄各半，分为正常对照组 10 只和冠心苏合组 30 只。从服用冠心苏合胶囊的大鼠腹主动脉采集含药血清，对原代乳鼠心肌细胞 H_2O_2 氧化损伤模型进行干预。MTT 法作用结果显示，将原始收集血清稀释为相当于灌胃 0.4、0.6、0.8g/kg 冠心苏合胶囊时，相对于空白血清组和 H_2O_2 单纯损伤模型组，心肌细胞有较高的存活率（$P < 0.01$），且呈现一定的剂量依赖性；Hoechst33258 荧光染色结果显示，与模型组相比，含药血清组随着药物浓度升高细胞核固缩凝聚减轻，碎片依次减少；与模型组相比，caspase-3 活性随含药血清浓度增高而降低，冠心苏合给药组能够下调 Bax 水平，上调 Bcl-2 水平，且呈现剂量依赖性。结果提示药物冠心苏合能够提高 H_2O_2 诱导的原代乳鼠心肌细胞存活率，降低 caspase-3 活性，减轻细胞核固缩和聚集，减少细胞核碎片，且能够降低 Bax 表达水平，提高 Bcl-2 表达水平。

3. 不良反应　患者因感觉冠心苏合胶囊治胸闷效果好，两周后再次服用该药，仅服用一天又出现红色皮疹以面部和颈部为甚，停药后，在未服氯苯那敏和维生素 C 的情况下，症状自然消失。

神香苏合丸

【组成】人工麝香、冰片、水牛角浓缩粉、乳香（制）、安息香、白术、香附、木香、沉香、丁香、苏合香。

【功用】温通宣痹，行气化浊。

【主治】寒凝心脉、气机不畅所致的胸痹，症见心痛、胸闷、胀满、遇寒加重；冠心病心绞痛。

【规格】丸剂，每瓶装 0.7g。

【用量与用法】口服。一次 1 瓶，一日 1~2 次。

【方解】本方麝香、苏合香芳香辛散、温通化浊、宣痹止痛，共为君药；冰片化浊醒神；木香、香附、沉香行气止痛，共为臣药；安息香、乳香活血化瘀，助君药温通止痛；水牛角浓缩粉凉血解毒；白术补益脾气，防辛香太过，耗伤正气；丁香降逆和中，共为佐使。诸药合用，共奏温通宣痹、行气化浊之功。

【不良反应】尚不明确。

【禁忌】尚不明确。

【注意事项】请遵医嘱。

【现代研究】

心血管临床研究

（1）冠状动脉三支血管病变　一项神香苏合丸辅助治疗冠状动脉三支血管病变的疗效及安全性研究（随机、对照试验）：选择不稳定型心绞痛冠状动脉三支血管病变（寒凝心脉型胸痹）患者146例，按随机数字表法分为两组，对照组（73例，硝酸异山梨酯片＋阿司匹林肠溶片＋硫酸氢氯吡格雷片＋阿托伐他汀钙片＋富马酸比索洛尔片进行西医治疗）和试验组（73例，在对照组基础上于餐后口服神香苏合丸0.7g/次，每天2次），治疗1.5个月。结果：①有效率：试验组患者的总有效率为86.30%，显著高于对照组的71.23%（$P < 0.05$）。②心绞痛症状和心肌标志物：治疗后，两组患者的心绞痛发作频率及持续时间、中医证候评分、中性粒细胞与淋巴细胞比值（NLR）和可溶性生长刺激表达基因2蛋白（sST2）、内皮素1（ET-1）、血管紧张素Ⅱ（Ang-Ⅱ）含量均显著降低或缩短，6分钟步行试验（6MWT）步行距离、一氧化氮含量和西雅图心绞痛量表（SAQ）、简明健康状况调查表（SF-36）各维度评分均显著增加或升高，且观察组上述指标均显著优于对照组（$P < 0.05$）。两组患者的不良反应发生率比较，差异无统计学意义（$P > 0.05$）；但试验组患者的不良心血管事件（MACE）发生率显著低于对照组（$P < 0.05$）。结果提示神香苏合丸辅助治疗冠状动脉三支血管病变，可改善患者的心绞痛症状和血管内皮功能，降低MACE发生率，提高其生活质量。

（2）2型糖尿病合并冠状动脉粥样硬化性心脏病　一项脉神香苏合丸联合阿司匹林治疗2型糖尿病合并冠状动脉粥样硬化性心脏病（简称冠心病）的临床疗效研究（随机、对照试验）：选择2型糖尿病合并冠状动脉粥样硬化性心脏病80例，采取简单随机方法分为两组，对照组（40例，对症治疗加用阿司匹林）和试验组（40例，在对照组基础上加用神香苏合丸），治疗4周。结果：①有效率：试验组总有效率为97.50%，显著高于对照组的85.00%（$P < 0.05$）。②血脂水平：治疗后，与对照组比较，试验组患者的甘油三酯、总胆固醇、低密度脂蛋白胆固醇水平均显著降低（$P < 0.05$），高密度脂蛋白胆固醇水平显著升高（$P < 0.05$）。③心功能：治疗后，与对照组比较，试验组患者的舒张早期最大充盈速度和舒张早期最大充盈速度/舒张晚期最大充盈速度均显著升高（$P < 0.05$），舒张晚期最大充盈速度显著降低（$P < 0.05$），左室舒张早期充盈加速时间和左室舒张晚期充盈加速时间均显著缩短（$P < 0.05$）；全血黏度（切变率分别为1/s和5/s）、血浆黏度（切变率为10/s）、红细胞聚集指数、纤维蛋白原水平均显著降低（$P < 0.05$）。④不良反应：治疗期间，试验组患者恶心呕吐、体温异常、皮疹不良反应总发生率为2.50%，显著低于对照组的10.00%（$P < 0.05$）。结果提示神香苏合丸联合阿司匹林治疗2型糖尿病合并冠心病临床疗效较好，可有效改善

患者的心脏功能和血流动力学指标。

（3）急性心肌梗死　一项曲美他嗪联合神香苏合丸治疗急性心肌梗死（AMI）的疗效和安全性研究（随机、对照试验）：选择急性心肌梗死（AMI）患者60例，采取采用随机数字法分为两组，对照组（30例，以抗血小板药物、硝酸酯类药物、他汀类药物、β受体阻滞剂及曲美他嗪治疗）与试验组（30例，在对照组的基础上加用神香苏合丸），治疗4周。结果：①治疗1周后：试验组C反应蛋白（CRP）、肌酸激酶同工酶（CK-MB）、肌钙蛋白I（cTnI）、心绞痛的发生次数均低于对照组。②治疗4周后：试验组的6分钟步行试验距离，心肺运动试验运动峰值最大摄氧量、代谢当量均高于对照组（均$P < 0.05$），两组不良反应相当（$P > 0.05$）。结果提示曲美他嗪联合神香苏合丸能减少经皮冠状动脉介入治疗术后的CRP及心肌梗死面积，改善心功能，提高运动耐量，且不增加不良反应。

速效救心丸

【组成】川芎、冰片等。

【功用】行气活血，祛瘀止痛。

【主治】用于气滞血瘀型冠心病、心绞痛。

【规格】每丸重40mg。

【用量与用法】含服。一次4~6丸，一日3次；急性发作时，一次10~15丸。

【方解】速效救心丸的主要成分包括中药川芎和冰片，其他不详。《本草纲目》中记载川芎为"血中之气药""上达颠顶，下通血海，中开郁结"；《本草正义》记载其药性为"血之行气，为之疏通"，表明川芎具有良好的活血化瘀之功效。而冰片具有"性善走窜开窍，无往不达，能解一切邪恶"的特性。两药合用具有活血、理气、止痛，使心脉畅通之功效。

【不良反应】尚不明确。

【禁忌】孕妇禁用；寒凝血瘀、阴虚血瘀胸痹心痛不宜单用；有过敏史者慎用；伴有中重度心力衰竭的心肌缺血者慎用；在治疗期间，心绞痛持续发作，宜加用硝酸酯类药。

【注意事项】尚不明确。

【现代研究】

1. 心血管临床研究

（1）心绞痛　一项速效救心丸联合阿罗洛尔治疗心绞痛的临床研究（随机、对照试验）：选取136例心绞痛患者随机分为对照组（盐酸阿罗洛尔片）和试验组（盐酸阿罗洛尔片＋速效救心丸），每组各68例，连续治疗8周。结果：①临床疗效、心绞痛发作情况（次数和持续时间）：治疗后，试验组总有效率是 92.6%，显著高于对照组的 80.9%（$P < 0.05$），两组心绞痛发作次数均较治疗前显著减少，持续时间则均显著缩短（$P < 0.05$）；且均以试验组改善更显著（$P < 0.05$）。②心绞痛视觉模拟评分（VAS）、血瘀证评分、西雅图心绞痛量表（SAQ）评分：两组治疗后心绞痛 VAS 评分和血瘀证评分均显著降低，SAQ 评分则均显著增加（$P < 0.05$）；且试验组以上评分改善更显著（$P < 0.05$）。③血清内皮素 -1（ET-1）、一氧化氮（NO）、超氧化物歧化酶（SOD）、单核细胞趋化蛋白 -1（MCP-1）、基质金属蛋白酶 -9（MMP-9）水平：治疗后两组血清 ET-1、MCP-1、MMP-9 水平均显著下降，血清 NO、SOD 水平均显著上升（$P < 0.05$）；且均以试验组改善更显著（$P < 0.05$）。结果提示速效救心丸联合阿罗洛尔治疗心绞痛的总体疗效确切，能安全有效地控制患者心绞痛发作，减轻机体氧化应激和炎性损伤，保护血管内皮功能，改善患者生活质量。

（2）稳定型心绞痛　一项 3 种抗冠心病药物治疗稳定型心绞痛的临床观察研究（随机、对照试验）：选取冠心病合并稳定型心绞痛患者 60 例作研究对象随机分为三组，每组各 20 例。速效组给予速效救心丸治疗，复方组给予复方丹参滴丸治疗，消心组给予消心痛治疗。结果：速效组疗效高于其他两组，速效组、复方组不良反应发生率低于消心组（$P < 0.05$）。结果提示推荐速效救心丸治疗冠心病合并稳定型心绞痛，疗效佳，不良反应少。

（3）冠心病　一项阿托伐他汀联合速效救心丸对老年冠心病患者血脂的临床研究（随机、对照试验）：抽取 60 例老年冠心病患者，随机分为对照组（阿托伐他汀）和试验组（阿托伐他汀与速效救心丸联合使用），每组各 30 例患者。结果：①血脂水平：试验组患者 HDL-C 指标显著性高于对照组，其余血脂相关指标（TC，TG，LDLC）均显著性低于对照组。②炎症因子水平：试验组患者炎性因子均显著性低于对照组（$P < 0.05$）。结果提示阿托伐他汀联合速效救心丸能够更好地降低老年冠心病患者血清内血脂及炎性因子水平。

（4）急性冠脉综合征　一项速效救心丸干预气滞血瘀型急性冠脉综合征患者血管重建术后的疗效观察研究（随机、双盲、安慰剂对照方法）：纳入 58 例接受血管重建术治疗的气滞血瘀型 ACS 患者，随机分为对照组（安慰剂）和试验组（速效救心丸），每组各 29 例，干预 6 个月。结果：①心绞痛积分、中医证候积分、左室射血分数：治疗 6 个月后，与治疗前比较，两组心绞痛积分，中医证候积分，左室射血分数（LVEF）均有明显改善（$P < 0.01$），且试验组改善更明显（$P < 0.01$）。②冠脉造影结果：治疗后复查冠脉造影，试验组无支架再狭窄，对照组发生支架内再狭窄 1 例。③安全性：治疗后患者安全性指标未见明显异常。结果提示速效救心丸的联合干预可更好地改善急性冠脉综合征血管重建术后患者气滞血瘀症状和左室射血分数，增加疗

效且无明显不良反应。

2. 心血管实验研究

（1）对动脉粥样硬化大鼠的抗 AS、调节脂代谢紊乱作用及机制　速效救心丸对动脉粥样硬化大鼠血脂、主动脉形态及主动脉壁 ABCA1 表达的影响研究：选取 60 只雄性 SD 大鼠，随机分为正常组、模型组、速效救心丸低、中、高剂量组及西药对照组，每组各 10 只。模型组采用高脂饮食加一次性大剂量钙负荷方法建立大鼠 AS 模型。用药组灌服相应剂量的药物，正常组及模型组灌服同等体积的生理盐水，每日 1 次，连续 12 周。结果：模型组胆固醇、甘油三酯、低密度脂蛋白和高密度脂蛋白均显著升高（$P < 0.05$），与模型组相比，速效救心丸中、高剂量能降低胆固醇、甘油三酯和低密度脂蛋白，升高高密度脂蛋白水平（$P < 0.05$），并且主动脉病理改变较模型组明显减轻。速效救心丸低、中、高剂量组 ABCA1 表达均有所上升，与模型组相比，低、中剂量差异没有统计学意义（$P > 0.05$），而高剂量组差异有统计学意义（$P < 0.05$）。结果提示速效救心丸能够明显改善 AS 大鼠血脂谱，减轻主动脉粥样硬化病理改变。其抗 AS、调节脂代谢紊乱的机制部分可能是通过上调 ABCA1 表达而实现的。

（2）对心肌缺血模型大鼠的心脏组织病理变化改善作用及机制　基于代谢组学的速效救心丸抗心肌缺血作用机制研究：将 SD 大鼠适应性饲养 1 周鼠随机分为 4 组，分别为对照组、模型组和速效救心丸低、高剂量（75.6、151.0mg/kg，分别相当于临床 1、2 倍剂量）组，每组 8 只。各给药组用相应药物灌胃，1 次/天，连续 7 天。第 7 天给药后 0.5 小时，模型组和各给药组 ip Pit 造模（10mL/kg），采用垂体后叶素建立大鼠心肌缺血模型，造模后 3 小时进行血浆及心脏样本的收集。结果：速效救心丸可明显改善心肌缺血大鼠心脏组织病理变化；显著降低血浆 CK、AST、HBDH、LDH 活性（$P < 0.05$、0.01），升高 SOD 活性（$P < 0.05$、0.01）。代谢组学分析共筛选到 39 个潜在生物标志物，涉及丙氨酸、天冬氨酸和谷氨酸代谢、三羧酸循环、谷氨酰胺和谷氨酸代谢等 7 条通路。结果提示速效救心丸能够有效改善模型大鼠的心肌缺血损伤，可能通过影响能量代谢及鞘脂代谢等相关通路发挥作用。

3. 不良反应　有患者服速效救心丸后出现面部水肿、风团样皮疹、瘙痒，而无其他过敏性因素存在，停药后消失，再激发试验阳性，因此可诊断为速效救心丸过敏反应。

益心丸

【**组成**】红参、牛黄、麝香、珍珠、三七、冰片、安息香、蟾酥、附子（制）、牛角尖粉、红花。

【**功用**】益气强心，芳香开窍，活血化瘀。

【**主治**】用于心气不足、心阳不振、瘀血闭阻所致的胸痹，症见胸闷心痛、心悸气短、畏寒肢冷、乏力自汗；冠心病心绞痛见上述证候者。

【**规格**】每 10 丸重 0.22g。

【**用量与用法**】舌下含服或吞服。一次 1~2 丸，一日 1~2 次。

【**方解**】方中红参、附子益气温阳，共为君药。红花、三七、冰片活血化瘀；麝香、蟾酥、安息香芳香走窜、辛散温通、开窍宣痹，共为臣药。水牛角尖、牛黄、珍珠清心开窍，与红参、附子相配，既可开窍通脉，又能防参、附子温燥之性，共为佐药。诸药合用，共奏益气温阳、活血止痛之功。

【**不良反应**】尚未明确。

【**禁忌**】孕妇忌用。

【**注意事项**】请遵医嘱。

【**现代研究**】

心血管临床研究

充血性心力衰竭 一项益心丸治疗充血性心力衰竭的临床研究（随机、对照试验）：选择充血性心力衰竭患者 90 例，采取简单随机方法分为 3 组，A 组（30 例，益心丸治疗）、B 组（30 例，益心丸加地高辛治疗）和 C 组（30 例，地高辛治疗），治疗 15 天。结果：①有效率：A 组总有效率为 86.67%，B 组总有效率为 96.67%，C 组总有效率为 83.33%。经 Ridit 分析，B 组与 A、C 两组比较，均有显著性差异（$P < 0.01$，$P < 0.05$）；A 组与 C 组比较，无显著性差异（$P > 0.05$）。②心功能指标：各组治疗后 SV、CO、EF 改善，与治疗前比较均有显著性差异（$P < 0.05$，$P < 0.01$），均能改善左室收缩功能，治疗后三组间比较，B 组与 A、C 组比较，SV、EF、CO 的改善有显著性差异（$P < 0.05$，$P < 0.01$）。A、B 组治疗后，A/E 改善与治疗前比较均有显著性差异（$P < 0.05$，$P < 0.01$），均可改善左室舒张功能，C 组治疗前后无显著性差异（$P > 0.05$）。A、B 组与 C 组比较，A/E 指标的改善有显著差异。③不良反应：A、B 组未见明显不良反应，血、尿常规、肝肾功能均未见异常。C 组在观察期间有 2 例患者出现恶心、腹胀、纳差等胃肠道反应，在地戈辛减量后症状渐消。结果提示益心丸治疗充血性心力衰竭有较好的效果。

消栓再造丸

【**组成**】血竭、赤芍、没药（醋炙）、当归、牛膝、丹参、川芎、桂枝、三七、豆蔻、郁金、枳壳（麸炒）、白术（麸炒）、人参、沉香、金钱白花蛇、僵蚕（麸炒）、白附子、天麻、防己、木瓜、全蝎、铁脚威灵仙、黄芪、泽泻、茯苓、杜仲（炭）、槐米、麦冬、五味子（醋炙）、骨碎补、松香、山楂、肉桂、冰片、苏合香、安息香、朱砂。

【功用】活血化瘀，息风通络，补气养血，消血栓。

【主治】用于气虚血滞、风痰阻络引起的中风后遗症、肢体偏瘫、半身不遂，口眼歪斜、言语障碍、胸中郁闷等症。

【规格】每丸重9g。

【用量与用法】口服，一次1~2丸，一日2次。

【方解】消栓再造丸方中赤芍活血祛瘀通经，当归和川芎活血行气，骨碎补活血祛瘀、补肝肾、强筋骨，枳壳调畅气机，槐米清热泻火解毒，诸药合用，共奏活血化瘀、息风通络、补气养血、消血栓之功。消栓再造丸中既有活血化瘀之品，又有息风通络之品，还有枳壳、白术、人参、茯苓、黄芪益气，麦冬、五味子补阴，杜仲、骨碎补壮阳，另有安息香、苏合香、沉香行气开窍，故而用于气虚血瘀、风痰湿浊闭塞清窍或阻滞经络所致的中风。人参、黄芪、白术、茯苓等益气健脾之品以及芳香开窍的冰片，故还可用于风痰阻络，或蒙蔽清窍之中风，患者有明显的气血不足症状时应用更为适宜。金钱白花蛇、僵蚕、白附子、天麻、全蝎等祛风化痰通络之品，还有五味子、麦冬补阴和杜仲、骨碎补壮阳，更有安息香、苏合香、沉香行气开窍。

【不良反应】尚不明确。

【禁忌】肝肾功能不全者慎用。

【注意事项】

1. 本品处方中含朱砂，不宜过量久服，肝肾功能不全者慎用。

2. 服用前应除去蜡皮、塑料球壳；本品可嚼服，也可分份吞服。

【现代研究】

心血管实验研究

对高血脂动物模型的血脂抑制作用　消栓再造丸对高脂动物模型的影响研究：将实验用动物鹌鹑（朝鲜种），以高脂饲料喂养造成高血脂动物模型。将实验动物分为3组：空白对照组、高脂对照组、高脂给药组（口服消栓再造丸混悬液2mL/只）。结果：消栓再造丸抑制高脂模型动物的血清总脂，血清甘油三酯、血清总胆固醇的升高；高脂对照组与高脂给药组比较有明显差异（$P < 0.01$，$P < 0.05$）。结果提示消栓再造丸可抑制由于食入过量脂质，胆固醇而引起的血脂升高，而对正常动物血脂无影响。

通窍益心丸

【组成】麝香、牛黄、蟾酥、珍珠、冰片、三七、人参、水牛角干浸膏、胆酸钠。

【功用】活血化瘀，益气强心，通窍止痛。

【主治】用于气滞血瘀，胸痹心痛，心悸气短，冠心病引起的心绞痛、心功能不全、心律失常见上述证候者。

【规格】每 10 丸重 200mg。

【用量与用法】舌下含服或咀嚼后咽服。一次 2~3 丸，一日 2~3 次。

【不良反应】尚未明确。

【禁忌】孕妇慎服。

【注意事项】尚未明确，本品含蟾酥。

【现代研究】

心血管临床研究

不稳定型心绞痛　一项通窍益心丸治疗不稳定型心绞痛的临床疗效观察研究（随机、对照试验）：选择 252 例确诊为冠心病不稳定型心绞痛患者，随机分为试验组（139 例，常规治疗＋通窍益心丸）和对照组（113 例，常规治疗），两组均用药 60 天，于治疗期间观察并记录临床症状及心电图变化。疗程结束后比较两组心绞痛发作次数、心绞痛症状改善程度、心电图缺血改善程度和血液流变学检测指标。结果：试验组有效率 97.8%，常规试验组有效率 77%，两组治疗后心绞痛发作次数、心电图中 NST 和 ΣST 及血液流变学检测变化比较有显著差异（$P < 0.01$）。结果提示通窍益心丸能有效扩张冠状动脉，疏通微循环，改善心脏供血功能，减轻心脏缺血缺氧，缓解心绞痛，清除血液的高凝、高黏、高聚状态；稳定斑块，阻止粥样硬化病变的发展，可显著改善不稳定型心绞痛患者的近、远期预后，减少或避免急性心肌梗死的发生。

救心丸（华佗）

【组成】人参茎叶总皂苷、牛胆膏粉、人工麝香、珍珠、牛黄、冰片、蟾酥、三七膏粉。

【功用】活血化瘀，通络止痛。

【主治】用于痰浊瘀血痹阻心脉而致的胸痹心痛，胸闷、短气、心悸、怔忡等。

【规格】每 10 粒重 250mg。

【用量与用法】舌下含服或口服。一次 1~2 粒，一日 2 次。

【方解】人工麝香、人参为君药，具有活血化瘀止痛、大补元气、养心救逆的效果。《本草纲目》认为麝香具有通诸窍、开经络，治中风、中气、中恶、痰厥、积聚癥瘕的妙用，故而能够打通瘀阻的心脉。蟾酥、珍珠、人工牛黄、牛胆膏粉为臣药，具有强心止痛、安神、芳香通窍、化痰的功效，但因蟾酥本身有剧毒，组方时进行了科学配伍。三七为佐药，性温，具有活血化瘀的作用，与君药、臣药调和寒温之性。冰片为使药，性凉，有提神醒脑、芳香开窍的功效，能够引导其他药物直达病处，提高疗效。全方诸药合用，可以清心安神、化痰通络。华佗救心丸组方思路明确，中医药特色突出。

【不良反应】尚不明确。

【禁忌】孕妇禁用；对本品及所含成份过敏者禁用。

【注意事项】

1. 本品含有蟾酥，请按说明书规定剂量服用。

2. 若本品服用后出现嘴麻、唇麻、舌麻的症状，持续未缓解，建议及时就医。

3. 本品与含有藜芦、五灵脂的药物联用时应谨慎。

4. 运动员慎用。

【现代研究】

1. 心血管临床研究

（1）稳定性心绞痛　一项探讨稳定性心绞痛患者含服救心丸后体内冰片药动学变化研究（对照试验）：选取 9 例稳定性心绞痛患者，另选同期 9 例健康志愿者，测定服用救心丸后不同时间点冰片血药浓度变化。结果：稳定性心绞痛患者含服救心丸后 5~10 分钟冰片浓度迅速升高，10~30 分钟维持较高水平，30 分钟后逐渐下降，其血药浓度 – 时间曲线符合开放性一室模型。结果明确了救心丸中冰片在稳定性心绞痛患者体内的药动学特征，可为临床用药提供可靠的参考依据。

一项《救心丸对冠心病稳定型心绞痛患者运动耐量及生活质量的影响》，采用随机、双盲、安慰剂对照、多中心研究设计，以运动平板试验总运动时间（TED）及西雅图心绞痛量表（SAQ）评分为主要疗效评价指标，重点评价受试者运动耐量和生活质量的改善情况。本研究中运动平板试验统一采用 Bruce 方案。研究结果表明，与对照组比较，在西医常规治疗基础上加用救心丸治疗 28 天后，试验组 SAP 患者运动平板试验的 TED、1 分钟心率恢复（HRR1）及代谢当量（METs）明显升高，ST 段压低最大幅度及运动后 Borg 自感劳累评分明显降低，提示救心丸可提高 SAP 患者运动耐量；同时，试验组 SAQ 总评分及心绞痛稳定状态（AS）、心绞痛发作情况（AF）、治疗满意程度（TS）、疾病认知程度（DP）各项评分明显升高，平均每周心绞痛发作次数明显减少，中医证候积分明显降低，提示救心丸可改善 SAP 患者生活质量及中医证候、临床症状。56 天随访数据显示，试验组在运动耐量、生活质量、临床症状及中医证候的改善方面仍然优于对照组，提示救心丸具有治疗和延缓疾病进展的作用。两组在主要不良心血管事件和不良事件发生率方面差异均无统计学意义，表明救心丸安全性较好。

（2）不稳定性心绞痛　一项研究探讨救心丸联合瑞舒伐他汀治疗急性心肌梗死的临床研究，采用随机数字表的方法将其分为采用常规抗心绞痛治疗的常规组和在此之上增加华佗救心丸治疗的观察组。以心功能指标和血清因子水平为主要疗效指标。研究表明，在心功能指标比较方面，两组治疗后的左室射血分数（LVEF）、内皮依赖性血管舒张功能（FMD）明显升高，左心室收缩末期内径（LVESD）明显降低，且联合组各项较水平更优。在血清因子水平方面，两组治疗后的超敏C反应蛋白（hs-CRP）、肿瘤坏死因子-α（TNF-α）、B型利钠肽（BNP）、α羟丁酸脱氢酶α-HBD水平显著降低，且联合组各项水平更优。结论：针对急性心肌梗死患者采用救心丸与瑞舒伐他汀联合治疗的方案能够显著提高临床疗效，起到改善心功能、减轻炎症反应的作用。

2. 心血管实验研究

（1）对急性心肌缺血的保护作用及其机制　一项华佗救心丸对异丙肾上腺素诱导小鼠急性心肌缺血的保护作用及其机制研究：将小鼠随机分为正常组和造模组（皮下注射 ISO20mg/kg）；造模成功后，随机分为模型组、普萘洛尔组（20mg/kg）和华佗救心丸高、中、低剂量组（40、20、10mg/kg），每组 10 只，连续灌胃给药 10 天。结果：与模型组比较，华佗救心丸各剂量组均能抑制小鼠心电图 T 波变异及心率加快（$P < 0.05$，$P < 0.01$），降低血清 LDH 和 cTnI 水平（$P < 0.05$，$P < 0.01$），改善心肌组织病理损伤程度；降低 ROS 荧光强度（$P < 0.01$）和 MDA 水平（$P < 0.05$），升高 GSH-Px 和 SOD 活性（$P < 0.05$，$P < 0.01$）；降低心肌 IL-6、TNF-α 蛋白表达（$P < 0.05$，$P < 0.01$）。结果提示华佗救心丸对异丙肾上腺素诱导的小鼠急性心肌缺血有明显保护作用，其机制可能与抗氧化应激和抑制炎症反应有关。

（2）救心丸现代药理研究进展　一项关于救心丸现代药理研究进展包括药效成分的鉴定、作用机制的阐明以及药物的相互作用等方面的研究结果表明，救心丸具有抗心血管疾病、抗氧化应激、调节血脂代谢等多种作用，其治疗效果与其多种活性成分的协同作用密切相关。

麝香保心丸

【组成】麝香、人参、牛黄、肉桂、苏合香、蟾酥、冰片。

【功用】芳香温通，益气强心。

【主治】用于心肌缺血引起的心绞痛、胸闷及心肌梗死。

【规格】每丸重 22.5mg。

【用量与用法】口服。一次 1～2 丸，一日 3 次；或症状发作时服用。

【方解】麝香保心丸组方遵循"君臣佐使"原则，人工麝香为君药，人参和苏合香共为臣药，人工牛黄、蟾酥、肉桂共为佐药，冰片为使药。全方温寒并用，以温为主，以补为辅，通补兼施，均作用于心脉，使其具有芳香温通、益气强心的功效。

【不良反应】恶心、呕吐、腹胀、腹痛、腹泻、便秘、口干、舌下含服口腔麻木、头晕、头痛、皮疹、瘙痒、乏力、心悸、潮红等，有寒战、呼吸困难、过敏反应个案病例报告。

【禁忌】

孕妇及对本品及所含成分过敏者禁用。

【注意事项】

1. 本品建议饭后服用。

2. 脾胃虚弱者慎用。

3. 哺乳期妇女慎用。

4. 过敏体质者慎用。

5. 运动员慎用。

6. 不宜与藜芦、五灵脂、赤石脂同用。

7. 药品性状发生改变时禁止使用。

8. 请将此药品放在儿童不能接触的地方。

【现代研究】

1. 心血管临床研究

（1）冠心病心绞痛 一项麝香保心丸联合缬沙坦氨氯地平片治疗冠心病心绞痛临床疗效及对患者血清 C 反应蛋白、胱抑素 C 的影响（随机、对照试验）：将 60 例冠心病心绞痛患者按照随机数字表法分为对照组（30 例，缬沙坦氨氯地平治疗），试验组（30 例，缬沙坦氨氯地平联合麝香保心丸治疗），治疗 4 周。结果：①临床疗效：试验组总有效率 90.00%（27/30），对照组总有效率 63.33%（19/30），试验组临床疗效优于对照组（$P < 0.05$）。②血清 CRP、CysC 水平：2 组治疗后血清 CRP、CysC 水平均较本组治疗前降低（$P < 0.05$），且试验组治疗后均低于对照组（$P < 0.05$）。③心绞痛症状改善情况：2 组治疗后硝酸甘油用量、心绞痛发作持续时间、发作次数均较本组治疗前降低（$P < 0.05$），且试验组治疗后均低于对照组（$P < 0.05$）。④血脂水平［甘油三酯（TG）、总胆固醇（TC）、低密度脂蛋白胆固醇（LDL-C）］：2 组治疗后 TC、TG、LDL-C 水平均较本组治疗前降低（$P < 0.05$），且试验组治疗后均低于对照组（$P < 0.05$）。⑤心功能［左室射血分数（LVEF）、左心室舒张末期直径（LVEDD）、心输出量（CO）］：2 组治疗后 LVEF、CO 水平均较本组治疗前升高（$P < 0.05$），且试验组治疗后均高于对照组（$P < 0.05$），2 组治疗后 LVEDD 水平均降低（$P < 0.05$），且试验组治疗后低于对照组（$P < 0.05$）。结果提示麝香保心丸联合缬沙坦氨氯地平治疗冠心病心绞痛可有效提高患者心功能，改善患者临床症状，降低血脂及血清 CRP、CysC 水平，效果较好。

（2）稳定型冠状动脉疾病 一项麝香保心丸（MUSKARDIA）在稳定型冠状动脉疾病患者中的疗效和安全性研究（多中心、双盲、安慰剂对照的Ⅳ期随机临床试验）：纳入中国 97 家医院的 2674 名稳定型冠状动脉疾病（CAD）的患者，参与者以1:1的比例随机分配到 MUSKARDIA 或安慰剂组，为期24个月。两组均根据当地三级医院的方案接受最佳药物治疗（OMT）。结果显示，共99.7%的患者接受了阿司匹林治疗，93.0%的患者接受了他汀类药物治疗，具体包括3个方面：①治疗2年后，MUSKARDIA 组主要不良心血管事件（MACE）的发生率降低了26.9%（MUSKARDIA：1.9%，安慰剂：2.6%，$OR=0.80$，$95\%CI$：$0.45\sim1.07$，$P=0.2869$）。MUSKARDIA 组在18个月时心绞痛频率显著降低（$P=0.0362$）。②两组之间的其他次要终点（包括全因死亡率、非致死性心肌梗死、非致死性卒中、因不稳定型心绞痛或心力衰竭住院、外周血运重建、心绞痛稳定性和心绞痛频率）相似。③两组之间的不良事件发生率也相似（MUSKARDIA：17.7%，安慰剂：17.4%，$P=0.8785$）。研究结果提示，作为 OMT 的附加药物，MUSKARDIA 是安全的，可显著降低稳定型 CAD 患者的心绞痛频率。此外，MUSKARDIA 的使用与稳定型 CAD 患者 MACE 减少的趋势有关。结果表明，MUSKARDIA 可用于治疗 CAD 患者。

（3）不稳定性心绞痛　一项麝香保心丸联合西药治疗不稳定型心绞痛（UA）伴高血压临床研究（随机、对照试验）：选取86例 UA 伴高血压患者随机分为对照组（西药治疗）和试验组（西药＋麝香保心丸治疗），各43例，治疗1个月。结果：①心绞痛发作情况：治疗后，2组心绞痛发作频率均较治疗前降低（$P<0.05$），心绞痛持续时间均较治疗前缩短（$P<0.05$），试验组心绞痛发作频率低于对照组（$P<0.05$），心绞痛持续时间短于对照组（$P<0.05$）。②临床疗效：试验组总有效率83.72%，高于对照组65.12%（$P<0.05$）。③血压：治疗后，2组收缩压、舒张压均较治疗前降低（$P<0.05$），试验组收缩压、舒张压均低于对照组（$P<0.05$）。④血管内皮功能指标：治疗后，2组内皮素-1（ET-1）水平均较治疗前降低（$P<0.05$），一氧化氮（NO）水平及内皮依赖性舒张功能（FMD 值）均较治疗前升高（$P<0.05$）。试验组 ET-1 水平低于对照组（$P<0.05$），NO 水平及 FMD 值均高于对照组（$P<0.05$）。结果提示麝香保心丸联合西药治疗 UA 伴高血压患者，可以稳定血压，改善血管内皮功能，缓解心绞痛发作。

（4）急性心肌梗死　一项麝香保心丸配合重组人脑利钠肽治疗轻中度急性心肌梗死研究（随机、对照试验）：选取急性心肌梗死（AMI）患者（心功能 KilliP 分级为Ⅰ级或Ⅱ级）110例随机分为对照组（重组人脑利钠肽）和试验组（重组人脑利钠肽＋麝香保心丸），每组55例。结果：①临床疗效：与对照组比较，试验组治疗总有效率更高（$P<0.05$）。②血管再通率和出血发生率：与对照组比较，试验组的血管再通率更高、出血发生率更低（$P<0.05$）。③血脂水平、炎症介质水平［高敏 C 反应蛋白（hs-CRP）、白细胞介素-8（IL-8）、肿瘤坏死因子-α（TNF-α）水平］：治疗后，与治疗前比较，试验组血脂水平、hs-CRP、TNF-α、IL-8水平均明显下降

（$P < 0.05$）。④心功能指标、血管内皮功能：2组患者的左心室射血分数（LVEF）、左心室高峰充盈率（LVPFR）、一氧化氮（NO）水平较治疗前升高，左室舒张末期内径（LVEDD）、内皮素–1（ET–1）水平较治疗前降低，试验组的LVEF、LVPFR、NO水平显著高于对照组，而LVEDD、ET–1水平则更低（$P < 0.05$）。结果提示麝香保心丸配合重组人脑利钠肽治疗轻中度急性心肌梗死患者效果显著，有一定的临床应用价值，可进一步研究和推广。

（5）心力衰竭　一项麝香保心丸联合比索洛尔治疗冠心病心力衰竭的临床研究（随机、对照试验）：选择120例冠心病合并心力衰竭的患者随机分为对照组（60例，比索洛尔）和试验组（60例，比索洛尔+麝香保心丸），治疗24周。结果：两组患者治疗前的B型利钠肽原（Pro-BNP）、每搏量（SV）、左室射血分数（LVEF）比较，差异无统计学意义（$P > 0.05$）；在治疗后，试验组患者血浆Pro-BNP明显低于对照组，SV、LVEF明显提高，不良心血管事件（MACE）发生率降低，两组比较（$P < 0.05$）。结果提示麝香保心丸与比索洛尔联用时不仅可降低血管阻力，可改善SV、LVEF，而且可降低MACE发生率。

（6）缺血性心肌病致慢性心力衰竭　一项麝香保心丸对老年缺血性心肌病心力衰竭患者认知功能障碍的影响研究（随机、对照试验）：选取156例老年缺血性心肌病CHF患者为研究对象，随机分为试验组（常规治疗）和对照组（常规治疗+麝香保心丸），各78例，疗程为12周。结果：①临床疗效：试验组总有效率93.78%，对照组为74%，试验组疗效优于对照组（$P < 0.05$）。②超敏C反应蛋白（hs-CRP）、B型利钠肽（BNP）：治疗后两组hs-CRP及BNP均有改善（$P < 0.05$），且试验组高于对照组（$P < 0.05$）。③简易智力状态量表（MMSE）及老年性痴呆评定量表–认知分量表（ADAS-cog）：治疗后试验组MMSE及ADAS-cog评分较治疗前对比有显著性差异（$P < 0.05$）。结果提示麝香保心丸不但能改善老年缺血性心肌病CHF患者的心功能，同时能改善认知功能障碍。

2. 心血管实验研究

（1）抗动脉粥样硬化的作用及机制　麝香保心丸在载脂蛋白E（ApoE）敲除小鼠中的抗动脉粥样硬化作用及其作用机制研究：ApoE基因敲除雄性小鼠60只，随机分为2组，各30只。干预组小鼠予麝香保心丸（25mg/kg）研末+生理盐水灌胃，对照组予生理盐水（与干预组等体积）灌胃。2组小鼠均高脂饲养20周后处死。结果：干预组小鼠主动脉树及主动脉窦部斑块面积均低于对照组（t/P=3.021/0.019、3.238/0.001）；血清甘油三酯（TG）、总胆固醇（TC）、低密度脂蛋白胆固醇（LDL-C）水平均低于对照组（t=5.074、6.327、4.492，P均< 0.001），而高密度脂蛋白胆固醇（HDL-C）水平高于对照组（t/P=3.138/0.001）。干预组小鼠主动脉组织白介素–6（IL-

6)、肿瘤坏死因子 – α（TNF – α）水平明显低于对照组（t/P=3.027/0.017、2.478/0.019），主动脉组织肝细胞 X 受体 – α（LXRα）、LXRβ、ATP 结合盒转运蛋白 A1（ABCA1）、ABCG1mRNA 均高于对照组（t=5.276、6.137、4.565、5.136，P 均 < 0.01）。结果提示麝香保心丸通过抑制炎性反应和促进胆固醇流出，可达到抗动脉粥样硬化的目的。

（2）对急性心肌梗死心室重构的调控作用及机制 一项 microRNA-497（miRNA-497）在麝香保心丸调控急性心肌梗死心室重构中的作用机制研究：将 75 只 SD 大鼠随机分为 A 组、B 组、C 组、D 组、E 组，每组 15 只。A 组为空白对照组，B 组、C 组、D 组、E 组采用结扎左冠状动脉前降支法建立急性心肌梗死模型。C 组给予 miRNA-497 激动剂和麝香保心丸干预，D 组给予 miRNA-497 抑制剂和麝香保心丸干预，E 组给予麝香保心丸干预，B 组给予等量生理盐水，干预 6 周。结果：与 B 组比较，C 组大鼠一般情况及心肌组织病理学改变无明显改善，D 组、E 组大鼠一般情况及心肌组织病理学改变有改善，且 D 组较 E 组改善更明显。D 组、E 组大鼠 LVEDP、急性心肌梗死面积、心肌细胞凋亡率明显低于 B 组、C 组（$P < 0.05$），且 D 组大鼠 LVEDP、急性心肌梗死面积、心肌细胞凋亡率明显低于 E 组（$P < 0.05$）；D 组、E 组大鼠左室内压最大上升速率（LV+dp/dt$_{max}$）、左室收缩末压（LVESP）、左室内压最大下降速率（LV–dp/dt$_{max}$）明显高于 B 组、C 组（$P < 0.05$），且 D 组大鼠（LV+dp/dt$_{max}$）、LVESP、（LV–dp/dt$_{max}$）明显高于 E 组（$P < 0.05$）；C 组大鼠左室舒张末压（LVEDP）、（LV+dp/dt$_{max}$）、LVESP、（LV–dp/dt$_{max}$）、急性心肌梗死面积、心肌细胞凋亡率与 B 组比较，差异均无统计学意义（$P > 0.05$）。B 组、C 组、D 组、E 组大鼠心肌组织中 miRNA-497 表达量明显高于 A 组（$P < 0.05$）；C 组大鼠心肌组织中 miRNA-497 表达量明显高于 B 组（$P < 0.05$）；D 组、E 组大鼠心肌组织中 miRNA-497 表达量明显低于 B 组、C 组（$P < 0.05$），D 组大鼠心肌组织中 miRNA-497 表达量低于 E 组（$P < 0.05$）。结果提示 miRNA-497 是麝香保心丸改善急性心肌梗死后心室重构中的关键分子，这为急性心肌梗死后心室重构提供了新的研究方向。

第三节 胶囊剂

心可宁胶囊

【组成】丹参、三七、红花、牛黄、冰片、蟾酥、水牛角浓缩粉、人参须。

【功用】活血散瘀，开窍止痛。

【**主治**】用于冠心病、心绞痛、眩晕、胸闷、心悸等。

【**规格**】每粒装 0.4g。

【**用量与用法**】口服。一次 2 粒，一日 3 次。

【**方解**】心可宁胶囊由红花、丹参、三七、牛黄、蟾酥、水牛角浓缩粉、人参须、冰片组成。方中丹参、三七配伍可增加冠状动脉血流量，对冠心病、心绞痛有协同增效作用；红花、人参须、蟾酥配伍可增加强心、养心益气作用；牛黄、水牛角浓缩粉、冰片配伍可增加凉血解毒、消肿抗炎、定痛的作用。

【**不良反应**】尚不明确。

【**禁忌**】尚不明确。

【**注意事项**】本品含有蟾酥，不宜过量久服。

【**现代研究**】

1. 心血管临床研究

（1）冠心病　一项心可宁胶囊在社区冠心病二级预防中的临床效果观察研究（随机、对照试验）：选择冠心病患者 80 例，随机分为对照组（常规治疗）和试验组（常规治疗＋心可宁胶囊）各 40 例，7 天为 1 个疗程，治疗 4~5 个疗程。结果：①总有效率：对照组总有效率 72.5% 比试验组 90.0% 低（$P < 0.05$）。②血脂情况：对照组血清总胆固醇、甘油三酯、高密度脂蛋白胆固醇、低密度脂蛋白胆固醇分别为（3.42±0.84）、（1.98±0.35）、（1.62±0.37）、（2.14±0.52）mmol/L，试验组分别为（2.76±1.21）、（0.70±0.24）、（1.85±0.46）、（1.86±0.27）mmol/L，试验组优于对照组（均 $P < 0.05$）。③血液黏度：对照组低切、高切血黏度分别为（11.5±0.7）、（6.8±0.7）mPa·s，试验组分别为（10.2±1.4）、（6.1±1.2）mPa·s，试验组低于对照组（$P < 0.05$）。结果提示心可宁胶囊在冠心病二级预防能发挥较大作用，降低冠心病患病率和病死率，有利于提高冠心病治疗效果，值得在临床中推广应用。

（2）病毒性心肌炎　一项心可宁胶囊治疗病毒性心肌炎的临床疗效及安全性研究（随机、对照试验）：选择病毒性心肌炎患者 60 例，疗程 3 周。随机分为试验组（常规治疗＋心可宁胶囊）与对照组（常规治疗）。结果：试验组患者治疗总有效率明显高于对照组（$P < 0.05$）。结果提示使用心可宁胶囊对病毒性心肌炎患者治疗，能够有效改善患者心功能情况，具有较为理想的临床疗效和安全性。

2. 不良反应　方中的蟾酥性温有毒，主要有效成分为蟾蜍二烯内酯，因此心可宁胶囊不宜过量服用或频服，也不宜持续久服。

心脑宁胶囊

【**组成**】银杏叶、小叶黄杨、丹参、大果木姜子、薤白。

【功用】活血行气，通络止痛。

【主治】用于气滞血瘀的胸痹、头痛、眩晕，症见胸闷刺痛、心悸不宁、头晕目眩等；以及冠心病、脑动脉硬化见上述症状者。

【规格】每粒装 0.45g。

【用量与用法】口服。一次 2~3 粒，一日 3 次。

【方解】以银杏叶为君药，银杏叶味甘、苦、涩，性平，归心、肺经，在这里取其活血化瘀、通络利脉、止痛的功能。臣药配以丹参和薤白，丹参味苦，性微寒，归心、肝经，取其活血通络、祛瘀止痛之功效；薤白味辛、苦，性温，主要功能为通阳散结、行气导滞、化痰散寒。心脑宁胶囊的独特之处在于加入了贵州经典苗药"小叶黄杨"和"大果木姜子"。以上述两味药材为佐使剂：味苦的小叶黄杨，以祛风除湿、行气止痛、活血通络为主要功效；而另外一种药物大果木姜子最早可追寻于《本草纲目拾遗》中的记载，"樟梨，即樟树子也，大者为贵，小者次之。云可治心胃脘痛，服之立效"。诸药合用，起到活血行气、通络止痛之效。

【不良反应】尚不明确。

【禁忌】孕妇忌服。

【注意事项】尚不明确。

【现代研究】

1. 心血管临床研究

（1）急性冠状动脉综合征（ACS） 一项心脑宁胶囊干预急性冠状动脉综合征（ACS）后状态及超敏 C 反应蛋白的临床观察研究（中央随机化、双盲、安慰剂对照）：选取心绞痛患者 70 例，随机分为试验组（基础西药＋心脑宁胶囊）及对照组（基础西药），每组各 35 例，4 周为 1 个疗程，治疗 6 个疗程，共 24 周。结果：①入组时两组患者基线资料及各项指标进行组间对比（$P > 0.05$）。②心肌缺血总负荷治疗后两组均有明显改善（$P < 0.01$），但试验组下降更为明显，两组治疗后组间对比（$P < 0.01$）。③硝酸甘油停减率，治疗后试验组的疗效优于对照组（$P < 0.05$）。④超敏 C 反应蛋白治疗后两组均有明显降低（$P < 0.01$），但试验组效果更优（$P < 0.01$）。⑤西雅图心绞痛评分治疗前后两组组间对比各项评分均有所改善，但试验组效果更加显著（$P < 0.01$）。结果提示心脑宁胶囊可以改善和减轻患者心绞痛症状，降低炎症因子水平，改善急性冠状动脉综合征后患者的生活质量，且不良反应较少。

（2）心脏 X 综合征合并焦虑状态 一项心脑宁胶囊治疗心脏 X 综合征合并焦虑状态的疗效观察研究（随机、对照试验）：选取心脏 X 综合征合并焦虑状态患者 48 例，随机分为试验组（25 例，心脑宁胶囊）及对照组（23 例，常规治疗），观察治疗 3 个月。结果：①临床症状、焦虑评分及生活质量评分：试验组患者均较对照组改善

（$P < 0.05$）。②试验组再住院率相较于试验组为低。结果提示心脑宁胶囊治疗心脏X综合征合并焦虑状态患者，能够改善临床症状，提高生活质量。

（3）不稳定型心绞痛 一项心脑宁胶囊治疗冠心病心绞痛随机对照试验的系统评价研究：纳入10项随机对照研究，合计1189例患者。Meta分析结果显示，纳入研究均未报告主要结局指标再发心血管事件的相关情况；次要结局指标：①心绞痛疗效：心脑宁胶囊联合常规西药对心绞痛疗效的改善优于常规西药治疗［$MD=3.13$，$95\%CI$（1.93，5.08），4项研究，$I^2=0\%$，414例，$P < 0.00001$］。②心电图变化：7项研究的Meta分析结果显示，心脑宁胶囊联合常规西药治疗对心电图的改善作用优于单纯西药［$OR=1.70$，$95\%CI$（1.25，2.32），7项研究，$I^2=2\%$，886例，$P < 0.0008$］。③临床总疗效：心脑宁胶囊联合常规西药治疗对临床总疗效的改善优于单纯常规西药治疗［$OR=2.86$，$95\%CI$（1.70，4.83），3项研究，$I^2=0\%$，416例，$P < 0.0001$］。④安全性：6篇文献报告研究中无不良事件发生。结果提示心脑宁胶囊可能对改善冠心病心绞痛患者的临床症状具有一定疗效。

一项心脑宁胶囊联合氯吡格雷治疗不稳定型心绞痛的临床研究（随机、对照试验）：选取不稳定型心绞痛患者96例，随机分成对照组（硫酸氢氯吡格雷片）和治疗组（硫酸氢氯吡格雷片 + 心脑宁胶囊），每组各48例，连续治疗8周。结果：①临床疗效：治疗后，对照组的总有效率为79.17%，显著低于治疗组的91.67%（$P < 0.05$）。②心绞痛发作频率和持续时间、硝酸甘油日耗量：治疗后，两组患者心绞痛发作频率、持续时间和硝酸甘油的日消耗量均显著下降（$P < 0.05$）；且治疗组患者比对照组降低更明显（$P < 0.05$）。③血清超敏C-反应蛋白（hs-CRP）和白介素-6（IL-6）水平：治疗后，两组患者血清hs-CRP和IL-6均显著降低，同组比较差异具有统计学意义（$P < 0.05$）；且治疗组患者上述指标改善明显优于对照组（$P < 0.05$）。结果提示心脑宁胶囊联合氯吡格雷治疗不稳定型心绞痛能够使患者心绞痛发作频率和持续时间降低，同时可减少硝酸甘油日耗量，具有一定的临床推广应用价值。

2. 心血管实验研究

对心肌梗死模型动脉粥样硬化斑块的稳定作用及机制 心脑宁胶囊对心肌梗死大鼠组织蛋白酶S（CatS）、沉默信息调节因子1（SIRT1）的调控及稳定动脉粥样硬化斑块机制研究：将60只雄性SD大鼠，随机选出15只为假手术组（正常饮食，等量蒸馏水），其余45只高脂饲料喂养6周，再进行冠脉结扎手术，造模成功后将存活大鼠随机分为模型组、西药组（阿托伐他汀钙灌胃）、中药组（心脑宁胶囊灌胃），继续高脂饲料喂养至8周，用药4周。结果：与假手术组相比，模型组大鼠动脉结构紊乱，内膜有斑块形成；血清甘油三酯（TG）、胆固醇（TC）、低密度脂蛋白（LDL）、高密度脂蛋白（HDL）含量和主动脉CatS含量升高，HDL和SIRT1含量减少

（$P < 0.05$）。与模型组比较，中药组及西药组大鼠动脉内膜较为平滑，血清 TG、TC、LDL 和主动脉 CaS 表达降低，HDL 和 APN 含量升高（$P < 0.05$）；中药组与西药组间各指标差异无统计学意义（$P > 0.05$）。结果提示心脑宁胶囊具有良好的稳定动脉粥样硬化斑块作用，推测与其改善动脉结构，调控动脉内 CatS、SIRT1 蛋白表达有关。

心脑清软胶囊（五福）

【组成】精制红花油、冰片、维生素 E、维生素 B_6。

【功用】活血散瘀，通经止痛，开窍醒神。

【主治】用于瘀血阻滞所致的中风、中经络，半身不遂、口眼歪斜、胸痹心痛；脑梗死、冠心病、心绞痛及高脂血症见上述证候者。

【规格】每粒 0.4g（含维生素 E17 mg）。

【用量与用法】口服。一次 2 粒（偏瘫患者一次 3 粒），一日 3 次，饭后服用；或遵医嘱。

【方解】五福心脑清胶囊是传统中医学理论与现代药理研究相结合的产物，是以中药红花中提取的红花油为主药，辅以冰片及维生素 E、维生素 B_6 等组成的中西药复合制剂。红花性辛、温，归心、肝经，具有活血通经、祛瘀止痛的功效；冰片性辛苦、微寒，归心、肝、肺经，具有开窍醒神、清热散毒的功效。二药合用共奏活血化瘀、通窍止痛之功。

【不良反应】尚不明确。

【禁忌】尚不明确。

【注意事项】尚不明确。

【现代研究】

心血管临床研究

（1）慢性稳定型心绞痛瘀血阻滞证　一项五福心脑清软胶囊对慢性稳定型心绞痛瘀血阻滞证患者生活质量的影响研究（随机、对照试验）：选择慢性稳定型心绞痛（瘀血阻滞证）患者 240 例，随机分为试验组（常规治疗＋五福心脑清软胶囊）与对照组（常规治疗）各 120 例，疗程 12 周。结果：用药后，试验组西雅图心绞痛量表中躯体活动受限程度、心绞痛稳定状态、心绞痛发作情况、治疗满意程度和疾病认知程度的改善均优于对照组（$P < 0.05$）。结果提示五福心脑清软胶囊治疗慢性稳定性心绞痛瘀血阻滞证患者，可改善躯体活动受限程度、改善心绞痛稳定状态、改善心绞痛发作情况、提高治疗满意程度和疾病认知程度，进而改善患者生活质量。

（2）冠心病心绞痛伴高血脂　一项五福心脑清软胶囊治疗冠心病心绞痛伴高血脂研究（随机、对照试验）：选择明确诊断的冠心病心绞痛伴高血脂 110 例，随机分为对照组（常规西药）和试验组（常规西药 + 五福心脑清软胶囊），各 55 例，治疗 4 周。结果：试验组中医证候疗效、心绞痛疗效、心电图疗效、血脂改善情况与对照组比较有统计学意义（$P < 0.01$ 或 $P < 0.05$）。结果提示五福心脑清软胶囊治疗冠心病心绞痛伴高血脂疗效显著，安全可靠，具有较高的临床应用价值。

抗栓胶囊

【组成】当归尾、丹参、僵蚕、壁虎、土鳖虫、蜈蚣、水蛭、蜂房、地龙、马钱子、麝香、蟾酥、甘草、土茯苓、延胡索、骨碎补、乌梢蛇、虻虫（去翅）、穿山甲（沙烫）。

【功用】活血化瘀，抗栓通脉。

【主治】用于血栓闭塞性脉管炎瘀血阻络证，对脑血栓、心肌梗死、血栓性静脉炎等亦有较好的辅助治疗作用。

【规格】每粒装 0.3g。

【用量与用法】口服。一次 5~8 粒，一日 3 次。

【方解】该胶囊中的丹参以活血祛瘀为主，兼有养血作用，可以防止长期服用活血药物导致头晕，当归尾有破血作用，配合蜈蚣、水蛭则溶栓作用显著，迅速起效。

【不良反应】尚不明确。

【禁忌】尚不明确。

【注意事项】尚不明确。

【现代研究】

心血管临床研究

心肌梗死　一项抗栓胶囊联合替格瑞洛治疗急性心肌梗死的临床研究（随机、对照研究）：将 98 例急性心肌梗死患者，随机分为对照组（替格瑞洛片）和试验组（替格瑞洛片 + 抗栓胶囊），每组各 49 例，治疗 14 天。结果：①临床疗效：试验组总有效率 97.96%，显著高于对照组 83.67%（$P < 0.05$）。②心功能指标：两组右心室舒张末期容积（RVEDV）、右心室收缩末期容积（RVESV）、左心室质量指数（LVMI）、左心室重构指数（LVRI）都显著降低（$P < 0.05$）。③心室重构参数：试验组患者均显著低于对照组（$P < 0.05$）。④细胞因子：两组血清成纤维细胞生长因子 23（FGF–23）、心型脂肪酸结合蛋白（H–FABP）、生长分化因子 –15（GDF–15）、肌钙蛋白 I（cTnI）、N 末端 B 型钠肽原（NT–ProBNP）水平均较治疗前显著降低，但凝集蛋白 –1（ITLN–1）显著升高（$P < 0.05$）；治疗后，试验组细胞因子水平优于对照组（$P < 0.05$）。结果提示抗栓胶囊联合替格瑞洛治疗急性心肌梗死可有效改善患者心功能，促进机体细胞因子水平及心室重构的改善，有着良好的临床应用价值。

一项辛伐他汀片结合抗栓胶囊治疗心肌梗死的临床观察研究（随机、对照试验）：将 78 例心肌梗死患者，随机分为试验组（n=39，采用辛伐他汀片结合抗栓胶囊治疗）和对照组（n=39，采用抗栓胶囊治疗），两组患者均连续治疗 20 天。结果：试验组总有效率 82.1% 高于对照组总有效率 69.2%（$P < 0.05$）。结果提示辛伐他汀片结合抗栓胶囊治疗心肌梗死具有良好的疗效。

护心胶囊

【组成】隔山香、毛冬青、吴茱萸、石菖蒲、冰片、毛麝香、淫羊藿、三七。

【功用】活血化瘀，温中理气。

【主治】用于心血瘀阻或心阳不足引起的胸部刺痛、绞痛及胸闷气短、心悸汗出、畏寒肢冷、腰膝酸软等症；或冠心病见上述证候者。

【规格】每粒 0.34g。

【用量与用法】口服。一次 1~2 粒，一日 3 次。如出现口干、口苦，可改用淡盐水送服。

【方解】护心胶囊组成中黄芪、琥珀助桂枝甘草龙骨牡蛎汤温通心阳、潜镇安神，三七、水蛭、红花、丹参、赤芍活血化瘀、通脉止痛。

【不良反应】尚不明确。

【禁忌】尚不明确。

【注意事项】请遵医嘱。

【现代研究】

1. 心血管临床研究

（1）冠状动脉粥样硬化性心脏病　一项护心胶囊联合丹栀逍遥胶囊治疗女性冠状动脉粥样硬化性心脏病（简称冠心病）合并抑郁症的临床疗效的研究（随机、对照）：选取 67 例冠心病合并抑郁症女性患者，随机分为对照组（33 例，给予常规对症治疗，另给予氟哌噻吨美利曲辛片治疗）和试验组（34 例，给予常规对症治疗，另给予护心胶囊联合丹栀逍遥胶囊治疗），疗程 4 周。结果：①量表：治疗 4 周后，治疗组 HAMD（汉密顿抑郁量表）评分优于对照组（$P < 0.01$）；试验组为 11.49±2.60，对照组为 19.20±2.57。②炎症因子：试验组 hsCRP（p/mg/L）（超敏 C 反应蛋白）水平优于对照组（$P < 0.05$）；试验组为 2.54±0.67，对照组为 2.81±0.90。③心绞痛：试验组心绞痛疗效、心电图疗效均优于对照组（$P < 0.05$）；心绞痛疗效试验组为 91.18，对照组为 81.82；心电图疗效治疗组为 82.35，对照组为 75.76。④不良反应：试验组不良反应发生情况低于对照组（$P < 0.05$）；治疗过程中，两组均无肝肾功能损害，对照组头痛 2 例，头晕 2 例，便秘 2 例，震颤 1 例；治疗组口干 1 例，口苦 1 例。两组不

良反应发生情况比较差异显著（$P < 0.05$）。结果提示护心胶囊联合丹栀逍遥胶囊治疗女性冠心病合并抑郁症疗效明显，能显著降低 hsCRP 水平，减少心绞痛发生率。

（2）冠心病患者阿司匹林抵抗　一项护心胶囊对冠心病患者阿司匹林抵抗的影响的临床研究（随机、对照）：选取 60 例患者随机分为阿司匹林组（20 例，在原基础上继续服用常规剂量的阿司匹林）、护心胶囊组（20 例，停用阿司匹林 14 天后开始服用护心胶囊）和二者联合治疗组（简称联合组，20 例，在原常规剂量阿司匹林基础上加护心胶囊），疗程 30 天。结果：①血小板聚集率：治疗 30 天后，患者血小板聚集率联合组改善最明显，与另外两组治疗后比较差异均有统计学意义（$P < 0.05$）；护心胶囊组治疗后改善情况不及联合组，与阿司匹林组比较差异无统计学意义（$P > 0.05$）。②不良反应：3 组患者在治疗过程中均无不良药物反应及不良临床事件发生。结果提示护心胶囊与阿司匹林联合用药能安全有效地改善冠心病患者阿司匹林抵抗，降低血小板聚集率，单独用药时疗效不低于常规阿司匹林治疗。

2. 心血管实验研究

对冠心病阿司匹林抵抗的影响及机制　一项护心胶囊对冠心病阿司匹林抵抗的影响的研究：选用 SD 雄性大鼠 75 只，随机分为 5 组：正常组、模型组、护心胶囊低剂量组、护心胶囊中剂量组、护心胶囊高剂量组，每组 15 只。除正常组外，前 10 周其余各组造成冠心病阿司匹林抵抗大鼠模型。从第 11 周开始，护心胶囊低剂量组、中剂量组、高剂量组分别灌服 1.8g/kg、3.6g/kg、7.2 g/kg 护心胶囊混悬液，正常组及模型组灌以等量生理盐水，均灌胃 4 周。结果：模型组较正常组血浆中血栓烷 B2（TXB2）含量明显升高（$P < 0.01$），而尿 6 酮前列素 $F_1\alpha$（6-Keto-PGF$_1\alpha$）的含量却显著降低（$P < 0.01$），护心胶囊低、中、高剂量组相对模型组血浆血栓烷 B2（TXB2）含量均明显降低（$P < 0.01$），血浆尿 6 酮前列素 $F_1\alpha$（6-Keto-PGF$_1\alpha$）的含量均升高（$P < 0.5$ 或 $P < 0.01$）。结果提示护心胶囊可降低冠心病阿司匹林抵抗大鼠血浆 TXB2 水平，升高血浆尿 6 酮 – 前列素 $F_1\alpha$（6-Keto-PGF$_1\alpha$）水平，有抗血小板聚集的功效，改善阿司匹林抵抗现象。

养阴降压胶囊

【组成】龟甲（沙烫）、珍珠层粉、赭石（煅醋淬）、白芍、石膏、天麻、钩藤、夏枯草、牛黄、青木香、槐米、吴茱萸、大黄、五味子、人参、冰片。

【功用】滋阴潜阳，平肝安神，活血通络。

【主治】用于肝肾阴虚、肝阳上亢引起的高血压病，症见头晕头痛、颈不适、目眩耳鸣、行走不稳、心悸心痛、烦躁易怒、失眠多梦。

【规格】每粒装 0.5g。

【用量与用法】口服。一次 4~6 粒，一日 2~3 次。

【方解】人参味甘，微苦，性微温，归脾、肺、心、肾经，不仅有补气固脱、健脾益肺的功效，而且有宁心益智、养血生津的效果，非常适合体虚、气血不足者。龟甲与白芍具有滋补肝肾之阴的效果，夏枯草与钩藤能够清肝降火，天麻具有平肝息风的功效。牛黄又称为犀黄、西黄，有清热解毒、凉肝息风、开窍、清心的效果。大黄、槐米、石膏配伍可起到通泻阳明实热的作用，青木香则具有疏肝理气的作用。诸药合用不仅能滋肝肾之阴，也能平虚亢之阳。

【不良反应】尚未明确。

【禁忌】尚不明确。

【注意事项】请遵医嘱。

【现代研究】

心血管临床研究

（1）高血压　一项养阴降压胶囊和降浊祛瘀颗粒对高血压合并代谢综合征患者肾功能改善的研究（随机、对照试验）：选择高血压合并代谢综合征患者 80 例，采取简单随机方法分为两组，对照组（40 例，西药治疗）和试验组（40 例，对照组基础上加服养阴降压胶囊和降浊祛瘀颗粒），治疗 12 周。结果：①有效率：12 周后试验组血压得到有效控制，血压疗效总有效率为 95.0%，远高于对照组的 82.5%（$P < 0.05$）。②肾功能情况：尿素氮（BUN）、血清肌酐（Scr）、24 小时尿蛋白、半胱氨酸蛋白酶抑制剂 C（Cys-C）等指标，试验组明显低于对照组（$P < 0.05$）。两组治疗后上述指标均比治疗前有所下降（$P < 0.05$）。结果提示养阴降压胶囊和降浊祛瘀颗粒在治疗高血压合并代谢综合征患者时效果明显，不仅能有效控制血压，调节血糖、血脂，还能明显降低患者的尿白蛋白，从而实现对肾脏的保护作用。

一项养阴降压胶囊治疗高血压病 87 例临床观察的研究（随机、对照试验）：选择高血压患者 87 例，采取简单随机方法分为两组，对照组（38 例，予松龄血脉康）和试验组（49 例，予养阴降压胶囊），治疗 8 周。结果：①有效率：试验组治疗前后比较差异有显著性；中医症状治疗组总有效率为 83.67%，试验组高于对照组（$P < 0.05$）。②血压情况：两组治疗可血压比较，结果示两组治疗后血压均下降（$P < 0.05$），但两组间比较差异不明（$P > 0.05$）。结果提示养阴降压胶囊治疗高血压病阴虚阳亢型疗效较好。

（2）高血压合并代谢综合征　一项养阴降压胶囊联合降浊祛瘀颗粒治疗高血压合并代谢综合征的临床分析的研究（随机、对照试验）：选择高血压合并代谢综合征患者 169 例，采取简单随机方法，分为两组，对照组（84 例，采用替米沙坦片，口服，80mg/ 次，1 次 / 天；血压不能控制者加服硝苯地平缓释片，0.1~0.2g/ 次，1 次 / 天；

血脂异常者，口服阿托伐他汀钙片，10mg/ 次，1 次 / 天；采用口服降糖药物或胰岛素控制血糖）和试验组（85 例，在对照组治疗的基础上加用养阴降压胶囊，口服，4 粒 / 次，3 次 / 天；降浊祛瘀颗粒，6g/ 次，2 次 / 天；温开水冲服），治疗 12 周。结果：①有效率：12 周后试验组治疗后血压疗效总有效率为 95.29％，对照组为 84.52％，试验组高于对照组（$P < 0.05$）。②血脂和胰岛素抵抗情况：治疗后观察组收缩压（SBP），舒张压（DBP），腰围（WC），腰臀比（WHR）水平均低于对照组（$P < 0.05$）；试验组空腹血糖（FBG），餐后 2 小时血糖（2hpG），糖化血红蛋白（HbA1c），空腹胰岛素（FINS）水平均低于对照组，胰岛素敏感指数（ISI）高于对照组（$P < 0.01$）；试验组甘油三酯（TG）和低密度脂蛋白胆固醇（LDL-C）水平均低于对照组，高密度脂蛋白胆固醇（HLD）水平高于对照组（$P < 0.01$）；试验组脂联素（APN）高于对照组，白细胞介素 -6（IL-6），超敏 C 反应蛋白（hs-CRP），假性血友病因子（vWF）和瘦素（LP）水平均低于对照组（$P < 0.01$）。结果提示在西医常规治疗的基础上，加用养阴降压胶囊和降浊祛瘀颗粒内服治疗高血压合并代谢综合征患者，能进一步控制血压，改善症状，调节糖、脂代谢，改善胰岛素抵抗，能减轻炎症反应。

脑立清胶囊

【组成】磁石、熟酒曲、冰片、牛膝、珍珠母、酒曲、薄荷脑、赭石、清半夏、猪胆汁（或猪胆粉）。

【功用】平肝潜阳，醒脑安神。

【主治】用于肝阳上亢，头晕目眩、耳鸣口苦、心烦难寐。

【规格】每粒装 0.33g。

【用量与用法】口服。一次 3 粒，一日 2 次。

【不良反应】尚未明确。

【禁忌】孕妇及体弱虚寒者忌服。

【注意事项】

1. 忌生冷及油腻难消化的食物。

2. 服药期间要保持情绪乐观，切忌生气恼怒。

3. 有高血压、心脏病、肝病、糖尿病、肾病等慢性病者应在医师指导下服用。

4. 儿童、哺乳期妇女、年老患者应在医师指导下服用。

5. 头晕目眩症状严重者应及时去医院就诊。

6. 服药 3 天症状无缓解，应去医院就诊。

7. 对本品过敏者禁用，过敏体质者慎用。

8. 本品性状发生改变时禁止使用。

9. 儿童必须在成人监护下使用。

10. 请将本品放在儿童不能接触的地方。

11. 如正在使用其他药品，使用本品前请咨询医师。

12. 本品性状发生改变时禁止使用。

13. 本品含清半夏。

【现代研究】

心血管临床研究

（1）老年原发性高血压 一项探讨脑立清胶囊联合培哚普利吲达帕胺片治疗老年原发性高血压的疗效观察研究（随机、对照试验）：根据治疗方法将 124 例老年原发性高血压患者分为对照组（培哚普利吲达帕胺片，62 例）和试验组（培哚普利吲达帕胺片＋脑立清胶囊，62 例），两组连续服用 7 天。结果：①临床疗效：治疗后，试验组临床总有效率为 98.39%，显著高于对照组的 85.48%（$P < 0.05$）。②临床症状缓解时间：治疗后，试验组患者的临床症状头痛、眩晕、胸闷、心悸缓解时间均短于对照组（$P < 0.05$）。③血压水平：治疗后，两组收缩压（SBP）、舒张压（DBP）水平均显著降低，试验组患者 SBP、DBP 水平显著低于对照组（$P < 0.05$）。④血清因子水平：治疗后，两组血清白细胞介素 1（IL-1）、肿瘤坏死因子 α（TNF-α）、高敏 C 反应蛋白（hs-CRP）、同型半胱氨酸（Hcy）、血管内皮素（ET-1）水平均显著降低（$P < 0.05$）；且试验组患者血清因子水平均低于对照组（$P < 0.05$）。结果提示脑立清胶囊与培哚普利吲达帕胺片联合治疗老年原发性高血压，临床效果较为显著，能够对患者的血压有明显改善，不良反应率低，安全可靠，值得在临床推广。

（2）高血压合并冠心病 一项脑立清胶囊联合吲达帕胺治疗高血压合并冠心病的临床效果研究（随机、对照试验）：选取 82 例高血压合并冠心病患者随机分为对照组（常规治疗＋吲达帕胺片）与试验组（常规治疗＋吲达帕胺片、脑立清胶囊），各 41 例。结果：①总有效率：试验组的治疗总有效率明显高于对照组（$P < 0.05$）。②治疗后，试验组的内皮素（ET）、血管活性肽（Salusin-β）、N 末端 B 型利钠肽原（NT-proBNP）水平低于对照组，一氧化氮（NO）水平高于对照组（$P < 0.05$）。③治疗后，试验组的过氧化物酶体增殖物激活受体 -γ（PPAR-γ）、单核细胞趋化蛋白 -1（MCP-1）、非对称性二甲基精氨酸（ADMA）水平显著低于对照组（$P < 0.05$）。结果提示脑立清胶囊联合吲达帕胺治疗高血压合并冠心病的效果满意，可改善血管内皮功能，降低患者的心脏负荷，调节 PPAR-γ、MCP-1、ADMA 表达，值得推广。

益心胶囊

【组成】丹参、瓜蒌、乳香、五灵脂、延胡索、枳壳、柴胡、白芍。

【功用】益气，养阴，通脉。

【主治】用于心气虚或气阴两虚的胸痹，症见胸闷、胸痛、心悸乏力；冠心病、心绞痛见上述证候者。

【规格】每粒装 0.35g。

【用量与用法】口服。一次 4 粒，一日 3 次，或遵医嘱。

【方解】益心胶囊是由延胡索、瓜蒌、丹参、白芍、柴胡、乳香、枳壳、五灵脂组成；其中柴胡、枳壳疏肝解郁行气，瓜蒌宽胸理气止痛，丹参活血化瘀止痛，延胡索、乳香、五灵脂合用活血止痛之力更强，这几类成分合用后具有活血祛瘀、理气宽胸的作用。

【不良反应】尚不明确。

【禁忌】尚不明确。

【注意事项】尚不明确。

【现代研究】

1. 心血管临床研究

（1）冠心病心绞痛的临床疗效 一项益心胶囊与参松养心胶囊治疗冠心病心绞痛的临床疗效比较研究（随机、对照试验）：选择 173 例冠心病心绞痛患者为研究对象，分为益心胶囊组（58 例）、参松养心胶囊组（58 例）和对照组（57 例），治疗 4 周。结果：①有效率：益心胶囊组和参松养心胶囊组的治疗有效率均优于与对照组（$P < 0.05$），两组试验药物差异无统计学意义（$P > 0.05$）。②血脂四项：益心胶囊组和参松养心胶囊组的治疗后血脂 4 项结果优于对照组（$P < 0.05$）。③血液流变学 4 项：益心胶囊组和参松养心胶囊组的治疗后血液流变学 4 项结果优于对照组（$P < 0.05$）。结果提示益心胶囊与参松养心胶囊在均能有效改善冠心病患者的心绞痛等临床症状，益心胶囊偏向于改善冠心病心绞痛患者的血液流变学，参松养心胶囊在降低冠心病心绞痛患者的血脂方面有较好的作用。

（2）冠心病心绞痛患者胰岛素抵抗（IR）及同型半胱氨酸（Hcy） 一项益心胶囊对气滞血瘀型冠心病心绞痛患者胰岛素抵抗（IR）及同型半胱氨酸（Hcy）的影响（随机、对照试验）：选择 80 例冠心病心绞痛患者随机分为常规治疗组（40 例）和益心胶囊组（40 例），另选择健康对照组（30 例）未予以干预，治疗 4 周。结果：①健康对照组比较，用药前心绞痛患者胰岛素敏感指数（ISI）降低，Hcy 明显增加（$P < 0.01$）。②益心胶囊组患者用药后 ISI 显著增高（$P < 0.01$），Hcy 显著下降（$P < 0.05$）。③常规治疗组治疗后 ISI 及 Hcy 无明显改变（$P > 0.05$）。结果提示益心胶囊能够改善冠心病心绞痛患者的 ISI，降低 Hcy。

（3）高血压 一项益心胶囊治疗高血压病临床疗效观察（随机、对照试验）：选择 72 例高血压病 1 级、2 级患者采用分层数字随机分组法。先按病情轻重级别分层，然后各层再数字随机分为试验组（40 例，口服益心胶囊）和对照组（32 例，口服牛黄降压片）。结果：①降压疗效比较：治疗组总有效率为 87.5%，对照组总有效率为 84.4%；两组治疗都有降压效果（$P > 0.05$），两组用药后均有明显降压作用（$P < 0.01$）。②临床症状：治疗组总有效率为 92.5%；对照组总有效率为 87.5%，两组比较临床症状都有基本的改善（$P > 0.05$）。结果提示益心胶囊治疗高血压病有良好疗效。

（4）难治性心力衰竭　一项环磷腺苷葡胺联合益心胶囊治疗难治性心力衰竭的临床疗效研究：将 30 例心力衰竭患者在常规治疗的基础上加用环磷腺苷葡胺 120~150mg，同时加用益心胶囊，治疗 15 天。结果：显效 14 例，有效 12 例，无效 4 例，总有效率为 86.7%。结果提示使用环磷腺苷葡胺联合益心胶囊治疗难治性心力衰竭患者有一定的疗效，能明显改善心脏功能。

2. 心血管实验研究

对高血压大鼠左室肥厚心肌细胞凋亡的抑制作用及机制　益心胶囊对高血压大鼠左室肥厚心肌细胞 Fas 表达的影响研究：选择 wistar 雄性大鼠 70 只，随机取 10 只作为假手术组，其余 60 只为模型组（依据 Gldblatt 高血压大鼠模型两肾一夹型造模方法行左肾动脉缩窄术）。除外假手术组，将其他 60 只大鼠随机分为 6 组，即模型组、益恒组牛黄降压片组中药高剂量组中药中剂量组、中药低剂量组，每组各 10 只，在术后第 6 周各组开始同时灌胃给药，服量为 1mL/100g 体重，连续给药 6 周。结果显示，与模型对照组相比，各治疗组大鼠心肌细胞 Fas mRNA 的相对表达均明显低于模型组，差异有统计学意义（$P < 0.01$）。结果提示中药复方益心胶囊能够下调 Fas mRNA 的表达水平从而抑制左室心肌细胞凋亡，这可能是益心胶囊逆转高血压性左心室肥厚的作用机制。

消栓通络胶囊

【组成】川芎、丹参、黄芪、泽泻、三七、槐花、桂枝、郁金、木香、山楂、冰片。

【功用】活血化瘀，温经通络。

【主治】用于气虚血瘀所致中风病中经络恢复期，症见半身不遂、言语謇涩；轻中度脑梗死恢复期及原发性高胆固醇血症见上述证候者。

【规格】每粒装 0.54g。

【用量与用法】口服。一次 2 粒，一日 3 次。用于高胆固醇血症的疗程为 8 周，脑梗死的疗程为 4 周。

【方解】方中黄芪、川芎、丹参、三七、山楂益气活血，桂枝温通经脉，槐花、泽泻泄热清肝，郁金、木香、冰片理气开窍醒神，共奏活血化瘀、温经通络之效。

【不良反应】本品有恶心、呕吐、腹痛、腹泻、头晕、头痛、皮疹、瘙痒等不良反应报告。少数患者服药后可出现轻度胃痛、尿蛋白阳性、血肌酐升高。

【禁忌】孕妇禁用；出血性中风禁用；对本品及所含成分过敏者禁用。

【注意事项】忌食生冷、辛辣、动物油脂食物，阴虚内热、风火、痰热证突出者慎用。

【现代研究】

1. 心血管临床研究

（1）高血压合并高脂血症 一项消栓通络胶囊对高血压合并高脂血症的疗效与血脂的作用研究（随机、对照试验）：选取 87 例高血压合并高脂血症患者随机分为两组，试验组（在对照组的基础上加服消栓通络胶囊）与对照组（采用硝苯地平控释片及降脂药物），对照组 43 例，治疗组 44 例，两组均以 4 周为一疗程。结果：①有效率：治疗有效率为 72.1%，试验组有效率为 88.6%（$P < 0.05$）。②血脂水平：试验组治疗后总胆固醇（TC）、甘油三酯（TG）降低，高密度脂蛋白（HDL–C）升高（$P < 0.05$）；对照组治疗前后的血脂水平差异无显著性（$P > 0.05$），试验组治疗后降总胆固醇（TC）、甘油三酯（TG）优于对照组（$P < 0.05$）。③生活质量、不良反应：试验组在改善生活质量方面明显优于对照组，两组患者治疗前后未见不良反应发生。结果提示消栓通络胶囊治疗高血压合并高脂血症疗效较好，且降脂作用显著。

（2）动脉硬化闭塞症 一项消栓通络胶囊联合氯吡格雷治疗动脉硬化闭塞症的临床研究（随机、对照试验）：选取 112 例动脉硬化闭塞症患者为研究对象，将所有患者随机分为对照组（口服硫酸氢氯吡格雷片，1 片 / 次，1 次 / 天）和试验组（在对照组基础上口服消栓通络胶囊，6 粒 / 次，3 次 / 天），每组各 56 例，患者均持续治疗 2 个月。结果：①有效率：对照组和试验组的总有效率分别为 80.36%、94.64%，试验组优于对照组（$P < 0.05$）。②治疗后，两组患者踝肱指数、腘动脉最大血流速度、足背动脉血流量、最大行走距离均明显上升（$P < 0.05$）；且治疗后试验组各指标明显高于对照组（$P < 0.05$）。③血脂水平：治疗后，两组患者低密度脂蛋白胆固醇（LDL–C）、总胆固醇（TC）、低切全血黏度、高切全血黏度、纤维原蛋白水平显著下降（$P < 0.05$）；且试验组的血脂指标显著低于对照组（$P < 0.05$）。④炎症因子：治疗后，试验组高敏 C 反应蛋白（hs–CRP）、白细胞介素 –1（IL–1）、白细胞介素 –6（IL–6）、细胞间黏附分子 –1（ICAM–1）水平均显著降低（$P < 0.05$）；且治疗组炎症因子水平明显低于对照组（$P < 0.05$）。结果提示消栓通络胶囊联合硫酸氢氯吡格雷片治疗动脉硬化闭塞症具有较好的临床疗效，可改善血流动力学，调节血脂指标和炎症因子水平，增加最大行走距离。

2. 心血管实验研究

（1）抗心肌缺血作用　消栓通络胶囊抗心肌缺血的药效学研究：采用冠状动脉结扎手术复制大鼠心肌缺血模型，治疗性给药 7 天。结果：消栓通络胶囊可明显降低心肌缺血模型大鼠标准 Ⅱ 导联心电图 ST 段的上移、心电图 ST 段偏移总毫伏数（Σ ST）以及心电图 ST 段偏移平均值（ST）、可降低心肌梗死面积、明显增加血清 SOD 活性、降低血清 MDA 含量、可显著降低血清中 AST、LDH、CK 的含量、对大鼠心肌缺血的病理改变程度有明显改善作用；可减少吸入氯仿所致心室纤颤的小鼠的数量；可减少由氯化钡诱发的大鼠双向性心律失常的持续时间。结果提示消栓通络胶囊具有改善心肌缺血所致心电图 ST 段异常的作用；具有清除自由基、降低血液中 CK、LDH、AST 的浓度，保护受损心肌的作用；具有降低室颤发生率的作用，对心肌缺血具有明显的治疗作用。

（2）对缺血性中风的治疗作用及机制　消栓通络胶囊对急性脑缺血再灌注大鼠脑组织 TNF-α 和 IL-1β 水平的影响：采用线栓法制备大鼠大脑中动脉缺血再灌注（MCAO）模型，测定大鼠脑组织中 TNF-α 和 IL-1β 的水平。结果：与模型组比较，消栓通络胶囊大、中（1.68、0.84g/kg）剂量组可明显降低 MCAO 大鼠神经行为学评分（$P < 0.01$），可明显降低 MCAO 大鼠患侧脑匀浆中 TNF-α 和 IL-1β 的水平（$P < 0.01$）。结果提示消栓通络胶囊可提高急性脑缺血再灌注大鼠的神经功能活动能力，其治疗缺血性中风的作用机制可能与 TNF-α 和 IL-1β 的表达有关。

通心络胶囊

【**组成**】人参、水蛭、全蝎、赤芍、蝉蜕、土鳖虫、蜈蚣、檀香、降香、乳香（制）、酸枣仁（炒）、冰片。

【**功用**】益气活血，通络止痛。

【**主治**】冠心病心绞痛属心气虚乏、血瘀络阻证，症见胸部憋闷、刺痛、绞痛固定不移、心悸自汗、气短乏力，舌质紫暗或有瘀斑，脉细涩或结代；亦用于气虚血瘀络阻型中风病，症见半身不遂或偏身麻木、口舌歪斜、言语不利。

【**规格**】胶囊剂，每粒装 0.26g。

【**用量与用法**】口服。一次 2~4 粒，一日 3 次。

【**方解**】方中以人参补益心气，使气旺以推动血液运行，是为君药。以水蛭活血化瘀、通经透络；以土鳖虫逐瘀通络；以全蝎、蜈蚣、蝉蜕等虫类药，取其善走之性，引诸药通经透络，且可解痉，是为臣药。以赤芍活血散血、行瘀止痛；以冰片芳香走散，使壅塞通利，则经络通畅，是为佐使药。诸药合用，相得益彰，共奏益气活血、通络止痛之效。

【**不良反应**】个别患者用药后可出现胃部不适。

【禁忌】尚不明确。

【注意事项】出血性疾患，孕妇及妇女经期及阴虚火旺型中风禁用。

【现代研究】

1. 心血管临床研究

（1）急性心肌梗死　在中国 124 家医院的 ST 段抬高型心肌梗死（STEMI）患者症状出现后 24 小时内进行的一项随机、双盲、安慰剂对照临床试验：将患者以 1:1 的比例随机分组，分别用通心络胶囊或安慰剂口服治疗 12 个月（随机分组后负荷剂量为 2.08g，随后维持剂量为 1.04g，每天 3 次），此外还接受 STEMI 指南指导的治疗。主要终点是 30 天主要不良心脑血管事件（MACCEs），这是心源性死亡、心肌再梗死、紧急冠状动脉血运重建和中风的复合事件。MACCE 的随访每 3 个月至 1 年进行一次。结果：①在随机分配的 3797 例患者中，3777 例（通心络胶囊：1889 例；安慰剂：1888 例。平均年龄 61 岁，76.9% 为男性）被纳入初步分析。通心络胶囊组 64 例患者（3.4%）发生 30 天主要不良心脑血管事件（MACCEs），对照组 99 例患者（5.2%）（RR, 0.64 [95%CI, 0.47~0.88]; RD, −1.8% [95%CI, −3.2%~−0.6%]）。30 天 MACCE 的单个组成部分，包括心源性死亡（56 [3.0%] vs 80 [4.2%]; RR, 0.70 [95%CI, 0.50~0.99]; 通心络胶囊组的（RD, −1.2% [95%CI, −2.5%~−0.1%]），也显著低于安慰剂组。到 1 年时，通心络胶囊组的 MACCE 发生率仍然较低（100 [5.3%] vs 157 [8.3%]; HR, 0.64 [95%CI, 0.49~0.82]; RD, −3.0% [95%CI, −4.6%~−1.4%]）和心源性死亡（85 [4.5%] vs 116 [6.1%]; HR, 0.73 [95%CI, 0.55~0.97]; RD, −1.6% [95%CI, −3.1%~−0.2%]）。②其他次要终点（包括 30 天卒中）无显著差异；30 天和 1 年时大出血；1 年全因死亡率；和支架内血栓形成（< 24 小时；1~30 天；1~12 个月）。③通心络胶囊组发生的药物不良反应多于安慰剂组（40 [2.1%] vs 21 [1.1%]; P=0.02），主要由胃肠道症状驱动。结果提示在 STEMI 患者中，中成药通心络胶囊作为 STEMI 指南导向治疗外的辅助治疗，显著改善了 30 天和 1 年的临床结局。

（2）高血压合并慢性心力衰竭　一项通心络胶囊联合沙库巴曲缬沙坦对高血压合并慢性心力衰竭患者心功能及心室重构的影响研究（随机、对照试验）：选取 92 例高血压合并慢性心力衰竭患者，随机分为对照组和试验组，各 46 例。两组均使用常规降压、抗心力衰竭治疗，在此基础上对照组给予沙库巴曲缬沙坦治疗，试验组给予通心络胶囊联合沙库巴曲缬沙坦治疗，连续治疗 3 个月。结果：①总有效率：试验组总有效率为 91.30%，高于对照组的 73.91%（P < 0.05）。②心功能指标：治疗后，试验 6 分钟步行试验（6MWT）、一氧化氮（NO）、左室射血分数（LVEF）均较对照组明显增加，N 末端 B 型利钠肽原（NT-proBNP）、血管内皮素 1（ET-1）、白介素 -6（IL-

6）、左室舒张末期内径（LVEDD）、左室后壁厚度（LVPW）及室间隔厚度（IVS）均较对照组明显降低（$P < 0.05$ 或 $P < 0.01$）。结果提示通心络胶囊联合沙库巴曲缬沙坦治疗高血压合并慢性心力衰竭患者，可改善患者心功能，抑制心室重构，其机制可能与调节血管内皮功能、降低炎性因子水平有关。

（3）老年冠心病　一项通心络胶囊联合阿托伐他汀治疗对老年冠心病患者血脂水平及心功能的影响（随机、对照试验）：选取老年冠心病患者 150 例，随机分为对照组和试验组，对照组（75 例，采用阿托伐他汀药物治疗），试验组（75 例，在对照组基础上联合通心络胶囊治疗）。结果：①总有效率：试验组总有效率高于对照组（$P < 0.05$）。②血脂指标：治疗后，试验组血脂水平改善情况更好（$P < 0.001$）。③心功能指标：治疗前两组各心功能指标水平无统计学差异（$P > 0.05$），治疗后两组左室射血分数（LVEF）水平升高，左室收缩末期内径（LVESD）、左室舒张末期内径（LVEDD）水平均降低，且观察组 LVEF 水平高于对照组，LVESD、LVEDD 水平低于对照组（$P < 0.05$，$P < 0.001$）。结果提示通心络胶囊联合阿托伐他汀治疗老年冠心病患者的临床效果可观，积极改善血脂水平。

2. 心血管实验研究

（1）对脑缺血再灌注（CIRI）大鼠的神经保护作用及机制　一项通心络胶囊联合阿托伐他汀对脑缺血再灌注（CIRI）大鼠的神经保护作用及机制研究：选择 30 只 SD 大鼠随机分为假手术组、模型组、通心络胶囊预处理组［1g/（kg·d）］、阿托伐他汀预处理组［10mg/（kg·d）］、联合预处理组［1g/（kg·d）通心络胶囊 +10mg/（kg·d）阿托伐他汀］，每组 6 只，灌胃给药 5 天。结果：通心络胶囊预处理组和阿托伐他汀预处理组造模后 48 小时、72 小时贴纸去除时间、改良神经功能缺损评分（mNSS）、脑梗死体积、血清 IL-1β、IL-6 及脑组织活化 Caspase-3 蛋白表达低于模型组（$P < 0.05$），通心络胶囊预处理组和阿托伐他汀预处理组脑源性神经营养因子（BDNF）、血管内皮生长因子（VEGF）、神经生长因子（NGF）蛋白表达明显高于模型组（1.78 ± 0.20、1.92 ± 0.21 vs 1.36 ± 0.13，1.49 ± 0.17、1.60 ± 0.18 vs 0.76 ± 0.08，3.08 ± 0.32、3.22 ± 0.34 vs 2.37 ± 0.27，$P < 0.05$，$P < 0.01$），联合预处理组造模后 48 小时、72 小时贴纸去除时间、mNSS、脑梗死体积、血清白细胞介素 –1、血清白细胞介素 –6、肿瘤坏死因子 –α、脑组织丙二醛水平级及活化脑组织半胱氨酸天冬氨酸蛋白酶 3（Caspase-3）蛋白表达明显低于通心络胶囊预处理组和阿托伐他汀预处理组（$P < 0.05$，$P < 0.01$），联合预处理组脑源性神经营养因子（BDNF）、血管内皮生长因子（VEGF）、神经生长因子（NGF）蛋白表达明显高于通心络胶囊预处理组和阿托伐他汀预处理组（2.51 ± 0.30 vs 1.78 ± 0.20、1.92 ± 0.21，2.92 ± 0.31 vs 1.49 ± 0.17、1.60 ± 0.18，4.13 ± 0.41 vs 3.08 ± 0.32、3.22 ± 0.34，$P < 0.05$，$P < 0.01$）。结果提示

通心络胶囊联合阿托伐他汀对 CIRI 大鼠的神经保护作用效果明显，其作用可能与脑组织神经元细胞凋亡减少，脑源性神经营养因子（BDNF）、血管内皮生长因子（VEGF）、神经生长因子（NGF）蛋白表达增加有关。

（2）对动脉粥样硬化小鼠炎症水平的影响及机制　基于 Wnt/β-catenin 通路探讨通心络胶囊对 ApoE-/- 动脉粥样硬化小鼠炎症水平的影响研究：将 24 只 ApoE-/- 小鼠随机分为正常饮食组（n=6）及高脂饮食组（n=18）。高脂饮食组喂养 8 周后，随机分为阿托伐他汀组（n=6）、通心络胶囊组（n=6）、模型组（n=6），并分别给予阿托伐他汀 4.8mg/kg、通心络胶囊超微粉 1.5g/kg 以及同体积的生理盐水，每日 1 次，持续 8 周。结果：与正常组相比较，模型组小鼠的斑块面积明显增加，血清中的炎症因子 TNF-α 和 IL-6 含量增加；与模型组相比较，通心络胶囊能够明显降低 ApoE-/- 小鼠粥样硬化斑块面积，降低血清中 TNF-α 和 IL-6 含量，降低主动脉组织中 Wnt1、Wnt3a、β-catenin 蛋白表达和基因水平。结果提示通心络胶囊可降低 ApoE-/- 动脉粥样硬化小鼠血清中炎症因子表达，降低斑块面积，其机制可能与其调控 Wnt/β-catenin信号通路有关。

银丹心脑通软胶囊

【组成】银杏叶、丹参、灯盏细辛、绞股蓝、山楂、大蒜、三七、艾片。

【功用】活血化瘀，行气止痛，消食化滞。

【主治】

苗医：蒙修、蒙柯、陇蒙柯、给俄、告俄蒙给。

中医：用于气滞血瘀引起的胸痹，症见胸痛、胸闷、气短、心悸等；冠心病心绞痛、高脂血症、脑动脉硬化、中风、中风后遗症见上述症状者。

【规格】每粒装 0.4g。

【用量与用法】口服。一次 2~4 粒，一日 3 次。

【方解】银杏可降低心肌氧耗量、减少血小板聚集、扩张冠脉可用于治疗冠心病；丹参可以增加冠脉血供、改善左心舒张功能而减轻心绞痛症状；灯盏细辛具有降低血小板计数、抗血小板的聚集、降脂等作用，可用来治疗缺血性心脏病及高脂血症；三七中的提取物三七皂苷可抑制血小板聚集、联合阿司匹林能增强抗血小板作用、增加一氧化氮浓度、降低 B 型利钠肽、血管紧张素 II 含量达到治疗冠心病、高血压、心力衰竭等疾病；山楂可舒张外周血管、抑制前脂肪细胞分化、增强巨噬细胞的活性等临床上用于降压、降脂及免疫调节；冰片具有减轻冠脉痉挛、降低心肌氧耗而用于治疗冠心病心绞痛；大蒜可抑制转化生长因子 -B（Transforming GrowthFactor-B，TGF-B）/Smad 信号通路、增加降钙素基因相关受体表达而减少心肌梗死大鼠心肌纤维化及改善心肌供血；绞股蓝可通过抑制脂质过氧化、提高一氧化氮含量减轻大鼠MIRI，还可通过降低凋亡因子及配体（Fas/FasL）蛋白的表达减少细胞凋亡而保护心肌细胞。

【不良反应】尚不明确。

【禁忌】尚不明确。

【注意事项】尚不明确。

【现代研究】

1. 心血管临床研究

（1）冠心病合并高脂血症　一项不同剂量阿托伐他汀钙联合银丹心脑通软胶囊治疗老年冠心病合并高脂血症患者的疗效研究（随机、对照试验）：选取80例老年冠心病合并高脂血症患者，随机分为低剂量组40例和高剂量组40例，低剂量组患者口服10mg/d阿托伐他汀钙联合银丹心脑通软胶囊（4粒/次，3次/天），高剂量组患者口服20mg/d阿托伐他汀钙联合银丹心脑通软胶囊（4粒/次，3次/天），两组患者均治疗12周。结果：①血脂四项：低剂量组和高剂量组治疗后总胆固醇（TC）[（5.55±0.82）mmol/L和（4.40±0.68）mmol/L]、甘油三酯（TG）[（1.74±0.28）mmol/L和（1.05±0.22）mmol/L]、低密度脂蛋白胆固醇（LDL-C）[（3.60±0.45）mmol/L和（2.35±0.30）mmol/L]较治疗前明显降低，高密度脂蛋白胆固醇（HDL-C）[（1.24±0.33）mmol/L和（1.60±0.38）mmol/L]较治疗前明显升高（$P < 0.05$）；且高剂量组治疗后TC、TG、LDL-C明显低于低剂量组，HDL-C明显高于低剂量组（$P < 0.05$）。②血清肿瘤坏死因子-α（TNF-α）、超敏C反应蛋白（hs-CRP）：低剂量组和高剂量组治疗后hs-CRP[（2.86±0.42）mg/L和（2.02±0.40）mg/L]、THF-α[（22.42±3.22）μg/L和（14.08±3.74）μg/L]较治疗前明显降低（$P < 0.05$）；且高剂量组治疗后hs-CRP、TNF-α明显低于对照组（$P < 0.05$）。高剂量组临床总有效率为97.50%，明显高于低剂量组的65.00%（$P < 0.05$）。③不良反应：两组患者治疗过程中未见明显不良反应。提示高剂量阿托伐他汀钙联合银丹心脑通软胶囊治疗老年冠心病合并高脂血症的临床疗效更佳，不仅能够获得更好的降脂效果，且炎症因子的改善作用更明显。

（2）冠心病心绞痛　一项银丹心脑通软胶囊联合酒石酸美托洛尔片治疗冠心病心绞痛的疗效观察研究（随机、对照试验）：选取冠心病心绞痛患者102例，随机分为对照组（酒石酸美托洛尔片）和试验组（银丹心脑通软胶囊联合酒石酸美托洛尔片），各51例，治疗6周。结果：①临床疗效：治疗后，试验组患者心绞痛、心电图总有效率明显高于对照组（$P < 0.05$）。②血脂指标[甘油三酯（TG）、总胆固醇（TC）、低密度脂蛋白胆固醇（LDL-C）和高密度脂蛋白胆固醇（HDL-C）]、心功能指标[左心室收缩末期内径（LVESD）、左心室舒张末期内径（LVEDD）和左心室射血分数（LVEF）]及血液流变学指标[全血黏度（WBV）、纤维蛋白原（FIB）和血

小板黏附率（PAR）]：治疗后，两组患者 HDL-C、LVEF 水平较治疗前明显升高，且试验组患者明显高于对照组（$P < 0.05$）；两组患者 TG、TC、LDL-C、WBV、FIB、PAR、LVESD 及 LVEDD 水平较治疗前明显降低，且试验组患者明显低于对照组（$P < 0.05$）。③心绞痛情况：治疗后，两组患者心绞痛发作次数、持续时间均较治疗前明显改善；且试验组患者心绞痛发作次数明显少于对照组，心绞痛持续时间明显短于对照组（$P < 0.05$）。④不良反应发生率：试验组、对照组分别为 25.49%（13/51）、17.65%（9/51），两组比较无差异（$P > 0.05$）。结果提示银丹心脑通软胶囊联合酒石酸美托洛尔片治疗冠心病心绞痛的疗效确切，可有效改善患者的心功能指标、血液流变学指标及血脂指标水平。

2. 心血管实验研究

对大鼠心肌缺血 / 再灌注损伤模型的保护作用　一项探讨银丹心脑通软胶囊（YDXNTC）及其主要成分配伍和配比对心肌缺血 / 再灌注损伤的影响及其作用机制研究：心肌缺血 / 再灌注损伤（MIRI）由缺血 30 分钟和再灌注 30 分钟诱导。记录心电图资料和冠状动脉血流，检测心肌超氧化物歧化酶（SOD）、丙二醛（MDA）、乳酸脱氢酶（LDH）、肌酸激酶 -MB（CK-MB）、心肌肌钙蛋白 T 和 I（cTnT，cTnI）和白细胞介素 -1β、白细胞介素 -8、白细胞介素 -18（IL-1β、IL-8、IL-18）。体外实验采用大鼠心肌细胞（H9c2），分别通过缺氧 3 小时 / 复氧 2 小时和 100μmol/L 过氧化氢（H_2O_2）处理 1 小时建立缺氧 / 复氧和氧化应激模型。测定细胞活力、SOD、MDA、cTnT 和炎症因子（IL-1β、IL-8 和 IL-18），Westernblotting 检测 Toll 样受体 4（TLR-4）表达。结果：①在离体心脏实验中，YDXNTC 组、主要成分组和主要组分相容性组大鼠心脏功能升高、冠状动脉血流和 SOD 水平升高，MDA 水平和炎症因子降低。银杏叶提取物（GBE）以及 GBE 和丹参乙醇提取物相容性（SM-E，GSEC）组的室性心动过速 / 心室颤动发生率降低。YDXNTC 和丹参水提取物（SM-H）组乳酸脱氢酶水平降低。CK-MB 随 GBE、SM-E、SM-H 和 GSEC 处理而降低，cTnI 和 cTnT 水平随 GSEC 处理而降低。②在体外细胞研究中，YDXNTC 和主要成分比值提高了细胞活力和 SOD 水平，并抑制了 MDA、cTnT 和炎症因子。TLR-4 表达下调。结果提示 YDXNTC 与主要成分的相容性在该大鼠模型和体外研究中显示出对 MIRI 的保护作用。调节 Toll 样受体信号通路可能会影响其机制。

镇脑宁胶囊

【组成】猪脑粉、细辛、丹参、水牛角浓缩粉、川芎、天麻、葛根、藁本、白芷。

【功用】息风通络。

【主治】用于风邪上扰所致的头痛头昏、恶心呕吐、视物不清、肢体麻木、耳鸣；

血管神经性头痛、高血压、动脉硬化见上述证候者。

【规格】每粒装 0.3g。

【用量与用法】口服。一次 4~5 粒，一日 3 次。

【方解】方中猪脑粉补脑填精、息风止痉、平眩定晕，川芎活血化瘀、祛风止痛，共同针对肝肾不足、精血亏虚、阴虚阳亢、风阳上扰、瘀血阻络所致的头痛眩晕的主要病机，故共为君药。水牛角浓缩粉清心凉血安神、凉肝息风定惊；天麻平肝潜阳、息风止痉；丹参清心安神、活血化瘀。三药相得益彰，活血通脉、清心安神，同为臣药。细辛祛风通络、通窍止痛；白芷散风除湿、通窍止痛；葛根升阳解肌、活血通络；藁本辛香上达、祛风除湿、通络止痛。以上诸药合用均可佐助君药共奏祛风止痛之效，又能引药入经，直达病所，故为佐使药。诸药相合，共奏补精填髓、滋阴潜阳、息风止痉、活血通络、祛风止痛之效。

【不良反应】尚不明确。

【禁忌】尚不明确。

【注意事项】尚不明确。

【现代研究】

1. 心血管临床研究

（1）原发性高血压 一项镇脑宁胶囊联合氯沙坦钾治疗原发性高血压的临床研究（随机、对照试验）：选取 106 例原发性高血压患者，根据入院顺序分成对照组（口服氯沙坦钾片）和试验组（口服氯沙坦钾片＋镇脑宁胶囊），每组分别 53 例，连续治疗 8 周。结果：①临床疗效：试验组总有效率为 96.23%，明显高于对照组的 84.91%（$P < 0.05$）。②24 小时平均收缩压和平均舒张压：两组均显著下降（$P < 0.05$），且试验组明显低于对照组（$P < 0.05$）。③两组患者血清 NT-ProBNP、vWF 水平和尿微量白蛋白水平均显著下降（$P < 0.05$），且试验组明显低于对照组（$P < 0.05$）。结果提示镇脑宁胶囊联合氯沙坦钾片治疗原发性高血压疗效显著，能够有效控制患者动态血压水平，降低血清学指标水平，安全性高，具有一定临床推广应用价值。

（2）高血压性头痛 一项镇脑宁胶囊治疗高血压性头痛的临床疗效及经济学分析研究（单盲、平行性对照研究）：将 243 例高血压性头痛患者随机分为试验组（120例，口服镇脑宁胶囊）和对照组（123 例，口服养血清脑颗粒模拟剂），疗程均为 8周。结果：两组患者的临床疗效及不良反应发生率均无差异，但试验组成本－效果比明显低于对照组（$P < 0.01$）。结果提示镇脑宁胶囊治疗高血压头痛疗效较好，临床应用安全，经济学优势更加明显。

2. 不良反应 患者两次用药都出现由镇脑宁胶囊引起的过敏反应。有研究发现 1例水肿确因服用镇脑宁胶囊所致，发现 1 例治疗过程中所出现的牙龈肿胀是镇脑宁胶囊中含有的抗惊厥类药物的一种不良反应。

麝香心脑通胶囊

【组成】麝香、红花、葛根、三七、川芎、桃仁、淫羊藿、冰片、水蛭、丹参、郁金、人参茎叶总皂苷。

【功用】活血化瘀，开窍止痛。

【主治】用于瘀血阻络所致中风、中经络及冠心病、心绞痛，症见胸闷刺痛、口眼歪斜、半身不遂。

【规格】每粒装 0.3g。

【用量与用法】口服。一次 3~4 粒，一日 3 次；或遵医嘱。

【方解】本品以麝香为君药，以其极强的开窍通闭醒神之作用，通经络散血瘀，行血中之瘀滞，开经络之壅遏；用水蛭活血化瘀而又不伤正气，逐恶血、瘀血，破血瘕积聚；以葛根通络活血化瘀，促进血液循环，促进细胞分裂，改善微循环，调节血脂代谢；以川芎活血行气；以红花活血通经、散瘀；以丹参活血祛瘀、安神宁心；以三七散瘀、消肿、定痛；以冰片通诸窍、散郁火；以桃仁破血行瘀；以郁金活血止痛、行气解郁、清心凉血；以人参茎叶总皂苷发挥滋补强壮、安神益智、增强免疫力的功能；以淫羊藿补肾、祛风除湿。

【不良反应】尚不明确。

【禁忌】孕妇禁服，运动员慎用。

【注意事项】孕妇禁服，运动员慎用。

【现代研究】

心血管临床研究

脑动脉硬化 一项观察麝香心脑通胶囊治疗脑动脉硬化和临床疗效研究：将 86 例脑动脉硬化患者运用麝香心脑通胶囊进行治疗，疗程 1 个月。结果：显效 70 例，有效 12 例，无效 4 例，总有效率 95.34%。结果提示麝香心脑通胶囊治疗脑动脉硬化症疗效明显，可降低复发率。

第四节　颗粒剂

养血清脑颗粒

【组成】当归、川芎、白芍、熟地黄、钩藤、鸡血藤、夏枯草、决明子、珍珠母、延胡索、细辛。

【功用】养血平肝，活血通络。

【主治】用于血虚肝旺所致头痛眩晕眼花、心烦易怒、失眠多梦。

【规格】每袋装 4g。

【用量与用法】口服。一次 4g，一日 3 次。

【方解】方中熟地黄味甘，微温，归肝、肾经，能够补血滋阴、益精填髓；当归味甘、辛，温，具有补血活血、调经止痛之功。二药合用，滋阴养血、补肾益肝，兼有活血通脉之能，共为君药。钩藤味甘，微寒，能够息风止痉、清热平肝；珍珠母味甘、咸，寒，能够潜阳安神、清热平息肝风；决明子味甘、苦，微寒，归肝、大肠经，能够清肝明目、润肠通便；夏枯草味苦、辛，寒，清肝火、解郁结，共为臣药。白芍滋阴养血，川芎活血行气，合归、芍而成养血和营之用，鸡血藤、延胡索补血活血、化瘀行气、舒筋通络、养血祛风，共为佐药。细辛散风通窍止痛，又可制约方中凉药之性，能够补而不滞，滋而不腻，为使药。诸药相合，标本兼治，共奏养血平肝、活血通络之功。

【不良反应】上市后监测数据显示本品可见以下不良反应：皮疹、瘙痒、恶心、呕吐、腹胀、腹泻、腹痛、胃烧灼感、口干、头晕、头痛、头胀、耳鸣、心慌、心悸、血压降低、肝生化指标异常等。

【禁忌】

1. 孕妇禁用。

2. 肝功能失代偿患者禁用。

3. 对本品及所含成分过敏者禁用。

【注意事项】

1. 忌烟、酒及辛辣、油腻食物。

2. 本品有轻度降压作用，低血压者慎用。

3. 肝脏疾病患者慎用。

4. 肾病、糖尿病等慢性病严重者应在医师指导下服用。

5. 儿童、哺乳期妇女、年老体弱者应在医师指导下服用。

6. 当使用本品出现不良反应时，应停药并及时就医。

7. 服药 3 天症状无缓解，应去医院就诊。

8. 严格按用法用量服用，本品不宜长期服用。

9. 对本品过敏者禁用，过敏体质者慎用。

10. 本品性状发生改变时禁止使用。

11. 请将本品放在儿童不能接触的地方。

12. 如正在使用其他药品，使用本品前请咨询医师或药师。

【现代研究】

1. 心血管临床研究

（1）原发性高血压 一项养血清脑颗粒对原发性高血压患者血压水平及血管内皮功能的影响研究（随机、对照试验）：前瞻性选取原发性高血压患者 78 例为研究对象，按照随机数字表法将其分为对照组（口服氯沙坦钾片）和试验组（口服氯沙坦钾片及养血清脑颗粒），各 39 例，两组连续治疗 3 个月。结果：①血压水平：治疗后两组舒张压及收缩压均降低，且试验组降低更显著（$P < 0.05$）。②血管内皮功能指标：治疗后两组一氧化氮提高，内皮素 -1 降低，且试验组改善更佳（$P < 0.05$）。③血流动力学指标：治疗后两组体循环阻力降低，心脏指数、心排血量提高，且试验组改善更显著（$P < 0.05$）。④血清指标：治疗后两组同型半胱氨酸、胱抑素 C 均降低，且试验组降低更显著（$P < 0.05$）。⑤不良反应发生率：两组不良反应发生率比较，差异无统计学意义（$P > 0.05$）。结果提示养血清脑颗粒治疗可减少原发性高血压患者血管内皮细胞损伤，改善血管内皮功能及血流动力学指标，更有效地控制患者血压水平，且治疗安全性较佳。

（2）心血管介入术后睡眠障碍 一项养血清脑颗粒联合右佐匹克隆治疗心血管介入术后睡眠障碍的疗效及对动态心电图的影响研究（随机、对照试验）：将 61 例采用心血管介入术治疗疾病的患者随机分为对照组（右佐匹克隆片，30 例）和试验组（右佐匹克隆片 + 养血清脑颗粒，31 例）。结果：①临床疗效：治疗后，试验组患者的临床总有效率（96.77%）显著高于对照组（80.00%）（$P < 0.05$）。②睡眠质量：2 组患者匹兹堡睡眠质量指数量表（PSQI）总分较治疗前均显著降低（$P < 0.05$），各因子评分中除"催眠药物"外均较治疗前显著降低（$P < 0.05$），且试验组均显著低于对照组（$P < 0.05$）。③动态心电图：2 组 24 小时室性期前收缩、房性期前收缩、窦性心动过速及窦性心动过缓发生次数均较治疗前显著降低（$P < 0.05$），且试验组均显著低于对照组（$P < 0.05$）。④血生化指标水平：2 组多巴胺（DA）水平较治疗前显著降低（$P < 0.05$），且试验组显著低于对照组（$P < 0.05$），2 组 5- 羟色胺（5-HT）和 γ- 氨基丁酸（GABA）水平较治疗前显著升高（$P < 0.05$），且试验组显著高于对照组（$P < 0.05$）。⑤不良反应发生率：治疗期间，试验组患者出现不良反应总发生率为 9.68%，对照组为 6.67%，差异无统计学意义。结论：养血清脑颗粒联合右佐匹克隆治疗心血管介入术后睡眠障碍，可明显改善患者的心电图和血生化指标，提高睡眠质量，临床疗效显著。

2. 心血管实验研究

对高血压大鼠的肾脏保护作用及机制 一项观察养血清脑颗粒对自发性高血压大

鼠的肾脏保护作用的研究：以自发性高血压大鼠作为模型对照，灌药 8 周后，取血清，检测 SCr、BUN、UA；取大鼠一侧肾脏，电镜和光镜下观察石蜡切片。结果：各给药组 SCr、BUN、UA 均明显降低，SCr、UA 以养血清脑颗粒组最为明显，有显著性差异。结果提示养血清脑颗粒能减轻自发性高血压大鼠肾损害，对肾脏具有一定的保护作用。

第五节　滴丸剂

芪参益气滴丸

【组成】黄芪、丹参、三七、降香油。

【功用】益气通脉，活血止痛。

【主治】用于气虚血瘀型胸痹，症见胸闷胸痛、气短乏力、心悸、自汗、面色少华，舌体胖有齿痕，舌质暗或有瘀斑，脉沉弦；冠心病心绞痛见上述证候者。

【规格】每袋装 0.52g。

【用量与用法】餐后半小时服用，一次 1 袋，一日 3 次，4 周为一个疗程或遵医嘱。

【方解】方中黄芪、丹参同为君药，黄芪补益心气，丹参活血化瘀，使气旺以促血行；三七为臣药，活血祛瘀，助君药丹参的活血化瘀之效；降香油为佐药，活血行气、化瘀止痛，使补气而不滞气，加强臣药益气活血之效。诸药合用气血得以通畅，诸症自愈。

【不良反应】

1. 胃肠系统：恶心、呕吐、胀气等胃肠道不适。

2. 皮肤及其附件：皮疹、瘙痒、潮红等皮肤过敏反应。

【禁忌】对本品有过敏反应者禁用。

【注意事项】

1. 孕妇、过敏体质者慎用。

2. 如果患者服药后有胃肠道反应，请咨询医生。

【现代研究】

1. 心血管临床研究

（1）冠心病慢性心力衰竭　一项芪参益气滴丸治疗冠心病慢性心力衰竭的临床疗效研究（随机、对照试验）：选取冠心病慢性心力衰竭患者 60 例，随机分为对照组（常规治疗）及试验组（常规治疗，加用芪参益气滴丸），各 30 例，疗程为 90 天。结果：两组治疗后左室射血分数、左心室舒张末期容积、左室收缩末期容积均较治疗前有明显改善（$P < 0.05$）；试验组较对照组改善明显（$P < 0.05$）。两组治疗后 N 末端 B 型利钠肽原（NT-proBNP）、6 分钟步行距离均较治疗前有明显改善（$P < 0.05$）；试验组较对照组改善明显（$P < 0.05$）。试验组治疗后 microRNA155 表达量较治疗前明显降低，差异有统计学意义（$P < 0.05$）。与治疗前比较，对照组治疗后，CD4、CD8、CD4/CD8 无明显改变（$P < 0.05$），试验组治疗后，CD4、CD8、CD4/CD8 有明显上升，差异有统计学意义（$P < 0.05$），CD8 无明显变化（$P > 0.05$）。血清 microRNA155 表达水平与 1g（NT-proBNP）呈正相关（$r=0.695$，$P < 0.01$）；与 LVEF 呈负相关（$r=-0.539$，$P < 0.01$）；与 CD4 呈负相关（$r=-0.581$，$P < 0.05$）。提示常规药物治疗基础上加用芪参益气滴丸治疗能进一步改善心脏功能，纠正免疫失衡。

（2）冠心病稳定型心绞痛　一项芪参益气滴丸治疗老年冠心病稳定型心绞痛的临床疗效评估研究（随机、对照试验）：选取 240 例老年冠心病稳定型心绞痛患者，随机分为对照组（西医常规治疗）和试验组（常规西医治疗基础上再服用芪参益气滴丸），各 120 例，疗程 4 周。结果：治疗后，试验组总有效率为 94.07%（111/118），对照组总有效率为 81.90%（95/116），两者比较差异有明显的统计学意义（$P < 0.05$）。试验组较对照组的胸痛积分、胸闷积分、中医证候总积分、心电图疗效和血脂水平均显著改善（$P < 0.05$）；两组均未出现肝肾功能异常等不良反应。结果提示芪参益气滴丸治疗老年冠心病稳定型心绞痛具有良好的临床治疗效果。

（3）心肌梗死　一项芪参益气滴丸结合西药治疗气虚血瘀型高龄老年心肌梗死的临床疗效研究（随机、对照试验）：选取 80 例高龄心肌梗死患者（气虚血瘀证）按接诊先后顺序随机分为试验组（常规西医＋芪参益气滴丸）和对照组（常规西药治疗），每组各 40 例，治疗 6 周。结果：总有效率试验组为 90.00%，对照组为 75.00%，2 组比较，试验组优于对照组（$P < 0.05$）。治疗后，2 组心室重构各项指标 LVEDV、LVESV、LVDd、LVDs 值均较治疗前明显降低（$P < 0.05$），且试验组上述各项指标改善优于对照组（$P < 0.05$）。治疗后，2 组心功能指标 SV、CO、CI、LVEF 值均较治疗前明显升高（$P < 0.05$），且试验组上述各项指标改善优于对照组（$P < 0.05$）。结果提示芪参益气滴丸联合西药治疗气虚血瘀证心肌梗死高龄老年人患者疗效显著，可有效改善患者心功能，帮助其恢复心室重构。

2. 心血管实验研究

（1）对心肌梗死气虚血瘀证大鼠量效关系的改善作用及机制　芪参益气滴丸改善大鼠心肌梗死气虚血瘀证的量效关系及作用机制研究：通过结扎大鼠冠状动脉左前降支（LADCA）结合睡眠剥夺（术前 3 周＋术后 4 周）的方法建立大鼠心肌梗死气虚血瘀证模型。将术后 24 小时心电图中出现病理性 Q 波的大鼠视为成功建立心肌梗死模型。将成模的大鼠随机分配到模型组、QSYQ低剂量组（0.08g/kg）、QSYQ中剂量组（0.1g/kg）、QSYQ高剂量组（0.32g/kg），另设一组假手术（LADCA只穿线不结扎），模型组和假手术组给予生理盐水灌胃（1mL/100g），给药4周。结果：①与假手术组相比，模型组大鼠舌底颜色紫暗，瘀斑瘀点明显；力竭游泳时间、抓力、AA显著降低CPC0.05；与模型组相比，不同浓度的QSYQ可不同程度低抑制上述指标的变化，其中QSYQ高剂量组效果最显著。小动物超声影像系统检测各组大鼠心脏结构，与假手术组相比，模型组大鼠左室前壁收缩期厚度、左室前壁舒张期厚度显著降低（$P < 0.05$）；左室舒张末期内径和左室收缩末期内径显著增加（$P < 0.05$）；左室射血分数、左室短轴缩短率显著降低（$P < 0.05$）；心脏质量指数（HE/BW）显著升高（$P < 0.05$）；与模型组相比，不同浓度的QSYQ可不同程度地抑制上述指标的变化，其中QSYQ高剂量组作用最明显。通过ELISA试剂盒检测血浆中BNP、NT-proBNP的含量，结果显示，与假手术组相比，模型组大鼠BNP、NT-proBNP的含量显著增加（$P < 0.05$），不同浓度的QSYQ可不同程度地抑制上述指标的改变。②与假手术组相比，模型组大鼠心肌梗死边缘区心肌组织中NLRP3、ASC、Caspase-1和GSDMD-N的蛋白表达及IL-1β、IL-18的含量均显著升高（PC0.05）；与模型组相比，QSYQ可不同程度地抑制上述指标的升高，其中QSYQ高剂量组显著降低了心肌组织中NLRP3、ASC、Caspase-1和GSDMD-N的蛋白表达及IL-1β、IL-18的含量（$P < 0.05$）；中剂量组降低NLRP3、ASC、Caspase-1和GSDMD-N的蛋白表达及IL-1β、IL-18的含量亦具有统计学意义（$P < 0.05$）。研究提示：①QSYQ可改善心肌梗死大鼠的气虚血瘀证，抑制心脏结构变化和心功能障碍，减轻心肌细胞损伤，延缓心肌纤维化，其中QSYQ高剂量组效果最显著。②QSYQ改善大鼠心肌梗死气虚血瘀证的作用可能与其抑制NLRP3炎症小体-炎症反应/细胞焦亡信号轴有关。

（2）对心肌梗死后大鼠心脏能量代谢的调控作用及机制　基于代谢组学和网络药理学方法探讨芪参益气滴丸改善心衰大鼠心脏能量代谢的作用机制研究：运用左冠前降支结扎法建立心肌梗死后心衰大鼠模型。在造模2周后进行超声检查，判断造模是否成功，共获得8只假手术处理大鼠与24只心衰模型大鼠。32只大鼠分为假手术组（S）、模型组（M）、芪参益气滴丸给药组（QDP）和缬沙坦给药组（V）。给药方案如下：S组灌胃给予等体积对照溶剂（2.5% CMC-Na）；M组灌胃给予等体积对照溶剂（2.5% CMC-Na）；QDP组灌胃给予QDP剂量为270mg/（kg·d）；V组灌胃给予缬沙坦剂量为30mg/（kg·d），给药4周。结果：结扎部位各组样本给药组与模型组组间差异不显著，这可能是由于手术结扎导致该部位组织受损严重，QDP治疗作用难以带来显著的改善。结扎部位远端组织代谢轮廓在组间具有显著分离，表明QDP可通过干预心脏冠脉下游的微循环代谢网络对HF大鼠产生有益作用。通过差异代谢物及其富集通路分析发现，在 HF 和 QDP 干预下，大鼠心脏组织中丙酮酸代谢、脂肪酸代谢、氨基酸代谢、糖酵解及能量代谢等生物过程发生了相应的变化。研究提示：从代谢组学结果来看，芪参益气滴丸对 HF 大鼠心脏组织的糖、脂、ATP 和蛋白质代谢具有有益调节作用。在网络药理学研究中，芪参益气滴丸可广泛地调控能量代谢，包括糖、脂、ATP 和蛋白质等代谢过程，其中主要调控糖脂代谢。

（3）对高脂血症心肌缺血再灌注损伤的改善作用及机制　基于脂质组学方法考察芪参益气滴丸（QSYQ）对高脂血症心肌缺血再灌注损伤大鼠脂质代谢的影响：采用高脂饮食喂养复制高脂血症大鼠模型，采用结扎左前降支方法建立大鼠心肌缺血再灌注损伤模型，实验分组为假手术组、模型组、芪参益气滴丸低、中、高剂量组（62.5、135、270mg/kg），于再灌注 3 小时后取血检测肌酸激酶（CK）、乳酸脱氢酶（LDH）以及血脂水平；取心肌组织 TTC 染色考察梗死面积。采用 UPLC–Orbitrap 质谱系统的非靶向脂质组学分析平台进行心肌组织匀浆液的脂质组学研究。结果：与假手术组比较，模型组大鼠血清低密度脂蛋白（LDL）、总胆固醇（TC）、CK 和 LDH 明显增加（$P < 0.05$），心肌梗死现象较为严重；与模型组相比，QSYQM 组大鼠血清 CK 含量和心肌梗死面积显著降低（$P < 0.05$），并且 LDL 和 TC 显著降低。脂质组学共鉴定心脏脂质亚类 32 种，脂质分子 1141 种，差异脂质分子筛选结果显示：模型组和假手术组有显著差异脂质分子 44 种，芪参益气滴丸中剂量组和模型组有差异脂质分子 13 种，其中芪参益气滴丸治疗后与模型组出现显著相反趋势的脂质分子有 6 种（$P < 0.05$，$VIP > 1.0$），分别为胺神经酰胺（Cer，d18：1/18：0）+H、磷脂酰乙醇胺（PE，16：0p/22：4）+H、PE（18：2p/18：2）+H、溶血磷脂酰胆碱（LPC，18：0）+H、LPC（18：0）+Na 以及磷脂酰胆碱（PC，16：0/18：1）+ HCOO。研究提示芪参益气滴丸具有改善高脂血症心肌缺血再灌注损伤大鼠心脏脂质代谢的作用，芪参益气滴丸具有改善心肌缺血再灌注损伤大鼠心肌组织中脂质分子向神经酰胺及甘油二酯转化的作用。

苏冰滴丸

【组成】苏合香酯 5g、冰片 10g、聚乙二醇（6000）35g。

【功用】芳香开窍，理气止痛。

【主治】冠心病胸闷、心绞痛、心肌梗死等，能迅速缓解症状。

【规格】每丸重 50mg。

【用量与用法】口服。一次 2~4 粒，一日 3 次。

【方解】方中苏合香、冰片芳香走窜、开窍醒脑。

【不良反应】尚不明确。

【禁忌】有胃病者慎用。

【注意事项】有胃病者慎用。

【现代研究】

心血管实验研究

抗心肌缺血　苏冰滴丸抗心肌缺血原理的实验研究：①选用体重 19~20g 的雄性小白鼠 16 只，随机分为生理盐水对照组和苏冰滴丸组，每组 8 只，每日灌药 2 次，每次 0.5mL（苏冰滴丸组每次用苏冰滴丸半粒），连续 3 天。结果显示，苏冰滴丸对小白鼠游泳及注射垂体后叶素所引起的心肌缺血性亚微结构改变具有明显保护作用；并能对抗垂体后叶素引起的心肌营养性血流量降低，使小白鼠心肌对 ^{86}Rb 的摄取率提高 12.08%（$P < 0.05$）。②取家兔 10 只（体重 1800~2700g），雌雄兼用，苏冰增溶由药学系制剂教研室配制（每毫升含冰片 25mg、苏合香脂 50mg、吐温 150mg）。结果显示，本苏冰增溶溶液在体外还能直接对抗去甲肾上腺素引起的家兔离体胸主动脉条收缩，平均抑制率达 75.07±11.81%。以上结果为苏冰滴丸治疗冠心病心绞痛提供了一定实验依据，初步证实该药的抗心肌缺血作用与解除冠状动脉痉挛有关。

复方丹参滴丸

【组成】丹参 90g、三七 17.6g、冰片 1g。

【功用】活血化瘀，理气止痛。

【主治】用于气滞血瘀所致的胸痹，症见胸闷、心前区刺痛；冠心病心绞痛见上述证候者。用于 2 型糖尿病引起 I 期（轻度）、II 期（中度）非增殖性糖尿病视网膜病变气滞血瘀证所致的视物昏花、面色晦暗、眼底点片状出血，舌质紫暗或有瘀点瘀斑，脉涩或细涩。

【规格】①每丸重 25mg；②薄膜衣滴丸每丸重 27mg。

【用量与用法】吞服或舌下含服。一次 10 丸，一日 3 次，28 天为一个疗程；或遵医嘱。

【方解】复方丹参滴丸是活血类药物，方中丹参是主药，三七、冰片为辅药，诸药相配，活血化瘀、开窍止痛。

【不良反应】

1. 胃肠系统：胃肠道不适、消化不良、嗳气、反酸、呃逆、恶心、呕吐、胀气、胃痛、腹胀、腹泻、腹痛、腹部不适等。

2. 皮肤及其附件：皮疹、瘙痒、潮红等皮肤过敏反应。神经系统：头晕、头痛等。

3. 心血管系统：心悸、胸闷、血压升高等。

4. 其他：乏力、咳嗽、口干、过敏或过敏样反应、尿蛋白、尿红细胞和酮体等。

【禁忌】对本品及所含成分过敏者禁用。

【注意事项】

1. 孕期、哺乳期妇女慎用。

2. 过敏体质者慎用。

3. 脾胃虚寒患者慎用。

4. 如果患者服药后有消化道反应，建议舌下含服或饭后服用，或遵医嘱。

5. 对于有出血倾向或使用抗凝、抗血小板治疗的患者，应在医生指导下使用本品，并注意监测。

6. 目前尚无儿童用药的临床证据。

7. 当使用本品出现不良反应时，应及时就医。

【现代研究】

1. 心血管临床研究

（1）冠心病 一项复方丹参滴丸联合阿司匹林肠溶片对冠心病的疗效及对血小板聚集功能的影响研究（随机、对照试验）：选取冠心病患者 102 例，随机分为对照组（51 例，阿司匹林肠溶片）和试验组（51 例，阿司匹林肠溶片 + 复方丹参滴丸），持续治疗 13 周。结果：①临床疗效：试验组总有效率高于对照组（94.12% vs 78.43%，χ^2=5.299，P=0.021）。②血小板聚集功能指标［血栓素 B2（TXB2）、血小板最大聚集率（PAGM）］、血清炎性因子［白介素 –6（IL-6）、肿瘤坏死因子 –α（TNF-α）］、血脂指标［高密度脂蛋白胆固醇（HDL-C）、低密度脂蛋白胆固醇（LDL-C）、甘油三酯（TG）］及血液流变学指标（血浆黏度、全血黏度及血小板比容）：治疗 13 周后，2 组血清 TXB2、IL-6、TNF-α 水平及 PAGM 低于治疗前，且试验组低于对照组（P < 0.01）；2 组血浆 HDL-C 水平高于治疗前，血浆 LDL-C、TG 水平及血浆黏度、全血黏度、血小板比容低于治疗前，且试验组升高 / 降低幅度大于对照组（P < 0.05 或 P < 0.01）。③不良反应：治疗过程中，试验组不良反应总发生率为 5.88%，与对照组的 9.80% 比较无差异（χ^2=0.136，P=0.713）。结果提示复方丹参滴丸联合阿司匹林肠溶片治疗冠心病的疗效确切，可有效抑制血小板聚集，调节血脂，改善血液流变学，减轻机体炎性反应，且安全性较高。

（2）冠心病心绞痛 一项复方丹参滴丸联合阿托伐他汀对冠心病心绞痛患者氧化应激的影响研究（随机、对照试验）：将 92 例冠心病心绞痛患者随机分为对照组（阿托伐他汀）与试验组（阿托伐他汀联合复方丹参滴丸），每组 46 例，连续治疗 2 个月。结果：①临床疗效：试验组治疗总有效率（95.65%）较对照组（80.43%）更高（P < 0.05）。②症状缓解情况：治疗后试验组单次心绞痛发作时间较对照组更短，每周发作频率较对照组更少（P < 0.05）。③心功能指标：治疗后试验组左室收缩末期内

径（LVESd）、左室舒张末期内径（LVEDd）较对照组更低，左室射血分数（LVEF）较对照组更高（$P < 0.05$）。④血液流变学指标：治疗后试验组血浆黏度、全血高切黏度、全血低切黏度较对照组更低（$P < 0.05$）；治疗后试验组血清乳酸（LD）、丙二醛（MDA）水平较对照组更低，血清超氧化物歧化酶（SOD）水平较对照组更高（$P < 0.05$）。结果提示对冠心病心绞痛患者采用复方丹参滴丸联合阿托伐他汀治疗可有效缓解其临床症状，改善心功能、血液流变学状态，减轻机体氧化应激反应，效果显著。

（3）不稳定性心绞痛　一项复方丹参滴丸对不稳定性心绞痛患者心功能指标的影响研究（随机、对照试验）：选择 66 例不稳定性心绞痛患者，随机分为试验组（曲美他嗪＋复方丹参滴丸）与对照组（曲美他嗪），每组各 33 例，治疗 2 周。结果：①总有效率：试验组治疗总有效率为 93.94%，高于对照组的 72.73%（$P < 0.05$）。②［左室射血分数（LVEF）、左室舒张末期容积（LEDV）]：2 组治疗后 LVEF 均升高，LESV、LEDV 均降低，且试验组 LVEF 高于对照组，LESV、LEDV 低于对照组（$P < 0.05$）。③心绞痛发作情况：2 组治疗后心绞痛发作频率均减少、发作时间均缩短，且试验组心绞痛发作频率低于对照组，发作持续时间短于对照组（$P < 0.05$）。④不良反应发生率：2 组不良反应发生率比较差异无统计学意义（$P > 0.05$）。结果提示与单用西药相比，不稳定性心绞痛患者加用复方丹参滴丸利于提升治疗效果，改善患者心功能，缓解心绞痛症状，且不会引发严重不良反应，临床应用安全可靠。

（4）稳定性心绞痛　一项复方丹参滴丸与硝酸异山梨酯片治疗稳定性心绞痛的疗效系统评价及药物经济学分析研究：提取复方丹参滴丸与硝酸异山梨酯片治疗稳定性心绞痛的随机对照试验，计算复方丹参滴丸组（试验组）与硝酸异山梨酯片组（对照组）症状和心电图改善的有效率。①疗效分析结果：试验组与对照组症状改善有效率分别为 91.21% 和 76.56%，心电图改善有效率分别为 76.27% 和 52.19%。Meta 分析结果显示，试验组上述两指标的改善效果均明显优于对照组［$OR=0.31$，$95\%CI$（0.23，0.40），$P < 0.00001$]，［$OR=0.31$，$95\%CI$（0.24，0.39），$P < 0.00001$]。②药物经济学评价结果显示，增量成本 – 效果比值为 566.73 元。敏感性分析结果显示，该评价结果稳定性较好。研究提示与硝酸异山梨酯片相比，复方丹参滴丸治疗稳定型心绞痛具有良好的有效性和安全性，且有一定的经济优势。临床可根据患者的支付意愿选择治疗方案，若意愿支付值高于 566.73 元，则复方丹参滴丸具有经济学优势。

（5）急性心肌梗死　一项复方丹参滴丸联合曲美他嗪治疗冠心病急性心肌梗死的效果及对心肌损伤标志物的影响研究（随机、对照试验）：选择 84 例冠心病急性心肌梗死患者，随机将其分为对照组（常规治疗＋盐酸曲美他嗪片）和试验组（常规治疗＋盐酸曲美他嗪片联合复方丹参滴丸），各 42 例，4 周为 1 个疗程，连续治疗 3 个疗程。结果：①试验组的治疗总有效率为 95.24%，高于对照组的 73.81%（$P < 0.05$）。

②治疗后，试验组的心肌肌钙蛋白 I（cTnI）、N 末端 B 型利钠肽原（NT-ProBNP）、肌酸激酶同工酶（CK-MB）、肌红蛋白（MYO）水平低于对照组（$P < 0.05$）。③治疗后，试验组的左心室收缩末期内径（LVESD）、左心室舒张末期内径（LVEDD）小于对照组，左心室射血分数（LVEF）高于对照组（$P < 0.05$）。结论：复方丹参滴丸联合曲美他嗪治疗冠心病急性心肌梗死疗效满意，不仅能够降低心肌损伤，还能促进心功能恢复。

（6）2 型糖尿病合并高血压　一项缬沙坦联合复方丹参滴丸对 2 型糖尿病（T2DM）合并高血压患者胰岛素抵抗及胰岛 β 细胞功能的影响研究（随机、对照试验）：选择 196 例 T2DM 合并高血压患者，将患者随机分为试验组（皮下注射胰岛素或者口服降糖药物＋缬沙坦＋复方丹参滴丸）与对照组（皮下注射胰岛素或者口服降糖药物＋缬沙坦），每组 98 例，疗程均为 2 个月。结果：①空腹血糖（FPG）、糖化血红蛋白（HbA1c）、尿微量白蛋白排泄率（UAER）：两组均较治疗前降低，且试验组降低更明显（$P < 0.05$）。②胰岛 β 细胞功能指数（HOMA-β）、胰岛素抵抗指数（HOMA-IR）：两组 HOMA-β 均较治疗前升高，HOMA-IR 均较治疗前降低，且试验组改善更明显（$P < 0.05$）。③血压：两组收缩压、舒张压均较治疗前降低（$P < 0.05$），但治疗后组间比较差异均无统计学意义（$P > 0.05$）。结果提示缬沙坦联合复方丹参滴丸治疗 2 型糖尿病合并高血压，可以降低患者血压，改善胰岛 β 细胞功能及胰岛素抵抗。

（7）充血性心力衰竭　一项复方丹参滴丸联合新活素对充血性心力衰竭患者血清学指标及心功能的影响研究（随机、对照试验）：选取充血性心力衰竭患者 92 例，随机分为对照组（新活素）与试验组（新活素联合复方丹参滴丸），各 46 例，持续治疗 10 天。结果：①临床疗效：试验组治疗后临床疗效高于对照组（$P < 0.05$）。②血清学指标：两组治疗后血清 B 型利钠肽（BNP）、心肌肌钙蛋白 I（cTnI）水平均低于治疗前，且试验组低于对照组（$P < 0.05$）。③心功能指标：两组治疗后心排血量（CO）、每搏输出量（SV）和左心室射血分数（LVEF）水平均高于治疗前，且试验组高于对照组（$P < 0.05$）。④不良反应发生率：治疗后两组不良反应发生率对比，无统计学差异（$P > 0.05$）。结果提示复方丹参滴丸联合新活素治疗充血性心力衰竭可以显著提高临床效果，改善患者血清学指标，提升心肌功能，且无严重不良反应，值得临床推广应用。

2. 心血管实验研究

对高胆固醇血症 / 动脉粥样硬化性心力衰竭的治疗作用及机制　复方丹参滴丸（CDDP）多机制抑制 ApoE 和 LDLR 双缺陷小鼠高胆固醇血症 / 动脉粥样硬化性心力衰竭研究：将 ApoE$^{-/-}$LDLR$^{-/-}$ 小鼠（1.8 周龄）随机分为 5 组，建立载脂蛋白 E（ApoE）和低密度脂蛋白受体（LDLR）双缺陷（ApoE$^{-/-}$LDLR$^{-/-}$）小鼠高胆固醇血症 / 动脉粥样硬化性心力衰竭模型，分为对照组、低剂量辛伐他汀组（LST组，10mg/kg）、高剂量辛伐他汀组（HST组，25mg/kg）、CDDP组、CDDP加高剂量辛伐他汀组（660mg/kg）、CDDP加低剂量辛伐他汀，野生型小鼠喂食正常食物作为正常对照，给药16周。结果：CDDP或CDDP联合小剂量辛伐他汀可通过抗心肌功能障碍和抗纤维化等多重作用抑制心肌损伤。从机制上讲，Wnt和赖氨酸特异性脱甲基酶4A（KDM4A）途径在心脏损伤小鼠中均被显著激活。相反，CDDP或CDDP加低剂量辛伐他汀通过显著上调Wnt抑制剂的表达来抑制Wnt通路。CDDP通过抑制KDM4A的表达和活性来实现抗炎和抗氧化应激作用。此外，CDDP减弱辛伐他汀诱导的骨骼肌肌溶解。结果提示CDDP或CDDP加低剂量辛伐他汀可以是一种有效的治疗，以减少高胆固醇血症/动脉粥样硬化引起的心力衰竭。

冠心丹参滴丸

【组成】丹参、三七、降香油。

【功用】活血化瘀，理气止痛。

【主治】用于气滞血瘀所致的胸痹心痛，症见胸闷、胸痛、心悸气短；冠心病心绞痛见上述证候者。

【规格】每粒重0.04g。

【用量与用法】舌下含服。一次10粒，一日3次。

【方解】方中三七为君，化瘀止血、活血定痛；丹参为臣，祛瘀止痛、活血通经；降香油为佐使，化瘀、理气、止痛，其芳香辛窜，可温通行滞而达到散瘀止痛的效果。诸药合用，有活血化瘀、理气止痛的功效。

【不良反应】共12个研究提供了相关安全性信息，其中有8个研究报告未发生不良事件。1项研究报告中试验组出现1例皮疹，2例胃部不适；1个研究报告试验组4例胃部不适，改为饭后服药后改善，对照组11例头部胀痛；2个研究分别报告对照组3例出现头痛，1例心肌梗死。

【禁忌】尚不明确。

【注意事项】孕妇慎用。

【现代研究】

1. 心血管临床研究

（1）冠心病初发型心绞痛　一项冠心丹参滴丸联合西药治疗冠心病初发型心绞痛气滞血瘀证临床研究（随机、对照试验）：选取120例冠心病初发型心绞痛气滞血瘀证患者，分为对照组（单硝酸异山梨酯片、阿司匹林片治疗，突发心绞痛时服用硝酸甘油片）和试验组（在对照组基础上给予冠心丹参滴丸治疗），2组各60例，2组均治疗 8 周。结果：试验组临床疗效总有效率 96.67%，高于对照组 85.00%（$P < 0.05$）。2 组胸痛、胸闷、胸胁胀满、心悸评分及总分均较治疗前降低（$P < 0.05$），试验组胸痛、胸闷、胸胁胀满、心悸评分及总分均低于对照组（$P < 0.05$）。2 组血清 Ps、ET-1 水平均较治疗前降低（$P < 0.05$），试验组血清 Ps、ET-1 水平均低于对照组（$P < 0.05$）。2 组 CO、LVEF 及 CI 值均较治疗前升高（$P < 0.05$），试验组 CO、LVEF 及 CI 值均高于对照组（$P < 0.05$）；2 组 LVEDD 均较治疗前缩小（$P < 0.05$），试验组 LVEDD 小于对照组（$P < 0.05$）。结果提示冠心丹参滴丸联合西药治疗冠心病初发型心绞痛气滞血瘀证疗效满意，可有效缓解患者的临床症状，改善血管内皮功能，保护心功能。

（2）冠心病不稳定型心绞痛 一项冠心丹参滴丸对老年冠心病不稳定型心绞痛气虚血瘀证患者血小板活化的影响的临床研究（随机、双盲、安慰剂对照试验）：选取 240 例老年冠心病不稳定型心绞痛气虚血瘀证患者随机分试验组（在西医综合及对症治疗基础上，口服冠心丹参滴丸，每次 0.4g，每日 3 次）和对照组（西医综合及对症治疗和同等剂量的安慰剂口服），2 组各 120 例，共治疗 4 周。结果：试验组心绞痛症状疗效、心电图疗效总有效率分别为 94.07%、87.29%，明显高于对照组的 82.76%、76.72%（$P < 0.05$）。治疗后两组 SAQ 评分均升高，GRACE 评分均降低，外周血 PMPs、CD40L、CD62p、CD63、PAC-1 及血清 MMP-9、sICAM-1、tPAI-1 水平亦降低（$P < 0.05$），且试验组各指标改善优于对照组（$P < 0.05$）。研究提示冠心丹参滴丸治疗老年冠心病不稳定型心绞痛气虚血瘀证可提高临床疗效，其机制可能与抑制血小板活化及降低血清 MMP-9、sICAM-1、tPAI-1 水平有关。

2. 心血管实验研究

（1）对心肌梗死小鼠心肌梗死面积减少、心功能改善的作用及机制 冠心丹参滴丸联合诱导多能干细胞来源的心肌细胞移植对大鼠心肌梗死的影响：体外培养 iPSC 并诱导其分化成心肌细胞。将 50 只大鼠随机分为假手术组、模型组、细胞移植组、冠心丹参滴丸组和冠心丹参滴丸＋细胞移植组（联合组），每组 10 只，采用结扎左冠状动脉前降支建立 MI 大鼠模型，相应方法干预 4 周。结果：与假手术组比较，模型组大鼠左室射血分数（EF）、左室短轴缩短分数（FS）明显降低（$P < 0.01$），左室舒张末期内径（LVDd）、左室收缩末期内径（LVDs）、左室舒张末期容积（LVEDV）、左室收缩末期容积（LVESV）明显升高（$P < 0.01$），心肌梗死面积和胶原纤维含量明显增加（$P < 0.01$），梗死心肌组织和血清 SDF-1、SCF、VEGF 差异无统计学意义；与模型组比较，细胞移植组和联合组大鼠 EF、FS 明显升高（$P < 0.01$），LVDs、LVESV 明显降低（$P < 0.01$），心肌组织梗死面积和胶原纤维含量明显减少（$P < 0.01$），细胞移植组、冠心丹参滴丸组和联合组大鼠梗死心肌组织 SDF-1、SCF、VEGF 含量明

显增加（$P < 0.01$），联合组大鼠血清 SDF-1、VEGF 含量明显增加（$P < 0.01$），联合组总体效果优于细胞移植组和冠心丹参滴丸组。结果提示冠心丹参滴丸联合 iPSC 来源的心肌细胞移植可以提高 MI 模型大鼠心功能，减少梗死面积，其机制可能与促进旁分泌有关。

（2）对缺血心肌模型收缩功能的改善作用及机制　冠心丹参滴丸对缺血心肌 AMPK- 解偶联蛋白 2 的调控作用研究：通过开胸置入 Ameroid 缩窄环的方法建立猪缺血心肌模型，设假手术组、模型组、冠心丹参滴丸（GXDS）组、盐酸曲美他嗪（TMZ）组，观察 4 组心肌结构改变和心脏功能改变，检测心肌中能量参数水平和线粒体内膜解偶联蛋白 2（UCP2）及其上游腺苷一磷酸活化蛋白激酶（AMPK）的基因和蛋白水平。结果：心肌缺血会导致心肌收缩功能障碍，模型组射血分数、短轴缩短率和室壁增厚率均较假手术组降低，GXDS 组和 TMZ 组射血分数、室壁增厚率较模型组增高，差异有统计学意义（$P < 0.05$）。与假手术组比较，模型组心肌的三磷酸腺苷（ATP）降低，二磷酸腺苷（ADP）水平升高（$P < 0.05$），而 AMP 未见明显降低，总腺苷酸含量和能荷较假手术组降低，GXDS 组和 TMZ 组 ATP、能荷较模型组增高，差异有统计学意义（$P < 0.05$）。模型组 AMPK 和 UCP2 的蛋白表达水平和 mRNA 水平均升高，AMPK 的磷酸化比例增高，GXDS 和 TMZ 可以改善缺血引起的 UCP2 和 AMPK 的增高，减少 AMPK 磷酸化。结果提示冠心丹参滴丸可以改善缺血心肌的收缩功能，减少 AMPK 的激活和 UCP2 的水平。

速效心痛滴丸

【**组成**】牡丹皮、川芎、冰片。

【**功用**】清热凉血，活血止痛。

【**主治**】用于偏热型轻、中度胸痹心痛，痛兼烦热，舌苔色黄。

【**规格**】每丸重 40mg。

【**用量与用法**】舌下含服。一次 3~9 粒，一日 3 次；急性发作时 12~18 粒。

【**方解**】组方中川芎药性辛温，有活血行气、祛风止痛的功效，归于肝胆心包经，《神农本草经》中记载川芎能"主中风入脑头痛、寒痹、筋脉缓急"，是临床上治疗心脉瘀阻之胸痹要药。冰片药性辛、苦、凉，功效开窍醒神、辛散止痛，归心、脾、肺经，《医林纂要》中记载冰片"性走而不守"，有开窍醒神、通窍止痛的功效。二药合用可以充分发挥两药辛香走窜之力，从而达到活血化瘀之功效。川芎活血止痛，冰片清热止痛，属相须配伍，在吸收上，川芎改善血管微循环，冰片促进川芎的透皮及黏膜吸收。因而二者配伍使用使其功效相得益彰，冰片的作用使川芎吸收加快，药效发挥更充分。两药配伍，充分发挥药物辛香走窜之力，以达活血行气、化瘀止痛之功。

【**不良反应**】尚不明确。

【**禁忌**】尚不明确。

【**注意事项**】孕妇慎用。

【**现代研究**】

心血管临床研究

（1）不稳定型心绞痛 一项探讨速效心痛滴丸治疗不稳定型心绞痛的效果及其对患者心率变异性和 QT 离散度的影响研究（随机、对照试验）：选取 132 例不稳定型心绞痛患者作为研究对象，随机分成对照组（酒石酸美托洛尔片）和试验组（酒石酸美托洛尔片 + 速效心痛滴丸治疗），各 66 例。结果：①总有效率：试验组的总有效率为 92.4%，显著高于对照组的 71.2%，差异有统计学意义（$P < 0.01$）。②心绞痛发作次数、硝酸甘油片用量：试验组治疗后的心绞痛发作次数、硝酸甘油片用量显著少于对照组，差异有统计学意义（$P < 0.01$）。③心率变异性参数：试验组治疗后的心率变异性参数（RMSSD、SDNN、SDANN、PNN_{50}）显著高于对照组，差异有统计学意义（$P < 0.01$）。④ QT 离散度：试验组治疗后的 QTd、QTcd 显著低于对照组，差异有统计学意义（$P < 0.01$）。结果提示速效心痛滴丸治疗不稳定型心绞痛疗效确切，能够显著改善患者的心率变异性，调节患者的 QT 离散度。

（2）心绞痛 一项观察速效心痛滴丸治疗心绞痛疗效研究（随机、对照试验）：本次研究选择的心绞痛患者共 104 例，分为试验组（速效心痛滴丸）和对照组（硝酸酯类药物），各 52 例，治疗 2~3 个疗程判定疗效。结果：试验组总有效率 96.20%。对照组总有效率 88.50%，试验组总有效率优于对照组（$P < 0.05$）。结果提示速效心痛滴丸与硝酸酯类药物治疗心绞痛均可获得较理想效果，但速效心痛滴丸的远期疗效更好，副作用更小，值得临床推广使用。

（3）PCI/CABG 术后不稳定型心绞痛 一项探讨速效心痛滴丸治疗 PCI/CABG 术后不稳定型心绞痛的临床疗效，并与硝酸异山梨酯片剂作对比的临床研究（随机、对照试验）：选取 96 例 PCI/CABG 术后不稳定型心绞痛患者，随机平均分为第一组对照组（硝酸异山梨酯组）；第二组试验组（速效心痛滴丸组），两组疗程均为 4 周。结果：试验组与对照组相比，心绞痛症状缓解以及心电图变化的显效率、有效率、无效率和总有效率有统计学意义（$P < 0.05$）。不良反应中头痛、心动过速、腰部不适、口唇麻木及不良反应总数有统计学意义（$P < 0.01$）。结果提示速效心痛滴丸缓解心绞痛症状对心电图的改善均高于传统治疗心绞痛药物硝酸异山梨酯。

银丹心泰滴丸

【**组成**】银杏叶、滇丹参、绞股蓝、天然冰片。

【功用】活血化瘀，通脉止痛。

【主治】

苗医：维象烊丢象、赊细挡孟。陡：片尖蒙、蒙修。阶：摆冲休、蒙给、来修底。

中医：用于瘀血闭阻引起的胸痹，症见胸闷、胸痛、心悸；冠心病、心绞痛属上述证候者。

【规格】每10丸重0.35g。

【用量与用法】口服或舌下含服。一次10丸，一日三次，疗程4周；或遵医嘱。

【方解】银杏叶性平，归心、肺经，能化浊降脂、敛肺平喘，可治瘀血阻络；滇丹参性微寒，归心、肝经，具有凉血养血、活血通络、静心安神的功效；绞股蓝性寒，可达滋补强壮、消炎解毒之功；天然冰片性凉，归心经，可清热止痛、醒神开窍。全方有通脉止痛、活血化瘀功效。

【不良反应】尚不明确。

【禁忌】尚不明确。

【注意事项】尚不明确。

【现代研究】

心血管临床研究

（1）冠心病心绞痛　一项银丹心泰滴丸治疗冠心病心绞痛随机对照试验的系统评价研究：纳入17项随机对照研究，合计1637例患者。Meta分析结果：①心绞痛疗效，银丹心泰滴丸联合常规西药对心绞痛疗效的改善优于常规西药治疗［$RR=1.34$，95%CI（1.20，1.50），10项研究，$I^2=65\%$，994例，$P < 0.00001$］。②心电图变化，银丹心泰滴丸联合常规西药治疗对心电图的改善作用优于单纯西药［$RR=1.35$，95%CI（1.25，1.46），1项研究，$I^2=0\%$，1089例，$P < 0.00001$］。③甘油三酯水平，银丹心泰滴丸联合常规西药治疗对甘油三酯水平的改善优于单纯常规西药治疗［$MD=-0.53$，95%CI（-0.71，-0.35），3项研究，$I^2=50\%$，共204例，$P < 0.00001$］。④总胆固醇水平，银丹心泰滴丸联合常规西药治疗对总胆固醇水平的改善优于单纯常规西药治疗［$MD=-0.88$，95%CI（-1.07，-0.70），4项研究，$I^2=11\%$，共272例，$P < 0.00001$］。⑤安全性，3篇文献提到该药可能有胃部不适的不良反应，但可耐受。研究提示银丹心泰滴丸可能对改善冠心病心绞痛患者的临床症状具有一定疗效，且能同时改善患者的甘油三酯和总胆固醇水平，无明显不良反应。但由于纳入研究质量不高，样本较小，且治疗周期较短，尚缺乏足够的证据支持，有待于进一步开展高质量的研究加以证实。

（2）急性心肌梗死　一项银丹心泰滴丸联合单硝酸异山梨酯促进急性心肌梗死（AMI）经皮冠状动脉介入治疗（PCI）术后心功能康复以及抗氧化作用的效果观察研究（随机、对照试验）：将102例用随机数字表法分为对照组（单硝酸异山梨酯）和试验组（单硝酸异山梨酯＋银丹心泰滴丸）各 51 例。结果：①总有效率：试验组总有效率高于对照组（$P < 0.05$）。②临床症状评分：治疗 7 天后试验组胸闷胸痛、胸部绞痛、心悸不宁评分低于对照组（$P < 0.05$）。③心功能指标：治疗 7 天后试验组左心室舒张末期容积（LVEDD）低于对照组，每搏心输出量（SV）、心脏指数（CI）、左心室射血分数（LVEF）高于对照组（$P < 0.05$）。④酶学指标：治疗 7 天后试验组血清过氧化物歧化酶（SOD）、丙二醛（MDA）、谷胱甘肽过氧化物酶（GPX）高于对照组（$P < 0.05$）。结果提示银丹心泰滴丸联合单硝酸异山梨酯可增加抗氧化酶分泌，提升抗氧化作用，从而促进心功能康复，减轻症状。

（3）室上性心律失常　一项银丹心泰滴丸联合美托洛尔治疗室上性心律失常的临床疗效观察研究（随机、对照试验）：选取室上性心律失常患者 120 例，将其随机分为试验组（常规治疗＋美托洛尔＋银丹心泰滴丸）和对照组（常规治疗＋美托洛尔），各 60 例，均治疗 8 周。结果：①试验组患者有效率为 90%（54/60），高于对照组的 85%（51/60）。②心率变异性时域指标〔相邻 RR 间期相差大于 50ms 的个数占总数的百分比（PNN50）、正常相邻心动周期差值的均方的平方根（rMSSD）、RR 间期平均值标准差（SDANN）、全程每 5minNN 间期标准差的平均值（SDNNindex）及 24 小时全部心动周期的标准差（SDNN）〕：治疗后试验组患者 PNN50、rMSSD、SDANN 及 SDNN 高于对照组（$P < 0.05$）。③不良反应：两组患者治疗期间均未发生严重不良反应。结果提示银丹心泰滴丸联合美托洛尔治疗室上性心律失常临床疗效显著，能有效改善患者心率变异程度且安全性高。

麝香通心滴丸

【组成】人工麝香、人参茎叶总皂苷、蟾酥、丹参、人工牛黄、熊胆粉、冰片。

【功用】芳香益气通脉，活血化瘀止痛。

【主治】用于冠心病稳定型劳累性心绞痛，中医辨证气虚血瘀证，症见胸痛胸闷、心悸气短、神倦乏力。

【规格】每丸重 35mg。18 丸 / 板 ×1 板 / 盒。

【用量与用法】口服。一次 2 丸，一日 3 次。

【方解】人工麝香、蟾蜍性味芳香，可通脉缓急止痛，为君药；人参皂苷、丹参补心益气、活血化瘀，为臣药；人工牛黄、熊胆粉清热化痰逐瘀，为佐药；冰片调诸药，为使药。麝香通心滴丸兼具益气活血双重功效，是治疗"胸痹"的良方，可直接推动微小血管的血运及灌注，活血化瘀辅助改善大动脉血管的狭窄与阻塞。

【不良反应】极个别患者用药后出现身热、颜面潮红，停止服药后很快缓解；极个别患者可出现舌麻辣感。较高剂量服用可导致血小板升高。

【禁忌】孕妇慎用，肝肾功能不全者慎用。

【注意事项】本品含有毒性药材蟾酥，请按说明书规定剂量服用。

【现代研究】

心血管临床研究

（1）冠心病经皮冠状动脉介入治疗（PCI）术后　一项麝香通心滴丸联合尼可地尔片治疗 PCI 术后心肌缺血再灌注损伤的临床效果研究（随机、对照试验）：选择冠心病经皮冠状动脉介入治疗（PCI）术后患者 86 例，采取简单随机方法分为两组，对照组（43 例，在常规治疗基础上给予尼可地尔片治疗）和试验组（43 例，在对照组基础上给予麝香通心滴丸治疗），治疗 1 个月。结果：①有效率：总有效率显著高于对照组（93.02% vs 74.42%，χ^2/P=7.196/0.027）；2 组中医证候评分均较治疗前降低，且试验组低于对照组（t/P=2.612/0.011、2.906/0.005、2.522/0.014、7.425/ < 0.001）。②血管内皮功能和心脏超声指标：2 组血清活性氧簇（ROS）、内皮素 –1（ET-1）水平均较治疗前降低，一氧化氮（NO）水平较治疗前升高，且试验组降低 / 升高幅度大于对照组（t/P=3.811/0.002、2.936/0.004、2.356/0.021）；2 组左心室射血分数（LVEF）值均较治疗前升高，左心室收缩末期内径（LVESD）、左心室舒张末期内径（LVEDD）值均较治疗前降低，且试验组升高 / 降低幅度大于对照组（t/P=5.023/ < 0.001、2.738/0.008、5.879/ < 0.001）。③治疗 1 个月后，TIMI 分级 3 级及 MBG3 级数量均较 PCI 治疗前升高，且试验组高于对照组（χ^2/P=3.957/0.047、4.497/0.034）；2 组 CTFC 帧数均较 PCI 治疗前降低，且试验组低于对照组（t/P=3.386/ < 0.001）；试验组 MACE 不良事件发生率（全因死亡、急性致死性心肌梗死、急性心力衰竭发生率）均低于对照组（χ^2/P=4.074/0.044、4.195/0.041、4.914/0.027）。研究提示麝香通心滴丸联合尼可地尔片治疗 PCI 术后心肌缺血再灌注损伤临床疗效显著，可改善血管内皮功能，提高心功能。

（2）急性心肌梗死经皮冠状动脉介入治疗（PCI）术后　一项麝香通心滴丸联合常规药物治疗急性心肌梗死经皮冠状动脉介入治疗（PCI）术后患者的效果研究（随机、对照试验）：选择 PCI 术后患者 60 例，采取简单随机方法分为两组，对照组（30 例，常规药物治疗）和试验组（30 例，在对照组基础上给予麝香通心滴丸治疗），治疗 1 个月。结果：①有效率：试验组治疗总有效率为 93.33%（28/30），高于对照组的 73.33%（22/30）（$P < 0.05$）。②心肌标志物指标：治疗后，试验组心肌肌钙蛋白 I（cTnI）、肌红蛋白（Mb）、肌酸激酶同工酶（CK–MB）水平、内皮素 –1（ET-1）水平均低于对照组，一氧化氮（NO）水平高于对照组（$P < 0.05$）。③不良反应发生率：两组不良反应发生率比较（$P > 0.05$）。结果提示麝香通心滴丸联合常规药物治疗急性心肌梗死 PCI 术后患者可提高治疗总有效率，降低心肌标志物指标水平，改善血管内皮功能指标水平，效果优于单纯常规药物治疗。

（3）冠状动脉慢血流（CSF） 一项探索麝香通心滴丸干预冠状动脉慢血流（CSF）的即刻效应及短期疗效的临床研究（随机、双盲、安慰剂对照试验）：招募 64 例 CSF 患者，按 1:1 随机分到麝香通心滴丸组及安慰剂组，各 32 例。舌下含服麝香通心滴丸或安慰剂 4 粒后，重复冠脉造影，测量校正的 TIMI 帧数（CTFC）、微循环阻力指数（caIMR）值以评价即刻血流速度；继服麝香通心滴丸或安慰剂 12 周后，以血瘀证积分、中医证候积分和西雅图心绞痛量表（SAQ）积分评价短期疗效。结果：①与安慰剂组比较，含药后麝香通心滴丸组 CTFC、caIMR 均降低（$P < 0.05$），且 2 组含药前后差值比较，差异具有统计学意义；组内比较，麝香通心滴丸组含药后 CTFC、caIMR 低于含药前（$P < 0.01$）。②治疗 12 周后，麝香通心滴丸组血瘀证积分、中医证候积分均低于安慰剂组，SAQ 积分高于安慰剂组（$P < 0.05$）；组内比较，治疗后麝香通心滴丸组血瘀证积分低于治疗前，而治疗后 2 组中医证候积分低于治疗前，SAQ 积分高于治疗前（$P < 0.05$）。结果提示麝香通心滴丸可改善 CSF 患者的即刻血流速度，提高患者生活质量，降低中医证候积分、血瘀证积分，且安全性良好。

（4）慢性心力衰竭 一项麝香通心滴丸联合沙库巴曲缬沙坦对慢性心力衰竭（CHF）患者的疗效研究（随机、对照试验）：选择 CHF 患者 100 例，采取简单随机方法分为两组，对照组（50 例，口服沙库巴曲缬沙坦钠片治疗），试验组（50 例，采用麝香通心滴丸联合沙库巴曲缬沙坦钠片治疗），治疗 12 周。结果：①有效率：试验组患者治疗总有效率高于对照组（$P < 0.05$）。②心功能指标：两组患者左心室舒张末期内径（LVEDd）、左心室收缩末期内径（LVESd）、明尼苏达心力衰竭生活质量问卷（MLHFQ）评分、血清 N 末端 B 型利钠肽原（NT-proBNP）水平低于治疗前，而左心室射血分数（LVEF）、6 分钟步行试验（6MWT）距离高于治疗前；试验组 LVEDd、LVESd、MLHFQ 评分、血清 NT-proBNP 水平低于对照组，而 LVEF、6MWT 距离高于对照组（均 $P < 0.05$）。结果提示麝香通心滴丸联合沙库巴曲缬沙坦对 CHF 患者疗效显著，患者心功能改善，血清 NT-proBNP 水平降低。

（5）心肌缺血再灌注损伤 一项麝香通心滴丸联合常规治疗对心肌缺血再灌注损伤（MIRI）患者的临床疗效研究（随机、对照试验）：选择 MIRI 患者 96 例，采取简单随机方法分为两组，对照组（48 例，常规治疗）和试验组（48 例，在常规治疗基础上加用麝香通心滴丸），治疗 1 个月。结果：①有效率：试验组治疗总有效率为 97.83%，高于常规组的 87.50%（$P < 0.05$）。②心功能指标、炎症因子：2 组患者左心室舒张末期内径（LVEDD）、左心室收缩末期内径（LVESD）、左心室射血分数（LVEF）、每搏心输出量（SV）、血清肌酸激酶同工酶（CK-MB）、肌钙蛋白 I（cTnI）、

N 末端 B 型利钠肽原（NT-ProBNP）较治疗前均有所改善，且联合组较常规组改善效果更显著（$P < 0.05$）；2 组患者治疗后血清 NOD 样受体家族 3（NLRP3）炎症小体、超敏 C 反应蛋白（hs-CRP）、白细胞介素 -1β（IL-1β）水平均下降，且试验组低于对照组（$P < 0.05$）。结果提示麝香通心滴丸联合常规治疗可缓解 MIRI 患者持续性心肌损伤，改善心功能和心脏病理性重构，治疗效果优于单纯西药治疗。

第六节　口服液

冠心安口服液

【组成】川芎、延胡索（醋炙）、三七、茯苓、桂枝、柴胡、珍珠母、首乌藤、野菊花、冰片、牛膝、降香、半夏（炙）、大枣、甘草（蜜炙）。

【功用】宽胸散结，活血行气。

【主治】用于气滞血瘀型冠心病、心绞痛引起的胸痛、憋气、心悸、气短、乏力、心衰等。

【规格】每支装 10mL。

【用量与用法】口服。一次 10mL，一日 2~3 次。

【不良反应】尚不明确。

【禁忌】孕妇及心气虚、心血瘀阻型冠心病慎用。

【注意事项】孕妇及心气虚、心血瘀阻型冠心病慎用。

【现代研究】

心血管实验研究

对心肌缺血大鼠抗心肌缺血作用及机制　一项冠心安口服液对抗大鼠冠脉结扎后出现的心肌缺血与损伤的研究：采用大鼠冠脉结扎后出现的心肌缺血和损伤反应的动物模型，观察冠心安口服液对抗大鼠冠脉结扎后出现的心肌缺血与损伤、心肌梗死、耗氧量、血液黏度的变化。结果：①心肌梗死范围：冠心安口服液各剂量组可减少冠脉结扎大鼠的心肌梗死范围，与对照组比较差异显著。②组织病理学检查：镜下观察，空白对照组心肌组织排列整齐，染色均匀，未见明显病理改变。模型对照组心肌组织排列紊乱，染色变浅，心肌细胞有不同程度水肿，坏死区部分心肌细胞肥大，有间质性心肌炎，心肌细胞坏死、溶解，有淋巴细胞、浆细胞、嗜酸性粒细胞浸润。阳性药复方丹参及冠心安口服液大、中、小剂量组，心肌组织病变与模型组比较，有不同程度减轻。结果提示冠心安口服液具有对抗大鼠冠脉结扎后引起的心肌缺血的作用。

镇心痛口服液

【组成】三七、延胡索、薤白、肉桂、冰片、地龙、党参、葶苈子、薄荷脑。

【功用】益气活血、祛湿通络、宽胸止痛。

【主治】气虚血瘀、痰阻脉络、心阳失展所致的胸痹，症见胸痛、胸闷、心悸、气短、乏力、肢冷；冠心病心绞痛见上述证候者。

【规格】每支装 20mL。

【用量与用法】口服。一次 20mL，一日 3 次，3 周为一疗程，可连续服用；或遵医嘱。

【方解】镇心痛口服液由党参、三七、元胡、葶苈子、薤白、地龙等药物组成，具有增加冠脉血流量的作用，可降低血压、左室内压及最大上升速率，有明显负性变时性和变力性效应，可降低心肌耗氧、耗能量，有利于调节和维持心肌供需平衡，从而达到治疗目的。

【不良反应】尚不明确。

【禁忌】尚不明确。

【注意事项】请遵医嘱。

【现代研究】

1. 心血管临床研究

冠心病稳定型心绞痛　一项袁氏镇心痛口服液治疗冠心病稳定型心绞痛的临床疗效的研究：选择冠心病稳定型心绞痛患者 50 例，给予袁氏镇心痛口服液（党参、三七、延胡索、薤白、地龙、葶苈子、肉桂、冰片、薄荷脑），一次 2 支，一天 3 次，口服，28 天为 1 个疗程，治疗 1 个疗程。结果：①有效率：治疗后对心绞痛的主要临床症状如胸闷、胸痛等症状改善明显，有效率占 98%；心电图 S-T 段改变有明显改善，有效率占 78.4%。②炎症因子：血清 C- 反应蛋白检测值明显降低，接近正常值范围。结果提示袁氏镇心痛口服液治疗冠心病稳定型心绞痛确有疗效。

2. 心血管实验研究

（1）对冠心病血栓相关分子标志物水平的影响　一项镇心痛口服液对冠心病血栓相关分子标志物水平的影响的研究：选择 Wistar 大鼠 40 只，将 40 只大鼠常规饲养 1 周，然后随机分为 5 组，分别是正常对照组、模型对照组、镇心痛口服液高剂量组（简称高剂量组）、镇心痛口服液低剂量组（简称低剂量组）、丹参滴丸组。除正常对照组外，其余 4 组均腹腔注射地塞米松（0.25mg/kg）制备血证模型；除正常对照组外，在造模的同时分别给予对应药物灌胃；模型对照组每日给予生理盐水 2mL/ 只灌胃，连续 8 天。结果：抗凝血酶Ⅲ（AT-Ⅲ）两个治疗组与丹参滴丸组均明显高于模型对照组（$P < 0.05$）。高剂量组活化部分凝血活酶时间（APTT）明显高于模型对照组（$P < 0.01$），亦高于丹参滴丸组（$P < 0.05$）；低剂量组、丹参滴丸组 APTT 均高于模型对照组（$P < 0.05$）；高剂量组组织型纤溶酶原激活物（t-PA）明显高于丹参滴丸组（$P < 0.01$）；高剂量组组织型纤溶酶原激活物抑制物（PAI）明显低于丹参滴丸组（$P < 0.01$），两个治疗组与丹参滴丸组组织型纤溶酶原激活物抑制物（PAI）均明显低于模型对照组（$P < 0.01$）。结果提示镇心痛口服液可改善血栓相关分子标志物水平，可使活化部分凝血活酶时间（APTT）延长，抗凝血酶Ⅲ（AT-Ⅲ）、组织型纤溶酶原激活物（t-PA）升高，组织型纤溶酶原激活物抑制物（PAI）降低，纠正血液的高凝状态，恢复抗凝系统活性，预防血栓形成。

（2）对气虚血瘀型动物血管内皮和凝血系统的影响及机制 一项袁氏镇心痛口服液对气虚血瘀型动物血管内皮和凝血系统的影响的研究：选取 40 只 Wistar 大鼠，随机分为 5 组，每组 8 只，5 组分别为正常组（简称正常组）、模型对照组（简称对照组）、模型高剂量袁氏心痛组（简称高剂量组）、模型低剂量袁氏镇心痛组（简称低剂量组）、模型复方丹参滴丸组（简称丹参组）。除正常组外，其余 4 组分别用腹腔注射地塞米松针的方法制备血证模型，同时给实验动物灌服实验药物和对照药物，连续 8天。结果：袁氏镇心痛口服液高、低剂量组及丹参组动物血浆内皮素和纤维蛋白原的值均明显低于模型空白组（$P < 0.01$），袁氏镇心痛高剂量组血浆内皮素和纤维蛋白原的值明显低于丹参组（$P < 0.01$），袁氏镇心痛低剂量与丹参组疗相当。结果提示袁氏镇心痛口服液治疗冠心病的机制在于该药能降低血浆内皮素和纤维蛋白原的水平，预防血栓形成，改善血液循环。

第七节　气雾剂

宽胸气雾剂

【组成】檀香油、荜茇油、高良姜油、细辛油、冰片。

【功用】辛温通阳，理气止痛。

【主治】用于阴寒阻滞、气机郁闭所致的胸痹，症见胸闷、心痛、形寒肢冷；冠心病心绞痛见上述证候者。

【规格】①每瓶含内容物 5.8g，其中药液 2.7mL（含挥发油 0.6mL），每瓶 60 揿，每揿重 69mg；②每瓶装 20mL，内含挥发油 2mL。

【用量与用法】将瓶倒置，喷口对准舌下喷，一日 2~3 次。

【方解】本方以细辛之辛开心窍为君，以檀香、荜茇和高良姜行气运血脉为臣，以冰片为佐使，全方芳香辛散、温运血脉，既针对寒邪入侵的病因，又考虑到血脉瘀阻病机，共奏芳香温通止痛之效。

【不良反应】尚不明确。

【禁忌】尚不明确。

【注意事项】

1. 本品含细辛油，有一定毒副作用，切勿使用过量。

2. 孕妇及儿童慎用。

3. 在治疗期间，心绞痛持续发作，应及时就诊。

4. 切勿受热，避免撞击。

【现代研究】

1. 心血管临床研究

（1）冠心病心绞痛 一项宽胸气雾剂与硝酸甘油对治疗冠心病心绞痛发作的临床疗效及安全性分析（随机、对照试验）：收取冠心病心绞痛发作患者 54 例，随机分为对照组（舌下含服硝酸甘油）和试验组（喷服宽胸气雾剂），每组各 27 例，两组给药后持续观察，若 1 周内心绞痛发作达到 2 次，则在 2 次发作任何时间结束试验，若只发作 1 次则观察 1 周。结果：①总有效率：试验组治疗总有效率为 88.89%，对照组为 85.19%（$P > 0.05$）。②心绞痛缓解率：试验组给药后 3 分钟、5 分钟的心绞痛缓解率为 55.56%、92.59%，对照组为 48.15%、88.89%，试验组优于对照组（$P > 0.05$）。③不良反应总发生率：试验组（7.41%）优于对照组（22.22%）（$P > 0.05$）。结果提示宽胸气雾剂与硝酸甘油在冠心病心绞痛发作治疗中疗效相当，可及时缓解心绞痛，且宽胸气雾剂安全性更高。

一项宽胸气雾剂治疗冠心病心绞痛有效性和安全性的 Meta 分析：共纳入 11 项 RCT，共计 1847 例患者。Meta 分析结果显示，试验组患者心绞痛缓解显效率（3 分钟内）[$RR=1.11$, 95%CI（1.02，1.22），$P=0.02$]、心绞痛缓解总有效率（5 分钟内）[$RR=1.04$, 95%CI（1.01，1.07），$P=0.01$] 均显著高于对照组，不良反应发生率 [$RR=0.44$, 95%CI（0.35，0.57），$P < 0.00001$] 显著低于对照组；两组患者心电图总有效率 [$RR=1.02$, 95%CI（0.97，1.09），$P=0.42$]。敏感性和序贯分析结果均显示，宽胸气雾剂治疗冠心病心绞痛的疗效证据不确切，但安全性证据确切。结果提示宽胸气雾剂可能会提高冠心病心绞痛患者的疗效，且安全性较好，但疗效结论需扩大样本量进一步证实。

（2）PCI 术后心绞痛 一项对 PCI 术后心绞痛患者应用宽胸气雾剂辅助依折麦布联合氟伐他汀治疗研究（随机、对照试验）：选取 60 例 PCI 术后心绞痛患者作为研究对象，将患者随机分为对照组（依折麦布联合氟伐他汀治疗）和试验组（对照组基础上联合宽胸气雾剂辅助治疗），每组30例，治疗1个月。结果：①心绞痛情况：治疗后两组患者硝酸甘油日消耗量、疼痛持续时间、每周心绞痛发作次数均降低，且试验组低于对照组（$P < 0.05$）。②心功能指标：治疗后两组患者NT-Pro BNP水平均降低，试验组低于对照组，LVEF、SV水平升高，试验组高于对照组（$P < 0.05$）。③不良反应情况：两组患者不良反应发生率对比无差异（$P > 0.05$）。结果提示对PCI术后心绞痛患者应用宽胸气雾剂辅助依折麦布联合氟伐他汀治疗能够减轻患者心绞痛程度与持续时间，提升患者心功能，且安全性较高。

（3）冠状动脉慢血流　一项宽胸气雾剂治疗冠状动脉慢血流（CSF）的临床研究（随机、对照试验）：选取冠状动脉慢血流患者117例，按照完全随机方法分为对照组（57例，舌下喷服安慰剂）和试验组（60例，舌下喷服宽胸气雾剂）。两组在冠状动脉造影（CAG）前抽血测量低密度脂蛋白胆固醇等，常规使用阿司匹林、他汀类药物，给药5分钟后再次造影。结果：①症状缓解情况：试验组用药后95.00%的患者心绞痛症状可在5分钟内缓解，对照组5分钟内缓解率为54.39%（$P < 0.05$）。②冠状动脉校正心肌梗死溶栓试验（TIMI）帧数（CTFC）变化：试验组用药后左前降支（LAD）、回旋支（LCX）、右冠状动脉（RCA）3支血管CTFC平均值均较对照组明显下降（$P < 0.05$）。结果提示宽胸气雾剂可安全有效地改善冠脉血流和心肌灌注，对CSF患者有较好的即刻和近期治疗作用。宽胸气雾剂可明显改善CSF患者的CTFC，更快速缓解患者临床症状。宽胸气雾剂可以短时间内安全有效地改善冠状动脉慢血流靶血管的血流和血管内皮功能。

2. 心血管实验研究

（1）对心肌缺血保护作用　宽胸气雾剂对垂体后叶素致家兔心肌缺血保护作用的实验研究：将新西兰家兔24只，随机分为正常对照组（注射等体积生理盐水）、阴性对照组/心肌缺血模型组（耳缘静脉注射垂体后叶素2μ/kg制作家兔心肌缺血模型）、阳性对照组和宽胸气雾剂组。造模后采用舌下给药的方法，宽胸气雾剂组按3喷的剂量即69.06mg给药，正常对照组和阴性对照组舌下给予相等量的生理盐水，阳性对照组按照成人硝酸甘油片用量（0.5mg），以0.01mg/kg的剂量给药。分别于造模后15秒、舌下给药干预后的3分钟，做心电图检查。结果：①心电图：宽胸气雾剂组及阳性对照组与阴性对照组各心电图比较，T波电位上升的幅度相较于阴性对照组小，ST段移位的幅度亦相较阴性对照组小（$P < 0.05$）。②血清中cTn-T的含量：与正常对照组比，其阴性对照组家兔血清中cTn-T的含量呈明显升高（$P < 0.05$）；宽胸气雾剂组与阴性对照组的比较cTn-T的含量则普遍降低（$P < 0.05$）。③心肌细胞病理组织学变化：正常对照组家兔心肌细胞结构正常，阴性对照组病理表现为心肌缺血改变，阳性

对照组及宽胸气雾剂组心肌细胞结构基本正常。结果提示：①宽胸气雾剂可有效改善心肌缺血模型家兔异常心电图，具有稳定心肌细胞电生理的作用。②宽胸气雾剂可有效降低缺血性心脏病家兔血浆肌钙蛋白 T 的浓度，减轻心肌损伤程度。③宽胸气雾剂作用机理可能是通过使血管平滑肌松弛，减轻冠状动脉血管的痉挛，增加冠状动脉的血流量，使心肌血氧供应得以改善，从而起到抗心肌缺血的作用。

（2）对心肌损伤大鼠心功能改善作用及机制　宽胸气雾剂（KXA）通过丝裂原活化蛋白激酶途径抑制细胞凋亡减轻异丙肾上腺素诱导的心肌损伤研究：选择 6 周龄雄性 Wistar 京都大鼠，随机分为对照组、ISO 组、单硝酸异山梨酯（ISMN）组（5mg/kg）、KXA-L 组（0.1mL/kg）和 KXA-H 组（0.3mL/kg）。后 3 组大鼠灌胃给药14 天，对照组和 ISO 组每天灌胃等量生理盐水。ISO（120mg/kg）在第 13、14 天诱发心肌梗死。结果显示，KXA 降低了 ISO 引起的 MI 大鼠 ST 段振幅（升高或降低）和心肌标志酶水平的增加，改善了心肌组织的病理变化，减少了心肌细胞凋亡。KXA 能显著抑制 ISO 诱导的 caspase-3、Bax 表达上调和 Bcl-2 表达下调。RNA 测序结果显示，ISO 诱导的 90 个上调基因在 KXA 处理后下调，而 ISO 诱导的 27 个下调基因在KXA 处理后上调。此外，KEGG 途径富集分析表明，丝裂原活化蛋白激酶（MAPK）信号通路可能是 KXA 治疗 ISO 诱导的大鼠 MI 的重要靶点。RNA 测序结果经 Western blot 分析证实，KXA 能显著抑制 ISO 诱导的 MAPK 通路的激活。结果提示 KXA 通过抑制 MAPK 信号通路介导的细胞凋亡改善 MI 大鼠心功能。

第八节　搽剂

通窍救心油

【组成】檀香、木香、沉香、乳香、苏合香、冰片、薄荷脑、樟脑、麝香。

【功用】芳香开窍、理气止痛。

【主治】用于治疗寒邪闭阻胸阳、心络不通所致的胸痹。缓解胸闷心痛，疼痛剧烈，甚至心痛彻背，背痛彻心，遇寒胸痛加剧，得热胸痛减轻，改善面色苍白、畏寒喜暖、汗出等症状。对于冠心病心绞痛、心肌梗死患者，如果出现上述症状，也可外用通窍救心油。

【规格】每瓶装 2.5g 或 3g。

【用量与用法】外用，涂搽鼻前区人中穴位，并深呼吸；必要时可口服，每次3～5 滴，用温开水送服。

【**不良反应**】尚不明确。

【**禁忌**】对通窍救心油所含成分檀香、木香等过敏者，禁止使用。患有高血压、糖尿病、各种类型肝炎、肾功能不全、心脏病等慢性疾病的患者，开具处方时请主动告知医生，务必在医生的指导下使用；过敏性体质及曾有中药及中成药过敏史者，谨慎使用；运动员慎用；怀孕女性禁用。

【**注意事项**】请遵医嘱。

【**现代研究**】

1. 心血管临床研究

不稳定性心绞痛 一项通窍救心油舌下给药途径对不稳定性心绞痛气滞血瘀证患者疗效及生活质量的影响研究（随机、对照试验）：选择不稳定型心绞痛患者240例，按随机数字表法分为4组，对照组（59例，西医基础治疗上加口服硝酸异山梨酯片）、口服组（60例，在西医基础治疗上，加用通窍救心油，给药方式为口服给药）、外搽组（61例，在西医基础治疗上，加用通窍救心油，给药方式为外搽给药）和舌下组（60例，在西医基础治疗上，加用通窍救心油，给药方式为舌下给药），治疗7天。结果：①心电图疗效评价和总有效率：4组患者心电图疗效评价总有效率比较，差异有统计学意义（$P < 0.05$），舌下组高于口服组、外搽组（$P < 0.0083$），不劣于对照组（$P > 0.0083$）。②量表：治疗后，4组患者中医证候、12条简明健康状况调查表（SF-12）联合欧洲五维健康量表（EQ-5D）评分及治疗前后评分差值比较，差异有统计学意义（$P < 0.05$），舌下组优于对照组、口服组、外搽组（$P < 0.05$）。治疗后，4组患者西雅图心绞痛量表（SAQ）评分在躯体活动受限程度、心绞痛稳定状态、心绞痛发作情况3个维度的评分及其差值比较，差异有统计学意义（$P < 0.05$），舌下组优于口服组、外搽组（$P < 0.05$）。③安全性指标和不良反应事件资料：治疗后通窍救心油各组安全性指标均无恶化，未见不良反应。结果提示通窍救心油舌下给药途径在确保疗效和安全性的同时，能明显改善不稳定性心绞痛气滞血瘀证患者的整体生活质量。

一项通窍救心油舌下给药治疗不稳定型心绞痛气滞血瘀证患者疗效及可能机制研究（随机、对照试验）：选择不稳定型心绞痛患者120例，按随机数字表法分为4组，对照组（30例，西医基础治疗上加口服硝酸异山梨酯片）、口服组（30例，在西医基础治疗上，加用通窍救心油，给药方式为口服给药）、外搽组（30例，在西医基础治疗上，加用通窍救心油，给药方式为外搽给药）和舌下组（30例，在西医基础治疗上，加用通窍救心油，给药方式为舌下给药），治疗7天。结果：①心电图疗效评价和总有效率：舌下组中医证候疗效总有效率为90.00%，口服组为61.29%，外搽组为53.33%，对照组为83.87%；舌下组心电图疗效总有效率为86.67%，口服组为54.84%，外搽组为53.33%，对照组为80.65%．舌下组中医证候疗效及心电图疗效总有效率高于口服组、外搽组（$P < 0.01$），与对照组比较，差异无统计学意义（$P > 0.05$）。②炎症指标：舌下组和对照组治疗后超敏C反应蛋白（hs-CRP）、血浆脂蛋白相关磷脂酶A2（LP-PLA2）水平较本组治疗前降低（$P < 0.05$），两组治疗后组间比较差异无统计学意义（$P > 0.05$）。③安全性指标和不良反应事件资料：两组治疗后组间比较差异无统计学意义（$P > 0.05$），舌下组安全性指标无明显异常，未见不良事件发生。

2. 心血管实验研究

对心脏冠脉血流量的影响　救心油对家兔和犬在体心脏冠脉血流量的影响：选用体重2~2.5kg的健康家兔10只，体重6~15kg的健康犬6只。待冠脉血流量稳定后3~5分钟，即从口腔和胃管内给药（救心油剂量0.2~0.4mL/kg）。结果显示，给药后3分钟与给药前比较，家兔冠脉血流量平均增加14.93%（$P < 0.05$），5~10分钟达高峰，最高时可增加20.90%（$P < 0.05$）；犬冠脉血流量在给药后3分钟平均增加10.34%（$P < 0.05$），10~15分钟达高峰，最多时平均增加27.01%（$P < 0.05$）。结果提示救心油可增加家兔和犬在体心脏冠脉血流量。

第九节　注射液

香丹注射液

【**组成**】丹参、降香。

【**功用**】扩张血管，增加冠状动脉血流量。

【**主治**】用于心绞痛，亦可用于心肌梗死等。

【**规格**】每支装2mL/每支装10mL。

【**用量与用法**】肌内注射，一次2mL，一日1~2次；静脉滴注，一次10~20mL，用5%~10%葡萄糖注射液250~500mL稀释后使用；或遵医嘱。

【**方解**】丹参具有祛瘀止痛、活血化瘀及活血通络等功效，降香则可活血散瘀，共奏行气止痛、活血化瘀、理气开窍、通脉养心之功效。

【**不良反应**】

1. 全身性损害：过敏样反应、过敏性休克、紫绀、发热、寒战、晕厥等。

2. 呼吸系统损害：呼吸困难、胸闷、咳嗽、喘憋、喉水肿、憋气等。

3. 心血管系统损害：心悸。

4. 中枢及外周神经系统损害：头晕、头痛。

5. 皮肤及其附件损害：皮疹、瘙痒。

6. 胃肠系统损害：恶心、呕吐。

【禁忌】

1. 对本品或含有丹参、降香制剂有过敏或严重不良反应病史者禁用。

2. 本品含有聚山梨酯 80，对聚山梨酯 80 类制剂过敏者禁用。

3. 孕妇及哺乳期妇女禁用。

【注意事项】

1. 本品不良反应包括过敏性休克，应在有抢救条件的医疗机构使用，用药后出现过敏反应或其他严重不良反应应立即停药并及时救治。

2. 严格按照药品说明书规定的功能主治使用，禁止超功能主治用药。

3. 严格掌握用法用量及疗程。按照药品说明书推荐剂量、疗程使用药品，不超剂量和长期连续用药。

4. 用药前应仔细询问患者用药史和过敏史，对过敏体质者慎用。

5. 用药前应认真检查药品以及配置后的滴注液，发现药液出现浑浊、沉淀、变色、结晶等药物性状改变以及瓶身细微破裂者均不得使用。

6. 药品稀释应严格按照说明书的要求配制，不得随意改变稀释液的种类、稀释浓度和稀释溶液用量。配药后应坚持即配即用，不宜长时间放置。

7. 严禁混合配伍，谨慎联合用药。中药注射液应单独使用，禁忌与其他药品混合配伍使用。谨慎联合用药，如确需要联合使用其他药品时，应谨慎考虑与中药注射剂的间隔时间以及药物相互作用等问题。

8. 对老人、儿童、肝肾功能异常患者等特殊人群和初次使用中药注射剂的患者应慎重使用，加强监测。对长期使用的每疗程间要有一定的时间间隔。

9. 加强用药监护。用药过程中应缓慢滴注，同时密切观察用药反应，特别是开始30 分钟。如发现异常，应立即停药，采取积极措施救治患者。

【现代研究】

1. 心血管临床研究

（1）冠心病稳定型劳力性心绞痛 一项香丹注射液联合尼可地尔治疗冠心病稳定型劳力性心绞痛的临床疗效研究（随机、对照试验）：选取 76 例冠心病稳定型劳力性心绞痛患者随机均分为试验组（香丹注射液＋尼可地尔片）和对照组（香丹注射液＋单硝酸异山梨酯片），2 组各 38 例，连续治疗 14 天。结果：①有效率：试验组冠心病稳定型劳力性心绞痛患者有效率（94.7%）高于对照组（73.7%）（$P < 0.05$）。②射血分数（EF）及 SAQ 评分：治疗后试验组患者 EF 值及 SAQ 评分均高于对照组（$P < 0.05$）。③不良反应发生率：两组冠心病稳定型劳力性心绞痛患者不良反应率比较无差异（$P > 0.05$）。结果提示香丹注射液联合尼可地尔治疗冠心病稳定型劳力性心绞痛患者的临床疗效较好，可有效缓解心绞痛发作，改善 EF 及 SAQ 评分，其机制可能与降低血液黏稠度、HCY 及 BNP 水平有关。

（2）急性病毒性心肌炎 一项香丹注射液联合左卡尼汀治疗急性病毒性心肌炎的临床研究（随机、对照试验）：选取急性病毒性心肌炎患者 80 例，随机分为对照组（左卡尼汀注射液）和试验组（香丹注射液），2 组各 40 例，连续治疗 14 天。结果：对照组和试验组临床有效率分别为 77.5%、95.0%，两组比较差异具有统计学意义（$P < 0.05$）。治疗后，试验组患者胸闷、头晕、肢冷、烦躁等症状改善时间比对照组显著缩短（$P < 0.05$）。治疗后，两组血清天门冬氨酸氨基转移酶（AST）、磷酸肌酸激酶（CK）、肌酸激酶同工酶（CK-MB）、乳酸脱氢酶（LDH）水平均显著下降（$P < 0.05$），左室射血分数（LVEF）、每搏输出量（SV）显著升高（$P < 0.05$），且治疗后试验组心肌酶谱和心功能指标改善明显优于对照组（$P < 0.05$）。治疗后，两组血清超氧化物歧化酶（SOD）、谷胱甘肽（GSH）水平均显著升高（$P < 0.05$），血清丙二醛（MDA）水平均显著降低（$P < 0.05$），且治疗后试验组比对照组改善更明显（$P < 0.05$）。治疗后，两组血清 IgA、IgG 水平均显著上升（$P < 0.05$），外周血 Th17 细胞百分率、Th17/Treg 比率均显著减小（$P < 0.05$），且治疗后试验组比对照组改善更明显（$P < 0.05$）。结果提示香丹注射液联合左卡尼汀治疗急性病毒性心肌炎更能有效缓解患者症状，改善心功能，调控机体氧化应激状态，增强免疫功能。

（3）慢性心力衰竭 一项香丹注射液对慢性心力衰竭患者心功能及心率变异性的临床研究（随机、对照试验）：选取慢性心力衰竭患者共 80 例，随机分为试验组（在常规治疗基础上给予香丹注射液）和对照组（常规西医抗心力衰竭治疗），各 40 例。结果：①心功能相关指标：试验组治疗后左心室射血分数、每搏输出量、每分输出量高于对照组（$P < 0.05$）。②心律相关指标：试验组治疗后 24 小时窦性心律 R-R 间期标准差（SDNN）、24 小时内每 5 分钟正常 RR 间期平均值标准差（SDANN）、24 小时内相邻 RR 间期差值的均方根（rMSSD）、相邻 RR 间期差值 > 50ms 的心搏数占所有心搏数的百分比（PNN50）与对照组治疗后比较，差异有统计学意义（$P < 0.05$）。结果提示香丹注射液能够显著改善慢性心力衰竭患者心功能，改善此类患者的心率变异性，改善患者预后。

（4）急性冠脉综合征 一项香丹注射液治疗急性冠脉综合征的临床研究（随机、对照试验）：选择 120 例临床确诊为急性冠脉综合征的患者，随机分为对照组（西药常规治疗基础上予极化液 10% 葡萄糖 500mL+ 胰岛素 12U+10% 氯化钾 10mL 静滴）和试验组（在西药常规治疗基础上给予 5% 葡萄糖 250mL+ 香丹注射液 20mL 静脉点滴），试验组 90 例，对照组 30 例，疗程为 2 周。结果：①疗效：试验组心绞痛疗效、心电图疗效、包括死亡在内西医综合疗效、中医证候积分比较均优于对照组

（$P < 0.05$）。②炎症指标：治疗后两组炎症指标（CRP、IL-6、TNF-α）均明显下降，而试验组较对照组下降更为明显（$P < 0.05$）。结果提示炎症机制在急性冠脉综合征中起着重要的作用；香丹注射液对急性冠脉综合征有比较肯定的治疗效果，可以适度地降低急性冠脉综合征近期的死亡率。推测其作用机制是通过抗凝血、抗血栓形成和抗炎，从而抑制患者体内炎症反应，下调各项炎症因子以及改善心肌缺血缺氧，清除自由基，减少心律失常的发生。

2. 心血管实验研究

对冠心病的治疗作用及机制　香丹注射液治疗冠心病主要活性成分－靶点－通路的网络分析：以香丹注射液中主要药效成分丹参素、丹酚酸A、丹酚酸B、丹酚酸D、丹参酮ⅡA、原儿茶醛、迷迭香酸、氧化橙花叔醇为研究对象，依据反向分子对接服务器（PharmMapper）预测香丹注射液活性成分的靶点，通过与人类基因组注释数据库（GeneCards）治疗冠心病的靶点进行比对筛选，采用Cytoscape 3.5.1软件构建活性成分－靶点－疾病网络，STRING平台构建靶蛋白互作网络，借助生物学信息注释数据库（DAVID）对靶点GO生物过程及KEGG信号通路进行分析。结果：香丹注射液8个药效成分作用于ACE、HSP90AA1、AKT1、NOS3、F2、F7等257个潜在冠心病靶点，主要涉及13个信号通路与10个生物过程。结果提示香丹注射液主要活性成分作用于PPAR、补体和凝血级联、缺氧诱导因子1、雌激素等信号通路，通过抗炎、抗凝、抗缺氧、抗凋亡和调节激素等作用治疗冠心病。

清开灵注射液

【组成】 胆酸、珍珠母（粉）、猪去氧胆酸、栀子、水牛角（粉）、板蓝根、黄芩苷、金银花。

【功用】 清热解毒，化痰通络，醒神开窍。

【主治】 用于热病神昏、中风偏瘫、神志不清，亦可用于急慢性肝炎、乙型肝炎、上呼吸道感染、肺炎、高烧，以及脑血栓形成、脑出血见上述证候者。

【规格】

1.2mL：黄芩甙 10mg；总氨 5mg。

2.5mL：黄芩甙 25mg；总氨 12.5mg。

3.10mL：黄芩甙 50mg；总氮 25mg。

【用量与用法】

1. 肌内注射：一日 2~4mL。

2. 重症患者静脉滴注：一日 20~40mL，以10%葡萄糖注射液200mL或生理盐水注射液100mL稀释后使用。

【方解】清开灵注射液在临床上适用范围广，疗效显著，为国家首批公布的中药保护品种和急症必备中成药，其主要作用于脑、肝、心、肺等器官，能改善循环，具有广泛的药理作用。主要表现为通过抑制内生致热原和中枢发热介质的生成从而促进解热物质的释放，对内生致热原和内毒素引起的发热产生解热效应，通过对白细胞渗出的减少及对白细胞黏附的抑制从而发挥免疫调节作用，缓解炎症反应和免疫应答可通过减少脑出血患者脑细胞的损伤，改善脑局部血流，加快修复脑血管内皮细胞从而改善脑循环和脑细胞功能，保护脑组织，可促进肝胞的复活再生从而起到保护肝细胞的作用，可与大环内酯类抗菌药物联合从而提高对金黄色葡萄球菌的抗菌效果，另外对上呼吸道感染也有一定的疗效，目前临床应用最多的主要是发热和中风。

【不良反应】

1.过敏反应：皮肤潮红或苍白、皮疹、瘙痒、呼吸困难、心悸、紫绀、血压下降、喉头水肿、过敏性休克等。

2.全身性反应：畏寒、寒战、发热、高热、疼痛、乏力、多汗、水肿、颤抖等。

3.呼吸系统：鼻塞、喷嚏、流涕、咽喉不适、咳嗽、喘憋、呼吸急促、呼吸困难等。

4.心血管系统：心悸、胸闷、胸痛、紫绀、血压下降或升高、心律失常等。

5.消化系统：恶心、呕吐、腹胀、腹痛、腹泻等。

6.神经精神系统：眩晕、头痛、烦躁、抽搐、惊厥、晕厥、震颤、意识模糊、昏迷、口舌或（及）肢体麻木、嗜睡、失眠等。

7.皮肤及其附件：皮肤发红、瘙痒、皮疹、斑丘疹、红斑疹、荨麻疹、局部肿胀等。

8.血管损害和出凝血障碍：黏膜充血、紫癜、静脉炎等。

9.用药部位：疼痛、红肿、皮疹、瘙痒等。其他：面部不适、耳鸣、流泪异常、视觉异常、眼充血、肌痛、肢体疼痛、疱疹、低血钾症、血尿等。

【禁忌】

1.对本品或胆酸、珍珠母（粉）、猪去氧胆酸、栀子、水牛角（粉）、板蓝根、黄芩苷、金银花制剂及成分中所列辅料过敏或有严重不良反应病史者禁用。

2.新生儿、婴幼儿、孕妇禁用。

3.过敏体质者禁用。

4.有家族过敏史者禁用。

5.有低钾血症包括与低钾血相关的周期性麻痹病史者禁用；有表证恶寒发热者、药物过敏史者慎用。

【注意事项】

1. 如出现过敏反应应及时停药并做脱敏处理。

2. 本品如产生沉淀或浑浊时不得使用。如经 10% 葡萄糖或氯化钠注射液稀释后，出现浑浊亦不得使用。

3. 药物配伍：到目前为止，已确认清开灵注射液不能与硫酸庆大霉素、青霉素 G 钾、肾上腺素、间羟胺、乳糖酸红霉素、多巴胺、山梗菜碱、硫酸美芬丁胺等药物配伍使用。

4. 清开灵注射液稀释以后，必须在 4 小时以内使用。

5. 输液速度：注意滴速勿快，儿童以 20~40 滴 / 分为宜，成年人以 40~60 滴 / 分为宜。

6. 除按【用量与用法】中说明使用以外，还可用 5 % 葡萄糖注射液、氯化钠注射液按每 10mL 药液加入 100mL 溶液稀释后使用。

7. 本品不良反应包括过敏性休克，应在有抢救条件的医疗机构使用，使用者应接受过过敏性休克抢救培训，用药后出现过敏反应或其他严重不良反应须立即停药并及时救治。

8. 严格按照药品说明书规定的功能主治使用，禁止超功能主治用药。

9. 严格按照药品说明书推荐用法用量使用，尤其注意不超剂量、过快滴注和长期连续用药。

10. 本品保存不当可能会影响药品质量，用药前和配制后及使用过程中应认真检查本品及滴注液，发现药液出现浑浊、沉淀、变色、结晶等药物性状改变以及瓶身有漏气、裂纹等现象时，均不得使用。

11. 严禁混合配伍，谨慎联合用药。本品应单独使用，禁忌与其他药品混合配伍使用。如确需要联合使用其他药品时，应谨慎考虑与本品的间隔时间以及药物相互作用等问题，输注两种药物之间须以适量稀释液对输液管道进行冲洗。

12. 用药前应仔细询问患者用药史和过敏史。虚寒体质者、使用洋地黄治疗者、严重心脏疾患者、肝肾功能异常者、老人、哺乳期妇女等特殊人群以及初次使用中药注射剂的患者应慎重使用并加强监测。

13. 加强用药监护。用药过程中，应密切观察用药反应，特别是开始 30 分钟，发现异常，立即停药，采用积极救治措施，救治患者。

【现代研究】

1. 心血管临床研究

（1）急性病毒性心肌炎　一项左卡尼汀联合清开灵注射液治疗急性病毒性心肌炎的临床效果及不良反应分析研究（随机、对照试验）：选取急性病毒性心肌炎患者80例随机分为对照组（左卡尼汀治疗）和试验组（采用左卡尼汀联合清开灵注射液治疗），治疗2周。结果：①症状改善情况：试验组优于对照组（$P < 0.05$）。②血清代谢因子：试验组cTnI（0.09 ± 0.05）μg/L、CK-MB（3.29 ± 1.34）U/L、BNP（38.51 ± 11.27）PG/L、CRP（$21.26.\pm4.57$）mg/L变化优于对照组（$P < 0.05$）。③有效率及不良反应发生率：试验组总有效率97.50%显著优于对照组的总有效率75.00%，试验组的不良反应发生率7.50%显著低于对照组的不良反应发生率25.00%（$P < 0.05$）。结果提示左卡尼汀联合清开灵注射液治疗急性病毒性心肌炎具有显著效果，不良反应较少。

（2）急性高血压性脑出血　一项天麻素联合清开灵注射液对高血压急性脑出血患者神经功能恢复及预后影响研究（随机、对照试验）：选取高血压急性脑出血患者100例，随机分为试验组（天麻素＋清开灵注射液）与对照组（天麻素），各50例，两组均治疗14天。结果：①神经功能缺损评分（NIHSS）：治疗前两组NIHSS评分比较（$P > 0.05$），治疗后观察组NIHSS评分低于对照组（$P < 0.05$）。②预后良好率：观察组预后良好率84.0%（42/50）高于对照组54.0%（27/50）（$P < 0.05$）。结果提示天麻素联合清开灵注射液治疗高血压急性脑出血可改善患者神经功能，提高预后效果。

（3）心搏骤停心肺复苏（CRP）后全身炎症反应及对继发性脑损害　一项清开灵注射液联合山莨菪碱治疗心搏骤停心肺复苏（CRP）后全身炎症反应及对继发性脑损害的影响研究（随机、对照试验）：将84例心搏骤停心肺复苏后成功的患者随机分为观察组（42例，常规治疗基础上给予清开灵注射液治疗）及对照组（42例，复苏成功后即刻给予山莨菪碱治疗）。结果：①血清炎症因子：两组自主循环恢复（ROSC）后24小时血清IL-6、TNF-α水平均开始显著升高（P均< 0.05），在ROSC后48小时达到高峰（P均< 0.05），而IL-4和IL-10水平则呈现相反趋势（P均< 0.05），观察组在ROSC后24、48、72及96小时的血清IL-6、TNF-α水平均显著低于对照组（P均< 0.05），而IL-4和IL-10水平显著高于对照组（P均< 0.05）。②S100β、NSE、BDNF、NGF：2组ROSC后24小时血清S100β、NSE水平均显著升高（P均< 0.05），在ROSC后48小时达到高峰（P均< 0.05），而BDNF、NGF水平则呈现相反趋势（P均< 0.05），观察组在ROSC后24、48、72及96小时的血清S100β、NSE水平均显著低于对照组（P均< 0.05），而BDNF、NGF水平均高于对照组（P均< 0.05）。③$S_{jv}(O_2)$、$C_{jv}(O_2)$、COER、$Dv\text{-}jv(O_2)$：2组ROSC后24、48、72及96小时的$S_{jv}(O_2)$、$C_{jv}(O_2)$、COER均有显著升高（P均< 0.05），而$Dv\text{-}jv(O_2)$显著降低（P均< 0.05），观察组上述指标的改善情况优于对照组（P均< 0.05）。结果提示清开灵注射液联合山莨菪碱能够显著调节心搏骤停CPR后患者的全身炎症反应，减轻继发性脑损伤并提高脑氧代谢，具有显著脑保护效应，值得临床推荐。

2. 心血管实验研究

对心肌缺血 – 再灌注损伤后大鼠心肌细胞凋亡的保护作用及机制 探讨清开灵注射液（QKL）对心肌缺血 – 再灌注损伤后大鼠心肌细胞凋亡相关蛋白 Caspase 表达的影响及其作用机制研究：将 32 只大鼠分为假手术组、模型组、复方丹参注射液组（DS 组）及清开灵注射液组（QKL 试验组），每组 8 只，各组术前连续舌下静脉给药 1 周，采用结扎大鼠左冠状动脉前降支 40 分钟后，松解再灌注 120 分钟，制备心肌缺血 – 再灌注模型。结果：QKL 能够下调心肌细胞 Caspase-3、Caspase-9 表达，从而减少心肌细胞的凋亡。结果提示 QKL 对大鼠心肌缺血 – 再灌注损伤具有保护作用，其保护作用的机制与下调心肌细胞凋亡相关蛋白 Caspase-3、Caspase-9 表达有关。

3. 不良反应 一项探索清开灵注射液致药品不良反应（adverse drug reaction，ADR）发生的流行病学特点的关联规则分析：共搜索符合纳入条件的清开灵注射液致 ADR 的详细个案 355 例。研究提示清开灵注射液致 ADR 的发生是在临床用药因素、患者体质因素和药品自身因素共同作用下的复杂表现，其发生规律尚需更大样本量的数据分析验证。有研究发现清开灵注射液过敏引起急性心肌损害。

醒脑静注射液

【组成】麝香、郁金、冰片、栀子。

【功用】清热解毒，凉血活血，开窍醒脑。

【主治】用于气血逆乱、脑脉瘀阻所致中风昏迷、偏瘫口歪；外伤头痛、神志昏迷；酒毒攻心，头痛呕恶、昏迷抽搐；脑栓塞、脑出血急性期、颅脑外伤，急性酒精中毒见上述证候者。

【规格】每支装 10mL。

【用量与用法】肌内注射，一次 2~4mL，一日 1~2 次；静脉滴注，一次 10~20mL，用 5%~10% 葡萄糖注射液或氯化钠注射液 250~500mL 稀释后滴注；或遵医嘱。

【方解】醒脑静注射液方中麝香辛散温通、芳香走窜，为开窍醒神之要药，故为君药。郁金辛散苦降，寒能泻热入血分能凉血行瘀，入气分可行气解郁，为行气凉血之良药，栀子苦寒，既善泻火除烦利尿，又能清热凉血解毒，共为臣药。冰片辛苦微寒、芳香走窜，善清郁热而通诸窍，可加强麝香开窍醒神之效，为佐药。诸药合用，共奏清热解毒、凉血活血、开窍醒脑之效。

【不良反应】

1. 过敏反应：潮红、皮疹、瘙痒、呼吸困难、憋气、心悸、紫绀、血压下降、过敏性休克等。

2. 全身性损害：畏寒、寒战、发热、乏力、疼痛、面色苍白、多汗等。

3. 呼吸系统：咳嗽、呼吸急促等。

4. 心血管系统：心悸、胸闷、血压升高等。

5. 神经系统：头晕、头痛、抽搐、昏迷、肢体麻木、烦躁等。

6. 皮肤：风团样皮疹、丘疹、红斑等。

7. 胃肠系统：恶心、呕吐、腹痛、腹泻等。

8. 用药部位：注射部位的疼痛、红肿、麻木、皮疹、静脉炎等。

【禁忌】孕妇禁用。

【注意事项】

1. 对本品过敏者慎用。

2. 出现过敏症状时，应立即停药，必要时给予对症处理。

3. 运动员慎用。

【现代研究】

1. 心脑血管临床研究

（1）高血压脑出血　一项醒脑静注射液联合奥拉西坦进行治疗高血压脑出血的临床研究（随机、对照）：选择高血压脑出血患者 92 例，按照数字表达法分为对照组（46 例，采用奥拉西坦）和试验组（46 例，奥拉西坦 + 醒脑静注射液）。结果：① NIHSS（神经）量表及 mRS（Rankin）量表：治疗前两组高血压脑出血患者 NIHSS、mRS 量表数据无差异（$P > 0.05$）；治疗后，两组患者的神经功能数据均有所改善，但试验组 NIHSS、mRS 量表数据神经功能数据较对照组改善更佳（$P < 0.05$）。② 血流动力学数据：治疗前两组高血压脑出血患者 Vs（最大峰值流速）、RI（阻力指数）等血流动力学数据差异无统计学意义（$P > 0.05$）；治疗后，试验组患者的 Vs、RI 等血流动力学数据较对照组优（$P < 0.05$）。③ 炎性因子水平：治疗前两组高血压脑出血患者 IL-8（白细胞介素 -8）、TNF-α（肿瘤坏死因子 -α）等炎性因子数据无差异（$P > 0.05$）；治疗后，两组高血压脑出血患者 IL-8、TNF-α 等炎性因子数据均有所降低，但试验组 IL-8、TNF-α 等炎性因子数据较对照组降低更为明显（$P < 0.05$）。结果提示在高血压脑出血患者治疗过程中，采用醒脑静注射液联合奥拉西坦进行治疗，可显著改善患者的血流动力学指标，有助于其神经功能的恢复，降低了炎性因子水平，有利于患者疾病的康复，值得临床上借鉴。

（2）缺血性脑卒中　一项醒脑静注射液治疗急性缺血性脑卒中临床试验（随机、对照试验）：将 103 例患者随机分为对照组（51 例，常规治疗）和试验组（52 例，试验组 + 醒脑静注射液），14 天为 1 个疗程。结果：① 有效率：试验组有效率为 78.8%（41/52），高于对照组的 60.8%（31/51）（$P < 0.05$）。② 美国国立卫生研究院卒中量表

（NIHSS）、改良 Rankin 量表（mRS）、Barthel 指数（BI）、脑卒中专门化生存质量量表（SS-QOL）评及基质金属蛋白酶 2（MMP-2）、基质金属蛋白酶 9（MMP-9）、金属蛋白酶组织抑制因子 -1 抗体（TIMP-1）含量水平：治疗后，两组 NIHSS、mRS 评分、MMP-2 和 MMP-9 水平显著降低，BI 评分、TIMP-1 及 SS-QOL 量表评分显著增加（$P < 0.05$）；组间比较，试验组 NIHSS、mRS 评分、MMP-2 低于对照组，BI 评分、TIMP-1，SS-QOL 量表中活动能力、自理、上肢功能、总分高于对照组（$P < 0.05$）。结果提示醒脑静注射液治疗急性缺血性脑卒中疗效肯定，且可提高患者生活质量。

（3）脑损伤后意识障碍 一项重复经颅磁刺激联合醒脑静注射液治疗脑损伤后意识障碍的临床研究（随机、对照、双盲试验）选取 50 例脑损伤后意识障碍患者为研究对象，以双盲法随机将其分为对照组（常规基础治疗＋醒脑静注射液治疗）和观察组（常规基础治疗＋醒脑静注射液治疗＋重复经颅磁刺激治疗），各 25 例。结果：①有效率：观察组的治疗总有效率高于对照组（$P < 0.05$）。②量表：治疗后，试验组的格拉斯哥昏迷量表（GCS）、改良后昏迷恢复量表（CRS-R）评分高于对照组，谷氨酸（GLU）、门冬氨酸（ASP）水平低于对照组（$P < 0.05$）。③脑电图（EEG）分级：治疗后，试验组的脑电图（EEG）分级情况优于对照组（$P < 0.05$）。④炎症因子：治疗后，试验组的 C 反应蛋白（CRP）、白细胞介素 -6（IL-6）及肿瘤坏死因子 -α（TNF-α）水平均低于对照组（$P < 0.05$）。⑤细胞因子：治疗后，试验组的胶质纤维酸性蛋白（GFAP）、视锥蛋白样蛋白 -1（VILIP-1）水平低于对照组，基质细胞衍生因子 -1（SDF-1）水平高于对照组（$P < 0.05$）。结果提示重复经颅磁刺激联合醒脑静注射液治疗脑损伤后意识障碍的效果显著，有助于促进患者意识状态、神经功能改善，下调炎性因子水平，值得推广。

2. 心血管实验研究

（1）对七氟烷引起认知障碍的减轻作用及机制 探究醒脑静注射液减轻七氟烷引起认知障碍的机制及 Notch 信号通路的相关作用：将 36 只 8～12 周龄的 SPF 级雄性 C57BL/6J 小鼠随机分成 3 组：对照组、七氟烷组以及七氟烷＋醒脑静组，每组 12 只。Morris 水迷宫检测各组小鼠认知行为能力；免疫荧光及 qPCR 技术检测各组小鼠的海马炎症水平；免疫荧光检测各组小鼠海马神经干细胞的增殖功能；Western blot 检测 Notch 信号通路相关蛋白的表达。结果 Morris 水迷宫表明吸入 3% 浓度七氟烷 6 小时可导致成年小鼠认知功能损伤。免疫荧光实验表明吸入七氟烷后海马小胶质细胞被激活，神经干细胞增殖功能被抑制；qPCR 及 Western blot 实验表明七氟烷能增加 M1 型促炎性细胞因子 mRNA 水平以及 Notch 信号通路相关蛋白的表达。结果提示醒脑静注射液通过调节 Notch 信号通路减轻七氟烷诱导的学习记忆障碍，提示醒脑静注射液预处理可能是预防七氟烷致成年小鼠术后认知障碍的可行措施。

（2）对脑出血后脑组织损伤的保护作用及机制 观察醒脑静注射液对脑出血（ICH）大鼠血脑屏障通透性及其相关蛋白表达的影响研究：将 27 只雄性 SD 大鼠随机分为假手术组 9 只和模型组 18 只，采用右侧尾状核微量注射胶原酶Ⅶ的方法制备大鼠脑出血模型。将造模成功的大鼠随机分为模型组和醒脑静组，每组 9 只。连续给药 3 天后，采用伊文思蓝（EB）法观察各组大鼠血脑屏障通透性；透射电镜观察脑组织的超微结构并分析计算星形胶质细胞足突的水肿面积；免疫组化法检测脑组织水通道蛋白 4（AQP4）的表达；蛋白免疫印迹法（WB）检测脑组织 AQP4、血管内皮生长因（VEGF）、闭合蛋白（Occludin）、紧密连接蛋白（tight junction protein，ZO-1）的表达。分别比较假手术组与模型组、模型组与醒脑静组血脑屏障的 EB 渗透程度、足突水肿面积以及血脑屏障相关蛋白的表达。结果：①与假手术组相比，模型组大鼠脑出血后血脑屏障 EB 渗透性增加；与模型组相比，醒脑静组大鼠脑组织血脑屏障 EB 渗透性降低。②与假手术组相比，模型组大鼠脑组织中星形胶质细胞足突水肿面积明显增加，星形胶质细胞和血管内皮细胞结构明显被破坏，AQP4、VEGF 蛋白表达升高（$P < 0.05$）；与模型组相比，醒脑静组大鼠脑出血后脑组织水肿减轻，星形胶质细胞以及血管内皮细胞的结构有所改善，AQP4、VEGF 蛋白表达显著降低（$P < 0.05$）。③与假手术组相比，模型组大鼠脑组织 Occludin、ZO-1 表达降低（$P < 0.05$）；与模型组相比，醒脑静组大鼠脑组织 Occludin、ZO-1 蛋白表达升高（$P < 0.05$）。结果提示醒脑静注射液可通过减轻星形胶质细胞足突水肿，改善血脑屏障结构和相关蛋白表达，降低血脑屏障通透性可能是其减缓脑出血后脑组织损伤的作用机制。

（3）对反复缺血－再灌注（I/R）脑损伤小鼠学习记忆能力的改善作用及机制 一项探讨醒脑静通过 TLR4/NF-κB 信号通路改善反复缺血－再灌注（I/R）脑损伤小鼠学习记忆能力的作用研究：将 50 只雄性 C57BL/6 小鼠随机分为假手术组、模型组，醒脑静低、中、高剂量组，制备大鼠脑反复 I/R 损伤模型。造模 2 小时后，醒脑静低、中、高剂量组分别给予醒脑静注射液 1、5、10mL/kg 进行腹腔注射，1 次 / 天，连续给药 7 天。假手术组和模型组腹腔给予等容量生理盐水。结果：与假手术组相比，模型组小鼠逃避潜伏期的时间和脑梗死体积均显著升高，脑组织中 TNF-α、IL-1β、IL-6、TLR4、NF-κB 和 IκBα 表达均显著升高，穿越平台次数显著降低（$P < 0.05$）；与模型组相比，各醒脑静治疗组小鼠逃避潜伏期的时间和脑梗死体积均显著降低，脑组织中 TNF-α、IL-1β、IL-6、TLR4、NF-κB 和 IκBα 表达均显著降低，穿越平台次数显著增加（$P < 0.05$），且随药物剂量增大而变化（$P < 0.05$）。结果提示醒脑静能减小脑梗死体积，改善反复脑 I/R 损伤小鼠学习记忆能力，其机制可能与抑制脑组织中 TLR4/NF-κB 信号通路，减轻炎症刺激有关。

参考文献

具体参考文献请扫描二维码查看。

索引一　芳香性中药药名拼音索引

索引二　芳香性方剂方名拼音索引

索引三　芳香性中成药药名拼音索引